高等院校实验教学示范中心实验教材

医学影像技术实验教程

第2版

主　　编　黄小华
副 主 编　刘　念　李兴辉　张志伟　戴贵东
编　　委（以姓氏笔画为序）

牛翔科（成都大学附属医院）　　　　　刘　念（川北医学院附属医院）
刘倩倩（川北医学院附属医院）　　　　米良传（川北医学院附属医院）
李兴辉（川北医学院附属医院）　　　　何玉霜（四川大学华西医院）
张　志（成都医学院第一附属医院）　　张志伟（重庆医科大学附属第一医院）
张娅雯（川北医学院附属医院）　　　　罗银灯（重庆医科大学附属第二医院）
岳文军（川北医学院附属医院）　　　　金　亚（四川大学华西第二医院）
赵　骏（陆军军医大学第一附属医院）　饶茂华（重庆医科大学附属第二医院）
徐燕能（西南医科大学附属中医医院）　高才良（重庆大学附属三峡医院）
唐玲玲（川北医学院附属医院）　　　　黄小华（川北医学院附属医院）
曾宪春（贵州省人民医院）　　　　　　雷力行（川北医学院附属医院）
綦维维（北京大学人民医院）　　　　　潘　珂（川北医学院附属医院）
戴贵东（西南医科大学附属医院）
编写秘书　唐玲玲（兼）

科学出版社
北　京

内 容 简 介

本实验教程旨在系统性地完善医学影像检查技术学的实验教学内容，规范医学影像技术实践操作，提高学生的临床实践能力。全书分十七章，按普通X线成像技术、数字X线成像技术、CT成像技术、数字减影血管造影技术、磁共振成像技术、超声检查技术和核医学成像技术顺序编写，实验设计包含临床概述、诊断要求、检查注意事项、实验目的、实验内容、实验器材、实验方法、实验步骤、实验学时、实验总结、实验报告和实验思考。本书知识涵盖医学影像技术全领域，内容多，覆盖范围广，与医学影像技术的发展步伐保持同步，同时注重基础与临床并重、理论与实践结合。

本次改版在第1版的基础上进行了完善修订，增加了各类影像技术的新理论、新技术和新方法，删除了临床不常用或很少使用的医学技术。

本实验教程适合医学影像学、医学影像技术及生物医学工程等专业各学历层次的医技人员使用，各高校也可根据自身的教学计划选择本书中适宜的实验项目。

图书在版编目（CIP）数据

医学影像技术实验教程/黄小华主编. —2版. —北京：科学出版社，2023.8
高等院校实验教学示范中心实验教材
ISBN 978-7-03-075586-5

Ⅰ.①医… Ⅱ.①黄… Ⅲ.①影像诊断–高等学校–教材 Ⅳ.①R445

中国国家版本馆CIP数据核字（2023）第089785号

责任编辑：朱　华／责任校对：宁辉彩
责任印制：赵　博／封面设计：陈　敬

科学出版社 出版
北京东黄城根北街16号
邮政编码：100717
http://www.sciencep.com

北京华宇信诺印刷有限公司印刷
科学出版社发行　各地新华书店经销

*

2013年8月第 一 版　开本：787×1092　1/16
2023年8月第 二 版　印张：21 1/4
2025年1月第五次印刷　字数：508 000

定价：88.00元
（如有印装质量问题，我社负责调换）

前 言

医学影像技术是当今医学发展最快的学科之一。先进的影像设备、琳琅的软件技术及强大的图像后处理功能对新形势下的医学影像技术人员提出了更高的要求。为了夯实理论基础、加强临床操作技能知识的培训，根据《中国教育改革和发展纲要》、《中共中央、国务院关于卫生改革与发展的决定》和"新医科"理念中关于加强医学相关类专业高等教育的指示精神，本教材进行了第二版改编。本教材结合了医学影像技术的教学特点，强调基础与临床的并重，理论与实践的结合，注重实践，将理论的每一知识点贯穿于每一实验中，更力求体现教材的思想性、科学性、先进性、启发性和适应性的"五性"原则。因此，本教材目标是系统性地完善医学影像检查技术学的实验教学内容，规范医学影像技术实践操作，提高学生的临床实践能力。

医学影像技术学科实践性强，本实验教程的编写力求反映本门学科特点，紧跟医学影像技术日新月异的发展步伐，适应影像检查技术周期不断变短的特点。本实验教程在第 1 版的基础上进行了完善修订，增加了各类影像技术的新理论、新技术和新方法，全书分十七章，按普通 X 线成像技术、数字 X 线成像技术、CT 成像技术、数字减影血管造影技术、磁共振成像技术、超声检查技术和核医学成像技术顺序编写，实验设计包含临床概述、诊断要求、检查注意事项、实验目的、实验内容、实验器材、实验方法、实验步骤、实验学时、实验总结、实验报告和实验思考。知识涵盖医学影像技术全领域，内容多、覆盖范围广，适合医学影像学、医学影像技术及生物医学工程等专业各学历层次的医技人员使用，各高校也可根据自身的教学计划选择本书中适宜的实验项目。

本教材由各高等院校从事医学影像技术教学和临床经验丰富的专家、教授和学者编写，他们经验丰富，技术精湛。教材编写的顺利完成，得益于他们严谨治学的科学态度和无私奉献的精神，希望能助力医学影像技术专业的人才培养。最后感谢全体编写人员对本书完成所做的辛勤工作。

由于本教材编写内容多、编者水平所限，书中不足之处，恳请同道不吝赐教，提出宝贵的改进意见。

黄小华

2022 年 12 月

目　录

第一章　普通 X 线成像理论 ……… 1
　第一节　X 线影像几何学模糊 …… 1
　第二节　滤线栅的应用 …………… 2
　第三节　X 线摄影条件测定 ……… 3
　第四节　高千伏成像 ……………… 5
第二章　人体各部位普通 X 线成像技术 … 7
　第一节　头颅普通 X 线成像 ……… 7
　第二节　鼻旁窦普通 X 线成像 …… 8
　第三节　切线位检查技术 ………… 10
　第四节　腺样体成像技术 ………… 11
　第五节　颈椎普通 X 线成像 ……… 13
　第六节　胸部普通 X 线成像 ……… 15
　第七节　腹部普通 X 线成像 ……… 18
　第八节　腰椎普通 X 线成像 ……… 21
　第九节　四肢长骨普通 X 线成像 … 23
　第十节　骨关节普通 X 线成像 …… 25
　第十一节　口腔颌面部检查技术 … 28
　第十二节　普通放射 3D 检查技术 … 31
　第十三节　X 线功能位检查技术 … 34
　第十四节　乳腺普通 X 线成像及定位穿刺技术 ……………… 36
　第十五节　骨密度检查技术 ……… 40
第三章　X 线造影检查 ……………… 42
　第一节　静脉肾盂造影检查技术 … 42
　第二节　逆行肾盂造影技术 ……… 43
　第三节　尿道造影技术 …………… 44
第四章　DR、CR 成像技术 ………… 46
　第一节　DR 检查技术 …………… 46
　第二节　CR 检查技术 …………… 48
　第三节　数字图像的后处理 ……… 49
第五章　数字检查的特殊应用 ……… 53
　第一节　融合断层检查技术 ……… 53
　第二节　应急检查技术 …………… 54
　第三节　床旁检查技术 …………… 56
　第四节　全长拼接技术 …………… 57
　第五节　双能检查技术 …………… 59
　第六节　图像质量控制 …………… 60

第六章　CT 临床检查技术 ………… 62
　第一节　检查前准备 ……………… 62
　第二节　CT 检查技术的基本知识 … 63
　第三节　颅脑 CT 成像技术 ……… 66
　第四节　鞍区 CT 成像技术 ……… 68
　第五节　眼部 CT 成像技术 ……… 70
　第六节　耳部 CT 成像技术 ……… 71
　第七节　鼻与鼻窦 CT 成像技术 … 73
　第八节　口腔颌面部 CT 成像技术 … 75
　第九节　咽喉部 CT 成像技术 …… 77
　第十节　颈部 CT 成像技术 ……… 78
　第十一节　胸部 CT 成像技术 …… 80
　第十二节　先天性心脏病 CT 成像技术 ……………………… 82
　第十三节　冠状动脉 CT 血管成像技术 ……………………… 85
　第十四节　肺动、静脉与左心房 CT 成像技术 ……………… 88
　第十五节　腹部 CT 成像技术 …… 93
　第十六节　腹部血管及其分支 CT 成像技术 ………………… 97
　第十七节　盆腔 CT 成像技术 …… 99
　第十八节　脊柱 CT 成像技术 …… 101
　第十九节　四肢骨关节及软组织 CT 成像技术 ……………… 103
　第二十节　多部位"一站式"CT 成像技术 ………………… 109
第七章　CT 特殊成像技术 ………… 114
　第一节　低剂量 CT 成像技术 …… 114
　第二节　高分辨力 CT 成像技术 … 115
　第三节　CT 双能量成像技术 …… 117
　第四节　CT 单能量成像技术 …… 118
　第五节　CT 灌注成像技术 ……… 119
第八章　CT 检查图像后处理技术 …… 122
　第一节　多平面重组（MPR）…… 122
　第二节　表面阴影显示（SSD）… 123
　第三节　最大密度投影（MIP）… 124

第四节　容积再现（VR）………… 125
第五节　CT仿真内镜（CTVE）… 126
第六节　心电编辑图像后处理…… 127
第九章　CT图像质量控制与管理……… 129
　第一节　CT图像质量评价指标…… 129
　第二节　CT扫描参数对图像质量的影响…………………………… 136
　第三节　CT图像质量测试方法…… 137
第十章　DSA检查技术………………… 139
　第一节　DSA检查前准备………… 139
　第二节　DSA成像方式与时间减影方式……………………… 140
　第三节　头颈部DSA技术及介入治疗……………………… 144
　第四节　胸部DSA技术及介入治疗……………………… 146
　第五节　心脏与冠状动脉DSA技术及介入治疗……………… 148
　第六节　腹部DSA技术与介入治疗……………………… 150
　第七节　盆腔动脉DSA技术与介入治疗……………………… 152
　第八节　四肢动脉DSA技术与介入治疗……………………… 154
　第九节　特殊DSA检查技术……… 155
　第十节　DSA图像处理…………… 164
　第十一节　DSA图像质量控制…… 165
第十一章　MRI临床检查技术………… 168
　第一节　MRI检查技术概述……… 168
　第二节　MRI脉冲序列参数设置… 171
　第三节　颅脑MRI检查技术……… 177
　第四节　五官与颈部MRI检查技术……………………………… 184
　第五节　胸部MRI检查技术……… 192
　第六节　腹部MRI检查技术……… 199
　第七节　盆腔MRI检查技术……… 209
　第八节　脊柱与脊髓MRI检查技术… 217
　第九节　四肢关节与软组织MRI检查技术…………………… 219
　第十节　外周神经与外周血管MRI检查技术……………… 233

　第十一节　胎儿胎盘MRI检查技术……………………………… 237
第十二章　MRI特殊成像技术实验…… 240
　第一节　MR血管检查技术……… 240
　第二节　磁共振扩散加权成像技术… 242
　第三节　fMRI检查技术…………… 243
　第四节　MR波谱检查技术……… 244
　第五节　磁敏感加权成像技术…… 246
　第六节　脂肪抑制检查技术……… 247
　第七节　门控技术………………… 249
　第八节　MR定量分析技术……… 250
　第九节　MR弹性检查技术……… 257
　第十节　MR分子检查技术……… 259
　第十一节　介入MRI技术………… 260
第十三章　MR图像质量控制………… 262
　第一节　MR图像质量评价指标… 262
　第二节　MR成像参数间相互影响………………………………… 264
　第三节　MRI伪影及其控制……… 266
第十四章　超声成像基础……………… 268
　第一节　超声设备结构及仪器调节………………………………… 268
　第二节　超声检查方法及图像特点………………………………… 269
第十五章　超声检查技术……………… 272
　第一节　经胸常规超声心动图检查技术……………………… 272
　第二节　腹部超声检查技术……… 275
　第三节　正常浅表器官超声检查技术……………………… 279
　第四节　血管超声检查技术……… 283
　第五节　妇科超声检查技术……… 287
　第六节　产科超声检查技术……… 292
　第七节　其他超声检查技术……… 299
第十六章　核医学成像基础…………… 304
　第一节　核医学成像设备………… 304
　第二节　核医学图像质量控制…… 307
第十七章　核医学影像检查技术……… 310
参考文献………………………………… 332

第一章 普通X线成像理论

第一节 X线影像几何学模糊

实验一 X线影像几何学模糊实验

【临床概述】 X线射入受检者后,通过胶片、影像增强器、平板探测器(flat panel detector,FPD)等转换介质的转换,形成二维的灰阶影像。由于几何投影的原理,可使照片影像产生模糊,供诊断用的X线影像,应最大限度地减少模糊程度。因此,分析影像产生几何模糊的原因,有助于减少照片影像模糊。

【诊断要求】 最大限度地减少由于几何因素导致的影像模糊。

【检查注意事项】

1. 受检者尽量靠近X线影像转换介质(胶片、影像增强器、FPD)。
2. 尽可能使用大的摄影距离。
3. 尽量使用小焦点摄影。

【实验目的】 掌握X线影像几何学模糊产生的原理,分析其影响因素。

【实验内容】

1. 分别使用大焦点和小焦点进行投照测试,计算模糊值。
2. 采用不同的物-片距进行测试,计算模糊值。

【实验器材】 医用X线机、矩形测试卡、X线胶片/成像板(imaging plate,IP)/FPD。

【实验方法】 带教老师现场讲解、示范、解疑,学生分组实践操作。

【实验步骤】

1. 将装有胶片的测试暗盒/FPD平放检查床,将矩形测试卡放于暗盒/FPD中心,并做标记为A暗盒/FPD,采用小焦点,摄影距离(focus to detector distance,FDD)为100 cm,40 kV、10 mAs条件[数字化X线摄影(digital radiography,DR)为自动曝光条件]进行曝光。
2. 采用大焦点,其他条件相同,对标记为B的暗盒/FPD进行曝光。
3. 采用小焦点,改变物-像距离,将矩形测试卡置于距暗盒/FPD 30cm的支架上,FDD为100cm,曝光参数相同,对标记为C的暗盒/FPD进行曝光。
4. 比较A、B暗盒/FPD在不同大小的X线管焦点条件下得到的X线照片影像的模糊值。
5. 比较A、C暗盒/FPD在相同大小的X线管焦点、不同物-像距条件下,得到的X线照片影像的模糊值。

【实验学时】 2学时。

【实验总结】

1. X线管的焦点大小不同,所获得的矩形测试卡照片影像模糊值不同,焦点越大,模糊值越大,焦点越小,模糊值越小,图像越清晰。
2. 相同大小的X线管焦点,不同的物-像距,所获得的矩形测试卡照片影像模糊值不同，物-像距越大，图像模糊值越大，物-像距越小，图像模糊值越小，图像越清晰。

【实验报告】 根据实验观察和记录写出实验报告。

【实验思考】

1. 减小 X 线照片几何学模糊的措施有哪些？
2. 影响 X 线影像几何学模糊的因素有哪些？

第二节　滤线栅的应用

实验一　滤线栅的应用实验

【临床概述】 X 线管发出的原发射线，在到达胶片/平板探测器（FPD）之前的传递过程中，可产生大量杂乱无章的、低能的散射线。在 X 线摄影中，散射线使照片产生灰雾，降低照片对比度，并且不利于受检者和工作人员的辐射防护，所以在临床工作中，常使用滤线栅来排除散射线。

【诊断要求】 在 X 线摄影中，应消除或减少灰雾，提高照片影像的对比度。

【检查注意事项】

1. 使用聚焦滤线栅时勿将滤线栅反置。
2. X 线中心线要对准滤线栅中线，左右偏移不超过 3cm。
3. 倾斜 X 线管时，倾斜方向只能与铅条排列方向平行。
4. 使用聚焦栅时，焦点至滤线栅的距离要在滤线栅焦距允许范围内。
5. 使用调速运动滤线栅时，要调好与曝光时间相适应的运动速度，一般运动时间应长于曝光时间的五分之一。
6. 使用平行栅时，摄影距离要大。

【实验目的】

1. 熟悉滤线栅的工作原理。
2. 掌握滤线栅的分类、结构及各种滤线栅的使用方法。

【实验内容】

1. 观察滤线栅的构造。
2. 在不同情况下滤线栅的使用方法。

【实验器材】 医用 X 线机、聚焦式滤线栅、胶片和暗盒/FPD、铅橡皮（铅板）。

【实验方法】 带教老师现场讲解、示范、解疑，学生分组实践操作。

【实验步骤】

1. 将装有 12″×15″（注：1 英寸 =25.4mm）胶片的暗盒/FPD 平放检查床，使胶片长轴与摄影台长轴平行。

2. 用粉笔将暗盒/FPD 纵向划分为 6 等份，按照以下方式分别摄影。

（1）用铅橡皮（铅板）遮挡 5/6 份，把聚焦滤线栅正放，放于暗盒/FPD 之上，X 线管中心线对准胶片/FPD 中心入射，采用 FDD=100 cm、50 kV、20 mAs 条件（DR 为自动曝光条件）曝光，并作标记为"1"。

（2）移动铅橡皮（铅板），改为曝光区 2，将滤线栅倒置，其他条件同上。曝光，并标记为"2"。

（3）移动铅橡皮（铅板），改为曝光区3，将滤线栅正放，FFD=50 cm，其他条件相同。曝光，并标记为"3"。

（4）移动铅橡皮（铅板），改为曝光区4，将滤线栅正放，倾斜X线管，使中心线与滤线栅铅条垂直方向呈30°，FDD=100 cm，其他条件相同。曝光，并标记为"4"。

（5）移动铅橡皮（铅板），改为曝光区5，将滤线栅正放，倾斜X线管，使中心线与滤线栅铅条平行方向呈30°，FDD=100 cm，其他条件相同。曝光，并标记为"5"。

（6）移动铅橡皮（铅板），改为曝光区6，将滤线栅正放，移动X线管，使焦点偏离胶片/FPD中心10～20 cm，FDD=100 cm，其他条件相同。曝光，并标记为"6"。

（7）进行图像后处理及图像质量分析。

【实验学时】 2学时。

【实验总结】
1. 滤线栅是消除散射线的有效方法。
2. 正确使用滤线栅是获得优质照片的关键。

【实验报告】 根据实验观察和记录写出实验报告。

【实验思考】
1. 滤线栅的工作原理。
2. 滤线栅的主要技术参数及特点有哪些？

第三节　X线摄影条件测定

实验一　X线摄影条件测定实验

【临床概述】 X线摄影条件是指X线成像过程中的相关成像因素，包括固定因素（受检体密度和厚度、设备性能、探测器类型、X线管的种类）和可变因素（管电压、管电流量、曝光时间、摄影距离），需要根据检查部位、组织结构生理状态、病变特点适时调整，其中任一因素改变，都会影响成像效果，如要保持摄影效果的一致，就要对其他参数进行相应的调整，这就是摄影条件选择。在临床实践中，可变因素占主导，所以本实验以可变因素为主要测定对象。

【诊断要求】 通过对摄影参数的调整获取满足诊断要求的图像质量：适当的影像密度、恰当的影像对比度、良好的锐利度、较少的影像噪声。

【检查注意事项】
1. 虽然可变因素是主要影响因素，固定因素是次要影响因素，但仍要综合考虑摄影条件的选择。
2. 摄影条件的选择应遵循感光效应规律调整。
3. 数字X线摄影虽然采用自动曝光条件，必要时也可根据受检体的密度、厚度做适当的调整。

【实验目的】
1. 熟悉X线摄影条件的固定影响因素。
2. 掌握X线摄影条件的可变影响因素。
3. 掌握摄影条件选择的具体方法。

【实验内容】
1. 管电压对摄影效果及辐射剂量的影响。
2. 管电流量对摄影效果及辐射剂量的影响。
3. 摄影距离（FDD）对摄影效果及辐射剂量的影响。

【实验器材】 DR 成像系统、专用仿真模体、辐射剂量仪、图像后处理工作站。

【实验方法】 带教老师现场讲解、示范、解疑，学生分组实践操作。

【实验步骤】

1. 管电压对摄影效果及辐射剂量的影响测定 不同管电压对模体入射剂量和图像质量差异的测定：选用腰椎摄影自动曝光控制模式，将模体固定于检查床上，使模体正中矢状面与检查床中心线重叠，在照射野内放置辐射剂量仪。摄影参数：管电压从 40~120kV 依次曝光，每次增加 10 kV，FDD 100 cm，固定管电流量 1mAs，采用小焦点，固定/活动滤线栅均可，每次曝光后记录模体的入射剂量并将图像传递至图像后处理工作站，由学生对图像质量进行打分，根据图像质量评级标准（密度、对比度、锐利度、噪声），分为优、良、合格、不合格四个等级（表 1-1）。

表 1-1 管电压对摄影效果及辐射剂量的影响测定

测定项目	管电压								
	40kV	50kV	60kV	70kV	80kV	90kV	100kV	110kV	120kV
剂量测定									
图像质量等级									

2. 管电流量对摄影效果及辐射剂量的影响测定 将模体置于检查床正中，摄影条件选择固定管电压 120kV，管电流量手动选择从 80~320mAs（80、100、125、160、200、250、320），选择大焦点，FDD 为 100 cm，固定/活动滤线栅均可。利用剂量仪对每次曝光的剂量进行测量，以模体表面照射野中心点的空气比释动能为准。由学生按照图像质量评级标准对图像进行打分（表 1-2）。

表 1-2 管电流量对摄影效果及辐射剂量的影响测定

测定项目	管电流量						
	80mAs	100mAs	125mAs	160mAs	200mAs	250mAs	320mAs
剂量测定							
图像质量等级							

3. FDD 对摄影效果及辐射剂量的影响测定 将模体置于 DR 检查床正中，摄影条件选择固定管电压 120 kV，FDD 从 80~160 cm，每次增加 10cm，选择大焦点，采用滤线栅摄影，利用剂量仪对每次曝光的剂量进行测量，记录每次曝光的毫安秒，同时对图像质量进行打分（表 1-3）。

表 1-3 FDD 对摄影效果及辐射剂量的影响测定

测定项目	FDD								
	80cm	90cm	100cm	110cm	120cm	130cm	140cm	150cm	160cm
剂量测定									
图像质量评价									

【实验学时】 2 学时。
【实验总结】
1. 管电压越高，图像层次越丰富，组织结构信息越多，所需要的管电流量和曝光时间减小或缩短，管电压升高，散射线增加，图像灰雾增加。
2. 管电流量增大，辐射剂量增加，探测器检测到的光子数增多，影像密度增加，噪声减少。
3. 在有效的 FDD 之内，探测器上得到的 X 线量与 FDD 的平方成反比，其他条件不变，FDD 增加一倍，要取得相同的摄影效果，则管电流量需要增加 4 倍。

【实验报告】 根据实验观察和记录写出实验报告。
【实验思考】
1. 固定管电压法和变动管电压法辐射剂量及图像质量有何区别？
2. 管电流量与摄影距离之间有何关系？
3. FDD 的变化对辐射剂量有何影响？

第四节　高千伏成像

实验一　高千伏成像实验

【临床概述】 高千伏成像是用 120～200kV 的管电压产生的能量较大的 X 线，获得在较小的密度值范围内显示层次丰富的 X 线影像的一种方法。胸部高千伏成像对尘肺的临床诊断、分期、指导临床治疗具有重要作用，对观察肋骨、锁骨重叠、心影后及大量胸腔积液状态下的肺野及纵隔病变，都具有一定的临床价值。

【诊断要求】 层次丰富，有良好的清晰度，体位标准，标记准确，无干扰伪影。

【检查注意事项】 高千伏成像所用管电压高（120 kV 以上），易产生散射线。应充分做好受检者及工作人员防护工作，实验室内不堆放与检查无关的其他物品。

【实验目的】
1. 掌握高千伏成像的成像原理、设备条件、摄影步骤。
2. 熟悉高千伏成像的临床应用价值。
3. 理解高千伏成像的优、缺点。

【实验内容】
1. 胸部高千伏成像的技术条件。
2. 胸部高千伏成像和普通成像图像特点的分析比较。

【实验器材】 标称电压在 120～200 kV 数字 X 线机；栅比为 14∶1、16∶1 或 32∶1 的高栅比滤线器；医用辐射测定专用模体（以下简称模体）。

【实验步骤】
1. 检查前准备
（1）熟悉检查设备状态。
（2）去除胸部可能产生伪影的衣服及饰物。
（3）训练受检者的吸气及屏气状态。

2. 操作步骤
（1）测量胸部肢体厚度，设置曝光条件：胸部正位普通 X 线检查，20～30 mAs、55～

65 kV、摄影距离 180cm。高千伏成像 3～5 mAs、120～200 kV、摄影距离 180cm。

（2）体位设计：按标准胸部后前位进行设计。

（3）摄影距离：180cm。中心线：对准第六胸椎水平方向垂直入射。

（4）加用高栅比活动滤线器。

（5）上述步骤完成后，嘱咐受检者深吸气后屏气曝光。先按普通曝光条件曝光一次，再按高千伏成像条件曝光一次。

（6）观察比较两幅数字图像的特点。

【实验学时】 2学时。

【实验总结】

1. 高千伏成像是指管电压在 120～200 kV 条件下的摄影。

2. 高千伏成像具有如下优、缺点。

（1）优点：可获取低对比度、层次丰富的 X 线影像，为影像诊断提供更多细节；曝光时间大大缩短，可避免运动模糊，提高影像质量；所用管电流量大幅度降低。X 线管产热减少，使用寿命延长；高千伏线质偏硬，组织吸收减少，有利于受检者防护。

（2）缺点：高千伏成像时散射线量增加，灰雾密度增加，影像对比度下降；管电流量减小，量子数减少，照片斑点增多。

【实验报告】

根据实际操作和观察记录书写实验报告（表 1-4、表 1-5）。

表 1-4　高管电压与低管电压影像特征分析

电压选择	密度	清晰度	对比度	噪声	分辨率
高管电压					
低管电压					

表 1-5　高管电压与常规电压胸部检查主要影像细节显示分析

影像细节电压/电流选择	T_4 区	T_{10} 区	右肺动脉干	心影后	肺野外带	肺尖区
高管电压/电流						
常规管电压/电流						

【实验思考】

1. 高千伏成像与普通 X 线成像比较，所获图像有何特点？为什么会有这些特点？

2. 高千伏成像有哪些临床应用价值？

3. 如何减少噪声对图像质量的影响？

第二章 人体各部位普通 X 线成像技术

第一节 头颅普通 X 线成像

实验一 头颅普通 X 线成像实验

【临床概述】 头颅正侧位普通 X 线成像可用于头颅创伤，头颅大小与外形异常，颅内压力增高等疾病的成像，特殊情况可作头颅汤氏位切线位及斜位的摄影。颅内病变可经颈动脉注射对比剂后摄影检查，但有一定的局限性和风险。目前计算机断层扫描术（computed tomograph，CT）、磁共振成像（magnetic resonance imaging，MRI）对头颅诸骨及软组织有更高的密度分辨力，对于颅内病变的检查更佳。

【诊断要求】

1. 头颅正位摄影 显示头颅正位影像，颅骨全部包括在照片内，骨板及骨质结构显示清楚；矢状缝及鼻中隔影像居中，眼眶、上颌窦、筛窦、顶骨、两侧颞骨的影像对称；眼眶正中可见颞骨岩部上缘，内听道显示清晰（图 2-1）。

2. 头颅侧位摄影 显示头颅侧位整体观影像，颅骨全部包括在图像内，上缘包括顶骨，前缘包括额骨、鼻骨，后缘包括枕外隆凸；蝶鞍影像居中，鞍底呈单边显示，颅骨内、外板和板障及颅缝影显示清楚（图 2-2）。

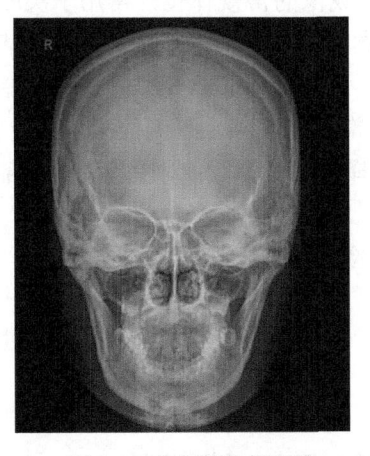

图 2-1 头颅正位摄影片　　　　图 2-2 头颅侧位摄影片

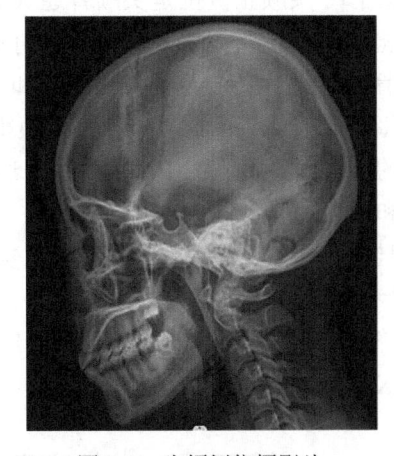

【检查注意事项】 去除能产生伪影的异物，如：发夹、耳环及活动义齿等金属饰物。对不合作的受检者或儿童可适当给予镇静剂，防止产生运动伪影。在照射中给受检者甲状腺、性腺等对射线敏感的部位防护。

【实验目的】

1. 掌握头颅普通 X 线成像的适应证。
2. 掌握头颅普通 X 线成像前的相关准备、步骤及相关解剖。
3. 掌握头颅各基准径线及面的应用、照射野及照射方位的合理应用。

【实验内容】
1. 头颅普通 X 线成像体位的设计和中心线的确定。
2. 头颅普通 X 线成像曝光参数的选择。
3. 头颅普通 X 线成像的步骤及注意事项。

【实验器材】 数字 X 线机、模体、胶片/成像板/探测器、防护用品、打印机。

【实验方法】 同第一章第一节实验一。

【实验步骤】
1. 检查前准备 ①检查设备完备及环境状态。②检查模体，除去受检者头上发夹、耳环及活动义齿等金属饰物。

2. 检查方法
（1）头颅正位
体位设计：受检者取俯卧位，正中矢状面垂直于床面，并重合于床中线；下颌内收，额部及鼻尖紧贴床面，听眦线（OML）垂直于床面；两侧外耳孔与床面等距，照射野上缘超出颅顶 3 cm。如果受检者处于昏迷状态或不能配合，可取受检者仰卧位摄影。

摄影距离：100cm。中心线：自枕外隆凸经眉间垂直射入探测器。

（2）头颅侧位
体位设计：受检者取俯卧位，头部侧转，被检侧贴近床面；头颅矢状面与床面平行，下颌稍内收，听眶线与床面边缘垂直。

摄影距离：100cm。中心线：对准外耳孔前、上 2.5cm 处垂直射入探测器。

【实验学时】 2 学时。

【实验总结】 头颅正侧位是头颅普通 X 线成像的常规体位，常用于头颅创伤及其他颅内病变的检查；正位常用于观察颅骨的骨质、对称性、骨板厚度及颅内情况；侧位常用于观察颅骨的骨质、骨缝及蝶鞍的形态和大小情况；对于头颅创伤受检者应尽量减少搬动，正位摄影常采用头颅前后位，侧位摄影常采用头颅水平侧位；若受检者意识不清，应采取适当的头颅固定措施；中心线对准，选择好曝光参数；对受检者检查部位以外的辐射敏感组织和器官加以防护。

【实验报告】 根据实验观察和记录写出实验报告。

【实验思考】
1. 头颅普通 X 线成像的适应证。
2. 头颅 X 线标准影像解剖显示。

第二节 鼻旁窦普通 X 线成像

实验一 鼻旁窦普通 X 线成像实验

【临床概述】 临床上常用华氏位与柯氏位来检查鼻旁窦疾病，也可用于显示上颌骨及颧骨等结构。

【诊断要求】
1. 华氏位：两侧上颌窦对称显示于眼眶之下，呈倒置的三角形，颞骨岩部的投影位于上颌窦影的下方，后组筛窦及额窦显示良好（图 2-3）。

2. 柯氏位：额窦投影于眼眶的内上方，眼眶投影于照片的中部，两侧对称，其内可见眶上裂，前组筛窦在两眼眶影之间（图 2-4）。

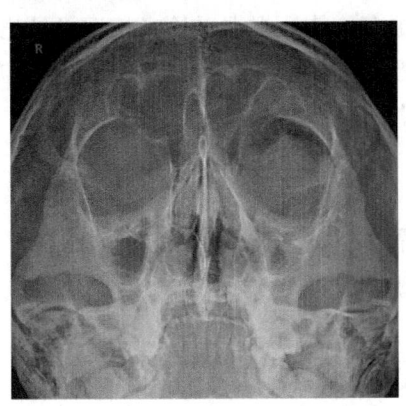

图 2-3　鼻旁窦华氏位 X 线摄影片　　图 2-4　鼻旁窦柯氏位 X 线摄影片

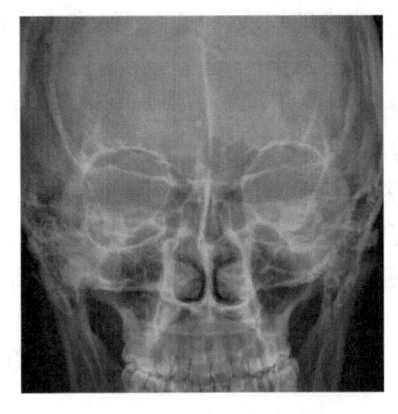

【检查注意事项】

1. 去除产生伪影的异物，如发夹等。
2. 注意两体位的中心线和角度，照射野要适中，如上颌窦腔有积液，多采用站立位摄影。

【实验目的】

1. 熟悉鼻旁窦 X 线检查前的相关准备。
2. 掌握鼻旁窦 X 线检查的步骤及相关解剖。

【实验内容】

1. 鼻旁窦 X 线检查体位的选择和中心线的确定。
2. 鼻旁窦 X 线检查的步骤及注意事项。

【实验器材】　数字 X 线机、模体、胶片/成像板/探测器、防护用品、打印机。

【实验方法】　同第一章第一节实验一。

【实验步骤】

1. 检查前准备　①检查设备完备及环境状态。②检查模体，除去受检者头上发夹、耳环及活动义齿等金属饰物。

2. 检查方法

（1）华氏位

体位设计：受检者取俯卧位，正中矢状面垂直于床面，并与床面中线重合；将下颌骨颏部紧贴于床面，头稍后仰，听眦线（OML）与床面呈 37°；鼻根对准探测器中心。必要时也可以采用站立位摄影。

摄影距离：100cm。中心线：经鼻根部垂直探测器射入。

（2）柯氏位

体位设计：受检者取俯卧位，正中矢状面垂直于床面，并与床面中线重合；额部及鼻尖紧贴于床面上，下颌内收，听眦线（OML）垂直于床面；鼻根对准探测器中心。

摄影距离：100cm。中心线：向足侧倾斜 23°，经鼻根部射入探测器。

【实验学时】 2 学时。

【实验总结】 华氏位 X 线检查，常用于观察上颌窦、额窦、前及后筛窦、上颌骨等骨质和形态；柯氏位 X 线检查，常用于观察额窦、筛窦、眼眶、眶上裂等；如果受检者需要观察鼻窦内的积液，应采用站立华氏位更有价值；根据受检者情况设计出最佳的体位，找准中心线，选择曝光参数；对受检者检查部位以外的辐射敏感组织和器官加以防护。

【实验报告】 根据实验观察和记录写出实验报告。

【实验思考】

1. 鼻旁窦普通 X 线成像的用途。
2. 鼻旁窦普通 X 线成像的相关准备及步骤。
3. 鼻旁窦普通 X 线成像标准影像显示的内容。

第三节 切线位检查技术

实验一 切线位检查技术实验

【临床概述】 为使某些边缘凸出、凹陷及位于人体表面组织结构或病变，成像时不与其他组织结构影像发生重叠，通过体位设计使中心线平行通过这些组织结构或病变的基底面，使其影像独立清晰显示，以满足临床诊断需求，我们把这种检查技术称为切线位检查技术，也是狭义的切线位检查技术。广义的切线位检查技术主要指利用锥形束的边缘射线（斜射线）与解剖部位的几何关系，把边缘部位重叠图像的解剖结构独立显示的检查技术，如通过颅底位观察双颧弓，乳腺摄影时乳头的切线位显示，胸部侧位中的胸骨柄显示等。

【诊断要求】 切线位图像上，需要显示的组织结构或病变影像不与其他组织结构或病变影像重叠，独立显示在图像中央，影像层次分明，细节分辨清晰，无伪影。

【检查注意事项】

1. 与常规体位设计比较，切线位体位难度较大，需与受检者充分沟通交流，尽量取得受检者配合。
2. 体位摆放时，需要观察的体表组织结构或病变基底面必须与成像板或探测器垂直且位于成像板或探测器中心。
3. 因切线位摄影的组织结构或病变一般较小或厚度较薄，多需手动设置曝光参数，才能获取满意的图像效果。
4. 必须对受检者进行合理的辐射防护。

【实验目的】

1. 了解切线位摄影的临床用途。
2. 理解切线位摄影概念及体位摆放要点。

【实验内容】

1. 了解切线位摄影成像原理及体位摆放要点。
2. 以鼻骨侧位摄影为例说明切线位摄影技术步骤。

【实验器材】 数字 X 线机、模体、胶片/成像板/探测器、防护用品、打印机。

【实验方法】
1. 带教老师现场讲解，示范操作。
2. 学生通过分组实践操作，掌握切线位摄影技术步骤。

【实验步骤】
1. 检查成像设备是否准备就绪。
2. 仔细阅读检查申请单、核对受检者信息，明确检查目的，确定检查部位及体位。去除受检部位可能产生伪影的饰物。
3. 体位设计：可采用站立位（侧立于摄影架前，双手垂于身体两侧）或俯卧位（俯卧于检查床，头侧转呈标准头侧位摆放）。头颅矢状面与成像板或探测器平行，瞳间线与成像板或探测器垂直，将鼻隆突基底面置于成像板或探测器中心且垂直于成像板或探测器（图2-5）。
4. 摄影距离：100cm。中心线：对准鼻隆突基底面中点（鼻根下方1cm处）垂直射入成像板或探测器中心。
5. 照射野：鼻隆突及部分邻近组织。
6. 对受检者合理防护，调用正确的曝光参数组合（必要时手动设置）曝光。
7. 图像后处理后上传图像并打印照片影像，设备还原。

【实验学时】 2学时。

【实验总结】 了解切线位摄影技术概念及体位摆放要点。掌握切线位检查技术步骤。

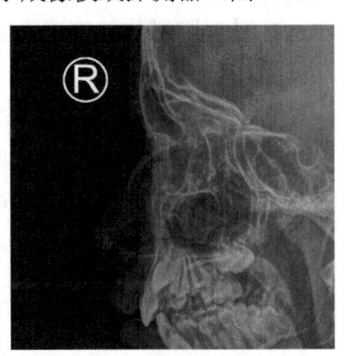

图2-5 鼻骨侧位摄影片

【实验报告】 根据实际操作步骤写出实验报告。

【实验思考】
1. 什么是切线位检查技术？有哪些临床用途？
2. 试述切线位检查技术步骤。

第四节 腺样体成像技术

实验一 腺样体成像实验

【临床概述】 腺样体为位于鼻咽腔顶壁、蝶骨体底和枕骨斜坡颅外面的一团淋巴组织，表面覆以假复层纤毛柱状上皮，小儿出生时即已存在，逐渐长大，约在6岁时最大，10岁以后逐渐退化。腺样体肥大是儿童群体常见疾病，正确判断腺样体的大小和形态，对手术评估有非常重要的意义。鼻咽部X线侧位片、磁共振成像、CT检查均是腺样体检查的主要方法，鼻咽部X线侧位片辐射剂量少，且操作简便快捷、费用低，是腺样体检查首选的方法之一。

X线摄影检查，能清晰显示腺样体、鼻咽腔情况，且检查过程中，能排除人为因素干扰，弥补常规腺样体指检、间接鼻咽镜、鼻内镜等检查无法准确测量鼻咽气道宽度、阻塞情况等不足，从而根据图像数据准确计算，获得腺样体厚度与鼻咽腔宽度的比值（A/N值）、后气道间隙的宽度，既能反映腺样体形态大小，描述鼻咽气道容积，还能反映气道形态特征。

【诊断要求】 标准的头侧位影像，骨性结构明显且对称重叠，垂体无双边影；呼、吸气相控制得当；气道分界清晰；无运动模糊。

【检查注意事项】

1. 去除能产生伪影的异物，如发夹、耳环等。

2. 嘱咐受检者保持不动，必要时可使用辅助手段。

3. 照射野要适中；注意中心线的角度及入射点即测量要点的控制；观察头侧位时多注意双下颌角是否完全重叠，同时也要观察垂体是否有双边影。测量区骨小梁结构尽量表达清楚以便于数据准确测量。

【实验目的】

1. 掌握腺样体检查的适应证。

2. 熟悉腺样体检查成像前的相关准备。

3. 掌握腺样体检查成像的步骤及相关解剖。

【实验内容】

1. 腺样体检查X线摄影体位的设计和中心线的确定。

2. 腺样体检查X线摄影曝光参数的选择。

3. 腺样体检查X线摄影的步骤及注意事项。

【实验器材】 数字X线机、模体、胶片/成像板/探测器、防护用品、打印机。

【实验方法】 同本章第一节实验一。

【实验步骤】

1. 检查前准备 ①熟悉设备及检查环境。②除去受检者头上发夹、耳环及活动假牙等金属饰物。③呼吸的配合训练。

2. 检查方法

体位设计：受检者端坐或站立侧位，下颌略抬高以减少下颌支与鼻咽腔及颈椎的重叠，头颅正中矢状面与检查探测器平行，听眶线与地面平行，常规摄吸气时鼻咽侧位X线片，受检者闭口用鼻吸气，避免软腭抬高造成鼻咽腔变窄的假象。也可同时加做听口线吸气位以配合测量观察数据的浮动情况（图2-6、图2-7）。

摄影距离：100 cm。中心线：对准外耳孔前2.0cm处垂直入射。

摄影条件：自动曝光控制（automatic exposure control，AEC）模式或头颅侧位常用摄影检查条件。

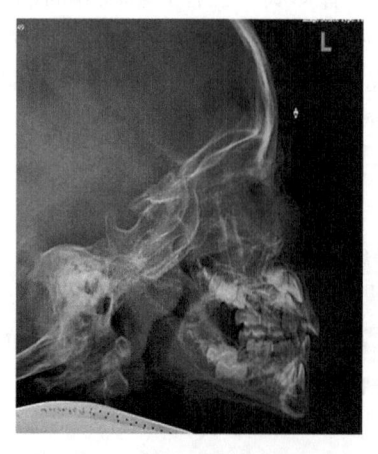

图2-6 腺样体听鼻线侧位片　　图2-7 腺样体听眶线侧位片

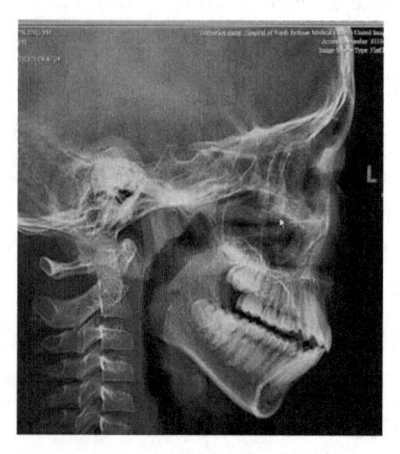

【实验学时】 2学时。
【实验总结】
1. 不宜采用强制性的固定设施，易造成设备损坏和受检者的损伤。
2. 根据受检者的情况设计最佳的摄影体位；听眶线、听口线的位置确定。
3. 根据设计的体位找准中心线，选择好曝光参数。
4. 对受检者检查部位以外的辐射敏感组织和器官加以防护。
【实验报告】 根据实验观察和记录写出实验报告。
【实验思考】
1. 鼻咽腺样体检查X线成像的适应证、相关准备及步骤有哪些？
2. 鼻咽腺样体检查X线成像标准影像显示的内容有哪些？

第五节 颈椎普通X线成像

实验一 颈椎普通X线成像实验

【临床概述】 颈椎创伤多采用颈椎正侧位，但寰枢椎骨折时须采用颈椎张口位进行检查。使寰椎、枢椎及寰枢关节从口腔中显示出来。如果受检者患有颈椎病，多采用颈椎侧位及颈椎左右双斜位；斜位分为后前斜位和前后斜位。区别在于左、右后前斜位显示同侧椎间孔，前后斜位则相反。如：左后前斜位显示右侧椎间孔，右后前斜位显示左侧椎间孔。

【诊断要求】
1. 颈椎张口位 第1、2颈椎于上、下齿列之间显示，第2颈椎位于其正中；上、中切牙牙冠与枕骨底部相重，第2颈椎齿突不与枕骨重叠，单独清楚地显示；齿突与第1颈椎两侧块间隙对称，寰枕关节呈切线状显示。

2. 颈椎侧位 显示全部颈椎侧位影像，第1~7颈椎显示于照片正中；每个椎体前后缘均无双边影出现；椎体骨质、各椎间关系显示清楚；下颌骨不与椎体重叠；气管、颈部软组织层次清晰。

3. 颈椎斜位 显示颈椎斜位影像，第1~7颈椎显示于照片正中；近探测板侧椎间孔、椎弓根显示清楚，椎间孔显示于椎体与棘突之间，椎弓根投影于椎体正中；椎体骨质清晰，椎间隙清晰；下颌骨不与椎体重叠。

【检查注意事项】
1. 去除能产生伪影的异物，如：耳环、项链等。
2. 嘱咐受检者保持不动。
3. 寰椎和枢椎检查时，应除去受检者的活动假牙，以减少伪影重叠。

【实验目的】
1. 掌握颈椎普通X线成像的适应证。
2. 熟悉颈椎普通X线成像前的相关准备。
3. 掌握颈椎普通X线成像的步骤及相关解剖。

【实验内容】
1. 颈椎普通X线成像体位的设计和中心线的确定。

2. 颈椎普通 X 线成像曝光参数的选择。

3. 颈椎普通 X 线成像的步骤及注意事项。

【实验器材】 数字 X 线机、模体、胶片/成像板/探测器、防护用品、打印机。

【实验方法】 同本章第一节实验一。

【实验步骤】

1. 检查前准备 ①熟悉设备及检查环境。②除去受检者的发夹、耳环及活动义齿等金属饰物。

2. 检查方法

（1）颈椎张口位

体位设计：受检者取仰卧位，双上肢放于身旁，头颅正中矢状面垂直台面并与台面中线重合；头后仰，使上颌门齿咬面与乳突尖的连线垂直于台面，上、下切牙连线对准照射野中心；嘱受检者：曝光时，将口张大或令受检者发"啊……"声（图2-8）。如果受检者口腔有活动义齿，摄影前应取下。

摄影距离：100 cm。中心线：通过两嘴角连线中点，垂直射入探测器。

（2）颈椎正位

体位设计：受检者取仰卧位或站立位，身体正中矢状面垂直探测器并重合于探测器中线；两臂自然下垂置于身旁，头稍上仰，听鼻线垂直于探测器。照射野上缘与外耳孔平齐，下缘包括第 1 胸椎（图2-9）。

摄影距离：100cm。中心线：向头侧倾斜 10°～15°，经甲状软骨射入。

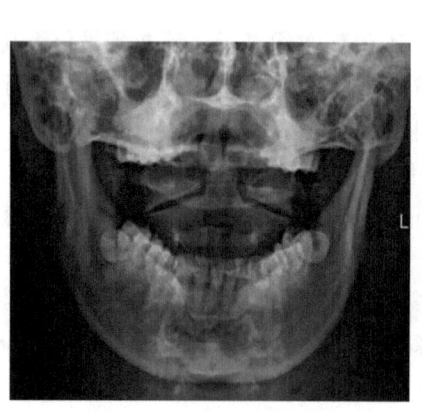

图 2-8 颈椎张口位片　　图 2-9 颈椎正位片

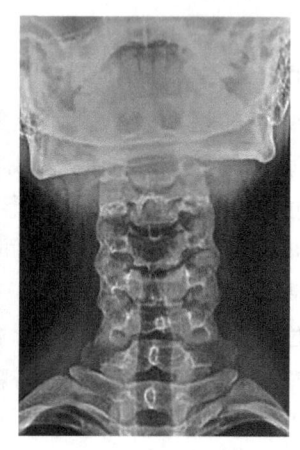

（3）颈椎侧位

体位设计：受检者取站立侧位，两下肢分开使身体平稳，头颈部正中矢状面平行于摄影架面板；双肩下垂，必要时可以借助外力向下牵引；头稍后仰，上颌门齿咬合面与乳突尖端连线与水平面平行。照射野上缘平外耳孔，下缘包括第一胸椎（图2-10）。

摄影距离：100～150cm。中心线：经甲状软骨平面、颈部前后缘连线中点，水平方向垂直射入探测器中心。

（4）颈椎斜位

体位设计：受检者取站立位，面向摄影架，被检侧靠近摄影架面板，使人体冠状面与摄影架面板呈 55°~65°，下颌稍前伸，双肩下垂，照射野上缘包括外耳孔，下缘包括第一胸椎（图 2-11）。

图 2-10　颈椎侧位片　　　　图 2-11　颈椎斜位片

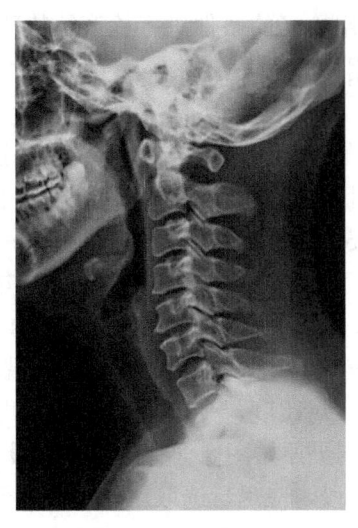

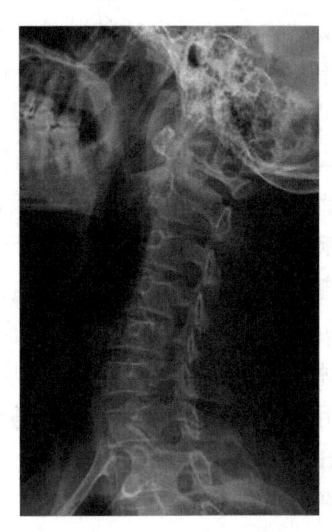

摄影距离：100~150 cm。中心线：对准甲状软骨平面颈部中点，水平方向垂直射入探测器中心。

【实验学时】　2 学时。

【实验总结】　颈椎张口位 X 线成像，常用于观察寰椎和枢椎的情况；颈椎正位 X 线成像，常用于观察第 3 至第 7 颈椎的钩突、正位序列等情况；颈椎侧位 X 线成像，常用于观察全部颈椎的情况，也可以观察喉部软组织情况；颈椎斜位 X 线成像，常用于观察颈椎椎间孔、小关节及椎弓根的情况；如果受检者颈椎骨折或椎体不稳，需要摄取颈椎照片，必要时请临床医生在场协助固定体位，以免受检者移动而发生意外；对受检者检查部位以外的辐射敏感组织和器官加以防护。

【实验报告】　根据实验观察和记录写出实验报告。

【实验思考】

1. 颈椎普通 X 线成像的适应证、相关准备及步骤？
2. 颈椎普通 X 线成像显示的特点与临床表现？

第六节　胸部普通 X 线成像

实验一　胸部普通 X 线成像实验

【临床概述】　胸部普通 X 线检查是胸部常规检查的最重要手段之一，对于临床病变的早期发现、治疗、临床疗效的判断及临床预后都有极其重要的意义。常规胸部检查 X 线平片根据不同的病变及要求采用不同的检查体位及其组合来完成。胸部正侧位是最常见的胸部病变检查体位，根据不同的病变可分别摄取左侧位或右侧位，肺尖病变还可用前弓位或前凹位来检查；气胸或以观察胸廓骨性结构为主的创伤胸部常规采用正斜位组合，通常以患侧靠近探测器作为选择标准；对心脏 X 线检查应根据房室形态改变的诊断要求设计体位，一种是胸部后前位加左、右斜位，另一种是胸部后前位、左侧位加右前斜位；对于床旁胸片的检查，尽量采用半卧位，或者坐卧位。在成像条件使用时，应考虑婴幼儿肺组织结构含气不良的特殊性，选用恰当的条件进行检查。特殊疾病或创伤不能移动的受检者，可以参照床旁摄影模式采用仰卧摄影方式。

【诊断要求】

1. 解剖结构范围　上缘以第5颈椎为界，下缘以双侧第12肋骨下缘连续为界，左右双侧以胸廓外缘为界，其内包括锁骨、肩胛骨、肱骨头等，脊柱、纵隔居中。

2. 体位学标准　图像显示以标准解剖学姿势为标准。

3. 技术检查显示特点　常规胸部检查对于显示要点要求：同解剖结构范围；双肺透光度无异常，肺纹理清晰、心影旁肺纹理显示充分、肺门结构清晰，视野内无异常密度影。

4. 窗口技术的要求　胸部图像对比度较好，通过简单窗位、窗宽调节便可；特殊情况下，可采用操作处理软件对相应伽马值、对比度、亮度、线性数据做组织均衡技术（tissue equalization technique，TE）处理。原则上原始图像含有的数据量最大，TE技术只是对感兴趣区图像细节对比观察的一个补充手段，应尽量选取原始数据进行图像处理。

【检查注意事项】

1. 了解检查的要求及目的　认真阅读检查申请单，明确检查目的及要求，确定检查方法及相应检查体位。

2. 检查前准备　主要指设备和受检者的检查前准备，包括设备的熟悉与了解，呼吸状态的准备，异物的去除，精神状态的准备等。

3. 图像显示要点及特点　首先进行胸部后前位或前后位检查，了解受检者的大致信息，及时匹配或调整检查方法以提高被检信息的检出率。

4. 保证图像质量　创伤状态下斜位角度的选取，以偏转后侧胸壁肋骨是否显示完全为标准，角度选取为5°～15°；心脏检查必须按诊断学要求进行显示图像；创伤肋骨检查必须包含完全；图像对比度及密度是否有利于图像细节的观察等。

5. 受检者信息的特点及信息反馈。

6. 从诊断学角度比较图像显示效果是否满足诊断的要求。

【实验目的】

1. 掌握胸部普通X线成像方法及要点。
2. 掌握常规胸部的X线解剖图像及优质图像的评价标准。
3. 了解心脏普通X线成像检查的特点。

【实验内容】

1. 检查前准备。
2. 常规胸片摄影的操作步骤。
3. 常规胸部普通X线成像检查注意事项。
4. 图像显示要点及特点，图像后处理。

【实验器材】　数字X线机、模体、胶片/成像板/探测器、防护用品、打印机。

【实验方法】　同本章第一节实验一。

【实验步骤】

1. 胸部正位（后前位）

（1）设置探测器机架与地面垂直，X线管与探测器处于互联耦合。

（2）模体或受检者取站立位——双脚分开，上体前倾使其前胸部紧贴探测器，矢状面与胶片垂直，使下颌前伸，置于探测器上缘；两肩放平，使锁骨成水平位以减少与肺尖重叠，探测器高出肩部约5 cm，两肘屈曲，手背放于髂外侧，两肘内旋，以使两肩胛骨减少与肺部的重叠（也可使其双臂抱住片架以固定胸部，注意要点是肩部向前紧贴以保证肩胛外旋减少与肺野肺纹理的重叠），调整准直仪使胸部两侧对称位于照射野范围内（图2-12）。

（3）摄影距离180 cm或200 cm，中心线水平对准第4或6胸椎。

（4）选择常规曝光条件曝光，记录曝光条件；选择高千伏曝光条件曝光，记录并比较软件提供的条件。比较两种条件下胸部正位片脊柱、心影后、肋骨及肺野的密度及对比度变化状况及特点。

（5）选用适合图像的显示窗口技术调整显示效果，将调整好的图像进行激光打印，打印完毕后退出图像处理窗口界面，检查设备还原。

2. 胸部侧位（左侧）

（1）设置探测器机架与地面垂直，X线管与探测器处于互联耦合状态。

（2）使受检者侧立，左胸与探测器紧贴，颔首挺胸，双上肢交叉抱头，身体矢状面与探测器平行，探测器上缘超出肩部2~3 cm，前后胸壁软组织应包含在探测器探测范围内（图2-13）。

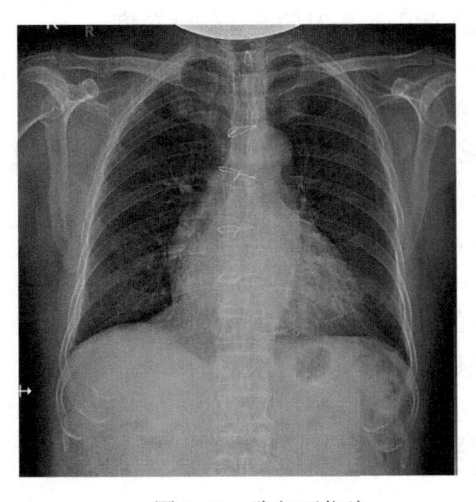

图2-12　胸部正位片　　　图2-13　胸部侧位片

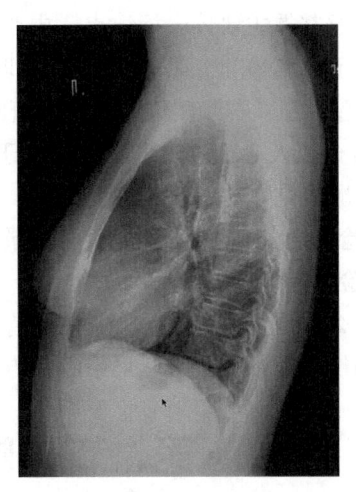

（3）摄影距离150~180 cm。中心线对准第6胸椎之侧胸壁中点并与探测器垂直。

（4）其余检查步骤同胸部后前位。

3. 右前及左前斜位（心脏检查）

（1）设置探测器机架与地面垂直，X线管与探测器互联耦合。

（2）使受检者站立于探测器前，面向探测器，摄右（左）前斜位时右（左）胸向前，贴近探测器，身体冠状面与探测器呈45°（右前斜位呈45°~55°，左前斜位呈60°~70°）

左（右）臂高举抱头，右（左）臂屈曲放于同侧髂上，探测器范围包括整个胸部软组织（图2-14、图2-15）。若是创伤或气胸状态下，角度可选 5°～15° 的体位设计。

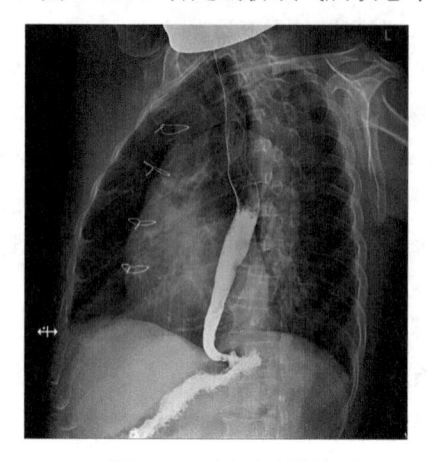

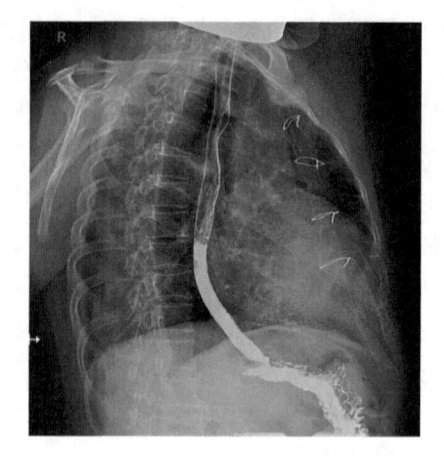

图2-14　胸部左前斜位片　　　　　图2-15　胸部右前斜位片

（3）摄影距离 150～180 cm，中心线水平对准第 6 胸椎。
（4）其余检查步骤同胸部后前位。

【实验学时】　2 学时。

【实验总结】

1. 胸部正、侧、斜位是胸部检查的常规体位，临床上可根据需要合理选用组合体位。对于危重受检者和婴幼儿可根据病情适当采取半卧位或仰卧正位检查。

2. 注意掌握主要体表标记点、中心线位置及摄影时的肢体倾斜角度。

3. 检查胸腔积液、积气时应尽量取立位摄影；检查心脏及肋骨病变时应采用相应检查组合，选择左（右）侧位、斜位检查时以病变侧靠探测器为佳。

4. 检查成人心脏时摄影距离应等于或大于 200 cm，常规摄取左侧位，心脏大血管的摄影体位顺序是左前斜位、右前斜位、侧位、后前正位。

【实验报告】　根据实验观察和记录写出实验报告。

【实验思考】

1. 什么体位组合是显示胸部肋骨骨折的最佳摄影体位？
2. 创伤时观察血气胸应采用哪些方法进行摄影检查？

第七节　腹部普通 X 线成像

实验一　腹部普通 X 线成像实验

【临床概述】　腹部普通 X 线成像检查是临床了解急腹症的重要检查手段，特别是对于阳性结石、异物和阴性对比剂（气体）有极大的诊断价值，可以直接或者间接获取受检者该检查区域组织、器官的影像学表现。腹部普通 X 线图像多缺乏对比且容易混淆，仰卧位为最基本的检查体位，立位主要用于检查腹腔内游离气体和气-液平面，特殊不能站立的受检者可采用仰卧水平侧位来使游离气体移至肝周间隙来观察。鉴于腹部普通 X 线成像显示腹腔脏器缺乏对比，引入对比剂后可获得良好的显像。急腹症受检者腹部的异常积气、积液、双膈下游离气体对于急腹症诊断有非常重要的意义。特殊受检者在检查过程中不能移动时可取仰卧水平侧位观察气-液平面。

【诊断要求】

1. 解剖结构范围 卧位，上缘以第11胸椎或第12胸椎平面以下为界，下缘以耻骨下支为界，左右双侧含腹部软组织；立位，上缘含双侧膈肌上1 cm，下缘含膀胱、耻骨上支，其余同卧位。

2. 体位学标准 图像显示以标准解剖学姿势为标准。

3. 检查技术显示特点 常规腹部检查影像显示要点要求同解剖结构显示要点；腹部卧位可显示更多细微组织结构，包括局部的器官组织形态轮廓（肝界影、肾影、膀胱影、腹脂线等）；腹部立位要求能清楚显示盆腔液平面、肠道气体、肠道液平面以及横膈上下相关结构，以利于诊断。

4. 窗口技术的要求 腹部图像对比度较差，通常情况下根据检查要求做图像处理，通过简单窗位、窗宽调节便可；特殊情况下，可采用操作处理软件对相应伽马值、对比度、亮度、线性数据做组织均衡处理，原则上原始图像含有的数据量最大，TE技术只是对感兴趣区图像对比观察的一个补充手段。

【检查注意事项】

1. 读取检查申请单了解检查要求及目的。根据检查申请单的目的及要求确定检查体位。

2. 检查前准备：包括设备和受检者的准备、滤线设备的选用和受检者是否使用高密度药物的状况以及衣着的准备、肠道的准备等。

3. 图像显示要点及特点：腹部平片下缘以耻骨下支平面为界，上缘以第11胸椎平面（包含肾影）为界；腹部立位平片上缘以双侧膈肌为界（检查时需辨认是否有肠疝或肺大泡的存在），下缘以探测器的下缘为界；双侧腹部尽量包含腹部软组织，以辨清腹脂线为图像显示良好的指标。

4. 保证图像质量：根据检查要求做相应图像定位。例如，后尿路结石要包括全部后尿路结构影像，上尿路要包含双侧肾影。做好必要的肠道准备，如考虑肾下垂需做腹部立卧位比较等。尿路造影根据要求合理安排检查体位。倒立位阴性对比剂的引入时间不少于1min。

5. 检查条件的记录及比较，受检者实际信息的特点及信息反馈。

6. 从诊断学角度比较图片显示效果是否满足读片需要。

【实验目的】

1. 了解腹部各体位摄影的适应证。

2. 熟练掌握腹部普通X线检查步骤及摄影要点。

3. 掌握常规腹部体位平片的X线解剖图及优质的图像质量标准。

【实验内容】

1. 检查前准备。

2. 常规腹部平片（立、卧位）摄影的操作步骤。

3. 常规腹部平片摄影检查注意事项。

4. 图像显示要点及特点，图像后处理。

5. 图像显示对打印技术的要求。

【实验器材】 数字 X 线机、模体、胶片/成像板/探测器、防护用品、打印机。
【实验方法】 同本章第一节实验一。
【实验步骤】

1. 仰卧位

（1）使模体或受检者仰卧于检查床中央，身体正中矢状面与之垂直，双臂放于身旁或上举，双下肢伸直，双脚尖大拇指靠拢，并以第二趾、双踝连线中点平面垂直于检查床面为标准（图 2-16）。

（2）照射野上缘包括剑突（相当于第 11 胸椎、第 12 胸椎水平），下缘包括耻骨联合。

（3）中心线垂直对准剑突与耻骨联合连线中点射入照射野中心，摄影距离 100 cm。

（4）检查条件的选择及曝光条件的记录。

（5）图像传递至后处理平台进行图像后处理并打印图像，检查设备还原。

2. 站立前后位

（1）使受检者面向 X 线管、站立，背部紧贴探测器摄影架，正中矢状面对照射野中线并与之垂直，双上肢自然下垂并微外展，照射野上缘包括肩胛下角（或男性双乳头连线平面以下）（图 2-17）。

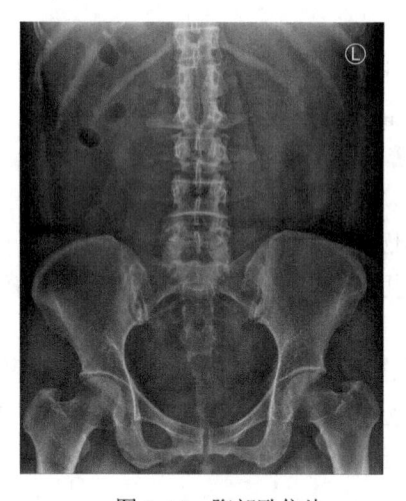

图 2-16　腹部卧位片　　　　图 2-17　腹部立位片

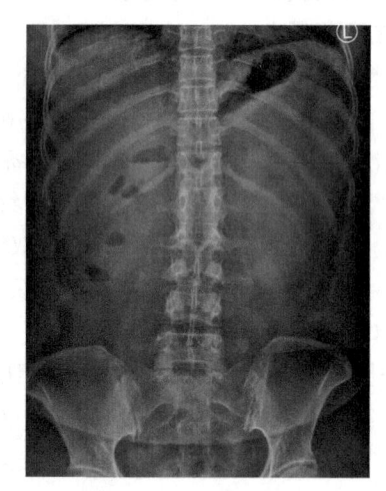

（2）中心线水平射入探测器中心，摄影距离 100 cm。

（3）检查条件的选择及曝光条件的记录。

（4）图像传递至后处理平台进行图像后处理并打印图像。

（5）检查设备还原。

【实验学时】 2 学时。

【实验总结】 腹部卧位常用于观察尿路结石等腹部病变、腹部造影的普通 X 线成像。腹部立位常用于各种急腹症检查，如肠梗阻、胃肠穿孔等疾病，可显示膈下有无游离气体（胶片上缘应包括左右膈肌）或气-液平面。亦可用于确定肾下垂者肾脏位置（以便与卧位片比较）。立位须包括双膈肌并至少高于膈肌 2 cm。腹部仰卧水平侧位的目的是使腹腔游离气体从腹部中部移至肝周间隙来显示，通常需要受检者仰卧静息 3～4min，危急受检者不宜做立位腹部平片。以观察尿路结石、胆系结石为目的的腹部平片，应清洁肠道，减少肠道高密度的内容物和气体的重叠干扰。除急诊外，受检者检查2~3天内禁用不透X线的药物，如：钡剂，肠道CT增强对比剂，服用高密度食物如含高铁物质等。

【实验报告】 根据实验观察和记录写出实验报告。

【实验思考】
1. 腹部立、卧位X线成像是观察急腹症肠梗阻、胃肠穿孔的最佳体位吗？
2. 怎样保证对膈下游离气体进行充分观察？

第八节 腰椎普通X线成像

实验一 腰椎普通X线成像实验

【临床概述】 腰椎普通X线成像检查是临床了解腰椎椎体结构和形态的主要手段，特别是对于了解正常腰椎骨性结构状态、解剖变异及其生理、非生理改变有极大的诊断价值。此方法简便、易行，特别是对于椎体序列结构状态、椎旁软组织有良好检查效果。对于不同的观察目的可选取相应体位来观察，并做好体位设计及调整相应检查范围。

【诊断要求】
1. **解剖结构范围** 上缘以第11胸椎为界，下缘以腰骶椎为界，左右双侧以腰大肌下缘最大径为界。
2. **体位学标准** 图像显示以标准解剖学姿势为标准。
3. **技术检查显示特点** 常规腰椎部检查对于显示要点是：同解剖结构范围；腰椎序列完整，椎间隙及椎体显示完整，腰大肌影显示清晰。
4. **窗口技术的要求** 腰椎部分图像对比度（灰阶层次）较好，通常情况下进行简单窗位、窗宽调节便可；特殊情况下，可采用图像处理软件对相应伽马值、对比度、亮度、线性数据做组织均衡处理，原则上原始图像含有的数据量最大，TE技术只是对感兴趣区图像进行对比观察的一个补充手段。

【检查注意事项】
1. **了解检查的要求及目的** 认真阅读检查要求及目的，确定检查范围和设计体位。
2. **检查前准备** 包括设备和受检者的准备。受检者准备主要包括：受检者检查前有无服用肠道药物，是否进行过对比剂增强检查以及体内是否存在内置异物，体表有无异物（膏药、腹带）。
3. **图像显示要点及特点** 图像应显示为第11胸椎至第2骶椎及腰大肌，正位椎体横突、椎弓根对称且腰椎椎体边缘无双边影，相邻椎间隙清晰；侧位椎间关节、腰骶关节及棘突清晰可见；斜位椎体及椎间关节显示居中，各椎弓根投影于椎体正中或前1/3处。
4. **图像质量保证** 椎体序列显示对称，椎体无双边影，椎间隙清晰，骨皮质、骨小梁显示清晰；各椎弓根结构投影清晰可辨，软组织显示清楚分明。腰椎图像两端各包括1~2个相邻标识椎体。骨质密度高和密度低的椎体是否做过适当条件处理。
5. 检查条件的记录及比较，受检者信息的特点及信息反馈。
6. 从诊断学角度比较图片显示效果是否满足读片需要。

【实验目的】
1. 掌握腰椎不同体位设计方法。

2. 掌握脊柱的普通 X 线成像步骤及注意事项、摄影体表标志点的意义。
3. 掌握腰椎 X 线片的评价标准。

【实验内容】 腰椎不同体位的成像方法。
【实验器材】 数字 X 线机、模体、胶片/成像板/探测器、防护用品、打印机。
【实验方法】 同本章第一节实验一。
【实验步骤】

1. 腰椎正位

（1）使模体或受检者仰卧于检查床正中，身体正中矢状面与台面垂直，双上肢置于身体两侧或上举，下肢伸直或髋、膝弯曲双脚踏台面。使腰背部平贴台面以减少腰椎生理弯曲的前凸度。

（2）探测器放床下托盘上，其长轴与台面同向。

（3）移动检查床面，使探测器平面中心对准脐上 3 cm 处，使上缘包括第 12 胸椎，下缘包括第 1 骶椎。调整照射野范围，两侧距中线各 10 cm 左右，可根据具体情况适当调整（图 2-18）。

（4）移动 X 线管，使中心线垂直对准脐上 3 cm 处。调节 X 线管高度，使摄影距离达 100 cm。调节好曝光条件后开始曝光或自动曝光，并记录曝光条件。

（5）图像传递至后处理平台进行图像后处理并打印图像，检查设备并还原。

2. 腰椎侧位

（1）使模体或受检者侧卧于检查床面上（头部朝向 X 线管阴极端），身体正中矢状面与台面平行，双上肢上举抱头，双下肢屈膝上移，季肋下垫以棉垫使腰背部椎体平行于台面（图 2-19）。

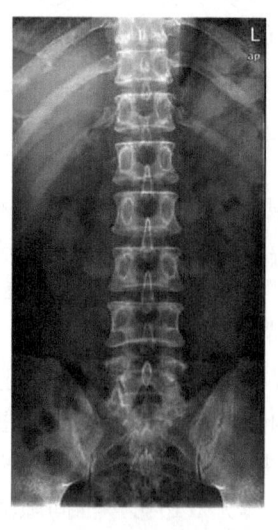

图 2-18 腰椎正位片　　图 2-19 腰椎侧位片

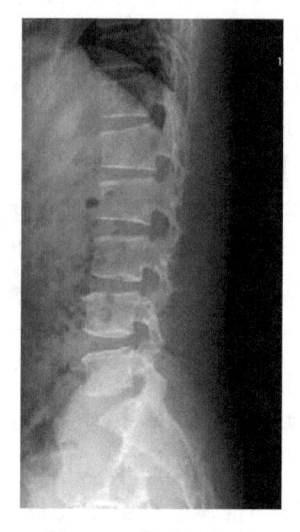

（2）探测器放床下托盘上，其长轴与台面同向。

（3）移动检查床面，使探测器平面中心对准脐上 2～3 cm 处，调整照射野范围使上缘包括第 11 胸椎，下缘包括上部骶椎。

（4）移动 X 线管，使中心线垂直对准腰部后缘向前 8～10 cm 处。调节 X 线管高度，使摄影距离达 100 cm。

（5）调节好曝光条件后开始曝光或自动曝光，并记录曝光条件。

（6）图像传递至后处理平台进行图像后处理并打印图像，检查设备还原。

3. 腰椎斜位

（1）在标准腰椎正位的基础上，向被检侧倾斜，使身体冠状面与台面呈 45°，两上肢屈曲置头旁，下肢屈曲，以使身体保持上下倾斜度一致，使被检腰椎棘突连线位于台面中线的后 5 cm 垂直线上（图 2-20）。

（2）摄取左（右）椎弓及关节突时，使右（左）侧身体抬高。

（3）移动床面及 X 线管，使探测器中心对第 3 腰椎水平。

（4）中心线对准第 3 腰椎水平垂直射入。

（5）调节好曝光条件后开始曝光或自动曝光，并记录曝光条件。

（6）图像传递至后处理平台进行图像后处理并打印图像，检查设备并还原。

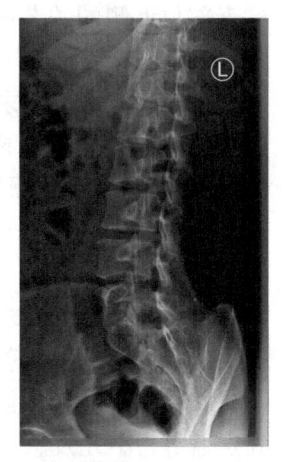

图 2-20 腰椎斜位片

【实验学时】 2 学时。

【实验总结】 腰椎正位检查时，受检者仰卧，身体不能扭曲，避免出现人为的腰椎侧弯。腰椎侧位检查时如果受检者季肋区下未垫棉垫可采用中心线向足侧倾斜 5°～10° 的方式。有侧弯时，体位尽量选择凸出侧贴近探测器的方式，尽量减少椎体、椎间隙的失真度；腰椎正、侧位属常规摄影体位，常用于腰椎创伤、结核、退行性改变等病变的检查；腰椎斜位主要用于检查椎间关节、上下关节突和椎弓的创伤等，但须摄取左右两侧以做对比；观察各椎体对应的体表标志、注意中心线射入点。比如腰椎斜位的入射点根据受检者具体情况以脐向躯体背侧方向移动 5～10 cm。

【实验报告】 根据实验观察和记录书写实验报告。

【实验思考】

1. 腰椎椎体压缩性骨折常用什么体位？
2. 腰椎前后位摄影时，X 线管阴极端应对准腰椎上部还是下部？

第九节　四肢长骨普通 X 线成像

实验一　四肢长骨普通 X 线成像实验

【临床概述】 人体骨骼由 206 块骨组成，长骨 12 块，长骨及附带骨通常组成重要的四肢及相关关节，股骨普通 X 线检查是人体四肢骨骼中常用的一种长骨检查手段，在长骨 X 线检查中较特殊，由于它的提携角会影响成像效果，特别是对股骨颈、相关髋关节及膝关节的观察，股骨的检查成功与否取决于对股骨骨干、股骨相应关节的图像显示的体位设计是否合乎诊断要求，是否符合美学审美。由于骨盆解剖结构的特殊性，股骨侧位检查常不能满足观察需要，因此常采用大斜位来代替侧位成像。而搬动困难、不能合作的受检者，常采用侧卧位。本实验以股骨普通 X 线检查为例。

【诊断要求】

1. 解剖结构范围　上缘以髋关节为界，下缘以膝关节为界，左右双侧以股骨大腿肌内软组织最大径为界（包括双侧斜位），具体根据临床要求设计检查。

2. 体位学标准　图像显示以标准解剖学姿势为标准。

3. 技术检查显示特点　常规股骨检查的显示要点是：同解剖结构范围；股骨全长或检查部位近侧的关节面显示完全，显示长骨完整、对比度良好，相关软组织显示完全、肌间隙显示清楚。

4. 窗口技术的要求　股骨长骨部分图像对比度较好，通常情况下作简单窗位、窗宽调节便可；特殊情况下，可采用操作处理软件对相应伽马值、对比度、亮度、线性数据做组织均衡处理，原则上原始图像含有的数据量最大；TE 技术只是对感兴趣区观察图像对比增强信息挖掘的一个补充手段，特别是在曝光量较少的情况下尽量少用。

【检查注意事项】

1. 了解检查的要求及目的　被检肢体附带骨的特点及被检肢体实时状况（骨折及骨折愈合、骨龄、肿瘤等）。

2. 检查前准备　包括设备和受检者的准备。受检者是否有石膏、夹板、绷带、金属固定器等。小儿及急诊状态下不合作受检者是否需要镇静剂，如何固定被检肢体保证图像清晰。

3. 图像显示要点及特点　以四肢长骨检查原则为基本原则，比较图像方位是否同向；所检查的长骨至少包括一个相邻段关节；所选关节的关节面是否位于同一水平面；小儿长骨摄片应摄取双侧；图像体位选择应与检查图像长轴平行；特殊情况下应选用阳极效应、Grodle 效应、散射滤线等处理方法，股骨正位图像以大转子显示是否为切线位和正位来判定是否合乎检查要求。

4. 保证图像质量　体位是否正确；是否需要做对侧比较摄影；密度是否正常；是否需要负性图像比较；对比度是否鲜明；外来影像是否影响到图像的质量；检查区域内的软组织是否全包括；图像是否有运动模糊；骨小梁、骨皮质、骨膜、骨痂是否显示清晰。

5. 检查条件的记录及比较，受检者信息的特点及信息反馈。

【实验目的】

1. 掌握四肢长骨检查基本原则。
2. 掌握四肢长骨常规体位检查，了解四肢长骨的特殊检查体位。
3. 了解数字 X 线检查设备的基本使用方法及注意事项。

【实验内容】

1. 四肢长骨普通 X 线成像。
2. 互动演示长骨及关节的成像体位。

【实验器材】　数字 X 线机、模体、胶片/成像板/探测器、防护用品、打印机。

【实验方法】　同本章第一节实验一。

【实验步骤】

1. 体位设计（以股骨为例）

（1）股骨前后正位的摄影体位：受检者仰卧于检查床上，下肢伸直，足稍内旋（约15°），并使检查照射野长轴方向与探测器平行，上缘包括髋关节，下缘包括膝关节。中心线对准股骨上下、内外侧中点，与探测器垂直入射（图 2-21）。

（2）股骨侧卧位的摄影体位：受检者侧卧于检查床上，被检侧靠近台面，对侧髋或膝弯曲，对侧下肢髋膝屈曲90°，放于被检侧下肢的前方，被检侧下肢伸直，膝关节稍微弯曲，与检查床面中线平行。中心线对准探测器中线中点，并与之垂直入射。或X线管向头侧倾斜25°，对准探测器中心倾斜射入（图2-22）。摄影距离100 cm。

图2-21 股骨正位片　　图2-22 股骨侧位片

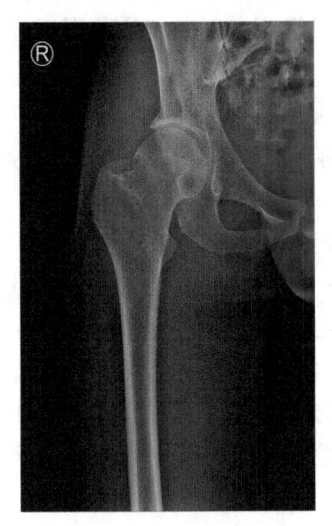

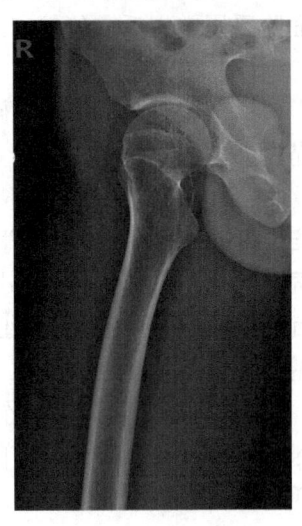

（3）股骨颈仰卧水平侧位摄影：受检者仰卧于检查床上，患侧臀部髋部垫高，患肢伸直外展且内旋约10°，健侧肢体上抬与躯干呈90°，探测器或成像板横立在被检股骨头部外侧，上缘包括髂骨嵴，下缘成像板与躯干分开约呈45°使成像板长轴与股骨颈平行。中心线：X线呈水平投射，对准股骨颈垂直射入成像板或探测器中心。摄影距离100 cm。

2. 调节好曝光条件后开始曝光或自动曝光，并记录曝光条件。

3. 图像传递至后处理平台进行图像后处理，检查完毕，检查设备并还原。

【实验学时】 2学时。

【实验总结】 四肢长骨体位摆放时应三线重合（检查床面中线、长骨中线、X线管长轴线）。长骨检查一定要以长骨为中心，关节检查同理。四肢长骨摄影注意事项较多，如长骨同向排列、至少包一个关节、关节面同一水平面、小儿摄双侧对称检查、长骨与探测器长轴平行等。应尽量缩小照射野，减少散射线的产生。根据受检者特殊情况设计体位，采用多部位、多角度、多种检查手段进行综合检查处理以获取更多的被检信息，同时便于观察病变和减轻受检者痛苦。

【实验报告】 详细记录实验内容，写出实验报告。

【实验思考】

1. 髌骨是否要求要检查正侧位？怎样检查？

2. 创伤情况下，如常规位置检查不能实现，可采用哪些方法达到检查目的？

第十节　骨关节普通X线成像

实验一　骨关节普通X线成像实验

【临床概述】 骨关节普通X线成像的常规体位是正侧位，临床上主要用于了解正常骨关节的骨质结构形态，小儿生长发育；侧位用于了解关节诸骨形态结构。以腕关节为例，如尺桡骨远端柯氏骨折移位及关节脱位，骨折或脱位后的复查，由于腕骨是不规则骨，重叠较多，因此观察目的不同所对应的检查体位亦不同，如豌豆骨脱位采用侧位检查，观察腕关节关节面除采用常规后前位外，还可选用前后位，因为各关节面呈前小后大的楔形排列。

【诊断要求】 骨关节检查应注意以下问题（以腕关节为例）：

1. 解剖结构范围 上缘包含第 3 掌骨近端并以其为界，下缘以尺桡骨远端为界，左右双侧以软组织最大径为界（包括双侧斜位）。

2. 体位学标准 图像显示以标准解剖学姿势为标准。

3. 技术检查显示特点 同解剖结构范围；腕关节诸骨结构序列完整，骨关节面及间隙显示完整，骨痂及外固定显示完整，软组织显示完全。

4. 窗口技术的要求 腕关节图像对比度（灰阶层次）较好。通常情况下，简单调节窗位、窗宽即可；特殊情况下，可采用操作处理软件对相应伽马值、对比度、亮度、线性数据做组织均衡处理，原则上原始图像含有的数据量最大或密度差异大，可以使用 TE 技术。

【检查注意事项】

1. 了解检查的要求及目的。

2. 检查前准备 包括设备和受检者的准备。去除首饰、高密度异物、膏药、夹板、石膏板。对不合作肢体受检者选择适当的固定方式以及适当的检查条件。

3. 图像显示要点 ①正位：腕关节诸骨位于照射野正中，包括尺桡骨远端及掌骨近端，腕关节及腕桡关节间隙清晰，腕部诸骨骨纹理清晰，周围软组织显示清晰。②侧位：尺桡骨远端重叠良好，骨纹理和软组织显示清晰。③尺偏位：舟骨无其他腕骨重叠显示。

4. 保证图像质量 腕关节各骨形态及骨质形态、密度是否有利于关节面光滑观察，对比度是否良好。

5. 检查条件的记录及比较，受检者信息的特点及信息反馈。

【实验目的】

1. 掌握腕关节不同体位的检查方法及 X 线检查评价标准。

2. 了解腕关节的 X 线解剖结构。

3. 掌握腕关节、肘关节、肩关节、髋关节、膝关节、踝关节摄影。

【实验内容】 学习腕关节常规体位检查方法及步骤。

【实验器材】 数字 X 线机、模体、胶片/成像板/探测器、防护用品、打印机。

【实验方法】 运用医用人体教学模体模拟投照过程。

【实验步骤】

1. 腕关节正位

（1）受检者（或医用人体教学模体，下同）侧坐于检查床旁，被检侧上肢伸直，手呈半握拳状，掌面向下紧贴放于照射野中心部分。移动 X 线管使摄影距离为 90～100 cm，使探测器中心对准尺桡骨茎突连线中点（图 2-23）。

（2）中心线垂直投射于探测器。

（3）中心线入射点：从尺骨和桡骨茎突连线中点垂直射入。

（4）调节好曝光条件后开始曝光或自动曝光，并记录曝光条件。

（5）对采集的图像进行解剖学判定是否达到诊断学要求。

（6）后处理平台图像进行后处理并打印图像，检查设备并还原。

2. 腕关节侧位

（1）受检者侧坐于检查台旁，腕部变换位置，尺侧在下，肘屈曲呈90°，使第5掌骨和前臂尺侧紧靠床面并使其冠状面垂直于探测器平面，尺骨茎突对准照射野中心。移动X线管使摄影距离为90～100 cm（图2-24）。

（2）中心线对准桡骨茎突垂直射入。

（3）调节好曝光条件后开始曝光或自动曝光，并记录曝光条件。

（4）对采集的图像进行解剖学判定是否达到诊断学要求。

（5）后处理平台图像进行后处理并打印图像，检查设备还原。

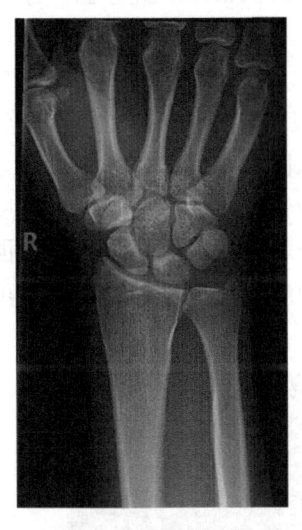

图 2-23　腕关节正位片　　　图 2-24　腕关节侧位片

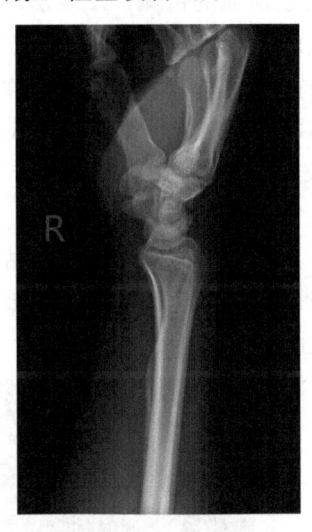

3. 腕关节尺偏位（舟骨后前正位）

（1）受检者面向检查台，被检侧上肢伸直，手半握拳、掌心向下使掌部放在照射野中心，可选用20°板（或用沙袋垫高20°），尽量向尺侧外展，摄影距离为90～100 cm，尺骨、桡骨茎突连线中点对探测器中心。

（2）调节好曝光条件后开始曝光或自动曝光，并记录曝光条件。

（3）对采集的图像进行解剖学判定是否达到诊断学要求。

（4）后处理平台图像进行后处理，打印图像，检查设备并还原。

【实验学时】　2学时。

【实验总结】

腕关节正侧位成像多用于腕部创伤、尺桡骨远端创伤、小儿发育情况观察及其他腕部及周围病变诊断；检查时须重点注意各体位中心线入射位置；学习腕关节检查技术，应同时了解其他四肢关节的检查方法，并掌握其相应部位的X线解剖结构及诊断；腕部尺偏位常用于观察舟骨病变；腕部尺偏位角度板的使用可根据具体情况而定。

【实验报告】　根据实验观察和记录书写实验报告。

【实验思考】
1. 根据腕关节解剖结构，判断其后前位和前后位所摄影像有何异同？
2. 标准的腕关节正位图像是否与尺桡关节重叠接触面有关？

第十一节 口腔颌面部检查技术

实验一 口腔根尖片检查技术实验

【临床概述】 根尖片（牙片或齿形片）X线摄影是采用适应口腔颌面部特殊解剖形态（马蹄形）而特殊设计的专用牙科X线机（牙片机），将专门制作的牙片（成像板或探测器）置于口腔内被检牙的舌侧，X线从面部射入口中，经牙齿、牙龈及牙槽骨等组织到达牙片（成像板或探测器）进行摄影的方法。属于口内摄片法之一（根尖片、咬翼片、咬合片）。根据牙片（成像板或探测器）放置与被检牙的相对关系，根尖片的摄影可分为根尖片分角摄影术和根尖片平行摄影术。根尖片分角摄影是指将牙片（成像板或探测器）自然放置固定在被检牙的舌侧，因解剖结构原因，不同部位的牙齿与牙片（成像板或探测器）之间形成一定度数的夹角，摄影时，为使牙齿影像变形失真程度最小化，要求中心线必须与牙片（成像板或探测器）和牙齿长轴夹角的平分线或平分面垂直。这就是采用根尖片分角摄影术摄影时，不同牙位需要倾斜不同角度的原因，也可直接根据牙片摄影原则进行检查（图2-25）。

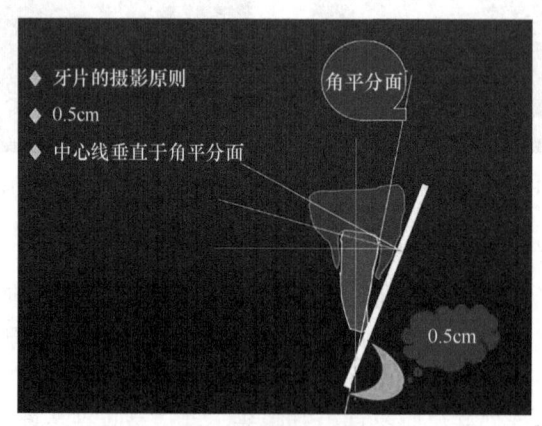

图2-25 牙片摄影原则

根尖片平行摄影术是采用特殊的持片装置将牙片（成像板或探测器）置于口内，与被检牙平行放置，摄影时，中心线既与牙片（成像板或探测器）垂直，又与牙齿长轴垂直的摄影技术。根尖片分角摄影由于有操作简单、快捷、方便、价廉等优点，被临床广泛采用。根尖片平行摄影术因不具有这些优点，目前尚未普及。

【诊断要求】 充分判断角平分线（或面）位置，尽可能使中心线与角平分线（或面）垂直，使牙齿影像变形失真程度最小化。被检牙影像完整显示在图像正中，尽可能多地显示邻近组织结构，影像层次分明，细节显示良好，无伪影。

【检查注意事项】
1. 准确掌握牙的位置表达方式。
2. 将牙片（成像板或探测器）贴近牙齿的舌侧，标记靠近正中矢状面。

3. 口内摄影应注意卫生，防止口腔感染和交叉感染。

4. 摄影条件：管电压 70~75kV，管电流量 50~80mAs，摄影距离 20~30cm。注意对受检者进行防护。

【**实验目的**】 理解根尖片分角摄影术的原则、原理、标准体位要求、适当增加或减少倾斜角度的调整因素；掌握各部分牙中心线倾斜角度、体表入射标志点。

【**实验内容**】 以上颌切牙位为例，说明根尖片分角摄影术标准体位要求，牙片（成像板或探测器）尺寸、放置及固定方式，中心线倾斜角度及体表入射标志点。

【**实验器材**】 牙科专用 X 线机（牙片机），专制牙片（成像板或探测器），消毒牙片套，计算机 X 线摄影阅读器（computed radiography reader），打印机（CR、DR 成像），激光打印胶片，防护用品。

【**实验方法**】 带教老师现场讲解、示范、释疑；学生分组实践操作。

【**实验步骤**】

1. 受检者坐于专用牙科摄影椅之上，调整摄影椅高度，使受检者口角高度与操作者肩部相平齐，铅围脖保护甲状腺，铅围裙保护性腺。

2. 将牙片（成像板或探测器）套消毒套，感光面（照射面）紧贴上颌切牙舌侧，横放（牙片短轴与切牙长轴平行一致），牙片高出切牙缘 5mm，受检者用拇指掌面加以固定。

3. 调整受检者头颅，使头颅正中矢状面与地面垂直，头适当前倾，上颌切牙唇面与地面垂直并保持不动。

4. 中心线向足端倾斜 45°~65°，对准鼻尖射入牙片（成像板或探测器）中心。

5. 在控制面板上选择对应年龄、体型及牙位键钮进行曝光。

6. 取出牙片，CR（成像板）用图像阅读仪读取成像板获取数字图像，DR 直接获取数字图像，显示器显示并打印成照片影像（图 2-26），检查设备并还原。

【**实验学时**】 2 学时。

【**实验总结**】 采用根尖片分角摄影术摄影，各部牙的倾斜角度必须是在受检者体位标准前提下才能保证中心线与角平分线（或平分面）垂直，牙齿影像变形失真程度最小。特殊情况下需适当增加或减小倾斜角度才能使被检牙影像变形失真程度最小化。咬合片（图 2-27）属于尺寸较大的齿形片，上颌主要用于观察硬腭、上颌牙及牙槽骨骨质情况，下颌用于牙体、下颌骨体部和舌下腺及颌下腺病变。

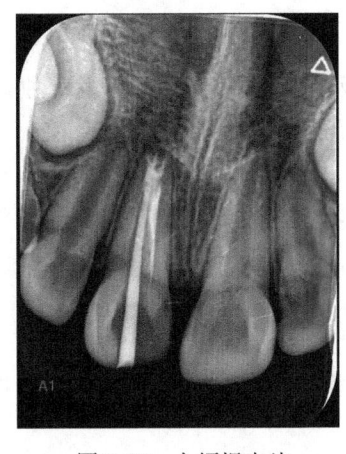

图 2-26 上颌根尖片　　图 2-27 咬合片

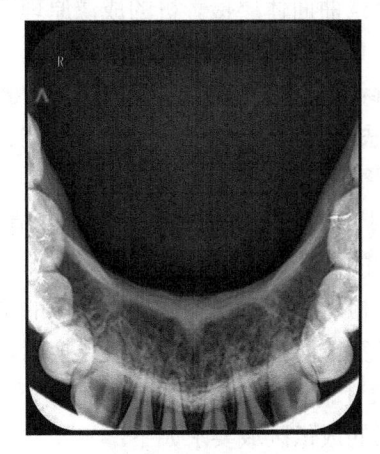

【实验报告】 根据实验观察和操作步骤写出实验报告。

【实验思考】

1. 根尖片分角摄影术的标准体位要求是什么？
2. 特殊情况下适当增加或减小倾斜角度的调整因素有哪些？

实验二　口腔全景曲面体层摄影检查技术实验

【临床概述】 口腔全景曲面体层摄影（oral panoramic tomography）是芬兰人 Peatero 根据口腔颌面部解剖特点，特殊设计 X 线管、探测器（或成像板），围绕三个轴心作连续转换旋转运动，头颅固定不动，探测器与 X 线管作同步反向运动，使靠近探测器（或成像板）的组织结构清晰成像，远离探测器（或成像板）的对侧组织结构则在运动中成像模糊。一次摄影后可同时显示双侧上、下颌骨、上颌窦、颞下颌关节及全口牙齿影像。临床上常用于观察上下颌骨肿瘤、创伤、炎症、畸形等病变及其与周围组织的关系。

【诊断要求】 全口牙曲面体层摄影应在一幅图像上同时显示双侧上下颌骨、上颌窦、颞下颌关节及全口牙齿影像。要在模糊的背景中分辨出需要找的组织结构影像。观察上下颌骨肿瘤、创伤、炎症、畸形等病变，牙齿病变及与周围组织的关系。

【检查注意事项】

1. 检查前必须去除受检者头、颈部可能产生伪影的饰品及活动义齿。
2. 必须充分利用头颅定位装置，保证牙弓与机器体层域重合并保证曝光过程中头位固定不动。
3. 合槽板套消毒套，防止口腔感染和交叉感染。
4. 利用防护用品对受检者进行有效防护。

【实验目的】

1. 了解全景曲面体层摄影机结构及性能特点。
2. 熟悉全景曲面体层摄影成像原理。
3. 掌握全景曲面体层摄影技术操作步骤和方法。

【实验内容】

1. 了解全景曲面体层摄影机的结构、性能特点及运行方式。
2. 理解全景曲面体层摄影机的成像原理。
3. 掌握全景曲面体层摄影技术步骤。

【实验器材】 全景曲面体层摄影机、合槽板消毒套、打印机、胶片、独凳、防护用品。

【实验方法】 带教老师现场讲解、示范、释疑；学生分组实践操作。

【实验步骤】

1. 仔细阅读检查申请单，核对受检者信息，明确检查目的，与受检者沟通交流，尽量取得受检者的配合。
2. 去除受检者头、颈部可能产生伪影的饰品及活动义齿。
3. 受检者穿戴防护用品，合槽板更换消毒套。
4. 体位设计：基本体位采用站立位。对不能站立者可用独凳取坐位。根据临床检查目的，对不同的成像区域要求如下：

（1）全口牙全景曲面体层摄影：受检者采用立位或坐位，双手握住扶手；升降机架使受检者下颌颏部置于颏托正中，中切牙咬住合槽板，头矢状面与地面垂直，听眶线与听鼻线的分角线与地面平行，用额托及颞夹固定头部，嘱受检者舌尖顶住上颚，保持不动（图2-28）。

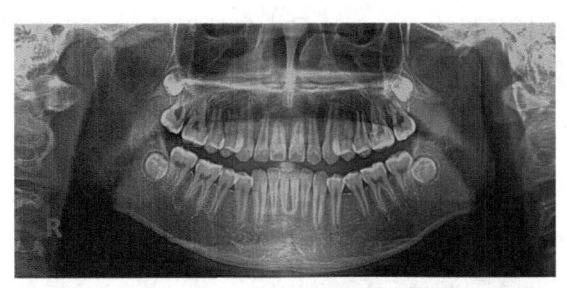

图 2-28　口腔全景片

（2）下颌骨全景曲面体层摄影：受检者采用立位或坐位，头矢状面与地面垂直，听鼻线与地面平行，固定头部。嘱受检者舌尖顶住上颚，保持不动。

（3）上颌骨全景曲面体层摄影：受检者采用立位或坐位，头矢状面与地面垂直，使听眶线与地面平行，固定头部。嘱受检者舌尖顶住上颚，保持不动。

5. 调用正确的曝光参数组合曝光。

6. 对图像进行后处理，保存并上传，同时激光打印照片影像，检查设备并还原。

【实验学时】　2学时。

【实验总结】　了解全景曲面体层机的结构、性能特点及运行方式，理解全景曲面体层机的成像原理，掌握全景曲面体层摄影技术步骤。

【实验报告】　根据实验观察和实验操作步骤写出实验报告。

【实验思考】

1. 全景曲面体层摄影有哪些注意事项？

2. 试述全景曲面体层摄影成像原理。

第十二节　普通放射3D检查技术

实验一　上、下颌部CBCT检查技术实验

【临床概述】　锥形束CT（cone beam CT，CBCT）是平板探测技术在放射科口腔检查的一个应用，属于容积扫描中的一种，具有扫描速度快、空间分辨力高、图像伪影少、辐射剂量小等优点。扫描原理是X射线发生器以较低X射线量（通常管电压在90 kV左右，管电流量在10 mAs左右）围绕投照体做M脉冲式的环形锥形束的数字投照。围绕投照体进行多次（360次左右）脉冲波形式的X射线投照后以"交集"形式所获得的数据在计算机中重建，经过计算机重建后获得三维图像。不同的照射野可以针对不同种类的受检者进行有针对性的治疗，而越小的照射野就可以获得越高的清晰度。以骨结构显像良好为特点，软组织结构内容观察需要结合传统CT技术。

【诊断要求】

1. 解剖结构范围　根据临床要求确定解剖学部位的视野范围。CBCT 检查一般可以分齿形区、局部视野区、小视野区、大视野区（图 2-29）。根据检查内容作局部调整，若以上颌检查大视野在纵向应以上颌为中心做视野调整，下颌同上；横向包括左右两侧颌骨；前后方向前缘以固定挡板门齿为界，后缘尽力包括下颌骨，范围受限应包括第三磨牙根尖区为宜。具体以病变区调整，颞下颌关节检查同上。

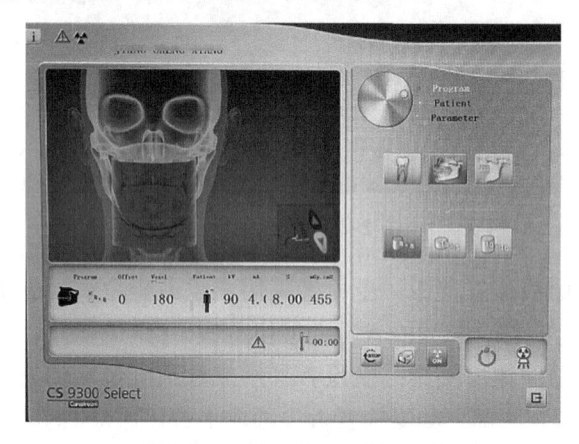

图 2-29　CBCT 视野选择界面

2. 体位学标准　头颅标准解剖学姿势正位设计。

3. 技术检查显示特点　由于是容积成像，检查区域内一定要做准确的区间定位，并保证检查过程中受检者的配合。受检者取站位，下颌处于咬合位，面部正中矢状平面与地面垂直，眶耳平面与地面平行，将光标定位系统的上线定在眶上缘与耳廓上缘连线的位置，下线定在鼻翼下缘与耳廓下缘连线的位置，使视野范围包含颞下颌关节，运用头颅固定装备保持扫描过程中受检者头位的稳定。

4. 窗口技术要求　通过提供的模拟数据对被检部位进行确定，图层选择区域应大于被检区域至少 2cm，并使左右对称。三维重建后需分别对被检区解剖结构三维平面、各二维平面观察是否完整。

【检查注意事项】

1. 了解检查的要求及目的　认真阅读检查申请单的要求及目的，确定设计体位。

2. 检查前的准备情况　包括设备和受检者的准备。确认检查部位，同时嘱咐受检者在检查过程中需要对相关体位的稳定性、持续性保持配合。

3. 图像显示要点及特点　被检区域内骨小梁结构清晰，无明显模糊运动伪影，软组织显示完全，无伪影重叠。

4. 图像评价标准　若图像模糊、噪声大，降噪处理后仍不可满足诊断需求则评为 1 级（分）；若噪声大，降噪后但能满足诊断需求，可分辨釉本质分界以及牙周膜显像则评为 2 级（分）；若有一定噪声，经降噪后影像清晰且釉本质分界以及牙周膜显像清晰则评为 3 级（分）；图像无伪影且噪声小，釉本质分界以及牙周膜显像清晰则评为 4 级（分）。

5. 保证图像质量　被检组织结构完整，骨皮质、骨小梁显示清晰；软组织清晰可辨，显示清楚分明。根据显示需要做适当技术处理。

6. 检查条件的记录及比较，受检者信息的特点及信息反馈。

7. 从诊断学角度比较图片显示效果是否满足读片需要。

【实验目的】

1. 掌握 CBCT 成像原理、成像步骤、成像特点、要点、体表标志点。

2. 熟悉口腔局部 X 线解剖。

3. 掌握头颅 CBCT 图像后处理及各种评价标准。

【实验内容】

1. 口腔成像检查注意事项。

2. CBCT 操作步骤。

3. 常规口腔解剖结构的观察和影像细节的分辨。

4. 选用不同选项对口腔上、下颌，CBCT 及颞颌关节检查。

5. 后处理软件应用。

【实验器材】 CBCT 扫描 X 线机、模体、网络打印机、刻录机、磁盘、U 盘等存储设备；PACS 或 HIS。

【实验方法】 同本章第一节实验一。

【实验步骤】

1. 信息登记与确认。

2. 受检者稳定性评价，合作状态评价，病史确认，合作状态交流。

3. 检查前准备：检查区体表异物摘除，包括口腔内异物摘除确认。

4. 受检者取站立位、头部固定，下颌处于咬合位，面部正中矢状平面与地面垂直，眶耳平面与地面平行，将光标定位系统的上线定在眶上缘与耳廓上缘连线的位置，下线定在鼻翼下缘与耳廓下缘连线的位置，使视野范围包含颞下颌关节，运用头颅固定装备保持扫描过程中受检者头位的稳定。

5. **扫描条件** 80～90kV、4.0 mA，FOV：10×10″，曝光时间为 8～13s，DAP 3800～6600mGy·cm^2，CTDI 2.80～6mGy，摄影条件的选择根据具体拍摄区域和组织厚度不同可任意选择，目前还没有 AEC 模式可选，主要根据观察者的临床经验来处理。扫描数据通过配套图像后处理软件进行三维重建，观察咬合平面以及上颌窦窦底数据状态（注：剂量面积乘积，dose area product，DAP；CT 剂量指数，CT dose index，CTDI；自动曝光控制，automatic expose control，AEC）。

6. **图像后处理** 图像质量确认。实验数据记录。

7. 图像打印，传输与存储，机位复原。

（以上步骤为受检者流程，仿真模体则忽略步骤 2、3）

【实验学时】 2 学时。

【实验总结】 CBCT 是容积成像，在检查中可以根据临床要求确定解剖学部位的视野范围的区间，咬合平面趋近于水平面能规避致密材质对于牙根部显示的影响，也能完整地呈现上颌窦窦底与上牙列的关系，并利用体表标志定位摆位来得到与水平面趋近于平行的咬合平面。以鼻尖与外耳孔连线平行于水平面定位扫描得到的图像，整个咬合平面图像无论是前牙区还是上颌窦关系均显示良好。合理运用软件功能获取更多信息帮助临床治疗。

若选用模体实验可参照记录以下实验数据（表2-1）。

表2-1 不同视野CBCT曝光特点比较

视野	曝光剂量	评价内容	图层显示评分
大/中/小		模糊（ ）	
		清晰（ ）	
		移动度（ ）	
		伪影（ ）	
		噪声（ ）	

【实验报告】 根据实验观察和记录写出实验报告。

【实验思考】
1. CBCT容积成像原理是什么？
2. CBCT与螺旋CT比较优势是什么？

第十三节 X线功能位检查技术

实验一 腰椎过伸过屈检查实验

【临床概述】 X线功能位检查是指为临床提供相对应组织器官解剖或功能特点而设计的系列X线检查技术的总称。以肾功能代谢为主的静脉肾盂造影检查，以循环系统血管造影舒张期、收缩期的形态学解剖结构观察的DSA检查，以神经系统不同血管供应期动脉、静脉、混合期显示特点的造影检查，包括现阶段临床应用最多的有颈椎过伸过屈位、腰椎过伸过屈位、颞颌关节张闭口位、颈椎（腰椎）左右侧的冠状面偏转测定、髋关节置换术后状态评估以及临床即将开展的智能肺功能检测技术也属于功能位检查，更多的功能位检查技术与临床需求在同步探索中。

【诊断要求】 解剖结构范围：过伸过屈位是在腰椎侧位进行的，检查范围同腰椎正位。上缘以第11胸椎为界，下缘以第2骶椎为界。体位学标准：图像显示以标准解剖学姿势为参考做过伸过屈体位调整（图2-30、图2-31）。技术检查显示特点：同解剖结构范围；腰椎序列完整，椎间隙及椎体显示完整，体位学上是否确认做到过伸过屈的技术要求。窗口技术要求：腰椎及邻近椎体无双边影，椎体序列显示于图像正中。腰椎部分图像对比度（灰阶层次）较好，通常情况下，简单调节窗位、窗宽即可。

【检查注意事项】
1. 了解检查的要求及目的 根据申请单确定检查范围和设计体位。

2. 检查前的准备 包括设备和受检者的准备。受检者准备包括：受检者肠道有无服药残留、对比剂残留及体内或体外有无异物，如膏药、腹带等。检查过程中需要受检者对相关体位的稳定性保持配合。

3. 图像显示要点及特点 图像应显示包括第11胸椎至第2骶椎椎体边缘无双边影，

相邻椎间隙清晰；侧位椎间关节、腰骶关节及棘突清晰可见。腰椎图像两端各包括 1~2 个相邻标识椎体。

4. 保证图像质量 椎体序列显示对称，椎体无双边影，椎间隙清晰，骨皮质、骨小梁显示清晰；各椎弓根结构投影清晰可辨，软组织显示清晰分明。对比度良好。骨质密度高和密度低的椎体可适当做 TE 处理。

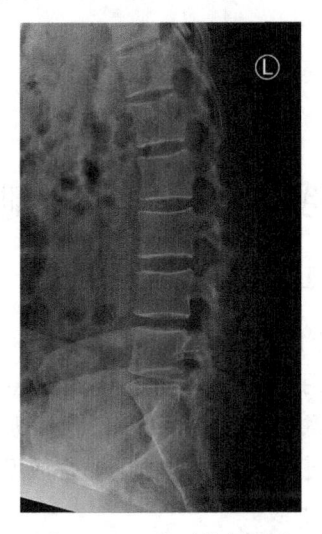

图 2-30 腰椎过伸摄影片　　图 2-31 腰椎过屈摄影片

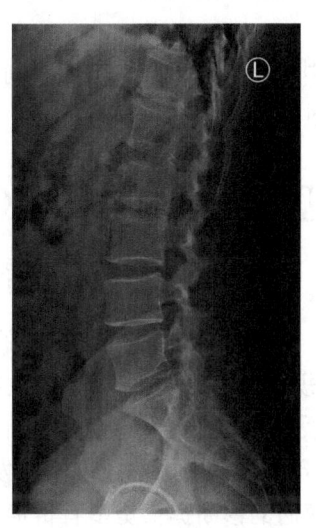

【实验目的】
1. 掌握腰椎过伸过屈原理、体位设计方法、成像步骤、图像评价标准。
2. 熟悉腰椎不同体位的 X 线解剖图像。

【实验内容】 矢状面腰椎过伸过屈体位的成像方法。

【实验器材】 数字 X 线机、模体、胶片/成像板/探测器、防护用品、打印机。

【实验方法】 运用模体模拟体位设计过程。

【实验步骤】

（1）使模体或受检者侧卧于检查床床面上（头部朝向 X 线管阴极端），身体正中矢状面与台面平行，双上肢上举抱头，双下肢屈膝上移。季肋下垫以棉垫使腰背部椎体序列平行于台面。

（2）探测器放床下托盘上，其长轴与台面同向。

（3）移动活动床面，使探测器平面中心对脐孔上方 2~3cm 位置平面，调整照射野范围使上缘包括第 11 胸椎，下缘包括第 2 骶椎。过屈位时调整受检者体位，双手抱膝，头前倾，使脊柱腰椎尽力向后弓突，使被检腰椎长轴与检查床长轴尽量做到平行。过伸位时调整受检者体位手抱头以腰椎为中心尽力向后仰，双膝尽力向后伸，使被检腰椎长轴与检查床长轴尽量做到平行。检查过程中需要受检者做相关体位的稳定性保持。

（4）移动 X 线管，使中心线垂直对准腰部后缘向前 8~10cm 处相当于第 3 腰椎水平。调节 X 线管高度，使摄影距离达 100 cm。

（5）调节好曝光条件后开始曝光或自动曝光，并记录曝光条件。

（6）图像传递至后处理平台进行图像后处理并打印图像，设备还原。

【实验学时】 2学时。

【实验总结】 功能位检查是为了全面了解组织器官极限工作状态下的解剖部位特点，能更全面地显示该部位组织器官的结构和功能状态，检查中一定要注意保证检查过程的标准执行。

【实验报告】 根据实验观察和记录写出实验报告。

【实验思考】

1. 体位设计中怎样保证检查中椎体序列显示的上下一致性？

2. 如何判定过伸过屈位椎体显示标准？

第十四节 乳腺普通X线成像及定位穿刺技术

实验一 乳腺普通X线成像实验

【临床概述】 随着女性乳腺癌发病率的不断提高，X线乳腺钼靶摄影检查技术已成为乳腺癌临床常规检查和乳腺癌筛查的主要手段之一，对发现早期癌变、提高乳腺病变诊断符合率和受检者的生存率有着重要的意义。20世纪80年代后期，以平板探测器（FPD）为基础的乳腺数字化摄影技术不断发展，又研发出体层融合成像、双能量减影等新技术，为乳腺疾病的诊断提供更多有价值的手段。

【诊断要求】

1. 图像清晰、层次丰富、体位标准、标记准确、无干扰伪影。

2. 轴位摄影应包括乳腺、乳后间隙和部分胸壁组织。

3. 内外斜位摄影包括乳腺、胸大肌及腋窝前部。

4. 必要时加可疑病变部位放大摄影、局部点压摄影。结合CAD或定向穿刺活检作出准确诊断。

【检查注意事项】

1. **摄影时机** 一般乳腺摄影应在受检者月经干净后1周进行。

2. **医患沟通** 与受检者沟通交流，取得信任、配合，除去受检者衣服、饰物，充分暴露乳腺组织。

3. **体位选择** 常规轴位和内外斜位摄影，并进行双侧对照。乳腺特别小的受检者需摄取侧位。对不能确诊的可疑病变需作放大摄影或局部点压摄影。

4. **轴位摄影** 需将乳后间隙及部分胸壁组织包括在内；斜位摄影时应尽量包括腋窝前缘组织，便于淋巴结和副乳的显示。

5. **固定和加压** 使用压迫器将乳腺组织加压成厚度均匀的扁平组织，有利于X线穿透，注意加压的力度。同时固定乳腺组织，避免因位置移动造成的影像模糊。加压固定后显示面积相对增大，提高乳腺组织及病变细节的显示能力。

6. **曝光条件选择** 乳腺组织根据女性的年龄和发育情况而不同。乳腺组织致密程度从高到低依次为青春期、发育期（含妊娠期）、哺乳期和老年期。曝光条件主要依据压迫后乳腺组织的厚度和致密程度而决定。可选择手动曝光模式或自动曝光模式进行摄影。

非投照部位的放射防护。

【实验目的】 掌握乳腺摄影原理、摄影体位、摄影步骤及注意事项。

【实验内容】

1. 乳腺检查常规体位：轴位摄影和内外斜位摄影。
2. 乳腺放大摄影、局部点压摄影及乳腺导管造影。

【实验器材】 乳腺摄影 X 线机（焦点为 0.1 和 0.3）；压迫板；模拟机乳腺摄影专用暗盒：全塑型暗盒、单面高清晰型增感屏、成像板或探测器；放大摄影用装置。

【实验方法】 带教老师现场讲解、示范，学生分组实践操作。

【实验步骤】

1. 摄影前准备 仔细阅读检查申请单，明确检查目的。除去受检者穿戴的可使 X 线穿透产生伪影的衣服及饰物。熟悉机器性能及操作流程。

2. 摄影体位

(1) 体位：轴位（CC）、侧斜位（MLO）和侧位。常采用前两种体位。局部点压和放大摄影根据诊断需要选择使用。

(2) 左、右侧斜位（L-MLO，R-MLO）均采用内外斜位（图2-32）。受检者取站立位，将被检侧整个乳腺、胸大肌及腋窝前缘组织置于乳腺托盘上，左或右上臂屈曲置于手柄上。乳腺托盘高度与腋窝一致。机架旋转 45°，调节压迫器高度和压力，以受检者稍感疼痛为止。中心线随机架呈 45° 与胶片暗盒/平板探测器（FPD）垂直入射。该体位能很好地显示乳腺内下和外上组织，还可显示外侧胸大肌、腋窝前缘淋巴结及副乳的结构。

(3) 左、右轴位（L-CC，R-CC）：轴位又称正位、头尾位或上下位（图2-33）。受检者取站立位，收腹挺胸，头后仰或偏向对侧，将被检侧整个乳腺组织及胸壁组织置于乳腺托盘上，调节压迫器高度直到外侧乳腺组织有紧绷感为止。中心线自上而下垂直入射。该体位主要显示乳腺组织的内外结构及部分胸大肌影像。

(4) 侧位（ML）：又称内外位（图2-34）。受检者立于机架前，机架旋转 90°，将被检侧乳腺组织置于乳腺托盘上，调节压迫器高度至乳腺组织有紧绷感为止。中心线水平方向垂直射入胶片暗盒/FPD。该体位主要显示乳腺组织及部分胸大肌结构。特别适用于乳腺较小的女性受检者和男性受检者。

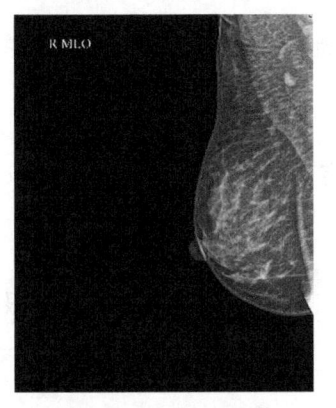

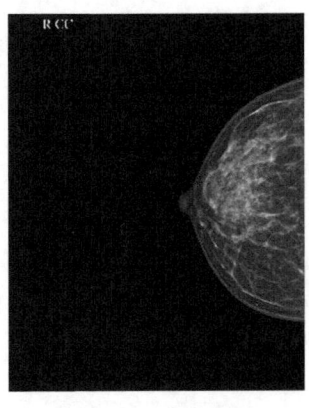

图 2-32 内外斜位　　图 2-33 乳腺轴位　　图 2-34 乳腺侧位像

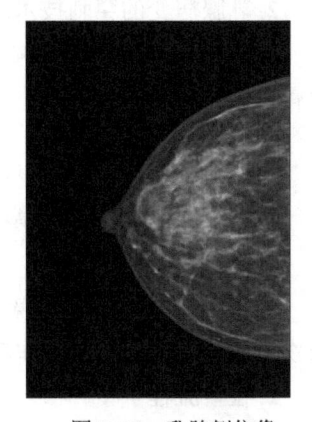

3. 图像的显示 乳腺摄影获取图像后进行图像后处理并打印成像，机器复位。

【实验学时】 2学时。
【实验总结】 各种乳腺摄影体位组合有助于提高病变检出率。
【实验报告】 根据实验观察和记录写出实验报告。
【实验思考】
1. 普通乳腺摄影和数字化乳腺摄影有何异同？
2. 乳腺摄影有哪些注意事项？

实验二 乳腺定位穿刺技术实验

【临床概述】 通过乳腺X线机引导进行乳腺术前穿刺定位或穿刺活检，目前主要采用两种方式，二维手动定位穿刺和三维立体自动定位穿刺。在两个方位的组合图像上确定乳腺内有临床不能扪及的病灶，且怀疑为恶性，临床欲做切除活检，或虽疑为良性，但临床欲作手术切除的病例。该方法对帮助外科医师准确定位病灶，取得病理标本，获得定性诊断具有重要意义。

【诊断要求】 多方位、多角度快速成像，清晰显示病灶、穿刺针（位置、深度、角度）以及两者之间的毗邻关系。

【检查注意事项】
1. 医患沟通：与受检者沟通交流，取得信任、配合。
2. 有出血倾向的受检者禁止检查。
3. 穿刺部位严格消毒，避免皮肤发生感染。
4. 穿刺针露出皮肤钩丝部分用清洁敷料覆盖胶布固定，避免钩丝移动。
5. 非投照部位的放射防护。

【实验目的】
1. 熟悉乳腺定位穿刺技术的适应证和禁忌证。
2. 掌握乳腺定位穿刺的方法。

【实验内容】
1. 乳腺病灶的定位方法。
2. 乳腺病变的穿刺技术。

【实验器材】 乳腺钼靶机、照明灯、消毒手套、乙醇棉球、敷料、带内芯为可弹开金属钩丝的穿刺针。

【实验方法】
1. 带教老师现场讲解、示范乳腺X线机的操作方法、定位穿刺技术。
2. 学生通过分组实践操作，掌握乳腺定位穿刺方法。

【实验步骤】
1. **摄影前准备** 仔细阅读检查申请单，明确检查目的。除去受检者穿刺点的衣服及饰物。熟悉机器性能及操作流程。
2. **检查流程**
（1）对患侧乳腺首先拍摄头尾位和侧位，观察病变，确定穿刺进针方向和深度。如病变位置在乳腺外上、内下象限，则采用头尾位从上向下进针；如在外下象限则采用外内位从外向内进针；如在内下象限则采用内外位从内向外进针。

（2）对 X 线检查台、专用有孔压迫板和常规乳腺压迫板消毒。

（3）受检者取坐位，常规皮肤消毒，在选定的方位上用有孔压迫板压迫乳腺进行摄影（注意压力不能太大，以能固定乳腺即可），确定穿刺点（图 2-35）。

（4）操作人员戴外科手套，将可弹开金属钩丝内芯回抽藏匿于针鞘内，垂直进针，进针深度根据穿刺前的测量结果初步确定。然后拍摄图像，观察针尖与病灶的位置关系，作适当的调整，确认针尖正对病灶后，松开压迫板。

（5）将乳腺带针退出摄影台，换上常规压迫板，改为与刚才摄影位置垂直的方向压迫乳腺、摄影，核定穿刺针针尖的位置，保证针尖在病灶内。

（6）在带有三维立体定位系统的乳腺 X 线机上进行时，需对病灶行左右分别倾斜 15°的摄影后自动计算进针的深度后将穿刺针送到预定的位置。

（7）将穿刺针穿刺至病灶，定位准确后释放钩丝内芯，摄片确认。使用三维立体定位系统行金属钩丝定位应注意穿刺部位皮肤张力不能太小，以免穿刺过程中由于皮肤回弹时使钩丝远端达不到预设位置。解决办法：有孔压迫板压迫乳腺压力适当加大，超过二维穿刺时的压力，使皮肤张力加大，减少组织的回弹。必要时，可根据乳腺的类型和皮肤的弹性，在预设深度的基础上继续进针 3～10mm，使针尖准确到达病灶靶点（图 2-36）。

（8）用消毒敷料覆盖露在皮肤外的钩丝尾部并用胶布固定。

（9）外科手术标本送至病理科之前，常规行标本（含穿刺针钩丝）乳腺 X 线检查，确保外科完整准确切除图像所见病灶，检查结束，机器复位。

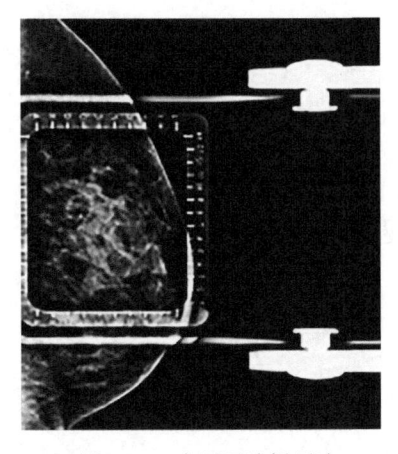

图 2-35 专用压迫板压迫　　图 2-36 穿刺钩丝定位

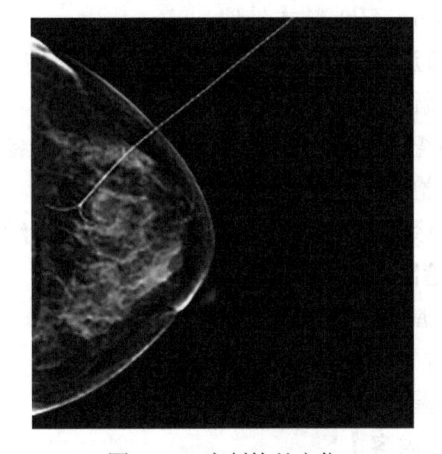

【实验学时】 2 学时。

【实验总结】 乳腺定位穿刺技术需要临床医师与放射技术人员紧密配合。乳腺定位穿刺技术能够将病灶准确定位，取得病理标本，对病灶的定性以及治疗方案的制定有着重要的意义。

【实验报告】 根据实验观察和记录写出实验报告。

【实验思考】

1. 乳腺定位穿刺技术有哪些禁忌证？
2. 乳腺定位穿刺技术术中、术后有哪些注意事项？

第十五节　骨密度检查技术

实验一　骨龄检查技术实验

【临床概述】　骨龄检查就是做骨龄 X 片检查，骨龄检测需要根据受检者年龄确定部位。一般使用左手（左膝），也可双手（双膝），手部包括指骨、掌骨和腕骨，如果左手不方便，比如左手有残疾，也可以使用右手。通过阅读图像，比较各年龄段掌腕骨骨化中心的发育程度及发育的不同特点，参照样片，可以作出骨龄等医学判别。如果是 16 岁以下的青少年，在测量骨龄时通常需要做左手 X 线检查，然后计算骨龄，因为 16 岁以下青少年的骨骺线并未闭合，可以通过图像表现结果来计算受检者的骨龄。如果超过 16 岁，需要测试髋关节和膝关节，因为大多数 16 岁以上的人已经闭合手腕的骨骺线，只有大关节的胫骨没有闭合，只有通过大关节才能判断受检者的骨龄。

【诊断要求】

1. 解剖结构范围　同手后前正位检查范围。

2. 体位学标准　图像显示以标准解剖学姿势为标准。

3. 技术检查显示特点　全部掌指骨及腕关节包括尺桡骨下段，第三掌指关节位于图像中心，五指以分离状显示，食指和拇指约呈 30°，骨纹理清晰显示。

4. 窗口技术的要求　图像对比度较好，通过简单调节窗位、窗宽即可；特殊情况下，可采用操作处理软件对相应伽马值、对比度、亮度、线性数据做组织均衡（tissue equalization，TE）技术处理。

【检查注意事项】

1. 了解检查的要求及目的。
2. 检查前准备：包括设备和受检者的准备。
3. 受检者信息的特点及信息反馈。
4. 从诊断学角度比较图片显示效果是否满足读片需要。

【实验目的】

1. 掌握四肢长骨检查基本原则。
2. 掌握手常规后前位检查技术要点。
3. 掌握骨龄手检查中心线的要求。

【实验内容】

1. 手后前位普通 X 线成像体位设计。
2. 了解手及腕关节骨龄检查要点。
3. 了解不同年龄段的骨龄检查特点。

【实验器材】　DR 机、胶片或平板探测器、打印机、防护用品。

【实验方法】　运用医用人体教学模型模拟投照过程。

【实验步骤】

1. 手后前位

（1）受检者（或医用人体教学模型，下同）侧坐于检查台旁，被检侧上肢伸直，屈肘约90°，五指自然分开，掌心向下紧贴检查台面，手指自然分开，食指和拇指大约呈30°，移动X线管使摄影距离为90～100cm（图2-37）。

（2）中心线垂直投射于探测器。

（3）中心线入射点：使探测器中心对第三掌骨基底部垂直射入。

（4）调节好曝光条件后开始曝光或自动曝光，并记录曝光条件。

（5）对采集的图像进行解剖学判定是否达到诊断学要求。

（6）运用软件对传递至后处理平台图像进行后处理。

（7）打印激光图像，检查设备还原。

2. 膝关节前后位

（1）受检者仰卧检查床，下肢伸直。小腿长轴与探测器长轴一致，髌骨下缘对探测器中心，移动X线管使摄影距离为90～100cm（图2-38）。

（2）中心线对准髌骨下缘垂直射入。

（3）调节好曝光条件后开始曝光或自动曝光，并记录曝光条件。

（4）对采集的图像进行解剖学判定是否达到诊断学要求。

（5）运用软件对传递至后处理平台图像进行后处理。

（6）打印激光图像，检查设备还原。

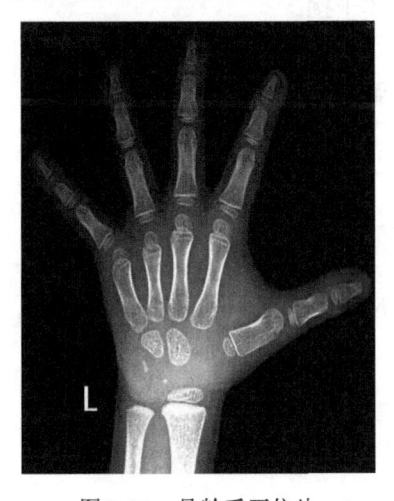

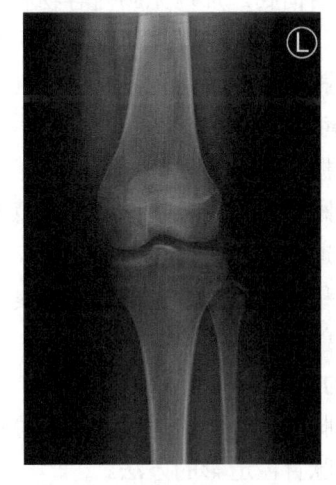

图 2-37 骨龄手正位片　　图 2-38 骨龄膝关节正位片

【实验学时】 2学时。

【实验总结】 手部体位五指要均匀分开。中心线对第三掌骨基底部，保证掌指各骨的投影标准。膝关节正位检查标准同普通膝关节检查。

【实验报告】 根据实验观察和记录书写实验报告并提交标准图样。

【实验思考】

1. 根据手掌解剖结构，判断其后前位和前后位所摄影像有何异同？

2. 骨龄检查为什么强调中心线入射点必须标准？

第三章 X线造影检查

第一节 静脉肾盂造影检查技术

实验一 静脉肾盂造影技术实验

【临床概述】 静脉肾盂造影是将碘对比剂经静脉注入，经过肾小球滤过排入肾盏、肾盂并使输尿管、膀胱充盈显影，故又称为"顺行尿路造影"或"排泄性尿路造影"。静脉肾盂造影不但可以观察完整的泌尿系统的解剖形态，而且可以了解全尿路的病变情况和肾脏分泌功能。静脉肾盂造影操作简单易行，痛苦小。因此，是临床上最常用的一种泌尿系X线检查方法。

【诊断要求】
1. 造影检查体位设计标准，检查区域应包括泌尿系全部解剖结构。
2. 肠道清洁彻底，片内无肠内容物和气体干扰。
3. 肾轮廓、腹脂线、腰大肌影清晰可见。
4. 肾盂显影呈喇叭状，肾盏杯口锐利，输尿管显影清晰，膀胱充盈。

【检查注意事项】
1. 严格把握造影适应证。
2. 做好造影检查前准备工作：签同意书，清洁肠道。
3. 造影压迫位置准确，压力适当。
4. 造影过程中注意观察受检者的不良反应。
5. 注意放射防护。

【实验目的】
1. 熟悉静脉肾盂造影的适应证和禁忌证。
2. 掌握静脉肾盂造影的方法。

【实验内容】
1. 静脉肾盂造影前的准备工作。
2. 静脉肾盂造影的检查方法。

【实验器材】 DR机、机械式压迫带或气囊式压迫带、椭圆形压迫垫、非离子型对比剂20～40ml、20ml注射器2支、常规抢救药品、胶片/成像板/探测器、打印机。

【实验方法】
1. 带教老师讲解静脉肾盂造影原理和方法。
2. 学生观摩静脉肾盂造影的全过程。
3. 学生分组模拟检查过程。

【实验步骤】
1. 受检者仰卧于检查床正中，摄泌尿系腹部平片。

2. 将两个椭圆形压迫垫呈倒"八"字，用压迫带固定于脐两旁，相当于两侧髂前上棘连线水平。

3. 经肘前静脉注入碘对比剂，成人用量 20～40ml，儿童用量 0.5ml/kg，1min 内注射完毕。

4. 从对比剂注射完毕开始计时，分别于 3min、5min、7min、15min、30min 时分别摄取双肾区及输尿管上段造影片，视肾盂、肾盏显影情况可延时至 45min、60min 再摄片；全程不超过 60min。

5. 肾盂、肾盏显影满意，可解除压迫带后，揉压压迫部位 2min 后再拍摄全尿路造影片（图 3-1）。

【实验学时】 2 学时。

【实验总结】 静脉肾盂造影不仅可以了解泌尿系统的正常结构和解剖变异，还可以了解肾脏的分泌功能，是泌尿系统检查中应用最广泛的一种方法。

【实验报告】 根据实验观察和记录书写实验报告。

【实验思考】

1. 静脉肾盂造影的方法有几种？
2. 是否可以用臀部抬高法阻断尿液充盈输尿管及肾脏？
3. 静脉肾盂造影的注意事项有哪些？

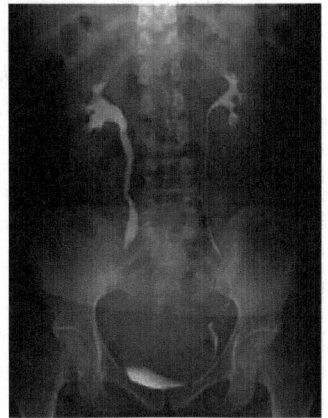

图 3-1 静脉肾盂造影全腹片

第二节 逆行肾盂造影技术

实验一 逆行肾盂造影技术实验

【临床概述】 逆行肾盂造影也称逆行尿路造影，是在膀胱镜的观察下，将导管插入输尿管并注入碘对比剂，使肾盂、肾盏、输尿管和膀胱显影，观察全尿路情况。

【诊断要求】 造影片肾盂、肾盏显示清晰，与周围软组织对比良好。

【检查注意事项】

1. 严格把握造影适应证。
2. 做好造影检查前准备工作、签署同意书、清洁肠道。
3. 插管动作轻柔，注入对比剂压力不宜过大。
4. 造影过程中注意观察受检者的不良反应。
5. 注意放射防护。

【实验目的】

1. 熟悉逆行肾盂造影的适应证和禁忌证。
2. 掌握逆行肾盂造影的方法。

【实验内容】

1. 逆行肾盂造影前的准备工作。
2. 逆行肾盂造影的检查方法。

【实验器材】 医用 X 线机、膀胱镜、特制导管、30% 非离子型对比剂 20～40ml、20 ml 注射器 2 支、胶片/成像板/探测器、打印机。

【实验方法】

1. 带教老师讲解逆行肾盂造影的方法。

2. 学生观摩逆行肾盂造影的全过程。

【实验步骤】

1. 由泌尿外科医生在膀胱镜观察下，将导管插入输尿管上端。

2. 受检者仰卧于检查床中央，在透视观察下缓慢注入对比剂，每次注入量 5～10 ml，可多次重复注射，注入压力不宜过大，以受检者肾区有胀感为止。

3. 肾盂、肾盏显示清晰，可立即摄片。如观察肾盂、肾盏的排空情况，可在注药后 2min 再摄片，必要时可加照侧位、斜位片。如需观察输尿管情况，应将导管头拔出至输尿管下端，注入少量对比剂后摄片。

4. 造影片满足诊断要求后，拔出导管，结束检查（图 3-2）。

【实验学时】 2 学时。

【实验总结】 逆行肾盂造影显影清晰，与周围组织对比度好，不受肾脏分泌功能的影响。但该检查受检者痛苦较大，且易发生逆行感染，故根据临床实际情况选择。

【实验报告】 根据实验记录和观察写出实验报告。

【实验思考】 逆行肾盂造影的适应证和禁忌证有哪些？

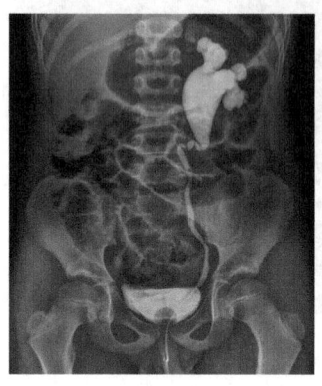

图 3-2 逆行造影 X 线片

第三节 尿道造影技术

实验一 尿道造影技术实验

【临床概述】 尿道造影多用于检查男性尿道，了解尿道的先天畸形，创伤后的狭窄，前列腺的病变，尿道的瘘管、结石。

【诊断要求】 造影片应满足诊断要求，后尿道管腔显示较粗呈梭形，膜部较细，海绵体部管腔均匀。

【检查注意事项】

1. 严格把握造影适应证。

2. 造影前做好准备工作：检查前让受检者排空膀胱，备好造影用品。

3. 插管动作轻柔，注入对比剂压力不宜过大。

4. 注意辐射防护。

【实验目的】

1. 熟悉尿道造影的适应证和禁忌证。

2. 掌握尿道造影的方法。

【实验内容】 尿道造影的操作方法。

【实验器材】 DR 机、导尿包、10% 非离子型对比剂 20～40ml、20ml 注射器 1 支、胶片/成像板/探测器、打印机。

【实验方法】
1. 带教老师讲解尿道造影的方法。
2. 学生观摩尿道造影的全过程。

【实验步骤】
1. 受检者仰卧于检查台床中央,尿道外口及会阴部常规消毒,铺好洞巾,将导尿管插入尿道外口内少许,并用胶布固定。
2. 在透视下通过导尿管注入对比剂 20~40ml,并摄左右斜位片。
3. 如需观察后尿道及膀胱颈部,则嘱受检者做排尿动作,使尿道外括约肌松弛,并摄全尿道及膀胱底部斜位片(图 3-3)。

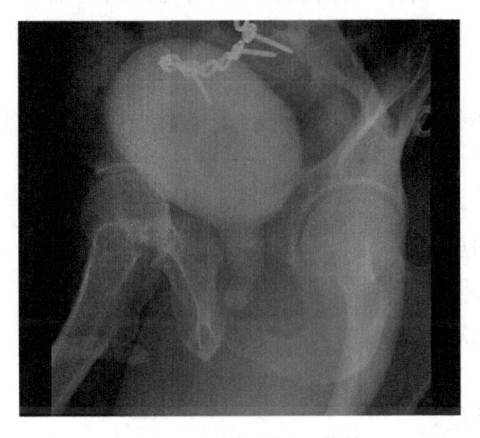

图 3-3 尿道造影 X 线片

【实验学时】 2 学时。

【实验总结】 尿道造影不仅可以了解男性尿道的先天畸形,还可以了解全尿道和膀胱的病变情况,是男性尿道检查中常用的方法之一。

【实验报告】 根据实验观察和记录书写实验报告。

【实验思考】
尿道造影的适应证和禁忌证有哪些?

第四章 DR、CR 成像技术

第一节 DR 检查技术

实验一 模体模拟胸部 DR 摄影条件的测定实验

【临床概述】 仿真模体模拟人体内部解剖结构，其密度与真人相似。通过对仿真模体进行摄影条件的测量，制定标准的摄影条件，从而保证人体得到最优化的 X 线照射量，达到诊断要求。

【诊断要求】 了解胸部 DR 摄影条件的测量常采用的测量数据，以便全面掌握不同摄影参数对图像质量的影响。

【检查注意事项】
1. 模体的正确选择和放置。
2. 摄影条件的选择按照一定的顺序分组进行测定。
3. 采用单变量进行测定。

【实验目的】
1. 熟悉常见模体的类型。
2. 熟悉胸部摄影条件相关参数类型。
3. 熟悉管电压、管电流量、摄影距离及图像后处理参数对 DR 图像质量的影响。

【实验内容】
1. 胸部模体图像质量评价相关标准：空间分辨力，密度分辨力。
2. 胸部等效衰减模体行不同参数曝光成像，记录每次曝光的模体表面剂量。
3. 计算模体影像图像质量因子反数值（image quality figure inverse，IQF_{inv}）。

【实验器材】
仿真胸部模体：采用仿真胸部模体（模体身高 1.695 m、体重 57.5 kg），胸部模体从腋中线无损切割分为前后两冠状面，包含胸部和上腹部；DR 机；GB-4020 X-γ 辐射仪；PACS 工作站及专业显示器。

【实验方法】
1. 了解胸部模体结构。
2. 比较不同管电压、管电流量、摄影距离（FDD）、后处理方式、模拟病灶对胸部模体入射剂量和图像质量的差异。

【实验步骤】
1. 不同管电压对模体入射剂量和图像质量差异的测定 选用胸片摄片自动曝光控制模式，将模体及测试板固定于多功能胸片架前，使模体位于中心位置与中间电离室区域重叠，单一中间电离室工作，同时将辐射仪放置在模体前方，在曝光野内，但不与自动曝光电离室探测器重叠。摄影距离 180 cm，焦点 1.25，管电压从 40 kV 开始，每增加 10 kV 曝光一次，直至 150 kV。每次曝光后记录模体的入射剂量并将图像传递至 PACS 工作站，由质控小组成员分别对显示器上的测试卡图像仔细处理，采用不同参数及图像处理功能等进行观察，根据影像的密度、对比度、清晰度、颗粒度、信噪比、噪声及密度分辨力等，阅读后打分，最高10分，最低0分（表4-1）。

表4-1　不同管电压对模体入射剂量和图像质量差异的测定

记录项目	管电压（kV）												
	40	50	60	70	80	90	100	110	120	130	140	150
结果综合评分												

2. 不同管电流量对模体入射剂量和图像质量差异的测定　将模体放置在DR立式摄影架的表面（固定），摄影条件选择固定管电压125 kV，手动选择管电流量从0.5mAs到20mAs（0.5、0.63、0.8、1.0、1.5、1.6、2.0、2.5、3.2、4.0、5.0、6.3、8.0、10、12.5、16、20mAs），附加滤过0.1 mm Cu+1 mm Al，选择大焦点，摄影距离为180 cm。每个参数曝光3次，分别用剂量仪记录，以平均值为准，利用剂量仪对每次曝光的剂量进行测量，以模体表面照射野中心点的空气比释动能为准（表4-2）。

表4-2　不同管电流量对模体入射剂量和图像质量差异的测定

记录项目	管电流量（mAs）															
	0.5	0.63	0.8	1.0	1.5	1.6	2.0	2.5	3.2	4.0	5.0	6.3	8.0	10	12.5	16	20
结果综合评分																	

3. 不同摄影距离（FDD）对模体入射剂量和图像质量差异的测定　进行仿真胸部模体实验性曝光，采用同一管电压（60 kV）和不同FDD（120～200 cm，10 cm为一组，共9组）进行曝光组合，记录每次曝光的管电流量、入射体表剂量（entrance surface dose, ESD）。用剂量仪记录，以平均值为准，利用剂量仪对每次曝光的剂量进行测量（表4-3）。

表4-3　不同摄影距离对模体入射剂量和图像质量差异的测定

记录项目	摄影距离（cm）								
	120	130	140	150	160	170	180	190	200
管电流量（mAs）									
ESD									

4. 不同后处理方式对模体入射剂量和图像质量差异的测定　每一模拟病例的标准胸片分别用标准、高通过及低通过后处理模式进行图像重建，分别对不同后处理方式的胸片进行阅读，计算其差别及特异性并作ROC分析。

5. 不同模拟病灶对胸部模体入射剂量和图像质量的差异　应用不同材料模拟制作结节、网格、磨玻璃密度及索条病变；在模体上将胸部分为多个区域，随机在该区域内放置不同的模拟病灶以制作不同的病例。对每一模拟病例分别摄胸部DR片，管电压141kV，管电流量40mAs；对每一模拟病例的标准胸片分别用标准、高通过及低通过后处理模式进行图像重建。对不同后处理方式的胸片进行阅读，计算其差别及特异性并作ROC分析。

【实验学时】　2学时。

【实验总结】　胸部DR的不同后处理方式对肺内模拟病灶的显示价值各不相同。低通过对磨玻璃密度、粟粒和结节的诊断较好，高通过对索条和网格病灶的显示较好。不同摄影距离，其体表入射剂量具有差异，且图像质量差异不大，180～200 cm 距离质量佳。不同管电压条件下，入射剂量和质量评价均不一样，40kV 到 110kV，入射剂量显著下降，110kV 以上时入射剂量变化不明显。扫描之前，应先确定仰卧位或俯卧位，头先进或足先进以及观察方向，以免发生左右位置标记错误。随入射剂量的增加，影像质量因子反数值（IQF_{inv}）越高，图像质量更好。

【实验报告】 根据实验观察和记录写出实验报告。

【实验思考】

1. 管电压和管电流量对吸收剂量和图像质量的影响有什么区别？
2. 不同后处理方式对图像质量影响的区别。

第二节　CR 检查技术

实验一　标准胸部后前位 CR 图像采集实验

【临床概述】 CR 检查是数字化检查的过渡，在数字化早期相当长的时间内一直存在，包括口腔牙片、咬合片检查应用，胸部床旁移动检查也曾视为其主要手段。成像板的二次激励发光特色以及制备手段简单、价廉且种类繁多，为临床所依赖。胸部检查应用最为常见。CR 胸部 X 线成像体位较多，常规检查站立后前位是最常用体位、床旁检查多采用前后位。

【诊断要求】

1. 检查区域应包括全部胸廓、肺野、肋膈角和下颈部。
2. 清晰显示两侧肺纹理的细微结构，透过气管能看清第 1～4 胸椎。
3. 隐约可见下部胸椎影与心脏影重叠。
4. 双侧肩胛骨要位于胸廓外，不重叠于肺野内。
5. 检查区域内无伪影和异物影等。

【检查注意事项】

1. 深吸气后屏气曝光。
2. 要用远距离（180～200 cm）和短时间（1/20 s 或更短）摄影。

【实验目的】

1. 掌握胸部后前位的检查目的和检查方法。
2. 熟悉 X 线机操作和摄影条件的选择。
3. 分析 X 线照片影像显示部位，评价 X 线照片质量。

【实验内容】

1. 胸部摄影时成像板的选择。
2. 胸部后前位成像体位及成像条件的选择。
3. CR 图像阅读器的使用方法。

【实验器材】 200 mA 或 500mA X 线机，14″×17″ 的成像板及图像阅读器，激光打印机及 X 线胶片，标记打码机，铅字码、胶布、观片灯等，铅皮、铅衣等防护设备等。

【实验方法】

1. 适应证的选择及相关准备。

2. 成像板及摄影位置的选择。

3. 摄影条件的设置。

4. 成像板内影像的读取。

5. CR 图像后处理和利用窗口技术打印图像。

6. 认识图像的相关解剖。

【实验步骤】

1. 检查前准备

(1) 核对并确定检查申请单的要求和目的。

(2) 将成像板标记（或将铅字码贴于成像板右上角）并放于胸片架盒槽内。

(3) 与患者沟通使患者尽量配合检查；检查时去除衣物、异物、敷料，防止产生伪影。

(4) 应注意对受检者的 X 线防护。

2. 体位设计 受检者面向摄影架站立，双下肢稍分开，保持身体平稳。前胸紧贴胸片架，头稍后仰，下颌置于胸片架上缘颌托上。双上肢曲肘并内旋，将两手背放于髂嵴处，两肩内转紧贴摄影架（尽量使肩胛骨与肺野无重叠），身体正中矢状面垂直于胸片架并与中线重合。成像板上缘高出肩上缘约 3～5 cm，下缘包括两侧肋膈角，两侧包括胸壁皮肤。

3. FFD、照射野及中心线确定 摄影距离为 180 cm，调节遮线器选择适当的照射野，中心线经第 5 胸椎垂直射入成像板。

4. 成像条件选择 观察电源电压指示是否在正常范围内，再选择成像条件。参考管电压为 80kV 左右，管电流量为 4～10mAs，检查时应根据胸部厚度酌情增减，为减少呼吸动度的影响，检查时尽量选用短的曝光时间。

5. 曝光 深吸气后屏气曝光。同时必须严格执行两挡曝光制。待曝光准备指示灯亮起时方可按下第二挡进行曝光。

6. 成像板处理及其他 曝光后应将成像板取出并及时（不得超过 8 小时）送入阅读器读写。摄影完毕后应签字并做好实验记录。

【实验学时】 2 学时。

【实验总结】 胸部后前位成像适用于气管、支气管、肺组织、胸膜、胸壁软组织包括肋骨、心脏及大血管病变；检查前充分地准备及缩短曝光时间可尽量避免或减少伪影的干扰；成像条件的正确选择及功能强大的数字化图像后处理能提高病变组织的显示率；申请单的核对和铅字码的正确贴放可减少摄影过程中的错误。

【实验报告】 根据实验过程及观察书写实验报告。

【实验思考】

1. 胸部后前位摄影的适应证和禁忌证包括哪些？

2. 标准胸部后前位的摄影过程？

3. 标准胸部后前位的摄影注意事项包括哪些？

第三节 数字图像的后处理

实验一 组织均衡技术实验

【临床概述】 数字图像的优势之一就是拥有丰富的图像后处理功能，尽管各个品牌数字设备的技术参数不完全一致，但常规的图像后处理技术包括协调处理技术、空间频率处理、组织均衡等。通过各种后处理技术的综合运用获得满意的图像质量。图像后处理技术高级功能包括能量减影（energy subtraction，ES）技术、图像镶嵌（image mosaic，IM）技术，容积放射成像（volume radiography，VR）技术等，高级图像处理需要设备具备相应的硬件条件，同时结合一定的摄影方法和后处理软件才能实现。

组织均衡技术是数字图像处理与后处理运用最常见的技术。组织均衡技术作为 DR 后处理功能，使 DR 图像更好地显示影像细节，组织均衡（tissue equalization，TE）技术是数字摄影最重要的后处理手段之一，常用处理调节参数有 ROI、γ 值、密度（density）、细节对比增强（detail contrast enhancement）、噪声补偿（noise compensation）、非锐利蒙片（unsharp masking）、非锐利蒙片核心（unsharp masking kernel）等，其中 γ 值的作用尤为重要。可采用组织均衡技术，通过改变图像的 γ 值，使图像显示在特征曲线的直线部分。将较薄的区域和较厚的区域进行均衡处理，明显提高全图区域的对比度，同时清晰显示不同体厚区域的解剖结构，增加图像层次感和清晰度。

【诊断要求】

1. 解剖结构范围 标准解剖学姿势，上缘包括足趾，下缘包括足跟，第三跖骨基底部置于探测器中心并与足长轴一致，距前内外包括软组织边缘不超过 2cm，下缘以足跟后缘距图像边缘 2cm 为准。

2. 体位设计 常规足部摄影体位正位：仰卧或坐于摄影台上，膝关节弯曲，足底部紧贴摄影台，第三跖骨基底部置于探测器中心并与足长轴一致，照射野上缘包括足趾，下缘包括足跟，中心线对第三跖骨基底部垂直入射，摄影距离 100cm。

3. 技术检查显示特点 图像显示以标准解剖学姿势为标准。包括趾、跖骨，第三跖骨基底部位于图像正中，舟距关节与骰跟间隙可见。

4. 窗口技术要求 符合诊断学的要求；适当的影像密度；恰当的影像对比度；良好的锐利度；较少的影像噪声；并且兴趣区域骨皮质和骨纹理结构清晰显示（骨皮质连续且边缘锐利，骨小梁显示均匀完整）。

【检查注意事项】

1. 了解检查的要求及目的 认真阅读检查申请单，明确检查目的及要求，确定检查方法及相应检查体位。

2. 检查前准备 包括设备和受检者的检查前准备，包括呼吸状态的准备，异物的去除，精神状态的准备等。

3. 图像显示要点及特点 阅读标准，熟悉标准解剖部位及检查范围，及时修改或调整检查条件以提高被检信息的检出。

4. 保证图像质量 图像对比度及密度是否有利于图像细节的观察，是否满足基本兴趣区的观察测定和分析等。

5. 检查条件的记录及比较受检者信息的特点及信息反馈。

6. 从诊断学角度比较图片显示效果是否满足读片需要。

【实验目的】

1. 掌握足部普通 X 线成像方法及要点、X 线解剖及优质图像的评价标准。

2. 了解足部在改变对比度、亮度后组织较厚与较薄的影像解剖细节变化与亮度的关系。

3. 掌握 TE 技术的临床应用。

【实验内容】

1. 检查前准备。
2. 常规足部摄影的操作步骤。
3. 常规足部普通 X 线成像检查注意事项。
4. 常规足部解剖结构的观察和影像细节的分辨。
5. 图像后处理技术。
6. 足部在改变亮度后组织较厚与较薄的影像解剖细节变化数据记录。
7. 足部在改变对比度后组织较厚与较薄的影像解剖细节变化数据记录。

【实验器材】 数字 X 线机、模体、胶片/成像板/探测器、防护用品、打印机。

【实验方法】 同第二章第一节实验一。

【实验步骤】

1. 设置探测器机架与地面垂直，X 线管与探测器处于互联耦合状态。
2. 模体或受检者取仰卧或坐于检查床上，膝关节弯曲，足底部紧贴检查床，第三跖骨基底部置于探测器中心并与足长轴一致，照射野上缘包括足趾，下缘包括足跟。
3. 摄影距离 80cm 或 100cm，中心线对第三跖骨基底部垂直入射。
4. 选择常规曝光条件曝光，记录曝光条件。
5. 使用后处理选项对原始数字图像的舟骨、第三跖骨、第五脚趾远节趾骨的细微结构和清晰程度进行分析（任意选取具有代表性部位作规定评价单元），按显示模糊（包括不显示和显示欠清晰）、显示清晰进行评判。分别对每一观察部位进行记录，若显示清晰，则记为"1"，并显示为统计数据；若显示模糊或欠清晰，则记为"–1"。并将每个兴趣区域的评价结果按顺序填入"统计表"。
6. 改变对比度 5 个单位（u），观察舟骨、第三跖骨、第五脚趾远节趾骨亮度变化，改变对比度 5 单位，观察舟骨、第三跖骨、第五脚趾远节趾骨骨小梁亮度变化。
7. 改变对比度和亮度，直到舟骨、第三跖骨、第五脚趾远节趾骨都能在一个界面上看到骨小梁结构。
8. 记录实验数据并解读结果（表 4-4），检查，设备还原。

表 4-4 足部正位 DR 对比度、亮度图像后处理实验骨小梁观察统计表

参数项	参考值	评判清晰度		
		舟骨	第三跖骨	第五脚趾远节趾骨
对比度	+5u			
对比度	−5u			
亮度	+5u			
亮度	−5u			
对比度	+5u			
亮度	−5u			
对比度	−5u			
亮度	+5u			

根据实验观察和记录写出实验报告

【实验学时】 2学时。

【实验总结】 在组织均衡处理过程中，γ值越小，对比度增强越大，锐化效果也越明显，γ值越大，灰度范围压缩越大，图像暗处的细节越清晰。γ值对图像质量的改善作用在于使厚度相差较大的区域同时清晰显示在一幅图像中。组织均衡图像受参数的影响，因此，必须设置好适当的参数，以达到最佳影像显示效果。若只改变γ值，不改变其他参数，则会损失包括骨边缘锐利度、细小骨结构、细小软组织结构等在内的很多细节信息，并使得噪声增加。TE技术是"分割处理"的窗口技术，只能调节灰阶（对比度和层次），不能改善图像噪声，其前提是DR图像在处理前必须是准确曝光的图像。

【实验报告】 根据实验观察和记录写出实验报告。

【实验思考】

1. 对各种不同体型、多年龄段被检部位，采用同一参数曝光，能获得同一满意图像效果吗？
2. 对不同厚度的组织应该采用什么样的管电压来进行拍摄？
3. 中心线为什么要对准第三跖骨基底部垂直入射？是否可以采用斜射？
4. 肉眼确认骨小梁的过程中怎么确认结构是清晰的？

第五章 数字检查的特殊应用

第一节 融合断层检查技术

实验一 融合断层检查技术实验

【临床概述】 传统 X 线摄影是将三维的人体结构信息投射到二维平面影像，因此解剖结构和病变的重叠限制了对部分病变的甄别，融合断层检查技术可以实现一次采集获取多层面的重建断层图像，减少层面的重叠，在提高图像分辨率的同时，也提高了病变的检出率。

【诊断要求】 清晰显示病灶层面和周围组织的细微结构。

【检查注意事项】
1. 与受检者沟通交流，取得信任、配合，除去被检部位的可使 X 线产生伪影的附着物。
2. 根据受检者具体情况合理设计投照体位。
3. 非投照部位的放射防护。

【实验目的】
1. 了解融合断层 X 线机的分类和结构。
2. 熟悉融合断层检查技术的工作原理。
3. 掌握融合断层检查技术的投照和图像重建方法。

【实验内容】
1. 观察融合断层 X 线机的结构。
2. 融合断层检查技术的投照方法。
3. 融合断层检查技术的图像采集。

【实验器材】 具有融合断层成像功能的数字化 X 线机。

【实验方法】
1. 现场讲解、示范 X 线机的操作方法。
2. 通过分组实践操作，掌握融合断层检查技术投照方法和图像后处理技术。

【实验步骤】
1. 检查设备开关指示灯是否正常；控制台数字显示是否正确；设备及房间有无异响异味。
2. 数字设备采用自动曝光条件，根据受检者情况可适当调整管电压、管电流量；选择焦点大小（设备允许的情况下，尽量选择小焦点）；体厚≥12cm 或管电压≥60kV 使用滤线栅摄影。
3. 颈椎正位：受检者仰卧于摄影床上，身体正中矢状面垂直探测器并重合于探测器中线；两臂自然下垂置于身旁，头稍上仰，听鼻线垂直于探测器。照射野上缘与外耳孔平齐，下缘包括第 1 胸椎。中心线：向头侧倾斜 10°～15°，经甲状软骨射入；摄影距离

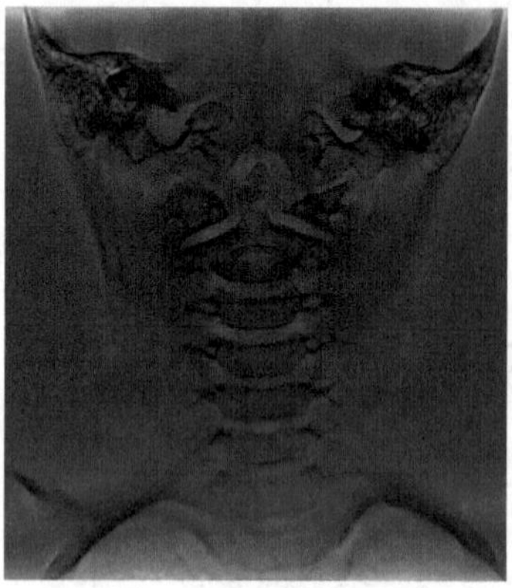

100cm（图 5-1）。

4. 检查结束机器复位。

5. 图像处理：调节图像亮度、对比度、裁剪大小等。

【实验学时】 2 学时。

【实验总结】 融合断层检查技术的辐射剂量较常规 X 线摄影增加，但比 CT 检查辐射剂量大大降低。融合断层图像空间分辨力较好，但密度分辨力稍差。

【实验报告】 根据实验观察和记录写出实验报告。

【实验思考】

1. 融合断层检查技术与常规 X 线摄影技术有何区别？
2. 融合断层检查技术图像质量影响因素有哪些？

图 5-1　颈椎断层融合片

第二节　应急检查技术

实验一　应急检查技术实验

【临床概述】 普通 X 线摄影是急诊医学最基本的影像检查手段。数字化成像设备（CR、DR）具有图像质量明显提高、快速实时显示、一次性检查成功率高等特点，更能满足应急医学检查要求。

面对急诊及危重症受检者，在保证图像质量基本满足诊断要求前提下，应灵活变通，顺势体位，避免医源性损伤。急诊检查的特点包括时间紧急性、疾病的多样性和复杂性、受检者难以配合、检查条件特殊等特点。

【诊断要求】 在保证图像质量基本满足诊断要求前提下，技师要第一时间上传图像并打印照片，诊断医师应尽快出具诊断报告（30min 内），为危急重症患者争取宝贵救治时间，及时上报危急值。

【检查注意事项】

1. 检查及时快速　第一理念强调急救速度，建立绿色通道。检查过程科学、规范、灵活、快捷，最短时间获取满足诊断要求的优质图像。

2. 技术适当　选择适合的检查方法，灵活设计检查体位和摄影方法，适当增大成像范围（照射野），避免遗漏导致重复检查，耽误救治时间。

3. 受检者安全　因受检者身体状态及危险程度未知，应采取如下安全措施：

（1）摄影前了解病史，观察受检者状态。

（2）检查过程中，搬动受检者须小心谨慎，体位设计要灵活，采用"就势体位"（改变 X 线管和探测器之间的位置及对应关系来适应受检者体位），防止意外伤害或二次受伤。

4. 做好解释工作　说明检查目的及注意事项，消除紧张情绪，尽量取得配合。采用特殊检查措施，应与受检者或陪伴人员沟通。

5. 与临床医护人员紧密配合　极度衰竭或休克受检者，应在临床处理病情稳定后或临床医师陪同下检查，避免检查中发生危险。检查过程中发现生命体征危险征象，应及时中断检查，争取宝贵救治时间。

6. 快速的影像存储与传输　DR 检查可快速预览图像。应急复合诊断要求立即发送影像学诊断信息，及时完成诊断报告并打印照片，争取宝贵的抢救时间。

7. 辐射防护 对受检者、陪伴医师及陪伴人员进行放射防护。

8. 避免感染 建立无菌观念，避免医源性感染。

【实验目的】

1. 了解应急检查技术特点

（1）时间性强，需及时了解疾病状态，快速获取影像学诊断信息。

（2）疾病的多样性和复杂性（复合性损伤）：受检者主诉不清，定位困难。

（3）受检者昏迷或机体功能障碍，配合度差，检查方案需灵活处理。

2. 掌握应急检查技术要求（注意事项）

【实验内容】 以急腹症受检者的腹部平片检查为例，说明 DR 应急检查技术步骤。

【实验器材】 双平板探测器 DR 成像设备，体位固定装置（棉垫、沙袋等），防护用品，急救设备及药物。

【实验方法】

1. 现场讲解，示范操作。

2. 通过分组实践操作，掌握应急检查技术操作步骤。

【实验步骤】

1. 快速阅读检查申请单，明确检查摄影目的及要求；与受检者及陪伴人员沟通交流，取得受检者配合；去除检查部位的金属异物；做好放射防护。

2. 体位摆放

（1）仰卧前后位：受检者仰卧于摄影台，人体正中矢状面置于检查床（探测器）长轴中线，双上肢置于身旁或上举抱头，将耻骨联合和剑突连线的中点置于探测器中心。

（2）站立前后位：受检者背靠立式摄片架站立，人体正中矢状面与摄片架（探测器）中线重合，双上肢上举抱头，探测器上缘包括膈肌，下缘尽可能包括耻骨联合。对于不能自主站立的受检者，可让陪伴人员协助站立。必要时可取坐位摄影。

3. 做好受检者射线敏感器官的防护。

4. 中心线：对准探测器中心垂直射入。

5. 摄影距离（FDD）：100cm。

6. 照射野控制：不超过探测器尺寸（儿童需严格控制）。

7. 选择对应体位的正确曝光参数组合，深呼气后屏气曝光。

8. 迅速对原始图像进行后处理并及时上传，同时激光打印照片影像。

9. 告知受检者或陪伴人员获取检查结果的时间（30min 内）和地点。

【实验学时】 2 学时。

【实验总结】 通过实验明确应急检查技术特点，熟悉应急检查技术的注意事项，强调应急检查技术的时间性和灵活性。

【实验报告】 根据实验观察和操作步骤写出实验报告。

【实验思考】

1. 应急检查技术的特点是什么？

2. 应急检查技术的注意事项有哪些？

第三节 床旁检查技术

实验一 床旁检查技术实验

【临床概述】 床旁 X 线摄影是一种针对不能移动受检者进行的 X 线检查技术。包括搬动不便如骨折牵引术者、年老体弱、病情危重（呼吸机、心电监护）以及术中了解手术效果或寻找丢失器物等受检者。床旁体位采用半卧位或坐位。成像板或探测器与人体冠状面平行且与中心线垂直。主要用于胸部检查，必要时也可用于四肢和腹部。

【诊断要求】 在保证受检者生命体征平稳的前提下，尽可能去除可产生伪影的物品，合理选择曝光参数组合及图像后处理技术，保证图像质量能够满足诊断要求。与急诊 X 线摄影一样，需及时进行图像传输和照片打印，尽快完成诊断报告。术中床旁需及时送达照片或通过 PACS 传输图像，以便决定治疗方案。

【检查注意事项】

1. 多数受检者病情危重，无法主动配合。体位摆放需要专业人员协助。

2. 病房通道、重症监护室（ICU）或手术室空间狭小，常有心电监护、呼吸机及其他救护设备，床旁 X 线机不易到位给检查增加难度。

3. X 线设备输出容量不大（100mA）、不用滤线栅，图像质量及诊断效果难以保证，只能应急补充，不能作为常规检查。

4. 曝光时尽量让无关人员远离（30m 开外）躲避，对无法离开的人员或受检者，应有效利用铅屏风及其他防护用品防护。

【实验目的】

1. 了解床旁 X 线检查技术的特点。

2. 熟悉床旁 X 线摄影原则。

3. 掌握床旁 X 线检查技术的流程。

【实验内容】 以胸部 X 线床旁摄影为例，讲解并示范检查流程。

【实验器材】 CR 床旁摄影成像装置（包括床旁 X 线机、成像板、图像阅读仪）或 DR 移动 X 线机，干式胶片，热敏激光打印机，防护用品。

【实验方法】 现场讲解，示范操作，分组实践操作，掌握床旁 X 线检查技术流程。

【实验步骤】

1. 接受检查申请单，明确检查目的。

2. CR 需选择合适尺寸的成像板，检查 CR 或 DR 设备状况。

3. 现场核对受检者信息（姓名、年龄、性别、摄影部位等）。

4. 摄影前撤离房间内无关人员，并对其他受检者或无法撤离的工作人员进行屏蔽防护或器具防护。

5. 因受检者多是危重患者、术后患者及新生儿等，不能严格按常人规范摆放体位，需采取倾斜中心线、水平方向摄影等特殊措施，使体位摆放尽量规范。

6. 数字化摄影动态范围大，能检出极强与极弱信号，为摄影条件选择提供较大宽容度。为保证图像质量，需据设备制定规范的曝光条件进行曝光。

7. CR 需将 IP 上条形码填入受检者申请单。DR 操作界面可预览图像，确认能满足诊断要求。

8. CR 需进行 IP 扫描，并将图像传输到存储服务器和打印工作站。DR 通过 PACS 网络对受检者信息进行匹配，并将本机保存图像传送至医院存储服务器。

9. 在图像打印工作站进行图像后处理并打印激光照片。

【实验学时】 2 学时。

【实验总结】 床旁 X 线摄影针对特殊的受检者群体，有其独特的技术特点。因其设备能力有限，且实施有效的辐射防护困难，它只能作为一种应急补充检查手段而不能视作常规检查，更不能视为优质服务项目。

【实验报告】 根据实际操作流程写出实验报告。

【实验思考】

1. 床旁 X 线检查技术有哪些特点？
2. 试述床旁 X 线检查技术的流程。

第四节 全长拼接技术

实验一 全长拼接技术实验

【临床概述】 全长拼接是对长骨、脊柱进行分次曝光数字化成像后，利用拼接软件把几张相联系的图像处理拼接成能在一张照片上显示的成像技术。全长拼接分为全脊柱、全长骨的 X 线检查及脊柱侧弯和负重骨骼的矫形技术。主要用于骨关节系统疾病，显示病变局部改变和全脊柱/全肢体的整体受力状态。

【诊断要求】 脊柱、长骨全长显示完整，图像清晰，拼接准确无误。

【检查注意事项】

1. 检查前准备充分，保证成功率，尽量减少重复照射。
2. 根据临床需求合理设计投照体位。
3. 手动拼接时定位点设置要准确。
4. 投照过程中由于 X 线管或检查床进行快速移动，应注意受检者安全。
5. 非投照部位放射防护。

【实验目的】

1. 掌握全长投照技术和拼接方法。
2. 了解全长拼接数字 X 线机的结构和原理。

【实验内容】

1. 全脊柱、全长骨的分区投照技术。
2. 全脊柱、全长骨手动拼接技术。
3. 全脊柱、全长骨自动拼接技术。

【实验器材】 数字化 X 线机（带有拼接功能）及图像后处理工作站。

【实验方法】 现场讲解、示范、释疑；分组上机实践。

【实验步骤】

1. 仔细阅读检查申请单，明确检查目的。与受检者沟通，取得信任和配合。除去被检部位可产生伪影的衣服及饰物。熟悉机器性能及操作流程。

2. 全脊柱、全长骨摄片

（1）全脊柱摄片：受检者站立于检查床前并固定，放置标尺于照射野之内，设置 C_4 椎体为起始曝光中心入射点，分 3 区或 4 区自上而下自动连续曝光，分别获取颈椎、胸椎、腰椎、骶尾椎正侧位片。脊柱侧弯畸形受检者按照临床医师要求投照左倾位、右倾位。

（2）全长骨摄片：受检者站立于检查床前并固定，放置标尺于照射野之内，设置两侧股骨连线的中点为起始曝光中心入射点，分 3 区或 4 区自上而下自动连续曝光，获取股骨（含髋）、膝关节、胫腓骨（含踝关节）正位片。

（3）自动拼接：将颈椎、胸椎、腰椎、骶尾椎 4 张正位片和 4 张侧位片传入拼接软件，系统自动识别拼接出全脊柱正位及侧位片。将股骨、膝关节、胫腓骨正位片同时传入拼接软件，系统自动识别拼接出全长骨正位片，脊柱全长拼接（图 5-2），双下肢全长拼接（图 5-3）。

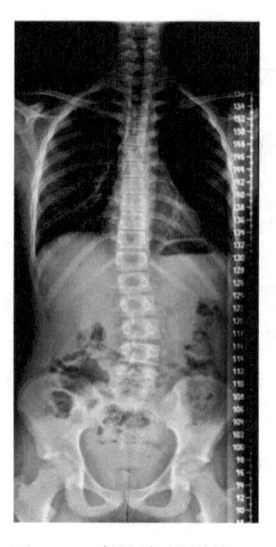

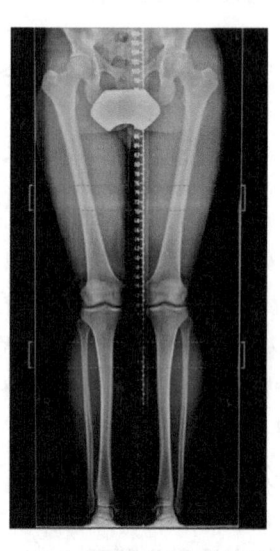

图 5-2　脊柱全长拼接　　图 5-3　双下肢全长拼接

（4）手动拼接：将颈椎、胸椎、腰椎、骶尾椎正侧位片传入拼接软件，每张图像手动设置定位标记点，亦可根据解剖结构关系进行图像位置的调整，确定无误开始拼接并保存图像。

3. 交代受检者注意事项，打印胶片，上传图像至 PACS，机器复位。

【**实验学时**】 2 学时。

【**实验总结**】 全长拼接分区标准化投照是拼接成功的基础；手动全长拼接定位标记点的正确设置是拼接技术关键；全长拼接技术在脊柱侧弯矫形、人工关节置换、下肢畸形矫形等疾病诊治过程中具有重要意义。

【**实验报告**】 根据实验观察和记录写出实验报告。

【**实验思考**】

1. 全长拼接分区摄影与常规摄影有何区别？

2. 全长图像后处理拼接过程中的注意事项有哪些？

第五节 双能检查技术

实验一 双能检查技术实验

【临床概述】 双能 X 线检查技术是利用人体不同组织在低能和高能 X 线光谱中衰减系数差异的原理，通过数字图像处理分别获得软组织和骨骼图像的成像技术。该技术有效去除重叠影像的干扰，有利于软组织和骨性病变的检出和鉴别诊断。

【诊断要求】 图像体位标准，解剖范围显示完整，适当的亮度、对比度，软组织图像层次丰富，骨骼图像骨质结构显示清晰。

【检查注意事项】
1. 检查前准备充分，保证成功率，尽量减少重复照射。
2. 两次曝光法因曝光时间延长，嘱受检者全程保持不动。
3. 做好非检查部位放射防护。

【实验目的】
1. 掌握双能检查技术的投照方法。
2. 掌握双能检查技术的减影原理。
3. 熟悉数字 X 线机的性能和结构。

【实验内容】
1. 双能检查技术的投照方法。
2. 双能检查技术的图像后处理。

【实验器材】 数字化 X 线机及图像后处理工作站、激光打印机。

【实验方法】 现场讲解、示范、释疑；分组上机实践。

【实验步骤】
1. 仔细阅读检查申请单，明确检查目的。与受检者沟通，取得信任和配合。除去投照部位产生伪影的衣服及饰物。熟悉机器性能及操作流程。
2. 摄影方法（胸部创伤摄影为例）：
（1）选用标准的后前位和疼痛患侧的斜位，摄片时嘱受检者平静屏气曝光。
（2）摄影距离 180cm，X 线管与平板探测器自动跟踪对齐，遮光器的大小根据个体差异做调整，选用两点电离室自动曝光。
（3）两次曝光法：两次曝光法指用不同的 X 线输出能量（kV）对被摄物体进行两独立曝光，得到两幅图像或数据，将其进行图像减影或数据分离整合分别重建为软组织密度像、骨密度像和普通胸片的方法。所采用的低能 X 线峰值在 $60\sim 85$ kV，高能 X 线峰值为 $120\sim 140$ kV。
（4）一次曝光法：一次曝光法是对穿过被曝光物体后剩余的 X 光子进行能量分离，得出两幅能量不同的图像。
3. 通过处理图像获取胸部正位像（图 5-4），软组织像（图 5-5）、肋骨像（图 5-6），打印胶片，上传图像至 PACS，机器复位。

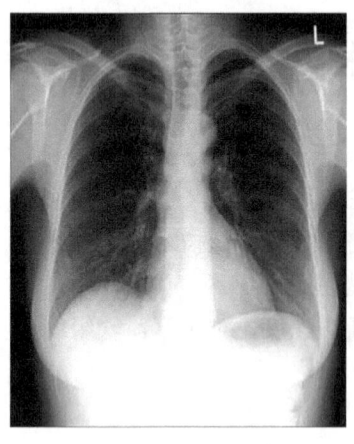

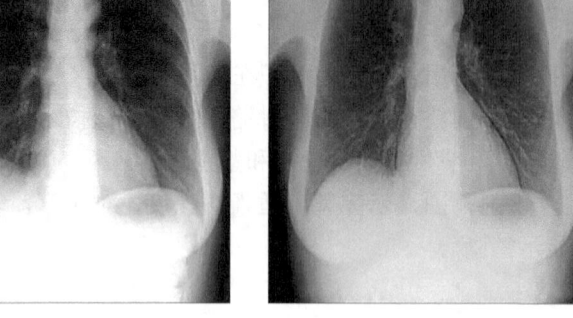

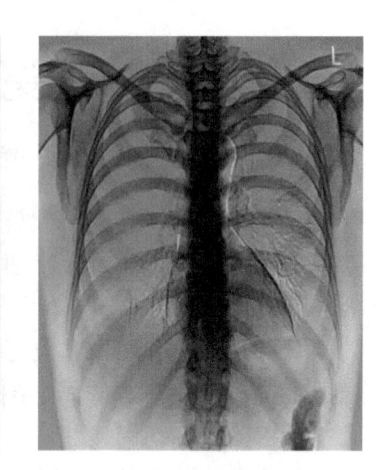

图 5-4　胸部正位像　　　　　图 5-5　软组织像　　　　　图 5-6　肋骨像

【实验学时】　2 学时。

【实验总结】　数字化 X 线摄影双能量成像技术的操作简单方便，图像质量高，能为疾病的诊治提供质量较高的影像资料，进而提高临床诊断准确率，具有较高临床应用价值。

【实验报告】　根据实验观察和记录写出实验报告。

【实验思考】

1. 双能检查技术与常规摄影技术有何区别？
2. 双能检查技术辐射剂量与图像质量之间的关系是什么？

第六节　图像质量控制

实验一　DR 图像质量控制实验

【临床概述】　图像质量控制是通过特定的方法和手段，对影像设备及其附属设备的各项性能指标进行检修和维护，对成像过程进行监测和校正，从而保证获得高质量的影像。X 线影像涵盖了普通 X 线、CR、DR 三种，目前临床中最常用的是 DR 成像。DR 成像是通过数字平板探测器将通过人体的 X 线转换为数字信号，经过计算机重建获取数字图像。X 线的产生、被检体、转换介质接收信息、设备性能、摄影参数等诸多因素都会影像图像质量。

【诊断要求】　确保图像具有适当的亮度、对比度，良好的信噪比，尽量少的伪影。

【检查注意事项】

1. 熟悉设备的结构、性能，保证在安全状态下运行。
2. 严格遵守操作规程，正确熟练操作设备。
3. 摄影体位摆位规范，合理利用滤线器，正确使用中心线和摄影距离。
4. 曝光后立即查看图像是否满足诊断要求，不满意时应即刻重新调整拍摄。

【实验目的】

1. 熟悉评价图像质量的常用参数。
2. 掌握影响图像质量的因素。
3. 掌握图像质量的控制措施。

【实验内容】
1. 评价 DR 图像质量的常用参数。
2. 影响图像质量的因素。
3. 图像质量的控制措施。

【实验器材】 数字 X 线机及图像后处理工作站、激光打印机、X 线防护器材、温湿度计。

【实验方法】 ①现场讲解、示范。②分组上机实践。

【实验步骤】
1. 向电脑平台端提供含有如下问题的一组数字影像，包括：范围、方位、标记、对比度、噪声、清晰度、防护使用、异物存留等。
2. 按要求运用软件对问题数字影像（包括但不仅限于上述问题的图像）进行处理及后处理。
3. 记录处理方式并记录理由。
4. 指导教师现场总结。

【实验学时】 2 学时。

【实验总结】 图像质量保证是影像诊断的基础，针对不同的问题具体分析产生的原因，制定相应的对策，保证获取稳定、优质的图像质量。

【实验报告】 根据实验观察和记录写出实验报告。

【实验思考】
1. 图像质量控制的重要意义。
2. 结合临床实践具体分析如何做好 X 线图像质量控制？

第六章 CT 临床检查技术

第一节 检查前准备

实验一 检查前准备实验

【临床概述】 充分的 CT 检查前准备是 CT 检查成功的前提。CT 检查前准备包括机器准备、受检者准备、操作者准备、对比剂及急救物品准备以及其他。

【实验目的】
1. 掌握 CT 检查前基本准备。
2. 掌握常见突发紧急情况的基本急救操作。

【实验内容】
1. CT 检查前机器准备工作。
2. CT 检查前受检者准备工作。
3. CT 检查前对比剂及急救物品准备工作。
4. CT 检查前操作者准备工作。

【实验器材】 多层螺旋 CT 机、高压注射器、氧气瓶、抢救药品、仿真人体模体。

【实验步骤】

1. 设备准备

（1）检查室按照各类型设备的要求提供适宜的温度和湿度。

（2）依照 CT 设备开机的要求按步骤操作。

（3）按设备要求预热 X 线管。

（4）按设备要求进行空气校正。

（5）确保有足够的存储空间；如果有 PACS 系统，需要确保数据传输通畅。

（6）确保高压注射器处于完好待用状态。

（7）确保影像交付介质处于正常状态。

（8）定期做好 CT 设备的预防性维护（设备状态维护）。

（9）CT 室配备常规急救器械和药品。

2. 受检者准备

（1）受检者检查前，去除被检部位的金属饰品或可能影响 X 线穿透力的物品，嘱受检者在扫描过程中保持体位不动。妊娠 3 个月内禁忌 CT 检查。

（2）不合作的受检者（如婴幼儿、躁动不安或意识障碍者），在 CT 扫描前给予镇静，针对病情准备相应的抢救设备和抢救药物。

（3）根据检查部位做好检查前相关准备。胸、腹部检查前进行屏气训练，保证扫描时胸、腹部处于静止状态；胃肠道检查前饮水，钡剂检查 1 周后进行腹部检查或先行腹部检查后再行钡剂检查；颈部和喉部检查前告知受检者不能做吞咽动作；眼部检查前告知受检者闭上双眼，尽量保持眼球不动，不能闭眼者让其盯住正前方一个目标。

3. 对比剂及急救物品准备

（1）对比剂准备：CT 对比剂应按药品分类恒温恒湿储存，检查前准备好高压注射器、配备一次性口杯和饮用水。检查前根据不同受检者、不同增强部位准备好不同浓度的碘对比剂。

（2）急救物品准备：常规配置急救器械如血压计、呼吸气囊、心电监护仪、除颤仪和急救药品等，以备受检者发生对比剂不良反应或其他意外情况时的急救。急救物品由专人管理，急救器械每日维护，急救物品应按规定有序放置于急救箱中，按需补全和定期查对药品的有效期并及时更换。所有工作人员都要严格进行对比剂不良反应及其他意外事件的急救培训，掌握对比剂不良反应程度的判断和处理流程，特别是心肺复苏。

4. 操作者准备 ①掌握基本的影像诊断知识，能根据受检者的特点、诊断的需要设置个性化的扫描流程与参数。②熟练掌握 CT 机的性能和特点。③落实"查对"制度。④向受检者做好解释工作，消除其顾虑和紧张情绪，检查时取得受检者配合。⑤能够及时发现检查过程中受检者的异常情况。熟练掌握心肺复苏术，在受检者发生意外时能及时参与抢救。⑥熟悉 CT 检查危急值的范围。

5. 其他

（1）增强检查结束后，受检者留观 30min。

（2）如果受检者发生不良事件，及时做好记录并按要求上报。

（3）登记时核对受检者信息；人工发放结果需再次核对受检者的相关信息。

【实验学时】 2 学时。

【实验总结】 CT 检查前准备属于概括总结性内容，也是成功完成 CT 检查的基础。CT 检查前准备分为 4 部分，包括机器准备、受检者准备、操作者准备、对比剂及急救物品准备以及其他，每一部分均不可忽视。

【实验报告】 根据实验过程，完成相应的实验报告。

【实验思考】

1. CT 检查前准备分为哪几部分？
2. 受检者准备主要包括哪些？

第二节 CT 检查技术的基本知识

实验一 CT 检查技术的基本知识实验

【临床概述】 CT 的基本概念和术语是 CT 扫描方法的前提和基石，扫描方法规范与否，直接影响成像质量，成像质量映衬影像精准。"影像精准，质量先行；质量精准，规范先行"，规范、质量、精准是 CT 成像的终极目标。只有正确理解和掌握 CT 的基本概念和术语，熟悉 CT 扫描方法，才能从真正意义上合理运用扫描参数，降低辐射剂量，规范人体各部位的操作流程，才能根据不同的疾病提供个性化扫描方案，提高图像质量。

【CT 检查相关术语】

1. CT 值 是重建图像中像素对 X 线吸收系数的换算值。物质的 CT 值反映物质的密度，物质密度越大，CT值越高。按照CT值的高低依次为骨组织、钙化组织、软组织、水、脂肪、气体，其中水的CT值为0Hu。

2. 分辨力 CT设备的分辨力主要分为空间分辨力、密度分辨力、时间分辨力三种，前者指影像中能够分辨的最小细节，中者指能显示的最小密度差别，后者指影像设备单位时间内采集图像的帧数。

3. 部分容积效应 指在同一扫描层面内，含有两种或两种以上不同密度的组织时，所测得的CT值是它们的平均值，因而不能真实地反映其中任何一种组织的CT值，这种现象称为部分容积效应。

4. 窗宽与窗位 窗宽指CT图像的显示灰阶中所包含的CT值范围；窗位是窗宽的中心位置，表示CT值浮动的中心值。

5. 噪声与信噪比 噪声是指均匀物体的影像上其CT值在平均值上下的随机涨落，图像呈颗粒性。信号和噪声同时存在，其比值即信噪比，其比值越大，噪声影响越小，信息传递质量越好。信噪比是评价机器性能的一项重要的技术指标。

6. 伪影 是CT图像中与被扫描组织结构无关的异常影像，即指在CT成像过程中，由于设备或人体本身等因素造成、与实际解剖结构不相符的影像，泛指影像失真。

7. 矩阵 是像素以二维方式排列的阵列图，矩阵分为显示矩阵和采集矩阵，为确保显示图像的质量，显示矩阵应等于或大于采集矩阵，如采集矩阵为512×512，显示矩阵则为512×512或1024×1024。

8. 像素与体素 像素是一个二维概念，是组成图像矩阵的基本单元，也是构成CT图像的最小单位。体素则是一个三维概念，是体积单位，是某组织一定厚度的三维空间的体积单元。

9. 原始数据与显示数据 原始数据是由探测器接收，经过放大和模/数（A/D）转换后得到的数据。显示数据是将原始数据经权函数处理后所得到的构成组织某层面图像的数据。

10. 层厚与层间距 前者指扫描层的厚度，后者指两层中心之间的距离。

11. 螺距 X射线管旋转一周，检查床移动的距离与层厚或准直宽度的比值，一个无量纲单位。

12. 管电压与管电流 即管电压、管电流决定X线的硬度和光子数量的两种参数，增大管电压值可以使X线的穿透力增加，增大管电流则增加辐射量，所以面对不同年龄、不同体型的受检者时，需要选择合适的管电压和管电流。

【扫描方法】

1. 普通扫描 又称平扫或非增强扫描，即血管内未注射对比剂的单纯CT扫描。普通CT（非螺旋扫描）常采用逐层扫描方式进行横断面扫描或冠状面扫描；螺旋CT（螺旋扫描）通常都采用容积扫描方式，以人体部位的一个器官或一个区段为单位作连续的容积采集和回顾性重建。

2. 增强扫描 指静脉内注入对比剂后的CT扫描，主要包括常规增强扫描和动态增强扫描。常规增强扫描指静脉注入有机碘对比剂并延迟一定时间后的CT扫描。动态增强扫描是指经静脉团注对比剂后在一定时间范围内对感兴趣区进行快速连续扫描，用于观察病变血供的动态变化特征。

3. 能谱 CT 成像　利用组织在不同 X 射线能量下产生的吸收系数差异来提供影像信息的成像方式，通过单线管高低双能（80kV 和 140kV）的瞬时切换获得时空上完全匹配的双能量数据，在原始数据空间实现能谱解析，具有双能量减影、物质定量分析、物质分离、单能量成像和能谱曲线分析等功能。

4. 高分辨力 CT 扫描（high resolution CT scan，HRCT）　指通过薄层或超薄层、高的输出量、足够大的矩阵、骨算法和小视野等方式成像，在较短时间内即可获得有着良好的组织细微结构、极高的影像空间分辨力的 CT 扫描方法。

5. CT 灌注成像　是利用高速静脉注射 4～12ml/s 对比剂和快速 CT 扫描技术而建立起来的一种成像方法，其核心是基于含碘对比剂类似放射性同位素弥散特点。它有两个技术特点：一是对比剂团注的速度更快；二是时间分辨力更高。

6. CT 血管成像　指静脉内注入对比剂后，在靶血管内的对比剂浓度快速达到峰值时，进行螺旋扫描，经工作站后处理，重组出靶血管的多维图像。

7. CT 导向穿刺活检　是一种在 CT 引导下对全身各部位靶病灶经皮穿刺取得组织标本而最终获得病理诊断的非血管介入技术。

8. 低剂量扫描　指在保证诊断要求的前提下，通过降低管电压、增加螺距、降低管电流及使用迭代重建等方法来降低辐射剂量的扫描。

【实验目的】
1. 掌握 CT 的基本概念和术语。
2. 熟悉 CT 的扫描方法。

【实验内容】
1. CT 的基本概念和术语。
2. CT 的扫描方法。

【实验器材】　同本章第一节。

【实验方法】
1. 通过观察 CT 图像明确 CT 的基本概念和术语。
2. 常见部位的 CT 扫描方法的选择。

【实验学时】　2 学时。

【实验总结】
1. 本节主要内容为密度分辨力、空间分辨力、时间分辨力、部分容积效应、噪声、伪影等基本概念和常用术语。增加层厚及辐射剂量，降低噪声等增加密度分辨力；增加像素，提高矩阵、减小层厚及骨算法等提高空间分辨力；线管的旋转时间和重建算法等改变时间分辨力；薄层采集或重组减小部分容积效应；增加辐射剂量、增大体素及增加层厚可降低噪声；伪影主要来源于机器和人的本身。

2. CT 的扫描方法包括普通扫描、增强扫描、能谱成像、HRCT、功能成像、血管成像及低剂量扫描等，不同的扫描方法其特点不同。同一部位可以采用单一或多种扫描方法相结合才能诊断疾病，同一种扫描方法并非适用于所有检查部位或疾病，应根据疾病的特征选择个性化扫描方案，保证图像质量，降低个人辐射剂量，提高疾病诊断准确率。

【实验报告】　根据实验数据记录书写相应的实验报告。

【实验思考】

1. CT检查的相关术语有哪些，有何实质意义？
2. CT的扫描方法包括哪些？
3. HRCT适用于哪些部位的扫描？

第三节　颅脑CT成像技术

实验一　颅脑CT成像技术实验

【临床概述】　颅脑CT扫描包括平扫和增强扫描，适应证有颅脑创伤、脑血管疾病、颅内肿瘤、先天性发育异常、颅内压增高、脑积水、脑萎缩、颅内感染、脑白质病、颅骨骨源性疾病及颅脑病变治疗后随访复查等，对脑血管疾病、颅内肿瘤还可做CT动脉或静脉血管成像、灌注成像。

【诊断要求】　图像清晰、无伪影，清晰显示双侧大脑半球、脑室脑沟、小脑、脑干及颅骨等结构；颅骨三维重建能整体、直观地显示骨骼结构。

【检查注意事项】

1. 扫描前检查仪器是否正常。
2. 向受检者做好解释工作，以消除其顾虑和紧张情绪，要求受检者在扫描中保持体位不动，且不能说话和做吞咽动作。
3. 对检查部位以外的眼球、甲状腺及生殖腺等器官进行辐射防护。
4. 正确选择扫描程序进行扫描，在不影响影像质量的前提下尽可能降低辐射剂量。
5. 增强扫描结束后，受检者应留观30 min左右，以观察有无迟发过敏反应。

【实验目的】

1. 掌握颅脑CT检查的适应证。
2. 熟悉颅脑CT扫描前的相关准备。
3. 掌握颅脑CT扫描的步骤。

【实验内容】

1. 颅脑CT扫描参数和扫描方式。
2. 颅脑CT扫描基线和扫描范围。
3. 颅脑CT扫描的步骤及注意事项。

【实验器材】　多层螺旋CT、CT激光胶片、干式激光胶片打印机、高压注射器、氧气瓶、抢救药品、仿真人体模体。

【实验方法】

1. 适应证的选择及相关准备。
2. 检查体位和扫描范围的确定。
3. 扫描参数和扫描方式的选择。
4. 必要时进行增强扫描。
5. 图像的显示和利用窗口技术打印图像。

由于CT使用的X线对人体有一定损害，因此实验只能在仿真人体模体上进行演示。

【实验步骤】

1. 检查前准备

（1）与受检者沟通消除其顾虑和紧张情绪。

（2）嘱受检者去除发夹、耳环及活动义齿等金属物品，防止产生伪影。

（3）对婴幼儿或不合作受检者，可根据情况给予镇静剂，以减少运动伪影、提高扫描层面的准确性。

（4）对需要做增强扫描的受检者，按含碘对比剂使用要求进行准备。

2. CT 平扫（横断面扫描）

（1）扫描体位：受检者仰卧于检查床上，头置于头架中，下颌内收，头颅和身体正中矢状面与台面垂直，两外耳孔与台面等距。

特殊受检者的扫描体位须做矫正，如驼背、肥胖、颈部强直及呼吸困难而不能低头的受检者，在设计体位时可垫高其头部或臀部，使其头部呈标准的前后位或后前位，若矫正不满意，可倾斜扫描机架予以弥补。

（2）扫描基线：一般以听眦线为扫描基线向上扫描至头顶。听眶线：外耳孔与同侧眼眶下缘的连线；听眦线：外耳孔与同侧眼外眦的连线；听眉线：外耳孔与眉间的连线。

（3）扫描范围：颅底至颅顶。对于后颅窝及桥小脑角区的病变，扫描基线选择听眉线，病变较小时在病变区加做叠加扫描或加做薄层扫描。头颅扫描参数见表 6-1。

表 6-1 颅脑扫描参数

检查项目	扫描方式	层厚/层距	管电压（kV）	管电流量（mAs）	扫描野	重建方式	重建野
颅脑	螺旋	0.5～1 mm	100～120	200～250	Head	标准算法	22～25 cm
颅脑	非螺旋	≤5 mm	100～120	200～250	Head	标准算法	22～25 cm

3. 增强扫描

（1）凡扫描后发现组织密度异常、有占位改变，特别是怀疑鞍区、后颅凹桥小脑角有病灶，以及有血管性病变等，需做增强扫描以明确病灶的性质及范围。头颅增强的延迟扫描时间是根据病变的性质设置的，血管性病变延迟 25 s，感染、囊肿延迟 3～5 min，转移瘤、脑膜瘤延迟 5～8 min。对比剂剂量按 1.0～1.5 ml/kg 体重计算，注射方式用高压注射器经静脉团注，流速为 1.5～2.0 ml/s，若要观察血管性病变（动脉瘤、动静脉畸形等）或血管与病变的关系，流速可用 3.0～5.0 ml/s。

（2）扫描头颅侧位做定位像并制定扫描计划，采用实时增强监视方法，监测层面设置在颈椎 2～3 椎体平面，监测颈内动脉或椎动脉的 CT 值变化，当 CT 值达到或超过预设的阈值，手动或自动触发预设的扫描程序进行扫描，必要时对病变部位加做延迟扫描。

4. 窗技术及图像后处理 根据临床和诊断需要，做不同方位的图像重建和重组。重建层厚 5～10 mm，层距或重建间隔与层厚相同。观察脑组织选择窗宽 80～100 Hu，窗位 35～45 Hu。对颅脑创伤、颅骨及颅骨周围的肿瘤，需用骨窗观察，即窗宽 3500～4000 Hu，窗位 500～700 Hu，以确定有无颅骨骨折及破坏。

常规三维图像重组：用薄层横断面数据进行多平面重组（multiplanar reformation，

MPR），可获得脑组织的冠状面、矢状面、斜面图像，从不同角度显示病变与周围软组织间的关系。运用表面阴影显示（surface shaded display，SSD）显示颅骨的骨折线、病变与周围解剖结构的关系等。颅脑 CTA 血管图像后处理常包括 MPR、最大密度投影（maximum intensity projection，MIP）、容积再现（volume rendering，VR）及 SSD。MIP 能清晰显示血管的走行、钙化情况。VR 可以显示颅内动脉瘤的血管情况，并可多角度、多方位旋转显示瘤体的大小、瘤颈的位置以及动脉瘤与周围血管的关系。

【实验学时】 2学时。

【实验总结】

1. 颅脑 CT 扫描适用于颅脑创伤、脑瘤、脑血管意外、先天性头颅畸形等受检者。

2. 扫描基线和扫描方式的正确选择有利于颅内病变的最佳显示，提高病变组织的检出率，图像后处理技术的合理应用，可多角度观察组织与病变的关系。

3. 扫描之前，应先确定仰卧位或俯卧位，头先进或足先进以及观察方向，避免发生左右位置标记错误。

【实验报告】 根据实验数据记录书写相应的实验报告。

【实验思考】

1. 颅脑 CT 扫描基线选择有何实质意义？
2. 颅脑 CT 扫描的适应证、相关准备及步骤有哪些？
3. 颅脑 CT 扫描各层面的显示内容有哪些？

第四节 鞍区 CT 成像技术

实验一 鞍区 CT 成像技术实验

【临床概述】 鞍区（sella region）是指颅中窝中央部的蝶鞍及其周围区域，前界为前床突外侧缘和交叉前沟的前缘，后界是后床突和鞍背，两侧为颈动脉沟，面积约 5.5 cm^2，其主要结构有蝶鞍、蝶窦、垂体、海绵窦、鞍周血管和神经等。蝶鞍区范围小、结构多、毗邻关系复杂，是疾病的多发部位。鞍区 CT 扫描包括平扫和增强扫描，主要适应证有颅脑创伤累及鞍区、鞍内肿瘤、鞍区血管性疾病、鞍区感染、鞍区骨源性疾病、先天性发育异常及鞍区肿瘤术后复查等受检者。

【诊断要求】 图像清晰、无伪影，清晰显示蝶窦、垂体、海绵窦、鞍区诸骨的结构及鞍周血管和神经等结构。需重建鞍区冠状面、矢状面图像，能整体、直观地显示鞍区结构，重建层厚及层间距≤3 mm。

【检查注意事项】 同本章第三节。

【实验目的】

1. 掌握鞍区 CT 检查的适应证。
2. 熟悉鞍区 CT 扫描前的相关准备。
3. 掌握鞍区 CT 扫描的步骤。

【实验内容】

1. 鞍区 CT 扫描参数和扫描方式。

2. 鞍区 CT 扫描基线和扫描范围。

3. 鞍区 CT 扫描的步骤及注意事项。

【实验器材】 同本章第三节实验一。

【实验方法】 同本章第三节实验一。

【实验步骤】

1. 检查前准备 同本章第三节实验一。

2. CT 平扫

（1）扫描体位：可采用俯卧位或仰卧位，头部正中矢状面对准并垂直床面中线，下颌尽量前伸，头部尽量后仰，两侧外耳孔与床面等距。

（2）扫描基线：听眶线或听眦线。

（3）扫描范围：颅底至鞍顶。

3. 增强检查

（1）横断面扫描：鞍区 CT 检查一般需作增强扫描。静脉注射对比剂按 1.0～2.0 ml/kg 计算，流速 2.5～3 ml/s，扫描延迟时间 20～25s。体位同颅脑轴位，扫描基线可用听眶线，扫描层厚与重建间距为 3～5 mm，扫描范围自鞍顶至鞍底包括整个鞍区。疑颅内肿瘤侵入鞍区时，须加作常规头颅扫描。

（2）冠状面扫描：鞍区常用体位，采用颅脑颏顶位或顶颏位。先摄取头颅侧位做定位像，扫描层面尽可能与鞍背平行或与鞍底垂直，层厚和重建间距视蝶鞍大小选择 2～3 mm，扫描范围自鞍顶至鞍底包括整个鞍区。鞍区扫描参数如下（表 6-2）。

表 6-2 鞍区扫描参数

检查项目	扫描体位	管电压（kV）	管电流量（mAs）	扫描野	螺距	重建层厚	重建方式	重建矩阵
鞍区	顶颏位/颏顶位	100～120	200～250	15～25 cm	0.75～1	3 mm	骨/软组织算法	512×512

（3）垂体微腺瘤放大动态扫描：能清楚地观察微腺瘤及其与周围组织结构的关系。可观察微腺瘤血供的全过程，有利于对微腺瘤的诊断。

4. 窗技术及图像后处理的应用 根据不同的部位和病变选用合适的窗宽和窗位。若病变和周围组织密度比较接近时，可适当调窄窗宽；若伪影较大或需观察局部组织的结构，可调低窗位，并适当调宽窗宽。鞍区 CT 软组织窗：窗宽 350～400 Hu，窗位 35～40Hu；骨窗：窗宽 3500～4000Hu，窗位 500～700 Hu。根据需要确定重建算法，以最薄层厚进行鞍区冠状面、矢状面重建，重建层厚 3 mm、层间距 3 mm。

【实验学时】 2 学时。

【实验总结】

1. 鞍区 CT 扫描 适用于鞍区肿瘤、颅脑创伤累及鞍区、先天性发育异常、鞍区血管性疾病、鞍区感染、鞍区骨源性疾病、鞍区肿瘤术后复查等受检者。

2. 扫描基线和扫描方式的正确选择 有利于颅内病变的最佳显示，提高病变组织的检出率，图像后处理技术的合理应用，可多角度观察组织与病变的关系。

【实验报告】 根据实验数据记录书写相应的实验报告。

【实验思考】

1. 鞍区CT动态增强扫描有何意义？
2. 鞍区CT扫描的适应证、相关准备及步骤有哪些？

第五节 眼部CT成像技术

实验一 眼部CT成像技术实验

【临床概述】 眼部CT扫描包括CT平扫和增强扫描，多采用横断位扫描，必要时可加做冠状位扫描。主要用于眼球突出的病因诊断，对球内和眶内肿瘤、炎性假瘤和血管性疾病有特殊价值，对眼创伤、眶内异物及先天性疾病有较大临床意义。

【诊断要求】 扫描断面图像清晰，无伪影，能够清楚显示双侧眼眶、眼球、视神经及各眼肌的结构。三维重建图像应较清晰显示双侧眼眶、眼球、视神经及各眼肌等结构的空间位置关系。增强CT扫描应明显区分病变组织与正常眼及眼眶的关系，了解病变的侵犯范围，有利于占位性病变的定位和定性。

【检查注意事项】

（1）~（5）同本章第三节实验一。

（6）要求受检者在扫描中闭眼、眼球向上且保持不动。

【实验目的】

1. 掌握眼部CT扫描的适应证。
2. 熟悉眼部CT扫描前的相关准备。
3. 掌握眼部CT扫描步骤。

【实验内容】

1. 眼部CT扫描参数及扫描方式。
2. 眼部CT扫描基线和扫描范围。
3. 眼部CT扫描步骤及注意事项。

【实验器材】 同本章第三节实验一。

【实验方法】 同本章第三节实验一。

【实验步骤】

1. 检查前准备 同本章第三节实验一。

2. 平扫

（1）扫描体位：受检者仰卧于检查床中间，头置于头架内，双侧外耳孔与床面等距，下颌稍抬，作头部侧位定位像并制定相应的扫描计划。

（2）扫描基准线：听眶线（外耳孔上缘与眶下缘的连线）。

（3）扫描范围：自眶底扫至眶顶，病变较大时可根据需要扩大扫描范围。

3. 增强扫描

（1）在高压注射器上设置对比剂和生理盐水的剂量。对比剂的剂量按1.0~1.5 ml/kg体重计算，注射方式用高压力注射器静脉团注，流速2.0~4.0 ml/s，若要观察血管病变

（动脉瘤、动静脉畸形等）或血管与病变的关系，流速可用 3.0～5.0 ml/s。

（2）先扫描头部侧位定位像并制定扫描计划：采用实时增强监视方法，监测层面设置在颈椎 3～4 椎体平面，监测颈动脉或者椎动脉的 CT 值变化，当 CT 值达到或超过预设的阈值，手动或自动触发预设的扫描程序进行扫描，必要时对病变部位加做延迟扫描。眼部扫描参数见表 6-3。

表 6-3 眼部扫描参数

检查项目	扫描类型	管电压（kV）	管电流量（mAs）	扫描野	重建层厚/层间距	重建方式	重建矩阵
眼部	非螺旋扫描	120～140	200～250	15～18cm	2.5mm	标准算法	512×512
眼部	螺旋扫描	120～140	200～250	15～18cm	1.25～2.5mm	标准算法	512×512

4. 图像后处理及窗技术的应用 眼部图像常选择软组织窗，窗宽 100～300Hu，窗位 35～60Hu，若病变侵犯骨组织或者创伤骨折时，需要用骨窗观察，窗宽 1000～1600Hu，窗位 400～600Hu。眼部 CT 扫描获得横断面图像，可利用多平面重组获得冠状或矢状面的图像，更有助于病变的定位，还可以进一步行血管重建。

【实验学时】 2 学时。

【实验总结】

1. 眼及眼眶 CT 检查主要用于眼球突出的病因诊断。对诊断球内和眶内肿瘤、炎性假瘤和血管性疾病有特殊价值，对诊断眼创伤、眶内异物及先天性疾病具有较高临床意义。

2. 由于听眶线与视神经的走向大体一致，使用该基线扫描，显示视神经和眼外肌较好，故常用听眶线为扫描基线。

3. 一般进行放大摄影，但放大的 CT 图像应包括完整的眼部解剖结构和适当的邻近组织，避免病变定位困难而失去诊断价值。眼眶图像的显示和成像常用软组织窗，但眼部创伤、钙化或病变侵犯眶壁时，则需加摄骨窗像。

【实验报告】 根据实验数据记录书写相应的实验报告。

【实验思考】

1. 眼部 CT 扫描基线如何选择及其意义？
2. 眼部 CT 扫描的适应证、相关准备及步骤有哪些？
3. 眼部 CT 扫描各层面的显示内容有哪些？

第六节 耳部 CT 成像技术

实验一 耳部 CT 成像技术实验

【临床概述】 耳部 CT 扫描包括 CT 平扫和增强扫描，常规采用 HRCT 加靶重建技术，其最大优点是具有良好的空间分辨力，可清楚显示耳部小病灶细微结构。

【诊断要求】 扫描断面图像清晰、无伪影，能够清楚显示双侧外耳道、内听道、中耳鼓室腔、鼓室内听小骨、双侧鼓室窦、乳突、耳蜗、前庭及各半规管等结构。三维重建图像应较清晰地显示锤骨和砧骨关系、鼓窦入口、面神经管、耳蜗、前庭、半规管、内听道、咽鼓管、颈动脉管和颈静脉孔等重要结构。增强 CT 扫描应明显区分血管、淋巴结、肿瘤组织的关系，了解病变的侵犯范围，有利于占位性病变的定位和定性诊断。

【检查注意事项】 同本章第三节实验一。

【实验目的】

1. 了解耳部 CT 检查的适应证。
2. 熟悉耳部 CT 扫描前的相关准备。
3. 掌握耳部 CT 扫描步骤。

【实验内容】

1. 耳部 CT 扫描参数和扫描方式。
2. 耳部 CT 扫描基线和扫描范围。
3. 耳部 CT 扫描的步骤及图像后处理技术的应用。

【实验器材】 同本章第三节实验一。

【实验方法】 同本章第三节实验一。

【实验步骤】

1. 检查前准备 同本章第三节实验一。

2. 检查方法

（1）CT 平扫

1）扫描体位：受检者仰卧于扫描床中间，两外耳孔与床面等距，做头颅侧位定位像并根据检查目的制定相应的扫描计划。

2）扫描基线：听眶线。

3）扫描范围：从岩骨上缘至外耳道下缘。

（2）增强扫描

1）扫描前准备：在高压注射器上设置对比剂和生理盐水的剂量。对比剂剂量按 1.0～1.5 ml/kg 体重计算，注射方式用高压注射器经静脉团注，流速 2.0～3.5 ml/s，如果重点观察血管性病变或血管与肿瘤病变的关系，流速可用 3.5～4.5 ml/s。

2）扫描方法：先做头部侧位定位像并制定扫描计划，采用实时增强监视方法，监测层面设置在颈椎 3～4 椎体平面，监测颈内动脉或者椎动脉的 CT 值变化，当 CT 值达到或超过预设的阈值时，手动或自动触发预设的扫描程序进行扫描，必要时在病变部位加作延迟扫描。耳部扫描参数如下（表 6-4）。

表 6-4 耳部扫描参数

检查项目	扫描方式	重建层厚/层间距	管电压（kV）	管电流量（mAs）	扫描野	重建方式	重建野
中耳乳突	Helical/Axial	1.0～2.0mm	120～140	200～250	Head	骨算法	22 cm
内听道	Helical/Axial	1.0～2.0mm	120～140	200～250	Head	标准算法	22 cm

3. 图像后处理及窗技术应用 耳部的结构复杂，需用双窗技术进行观察，耳部颞骨骨窗：窗宽 1500～3000Hu，窗位 400～600Hu；软组织窗：窗宽 200～400Hu，窗位 35～50Hu。为便于耳部器官的显示，不论是骨窗还是软组织窗，窗宽、窗位的调节范围较大。常规扫描获得的是横断面图像，可通过多平面重组技术得到冠状面、矢状面图像，并结合曲面重建、仿真内窥镜对病变进行显示。冠状面图像对于鼓膜峭、上鼓室、鼓室盖、

水平半规管、卵圆窗、内耳道结构以及鼓室底壁与颈静脉球窝的关系显示较好。最大密度投影法可显示听骨链，最小密度投影可显示内耳迷路三维图像；容积再现三维成像能更好地观察骨质情况，如听骨链；CT仿真内窥镜可显示鼓室及骨迷路内腔。

观察听骨链、内耳及面神经管等结构，以两侧听小骨为中心，采用小视野120mm，左右两侧分别重建，靶重建可清晰显示外耳道、鼓室、耳蜗导管、鼓膜、咽鼓管、颈动脉管、蜂窝状乳突气房、乙状窦、前庭窗、听小骨等。

【实验学时】 2学时。

【实验总结】

1. 耳部的重要结构都隐藏在颞骨内，其结构细微复杂，在进行CT扫描前应详细了解临床资料和检查要求，选择合适的扫描角度、序列和参数。

2. 耳部CT扫描不但可显示骨质破坏的范围而且还可以显示软组织肿瘤本身与周围组织结构的关系，为肿瘤定性提供参考意见。

3. 耳部CT扫描对中耳炎症受检者能准确地诊断有无骨质破坏、胆脂瘤形成及并发症的产生很有价值，为临床制订治疗方案提供依据。

4. 耳部解剖结构复杂、细小，可采用放大扫描，提高图像的空间分辨力。

【实验报告】 根据实验数据记录，完成相应的实验报告。

【实验思考】

1. 耳部CT检查的适应证有哪些？

2. 耳部CT检查常用的图像后处理技术有哪些？

第七节　鼻与鼻窦CT成像技术

实验一　鼻与鼻窦CT成像技术实验

【临床概述】 鼻包括外鼻、鼻腔和鼻旁窦三部分，其CT扫描包括CT平扫和CT增强扫描，对鼻及鼻窦的常见疾病：炎症（如：鼻甲肥厚、泛发性鼻窦炎），创伤（如：鼻骨或鼻旁窦骨折、鼻旁窦内积血），鼻腔异物，鼻窦含气不良等可做CT平扫，对肿瘤或肿瘤样病变（如：息肉、乳头状瘤）做CT增强扫描更具诊断价值，观察肿瘤对治疗的反应以及确定肿瘤有无复发等具有重要意义。

【诊断要求】 CT扫描横断面图像清晰、无伪影，能够清楚显示鼻甲、鼻腔、鼻咽、双侧上颌窦、筛窦、蝶窦及额窦等解剖结构；多平面重组后的图像能够从不同的方位（冠状位较常用）观察鼻腔窦口复合体区的结构、异物或占位病变的位置关系，容积再现技术图像可以清晰直观地显示骨折；CT增强扫描应明显区分血管与淋巴结、肿瘤与正常组织的关系，了解病变的侵犯范围及血供情况，能够有助于肿瘤或肿瘤样病变的定位和定性诊断。

【检查注意事项】 同本章第三节实验一。

【实验目的】

1. 掌握鼻与鼻窦相关解剖及CT检查的适应证。

2. 熟悉鼻与鼻窦CT扫描前的相关准备。

3. 掌握鼻与鼻窦 CT 扫描步骤。

【实验内容】

1. 鼻与鼻窦 CT 扫描参数和扫描方式。

2. 鼻与鼻窦 CT 扫描基线和扫描范围。

3. 鼻与鼻窦 CT 扫描步骤及主要注意事项。

【实验器材】 同本章第三节实验一。

【实验方法】 同本章第三节实验一。

【实验步骤】

1. 检查前准备 同本章第三节实验一。

2. 平扫检查

（1）扫描体位：①横断位扫描，受检者仰卧位，头颅置于检查床头架内，头部正中矢状面与扫描中心线重合（体位摆正，以保证横断面影像双侧对称），以眶下线为基线，特殊情况可放宽摆位标准，采用头先进模式。②冠状位扫描，有两种检查体位。ⓐ仰卧位，头颅过度后伸向下悬吊于专用的冠状扫描头架内；ⓑ俯卧位，下颌尽量前伸，头后仰，两手平放于扫描床上。两种方法均应注意头颅中心线位于正中，两侧对称，以垂直听眶下线为基线。

（2）扫描基线：使扫描层面与硬腭平行。

（3）扫描范围：①横断位扫描，鼻扫描范围包括鼻根至鼻尖，鼻窦包括额窦上缘至硬腭。②冠状位扫描，鼻窦扫描范围从额窦前壁至蝶窦后壁，或以病变为中心确定范围。扫描基线垂直眶下线（或者平行于硬腭的垂线），可适当倾斜机架角度（64 层及以下 CT 机型适用）。

3. 增强扫描

（1）在高压注射器上设置对比剂和生理盐水的剂量。对比剂剂量按 1.0~1.5 ml/kg 体重计算，注射方式用高压注射器经静脉团注，流速 2.5~3.5 ml/s。

（2）先做头部侧位定位像并制定扫描计划，采用实时增强监视方法，监测层面设置在颈椎 3~4 椎体平面，监测一侧的颈内动脉的 CT 值变化，当 CT 值达到或超过预设的阈值（100~120 Hu）时手动或自动触发预设的扫描程序进行扫描，必要时在病变部位加做延迟扫描。鼻及鼻窦扫描参数如下（表 6-5）。

表 6-5 鼻及鼻窦扫描参数

检查项目	扫描体位	管电压（kV）	管电流量（mAs）	扫描野	螺距因子	重建层厚/层间距	重建方式	重建矩阵
鼻及鼻窦	横断位	120~140	200~250	20~25cm	0.562：1~0.938：1	2~5mm	骨/软组织算法	512×512
鼻及鼻窦	冠状位	120~140	200~250	20~25cm	0.562：1~0.938：1	2~5mm	骨/软组织算法	512×512

4. 图像后处理及窗技术的应用 鼻及鼻窦图像常选择软组织窗，窗宽 200~400Hu，窗位 40~50Hu。若病变侵犯骨组织或者创伤骨折时，需要用骨窗观察，窗宽 2000~3000Hu，窗位 500~700Hu；观察蝶窦、筛板及额窦有无分隔时，需调至窗宽 2000~

3000Hu，窗位–200～100Hu。

鼻及鼻窦CT扫描获得的横断面图像，可利用多平面重组获得冠状、矢状面和任意角度斜位层面的图像，更有助于对病变的定位诊断。

【实验学时】 2学时。

【实验总结】 鼻及鼻窦结构相对较简单，在进行CT扫描前应详细了解临床资料和检查要求，选择合适的扫描方法和参数。增强扫描时可根据病变情况，酌情增加延迟扫描。鼻及鼻窦CT扫描可直接显示骨折线、骨折部位和骨碎片。

【实验报告】 根据实验数据记录，完成相应的实验报告。

【实验思考】

1. 鼻与鼻窦解剖结构有哪些？

2. 鼻与鼻窦CT检查适应证有哪些？

3. 鼻与鼻窦CT扫描步骤有哪些？

第八节　口腔颌面部CT成像技术

实验一　口腔颌面部CT成像技术实验

【临床概述】 口腔颌面部包括口腔、口咽、涎腺、上下颌骨、颞下窝及颞下颌关节等部位和结构。口腔颌面部CT扫描包括平扫和增强扫描，对颌面部创伤（如颧弓骨折、颞颌关节脱位、颌面部血肿）及其术后复查、皮下软组织内异物、先天性面部骨骼发育畸形、炎症（如腮腺炎）、拟行颌面部整形受检者可做CT平扫，对占位性病变（如面神经鞘瘤、腮腺癌、下颌骨骨肿瘤）及其放化疗后复查、淋巴结肿大、血管性病变可做增强扫描，也可以进一步作三维重建及CT血管造影。

【诊断要求】 颌面部CT扫描横断面图像清晰、无伪影，能够清楚显示颅底、颞骨和耳、鼻和鼻窦、眼眶、口腔、鼻咽、口咽、涎腺、面颅诸骨与颞下颌关节等解剖结构。多平面重组后的图像能够从不同的方位观察病变与翼腭窝、神经管、颅底裂孔等重要解剖结构的毗邻关系，容积再现技术图像可以清晰直观地显示骨折。

【检查注意事项】 同本章第三节。

【实验目的】

1. 掌握颌面部相关解剖结构及CT检查的适应证。

2. 熟悉颌面部CT扫描前的相关准备。

3. 掌握颌面部CT扫描步骤。

【实验内容】

1. 颌面部CT扫描参数和扫描方式。

2. 颌面部CT扫描基线和扫描范围。

3. 颌面部CT扫描的步骤及注意事项。

【实验器材】 同本章第三节实验一。

【实验方法】 同本章第三节实验一。

【实验步骤】

1. 检查前准备同本章第三节实验一。

2. 平扫检查

（1）扫描体位：受检者仰卧于扫描床中间，头置于头架内，头部正中矢状面与床面垂直，下颌尽量内收，做侧位定位像并据检查目的制定相应的扫描计划。

（2）扫描基线：与听眶线平行。

（3）扫描范围：从舌骨水平（相当于第4颈椎下缘）至眶下缘或以病变为中心确定范围，观察腮腺从外耳孔扫描至下颌角。

3. 增强扫描

（1）扫描前准备：按照平扫的方法做好扫描前准备，在高压注射器上设置对比剂和生理盐水的剂量。对比剂使用非离子型含碘对比剂，剂量按1.0～1.5ml/kg体重计算，注射方式采用高压注射器静脉团注，流速2.5～3.0ml/s，若要观察血管病变（动脉瘤、动静脉畸形等）或血管与病变的关系，流速设置为3.5～5ml/s。

（2）扫描方法：先扫描头部侧位定位像并制定扫描计划，采用实时增强监视方法，监测层面设置在颈椎3～4椎体平面，监测颈动脉或者椎动脉的CT值变化。当CT值达到或超过预设的阈值时，手动或自动触发预设的扫描程序进行扫描，必要时在病变部位加做延迟扫描。扫描参数见表6-6。

表6-6 颌面部扫描参数

检查项目	扫描类型	管电压（kV）	管电流量（mAs）	扫描野	螺距因子	重建层厚/层间距	重建方式	重建矩阵
鼻咽部	螺旋扫描	120～140	200～250	20～25cm	0.562：1～0.938：1	1.25～2.5mm	骨/软组织算法	512×512
腮腺	螺旋扫描	120～140	200～250	20～25cm	0.562：1～0.938：1	1.25～2.5mm	骨/软组织算法	512×512
颌面部	螺旋扫描	120～140	200～250	20～25cm	0.562：1～0.938：1	1.25～2.5mm	骨/软组织算法	512×512
牙齿	螺旋扫描	120～140	200～250	20～25cm	0.562：1～0.938：1	1.25～2.5mm	骨/软组织算法	512×512

4. 图像后处理及窗技术的应用 口腔颌面部图像的显示和成像常用软组织窗，窗宽300～400Hu，窗位35～40Hu，增强后可适当调高窗位至50～80Hu；颌面部创伤、占位性病变的显示和摄影需加用骨窗，窗宽1500～2000Hu，窗位300～400Hu，以观察有无骨折或者骨质破坏。三维重建在工作站上进行，并旋转三维图像，进行多角度观察。MPR技术有助于了解病变与翼腭窝、神经管、颅底裂孔等重要解剖结构的毗邻关系，对疾病诊断及制定手术方案有重要意义。VR技术常用于颌面部骨性结构的三维立体显示，如颌面部骨折、肿瘤侵犯骨质等，可以多角度多方位成像。牙齿三维重建，可适当调节阈值，并去除牙齿以外的骨组织。

【实验学时】 2学时。

【实验总结】 在进行CT扫描前应详细了解临床资料和检查要求，选择合适的扫描方法和参数，提高病变的检出率；薄层扫描有助于局部组织（鼻咽部）及小器官（腮腺）的观察和诊断，经三维重建能整体直观地显示颌面部骨折、颞颌关节脱位及整形效果；

增强扫描时发现占位性病变，可做延迟扫描，口腔颌面部 CT 增强扫描不但可显示肿瘤性病变骨质破坏的范围，而且可显示软组织肿瘤的血供情况，及其与周围组织结构的关系，为肿瘤定位定性提供参考。

【实验报告】 根据实验数据记录，完成相应的实验报告。

【实验思考】

1. 口腔颌面部 CT 扫描的步骤有哪些？
2. 口腔颌面部 CT 扫描的范围？

第九节　咽喉部 CT 成像技术

实验一　咽喉部 CT 成像技术实验

【临床概述】 咽喉部 CT 检查包括鼻咽与口咽、喉、食管上部、血管以及软组织等部位和结构的相关疾病。咽喉部 CT 扫描包括 CT 平扫和增强扫描，对咽喉部创伤、异物、炎症、先天发育异常等可做 CT 平扫，对咽喉部占位性病变（如喉部肿瘤）、淋巴结肿大、血管性病变（如动脉狭窄、扩张、栓塞、动脉瘤、血管畸形）可做 CT 增强扫描，也可进一步作 CT 血管成像（CTA）。

【诊断要求】 咽喉部扫描时，能够清晰显示鼻咽、口咽、喉咽、喉腔、双侧声带、声门裂、双侧假声带、会厌软骨、会厌前间隙脂肪、双侧喉旁间隙及梨状隐窝、喉部软骨等结构。增强 CT 扫描图像，应明确显示出颈部淋巴结、动静脉及其他组织结构关系，了解病变的侵犯范围，有助于占位性病变的定位和定性诊断。咽喉部 CTA 图像，必须保证扫描图像中的血管 CT 值大于 300Hu。

【检查注意事项】 同本章第三节实验一。

【实验目的】

1. 掌握咽喉部相关解剖结构及 CT 检查的适应证。
2. 熟悉咽喉部 CT 扫描前的相关准备。
3. 掌握咽喉部 CT 扫描步骤。

【实验内容】

1. 咽喉部 CT 扫描参数和扫描方式。
2. 咽喉部 CT 扫描基线和扫描范围。
3. 咽喉部 CT 扫描的步骤及主要事项。

【实验器材】 同本章第三节实验一。

【实验方法】 同本章第三节实验一。

【实验步骤】

1. 检查前准备

（1）～（4）同本章第三节实验一。

（5）扫描喉部时，嘱受检者平静呼吸，以使声带处于外展状态，扫描时不能做吞咽动作，若需要观察声带的活动度，还应事先让受检者做好发高音"咿"的训练。

2. 平扫检查

（1）扫描体位：受检者取仰卧位，嘱受检者下颌尽量内收，使听眦线与床面垂直，避免受检区域组织重叠，同时两肩放松，两上臂置于身体两侧，以减少肩胛骨骼结构对扫描部位的影响，两外耳孔与床面等距。做侧位定位像并制定扫描计划。

（2）扫描基线：扫描基线分别与咽部或喉室平行。

（3）扫描范围：鼻咽部从鞍底至硬腭平面；口咽部从硬腭至会厌游离缘；喉咽部从会厌游离缘或舌骨平面至环状软骨下缘；喉部从舌骨平面至环状软骨下 1cm。若发现肿瘤可扫描至颈根部，以了解淋巴结受累情况。

3. 增强扫描

（1）按照平扫的方法做好扫描前准备，在高压注射器上设置对比剂和生理盐水的剂量。使用非离子型含碘对比剂，剂量按 1.0~1.5ml/kg 体重计算，采用高压注射器经静脉团注，流速 2.0~4.0ml/s，若要观察血管病变（动脉瘤、动静脉畸形等）或血管与病变的关系，流速可设置为 3.5~5.0ml/s。

（2）先做咽喉部侧位定位像并根据检查目的制定扫描计划，采用实时增强监视方法，监测层面设置在颈椎 3~4 椎体平面，监测颈动脉或者椎动脉的 CT 值变化。当 CT 值达到或超过预设的阈值时，手动或自动触发预设的扫描程序进行扫描，必要时在病变部位加做延迟扫描。

4. 图像后处理及窗技术的应用

（1）咽喉部图像常选择软组织窗，窗宽 350~400Hu，窗位 35~40Hu，若病变侵犯骨组织时，需要用骨窗观察，窗宽 2500~3000Hu，窗位 350~550Hu。

（2）咽喉部 CT 扫描获得的是横断面图像，可利用多平面重组获得冠状或矢状面的图像，更有助于病变的定位。

（3）血管可用 MIP、VR、MPR、CPR 等图像后处理获得 CTA 图像。

【实验学时】 2 学时。

【实验总结】 咽喉部 CT 扫描在侧位定位确定扫描范围时，根据需要可将扫描线倾斜一定角度，使扫描线平行咽部、喉室或声带平面；让受检者连续地发高调"咿"音的情况下扫描，有助于显示声带麻痹以及梨状窝的病变；若要清楚地显示真、假声带和喉室，在常规扫描的基础上，确定出喉室范围，再采用 1~2mm 薄层连续扫描，应用多种图像后处理技术，可多角度地观察病变与周围组织关系。增强扫描时发现占位性病变，可做延迟扫描。

【实验报告】 根据实验数据记录，完成相应的实验报告。

【实验思考】

1. 咽喉部解剖及其与周围组织结构的关系如何？
2. 咽喉部器官与血管的关系如何？

第十节 颈部 CT 成像技术

实验一 颈部 CT 成像技术实验

【临床概述】 CT 是颈部的主要影像学检查手段，CT 较高的空间分辨力及密度分辨力对甲状腺肿瘤、颈部肿块等病变有较好的定位、定性能力。颈椎 CT 检查在颈椎退行性疾病及颈椎损伤等方面有很高的实用价值。高分辨的 CT 能清楚显示脊椎的形态、结构、椎间盘病变、韧带钙化及黄韧带肥厚，也能较清楚显示颈神经根及脊髓的形态、结构。

【诊断要求】 颈部 CT 平扫图像清晰无伪影，能够清楚地显示颈部软组织、气管、食管、甲状腺、甲状旁腺、颈椎椎体及颈部肌肉等结构。增强 CT 扫描图像，应明确显示出颈部淋巴结、动静脉及其他组织结构关系，了解病变的侵犯范围，有助于占位性病变的定位和定性诊断。颈部 CTA 图像，必须保证扫描图像中的血管 CT 值大于 300Hu。

【检查注意事项】 同本章第三节实验一。

【实验目的】
1. 掌握颈部相关解剖结构及 CT 检查的适应证。
2. 熟悉颈部 CT 扫描前的相关准备。
3. 掌握颈部 CT 扫描步骤。

【实验内容】
1. 颈部 CT 扫描参数和扫描方式。
2. 颈部 CT 扫描基线和扫描范围。
3. 颈部 CT 扫描的步骤及主要事项。

【实验器材】 同本章第三节实验一。

【实验方法】 同本章第三节实验一。

【实验步骤】

1. 扫描前准备 同本章第三节实验一。

2. 平扫检查

（1）扫描体位：受检者取仰卧位，头稍后仰，使颈部与床面平行，以减少下颌骨与颈部的重叠，同时两肩放松，两上臂置于身体两侧，以减少肩膀骨骼结构对扫描部位的影响，双侧外耳孔与床面等距。做侧位定位像并制定扫描计划。

（2）扫描基线：颈部扫描线垂直于颈部即可。

（3）扫描范围：甲状腺扫描范围从第 5 颈椎下缘至第 1 胸椎，颈部扫描范围从胸廓入口至下颌角区域进行扫描。

（4）扫描参数：螺旋扫描，管电压 120～140kV，管电流量 200～300mAs，采集层厚 0.625～1.0mm，螺距 0.6～1.0，扫描野 20～30cm，矩阵 512×512，软组织算法，最薄层厚无间隔重建。

3. 增强扫描

（1）按照平扫的方法做好扫描前准备，在高压注射器上设置对比剂和生理盐水的剂量。使用非离子型含碘对比剂，剂量按 1.0～1.5ml/kg 体重计算，采用高压注射器经静脉团注，流速 2.5～3.0ml/s，延迟扫描时间 35～40s。

（2）先做咽喉部侧位定位像并根据检查目的制定扫描计划，采用实时增强监视方法，监测层面设置在颈椎 3～4 椎体平面，监测颈动脉或者椎动脉的 CT 值变化。当 CT 值达到或超过预设的阈值时，手动或自动触发预设的扫描程序进行扫描，必要时在病变部位加做延迟扫描。

4. CTA 检查技术

（1）体位：仰卧位，头后仰，使下颌支与扫描床面垂直。

（2）扫描范围：在颈部侧位定位，设定从主动脉弓上缘至颅底的扫描区域。

（3）注射方案：对比剂注射流速为4.0～5.0ml/s，对比剂注射完毕后再以相同流速注射生理盐水20.0～30.0ml，延迟时间15～18s。

（4）扫描参数：螺旋扫描，管电压120～140kV，管电流量200～300mAs，螺距0.6～1.0，扫描野20～30cm，矩阵512×512，采集层厚0.625～1.0mm，重建层厚和层间距长度均为0.625～1.0mm。

5. 图像后处理及窗技术的应用 颈部图像常选择软组织窗，窗宽250～350Hu，窗位30～50Hu，若病变侵犯骨组织时，需要用骨窗观察，窗宽3500～4000Hu，窗位500～700Hu。颈部CT扫描获得的是横断面图像，可利用多平面重组获得冠状或矢状面的图像，更有助于病变的定位。颈部血管可用MIP、VR、MPR、CPR等图像后处理获得颈部CTA图像。

【实验学时】 2学时。

【实验总结】 选择正确的扫描方式，能提高病变组织的检出率。多种图像后处理技术的应用，可多角度地观察病变与周围组织关系。增强扫描时发现占位性病变，可做延迟扫描。

【实验报告】 根据实验数据记录，完成相应的实验报告。

【实验思考】

1. 颈部CT检查的适应证有哪些？
2. 颈部CT增强扫描的步骤有哪些？

第十一节 胸部CT成像技术

实验一 胸部CT成像技术实验

【临床概述】 胸部肺组织内含有气体，肺与邻近组织对X线吸收系数差别大，组织间的对比度较大，胸部CT需要的剂量较低。低剂量CT检查已成为胸部疾病筛查的首要检查方法，特别对于纵隔肿瘤和大血管、胸膜和胸壁病变以及胸部淋巴结增大等，尤其是肺内微小结节、肺癌早期的诊断。

【诊断要求】 常规胸部检查采用横断面增强扫描，可以较好地显示肺、纵隔、血管和胸壁的病变。例如：肺部肿瘤、肺部炎症、纵隔和肿大的淋巴结、胸主动脉瘤和夹层动脉瘤等。肺内占位性病变，可先做平扫再做增强扫描以了解病变的强化程度；而高分辨力CT（HRCT）可显示肺内弥漫性间质性病变、肺大泡、支气管扩张及较小的肺结核空洞等。

【检查注意事项】 同本章第三节实验一。

【实验目的】

1. 掌握胸部CT检查的适应证。
2. 熟悉胸部CT扫描前准备。
3. 掌握胸部CT扫描步骤及相关解剖。

【实验内容】

1. 胸部CT扫描的适应证及其相关准备。

2. 胸部 CT 的检查体位、扫描范围、扫描参数和扫描方式的确定。

3. 胸部增强 CT 扫描的注意事项。

4. 图像显示和打印。

【实验器材】 同本章第三节实验一。

【实验方法】 同本章第三节实验一。

【实验步骤】

1. 扫描前准备

(1)～(4) 同本章第三节实验一。

(5) 训练受检者呼吸屏气，保持呼吸幅度的一致，屏住呼吸 6s 左右，一般采用吸气后屏气。

2. 平扫

(1) 扫描体位：常规取仰卧位，头先进，两臂上举抱头，身体置于床面正中，侧面定位线对准人体腋中线。

(2) 定位像：常规扫描一个胸部正位像。

(3) 扫描范围：自胸廓入口到肺下界膈面。

(4) 扫描参数和扫描方式：常规扫描采用 5mm 层厚，5mm 层间距，常规扫描完后，如发现有小病灶，还应进行层厚 2mm 以下的薄层扫描。螺旋扫描用 0.5～1.25mm 的采集层厚，螺距为 1，重建层厚为 5mm。滤波函数采用标准或者软组织算法和骨算法分别重建（图 6-1）。对于支气管扩张症、弥漫性或孤立结节病灶等，还应在目标区域增加做 HRCT。

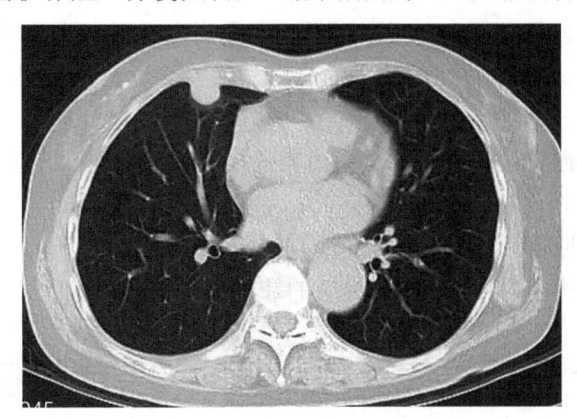

图 6-1 5mm 层厚肺窗图像

图 6-1 可见肺血管的连续走行，肺叶显示清晰但血管边缘模糊

3. HRCT

扫描参数和扫描方式：通常为了显示高分辨的肺组织，采用 1.25mm 以下的扫描层厚，采用较高的剂量，锐利的重建算法如骨算法等进行扫描，可以采用 1024 的扫描矩阵进一步提高像素的分辨力（图 6-2）。

4. 增强扫描 常规增强，用非离子型含碘对比剂 60～80ml，一般采用经静脉团注法，流速 2～3ml/s，扫描延迟时间为 40～50s。儿童用量按体重 2ml/kg 计算，流速约为 1.0～1.8ml/s。

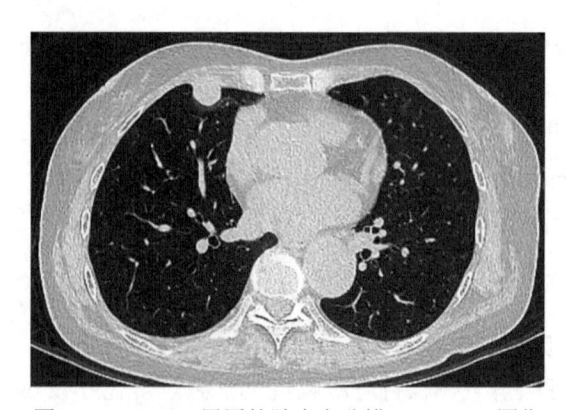

图 6-2　1.25mm 层厚的肺窗高分辨（HRCT）图像

图 6-2 可见肺叶显示清晰但显示多个血管断面和支气管圆形断面，无法看到肺血管的连续走行，但细节显示更清晰

5. 图像的显示与打印　采取肺窗和软组织窗分别显示与打印，肺窗的窗宽 1300～1600Hu，窗位–300～–600Hu；软组织窗的窗宽 250～350Hu，窗位 30～50Hu。打印时一定要按顺序打印、病灶放大及感兴趣区 CT 值测量，疑有骨转移、骨质破坏、骨折等还应增加打印骨窗图像，骨窗窗宽 1000～2000Hu，窗位 300～600Hu。

【实验学时】　2 学时。

【实验总结】　胸部 CT 检查适用于肺内以及纵隔肿瘤的显示，可清晰显示其范围及大小、有无淋巴结转移及周围解剖结构，同时对于纵隔肿块与血管异常的诊断和鉴别诊断也具有较大价值。胸部 CT 扫描前的屏气训练非常重要。肺内的孤立性结节、纤维化病灶及空泡等可以加做相应局部的 HRCT。对于大多数病变显示，除常规的肺窗和纵隔窗外，也可采用中间窗显示。图像后处理技术的应用，能多方位地显示组织病变与血管以及周围组织的关系。

【实验报告】　根据实验观察和记录写出实验报告。

【实验思考】

1. 胸部 CT 扫描的适应证、相关准备及扫描步骤有哪些？
2. HRCT 为何只能作为常规 CT 扫描后的补充？

第十二节　先天性心脏病 CT 成像技术

实验一　先天性心脏病 CT 成像技术实验

【临床概述】　先天性心脏病，是指心脏以及大血管在胎儿时期发育异常引起出生时即存在的一类心血管畸形。例如：房间隔缺损、单心房、左侧三房心、室间隔缺损、动脉导管未闭、主动脉-肺动脉间隔缺损、法洛四联症、完全型大动脉转位、先天性主动脉缩窄等。

【诊断要求】　不同类型的先心病在 CTA 上的不同表现。

1. 房间隔缺损　表现在房间隔的连续性中断，两个层面以上显示房间隔连续性中断，间接征象是右心房、室增大，中心肺动脉增宽，如果有肺动脉高压，主肺动脉横径超过同水平主动脉径，右心室壁增厚，右室腔扩大，也有可能出现单心房畸形的可能。

2. 室间隔缺损　直接征象是室间隔中断、不连续。第一期的增强扫描由于左右室的强化程度不一样可以观察左右室分流的情况。

3. 动脉导管未闭　直接征象是增强扫描可见主动脉弓下层面一条增强的血管与主肺动脉的左、右分叉部相连。间接征象是小的分流无明确心肺形态学改变，大的分流可见左室增大。

4. 法洛四联症　可见肺动脉狭窄，可见主肺动脉发育情况、分支等。室间隔缺损、主动脉骑跨可见升主动脉内径较粗，于主动脉根部层面显示，主动脉不同程度骑跨于室间隔之上。

【检查注意事项】

1～5. 同本章第三节实验一。

6. 先天性心脏病 CT 检查要训练呼吸，防止产生呼吸运动的伪影。但是由于先心病受检者通常都是小儿，无法很好配合，可采用束缚带制动的方法控制呼吸运动的幅度。对于无法配合的小儿需要进行口服镇静剂进行制动。

【实验目的】

1. 掌握先天性心脏病 CT 检查的适应证。
2. 熟悉先天性心脏病 CT 扫描前准备。
3. 掌握先天性心脏病 CT 扫描步骤及相关解剖。

【实验内容】

1. 先天性心脏病 CT 扫描的适应证及其相关准备。
2. 先天性心脏病 CT 检查体位、扫描范围、扫描参数和扫描方式的确定。
3. 先天性心脏病（简称先心病，后文使用）CT 扫描的注意事项。
4. 图像显示和打印。

【实验器材】　同本章第三节实验一。

【实验方法】　同本章第三节实验一。

【实验步骤】

1. 扫描前准备

（1）～（4）同本章第三节实验一。

（5）训练受检者呼吸屏气，保持呼吸幅度的一致，屏住呼吸 6s 左右，一般采用吸气后屏气。

（6）心电电极的位置，按照检查设备要求贴电极片，对于新生儿或者不方便的小儿，电极可以贴在双臂和腿上。

2. 平扫

（1）扫描体位：常规取仰卧位，头先进，两臂上举抱头，身体置于床面正中，侧面定位线对准人体腋中线。

（2）定位像：常规扫描胸部正位像和侧位像双定位像。

（3）扫描范围：由胸廓入口向下到左膈下 5cm。

（4）扫描参数和扫描方式：ECG 门控，回顾性门控扫描 0.5～1.25mm，全时相采集，螺旋扫描用 0.5～1.25mm 的采集层厚，螺距为 1，重建层厚为 5mm，层间隔 5mm。滤波函数采用软组织算法重建，一般需要连接心电极采用 ECG 门控采集。考虑到儿童的辐射防护，5 岁以下的儿童使用 70～100kV，5 岁以上使用 100kV；管电流量可以使用自动管电流量调制技术。对于婴幼儿先心病 CT 检查而言，需要克服心率快、配合差、对辐射敏感、不能屏气、病情危重、心血管病畸形复杂等多种因素的挑战。宽体探测器可以克服屏气不良的问题，快速旋转和迭代算法可以克服辐射敏感和心率快的问题。

3. 增强扫描　对比剂用量根据扫描方式而不同。成人用量约为 30～80ml；婴幼儿的用量按公斤体重计算，不超过 2.0ml/kg。注射流速通常以 1～3ml/s 的流速进行注射，5 岁以下可以根据体重选择 1～2ml/s，5 岁以上选择 2～3ml/s。为避免无名静脉内高浓度对比剂干扰周围结构显示，尽量选择右侧上肢静脉或右侧下肢静脉注药，对比剂的注射方案一般选择实时血流检测法（bolus-tracking）：设定肺动脉层面作为连续曝光层面，并选择对比剂观察感兴趣区（肺动脉和主动脉两个感兴趣区域），注射对比剂后，采用实时观察感兴趣区对比剂 CT 值上升情况，当 CT 值达预定值后，自动或手动触发扫描。对存在心内结构复杂畸形者（如心内膜垫缺损、单心室等）加扫第二期，扫描延迟时间为注药后 35～45s，即第一期扫描后的 8～15s。

4. 图像的显示与打印　采取软组织窗分别显示与打印，软组织窗的窗宽 250～350Hu，窗位 30～50Hu，打印时一定要按顺序打印。回顾性心电门控加单扇区重建是保证图像质量的主要方法，对于不能配合屏气的小儿来说，可以避免呼吸带来的图像质量变差。图像重建成亚毫米的薄层图像，如果噪声较大，可以适当增加重建层厚，然后进行图像后处理，方法有 VR 显示、薄层 MIP 显示、心脏长短轴的多平面重组。以室间隔缺损为例如图 6-3。

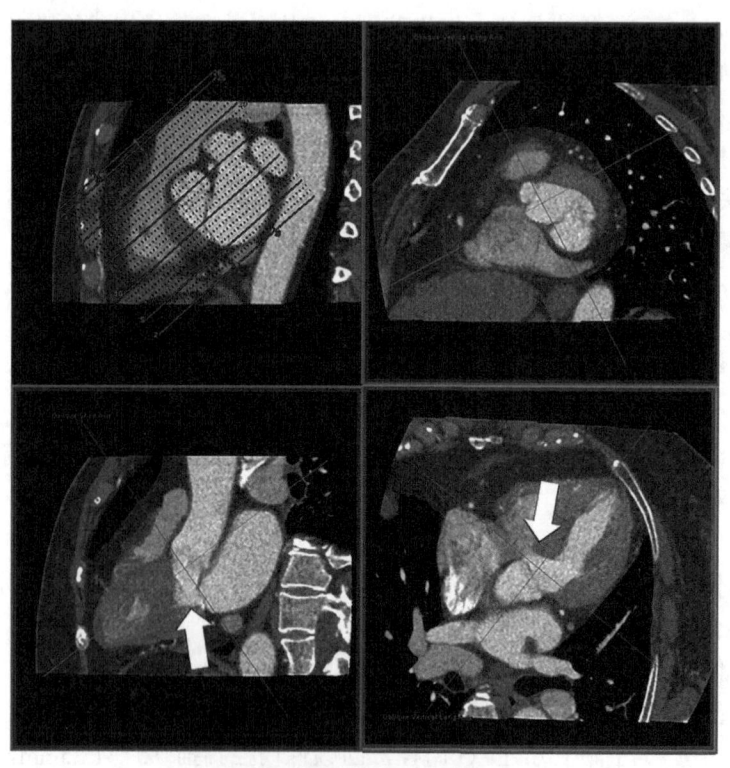

图 6-3　四腔心显示室间隔缺损

箭头显示了室间隔间出现对比剂强化带连接左右心室

【实验学时】 2学时。

【实验总结】 由于先心病CT检查的通常为新生儿或者小儿，对于辐射损伤带来的风险增加，可以在头颅、颈部和盆腔分别用铅衣片进行防护。由于小儿检查时多有不配合的情况，必要时需要家长防护后在检查室陪同，对于不配合或者无法制动的受检者，需要服用镇静剂进行制动，或者使用束缚带减少呼吸运动伪影。如果可以屏气，使用心电门控进行扫描，如果屏气不良需要进行螺旋扫描，通常连续扫描两期，便于判断血流异常循环。

【实验报告】 根据实验观察和记录写出实验报告。

【实验思考】

1. 先心病CT扫描的适应证、相关准备及扫描步骤有哪些？
2. 先心病CT增强扫描需要几期？如何扫描？
3. 先心病CT的后处理方法有哪些？

第十三节　冠状动脉CT血管成像技术

实验一　冠状动脉CT血管成像（CCTA）技术实验

【临床概述】 冠状动脉CT血管成像以及心脏CT成像可用于检测冠状动脉粥样硬化，提供心肌缺血的客观证据并精确定量冠状动脉斑块，已经成为诊断冠心病的一线检查手段。冠状动脉CT血管成像检查适应证包括：易患冠状动脉疾病的高危人群；不明原因胸闷、胸痛、心前区不适等；动脉粥样硬化的常规检查；评估冠状动脉是否存在斑块以及狭窄、是否存在冠状动脉异常；术前检查如心脏外科手术前、血管病外科手术前。

【诊断要求】 冠状动脉CT血管成像（coronary CT angiography，CCTA）要达到诊断疾病的需要，需要没有运动伪影的图像，就要求CT图像具有较高的时间分辨力，因此采用ECG门控扫描以及扇区重建或者提高线管转速和双线管技术的方法提高图像采集的速度。一般情况下，在常规心率的范围内，采集一幅图像时间在75ms可以获得冻结运动的冠状动脉图像。但观察冠状动脉需要更高的图像分辨力，通常需要选择CT设备最薄的层厚进行采集，常选择0.5～0.625mm层厚。对比剂的注射也需要高流速以满足冠状动脉有较高的衰减值。

【检查注意事项】

1. 心率控制　通常16层CT需要控制心率在65bpm以下；64层CT以上的机型，需要控制心率低于70bpm；对于128层以上的CT机型，由于较高的时间分辨力，可以不需要进行心率的控制，但低于90bpm的心率仍然是获得满意图像质量的保证。对于基础心率过快的受检者可使用β受体阻滞剂，如倍他乐克等，服用方法：于检查前10～20min口服12.5～50mg，建议酌情逐渐增加服用量，对于低血压受检者，时刻监测血压；经测量，心率下降后，再进行检查。（注：bpm为心率电位，次/分，beat per minute）

2. 呼吸训练　检查前训练受检者做深吸气、屏气及呼气动作。呼吸训练时需要确定检查者是否能屏住气，可通过观察腹部的运动或者用手放到检查者胸前确定。一般经过训练，受检者的屏气时间可以大大延长，可在扫描过程中保持屏气不动。

3. 余同本章第三节实验一。

【实验目的】

1. 掌握 CCTA 检查的适应证。

2. 熟悉 CCTA 扫描前准备。

3. 掌握 CCTA 扫描步骤及相关解剖。

【实验内容】

1. CCTA 扫描的适应证及其相关准备。

2. CCTA 的检查体位、扫描范围、扫描参数和扫描方式的确定。

3. CCTA 扫描的注意事项。

4. 图像后处理显示和打印。

【实验器材】 同本章第三节实验一。

【实验方法】 同本章第三节实验一。

【实验步骤】

1. 扫描前准备 同本章第十二节实验一。

2. 平扫

（1）扫描体位：常规取仰卧位，头先进，两臂上举抱头，身体置于床面正中，侧面定位线对准人体腋前线。

（2）定位像：常规扫描胸部正位像和侧位像双定位像（图 6-4）。

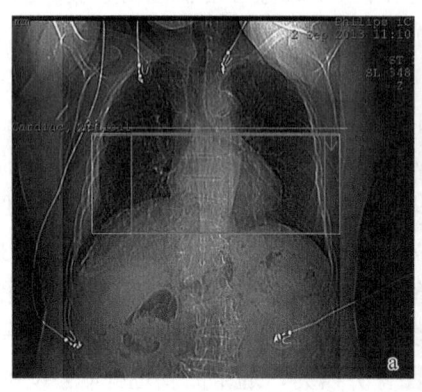

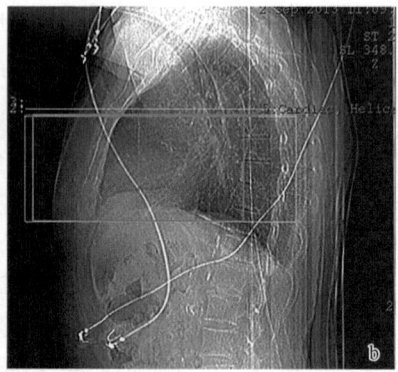

图 6-4 心脏扫描的定位像

在正位像（a 图）和侧位像（b 图）上需要把心脏置于扫描野的中心

（3）扫描范围：根据检查的需要扫描的范围有所不同。①常规冠状动脉 CTA 扫描从气管隆凸下到心底，包括整个心脏。② CABG 术后复查搭有静脉桥的，扫描范围从主动脉向下到心底，包括整个心脏大血管。③ CABG 术后复查搭有动脉桥的，扫描范围需要从锁骨向下到心底，包括整个胸骨，心脏大血管（图 6-5）。

（4）扫描参数和扫描方式：平扫小于等于 2.5mm 层厚，2.5mm 间距，显示野 25cm，管电压 120kV，选择 ECG 前瞻门控扫描或回顾性门控扫描，显示野固定不动。

3. 增强扫描 扫描参数同平扫，使用 ECG 门控扫描方式进行扫描。国际心血管 CT 协会（SCCT）2017 年发布的冠状动脉 CT 指南中，建议对于体重低于 60kg，管电压使用 70kV、80kV 或 120kV；体重大于 90kg，使用 120kV 或者 140kV，61~89kg 体重的使用 100kV 或 120kV。另外使用迭代算法可以有效地降低噪声干扰并可以减少辐射剂量。冠状动脉 CTA 检查是扫描不停运动中的心脏，所以需要较高时间分辨力来"冻结"运动的心脏和冠状动脉。由于心脏是有节律地重复运动，可以根据 ECG 可以有效相对静止的心脏时相来进行扫描。常规扫描方式有两种，ECG 前瞻门控扫描（序列扫描）和 ECG 回顾门控扫描（螺旋扫描）技术来完成检查。宽体探测器可以克服屏气不良的问题，快速旋转和迭代算法可以克服辐射敏感和心率快的问题。

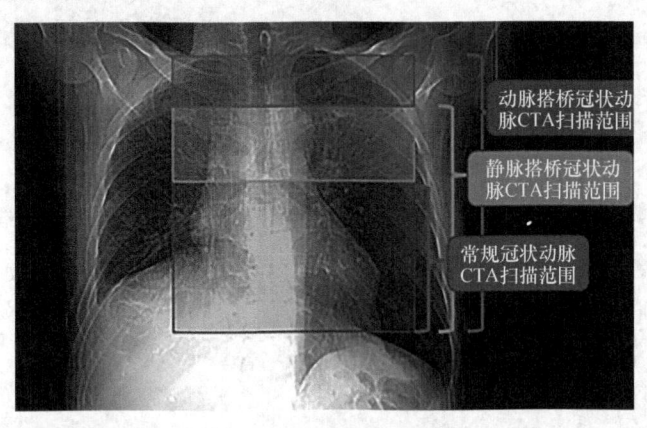

图 6-5 根据不同检查需要确定心脏扫描范围

4. 对比剂注射方案设定 对比剂的浓度通常使用 350～370mgI/ml，要达到理想的冠状动脉 CTA 检查的增强效果，需要使用双筒高压注射器，配合生理盐水的使用，有两种对比剂注射方案：单流速三期和双流速。

（1）单流速三期：单流速 3.5～5ml/s 的流速，第一期使用对比剂 50～60ml，第二期使用生理盐水 16～20ml，第三期使用对比剂-生理盐水混合液（混合比为 60%：40%）。

（2）双流速：双流速第一期 3.5～5ml/s 的流速注射 50～60ml 的对比剂跟随生理盐水推注 16～20ml，第二期使用 2.5～3.5ml/s 的流速注射 5～7ml 对比剂跟随 25ml 生理盐水推注。总的来看，扫描曝光时间为 7～8s，增强根据扫描时间计算需要 10s 的对比剂团注时间，但是随后的肺循环可以用生理盐水代替并且使肺动脉的增强效果降低，最后需要强化右心并且生理盐水冲刷上腔静脉，单流速使用生理盐水和对比剂混合注射，将对比剂在针管中稀释，而双流速是将对比剂流速减少让对比剂在血管中稀释，即方法不同但效果一致。

5. 根据体重确定对比剂流速 由于冠状动脉的强化保持在 300～350Hu 为最好的观察效果，可根据体重来选择对比剂注射流速，体重≤60kg，流速选择 3.5ml/s，并适当减少对比剂的总量，可以减少对比剂渗漏，过敏以及肾功能损伤的风险。体重＞60kg 且≤75kg，流速选择 4ml/s，体重超过 75kg，流速为 5ml/s。

6. 图像的显示与打印 平扫的窗宽为 250～350Hu，窗位为 35～45Hu，增强扫描的窗宽为 600～800Hu，窗位为 300～400Hu。总之，将增强的冠状动脉的 CT 值作为窗位，适当调整窗宽，达到冠状动脉为灰色，钙化为白色，软斑块为黑色。通常冠状动脉 CTA 需要打印后处理的图像。后处理的方法有 VR，薄层 MIP，曲面重组 CPR（图 6-6）。

【实验学时】 2 学时。
【实验总结】
1. 冠状动脉 CTA 检查需要最高的空间分辨力以及最高的时间分辨力，几乎是设备检查精度的极限。

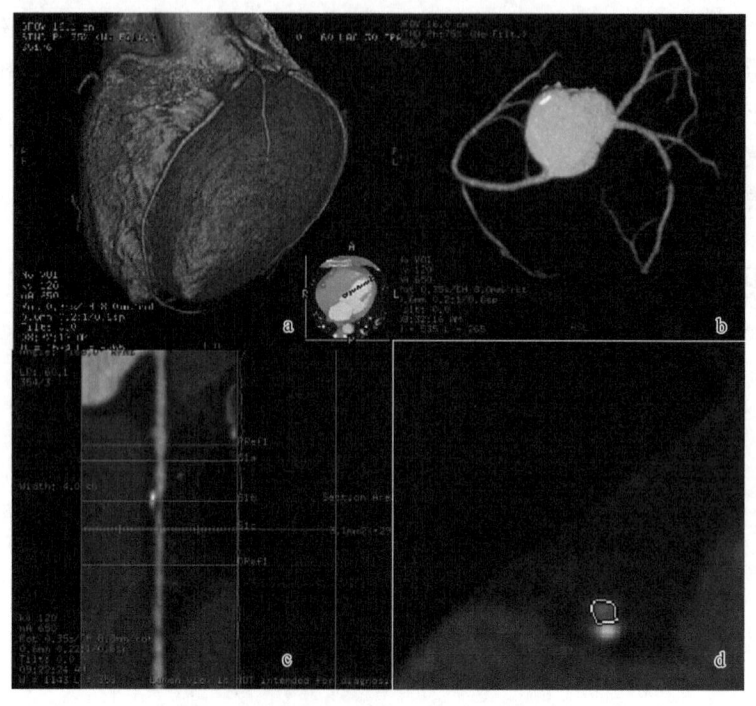

图 6-6 冠状动脉 CTA 后处理图像

a. 心脏 VR 显示冠状动脉在心肌表面的走行；b. 显示蜘蛛位的 MIP 显示的冠状动脉树图像可见前降支中段的狭窄；
c. Lumen 图显示沿着血流中心拉直的图像；d. 分析拉直血管钙化处分析的横轴位可见钙化的类型

2. 需要受检者屏气，使用心电门控进行扫描。对于宽体 CT 例如 256 层 CT 来说，使用前瞻门控的方法就可以在一个心动周期覆盖整个心脏，大大减少了曝光时间、呼吸运动伪影，结合优化伪影消除算法，例如冠状动脉追踪冻结（snapshot freeze，SSF）技术，甚至可以不屏气完成检查。

3. 对比剂需要较高的流速，但可以根据体重进行个体化对比剂流速设计。

【实验报告】 根据实验观察和记录写出实验报告。

【实验思考】

1. 冠状动脉 CTA 扫描的适应证、相关准备及扫描步骤有哪些？

2. 冠状动脉 CTA 的后处理方法有哪些？

第十四节 肺动、静脉与左心房 CT 成像技术

实验一 肺动、静脉 CT 成像技术实验

【临床概述】 肺动脉 CT 成像通过对比剂团注对肺动脉强化，显示肺动脉分支，可以用来诊断不明原因的胸痛，如：肺动脉栓塞、肺动脉高压、肺动脉发育畸形、动静脉瘘等。肺静脉 CT 成像多用于射频消融术术前评价及术中引导，由于肺静脉的变异多样，术前可通过 CT 对肺静脉情况进行评估选择合适的手术方案，还可利用原始数据对射频消融术术中手术进行定位引导；也可用于射频消融术术后的评价，射频消融术后复查，观察射频后肺静脉的孔径变化等。

【诊断要求】 常规肺动、静脉 CT 成像需要使用含碘对比剂团注在适当的时间窗对肺动、静脉进行强化，获得更好的衰减值，肺动脉 CT 成像时要求同时肺静脉有强化但不明显，肺静脉 CT 成像时要求同时肺动脉有强化但不明显，上腔静脉无干扰图像诊断的高衰减伪影。对于肺栓塞的诊断，可见在强化的肺动脉中有灌注缺损或者灌注不连续的图像。可以通过三维重组的 VR 或者 MIP 观察肺动脉发育畸形或者动静脉瘘的情况。

【检查注意事项】 同本章第三节实验一。

【实验目的】
1. 掌握肺动、静脉 CT 检查的适应证。
2. 熟悉肺动、静脉 CT 扫描前准备。
3. 掌握肺动、静脉 CT 扫描步骤及相关解剖。

【实验内容】
1. 肺动、静脉 CT 扫描的适应证及其相关准备。
2. 肺动、静脉 CT 的检查体位、扫描范围、扫描参数和扫描方式的确定。
3. 肺动、静脉 CT 扫描的注意事项。
4. 图像后处理显示和打印。

【实验器材】 同本章第三节实验一。

【实验方法】 同本章第三节实验一。

【实验步骤】

1. 扫描前准备 同本章第十一节实验一。

2. 扫描体位 受检者仰卧，头先进，两臂上举抱头，身体置于床面正中，侧面定位像对准人体正中冠状面。

3. 定位像 常规扫描胸部前后定位像。

4. 扫描范围 肺动脉扫描范围从胸廓入口向下到膈上；肺静脉扫描范围从主动脉弓向下到膈上。

5. 扫描参数

（1）平扫 5mm 层厚，5mm 间距，管电压 100~120kV，平扫可以解决两个问题：第一，观察扫描范围是否合适，如果不合适，可在增强扫描时适当调整；第二，观察检查者是否能配合屏气。

（2）肺动、静脉 CT 血管造影，扫描范围同平扫，0.5~1.25mm 层厚，0.5~1.25mm 扫描间距。调整螺距和旋转时间，使扫描时间最短。为了减少肺动、静脉扫描的辐射剂量并且增加肺动、静脉增强的 CT 衰减系数，可以使用管电压较低的 80kV 进行曝光。

6. 增强扫描

（1）对比剂注射方案设定：对比剂的浓度通常使用 350~370mgI/ml，需要使用双筒高压注射器，配合生理盐水的使用，对比剂注射方案单流速双期即可满足。4~5ml/s 的流速，第一期肺动脉成像对比剂 20~50ml、肺静脉成像对比剂 50~60ml，第二期生理盐水 25~40ml。

（2）扫描延迟时间：经验时间肺动脉成像是延迟 10~15s 启动扫描，肺静脉成像是延迟 25~30s 启动扫描。通常选择测定靶血管内对比剂峰值变化来选择适当的扫描启动时间，方式有两种。

1）小剂量同层扫描时间曲线测定法（test-bolus）：用 10～20ml 对比剂使用 10～20ml 对比剂经肘静脉团注，注药后延时 5s 开始在肺动脉层面连续扫描，以肺动脉为感兴趣区测量峰值时间。根据平均峰值时间适当增加 3～4s，设定为扫描开始的延迟时间。

2）实时血流检测法（bolus-tracking）：设定肺动、静脉层面（气管隆突下）作为连续曝光层面，并分别选择升主动脉、肺动脉作为观察感兴趣区，注射对比剂 5～6s（肺动脉成像）或 8～10s（肺静脉成像）后，连续曝光采用实时观察感兴趣区对比剂 CT 值上升情况，当 CT 值达 150Hu 预定值后，自动或手动触发扫描。肺动、静脉增强扫描参数如下（表 6-7）。

表 6-7 肺动脉增强参数

设定项目	肺动脉 CT 扫描	肺静脉 CT 扫描
对比剂使用量（ml/kg）	0.5	0.5
对比剂浓度（mgI/ml）	320～350	320～370
注射流速（ml/s）	3.0～4.0	3.0～4.0
生理盐水（ml）	30	30
延迟时间	11～15 秒	11～15 秒
bolus-tracking 的监测位置	肺动脉层面的肺动脉	肺静脉层面的肺动脉，定位像看心脏中段水平
套管针的型号	20G	20G
注射部位	外周静脉	外周静脉

7. 图像的显示和摄影 平扫的窗宽为 250～350Hu，窗位为 35～45Hu，增强扫描的窗宽为 600～800Hu，窗位为 300～400Hu。

8. 三维重组肺动脉后处理 可使用 VRT 重组或者是薄层 MIP 来显示（图 6-7），冠状位 MPR 或者 MIP 显示肺栓塞，层厚 2mm，层间隔 2mm。肺静脉的 VRT 重组：用于显示肺静脉的开口、起源和大体解剖。可以在肺静脉后前位测量肺静脉开口处的宽度，多角度显示左右肺静脉的开口，其变异对于临床手术非常重要。如果需要，可以测量肺静脉各分支起始处横轴位的最大径和最短径。

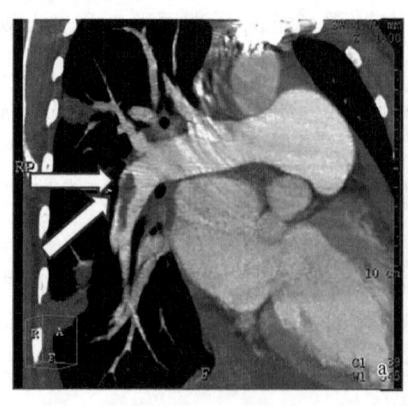

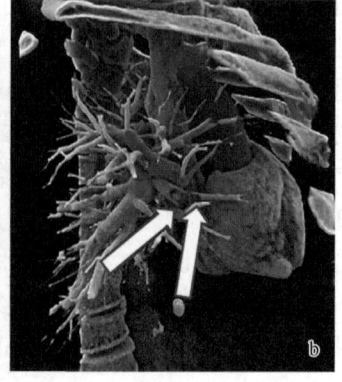

图 6-7 肺动脉后处理图像

a. 用薄层 MIP 来显示可见动脉增强中的充盈缺损（箭头）；b. 用三维渲染 VR 的方式显示动脉显示不连续即为栓塞处（箭头）

【实验学时】 2学时。

【实验总结】 肺动、静脉CT检查前要训练呼吸，防止呼吸运动伪影产生。怀疑肺动脉栓塞的，尽量提供临床指标以及临床病史，例如术后长期卧床、下肢疼痛、遗传性易患因素。对比剂使用团注流速、总量应适当，避免检查结束对比剂还注射未完成，常使用实时血流检测方法扫描肺动、静脉。

【实验报告】 根据实验观察和记录写出实验报告。

【实验思考】

1. 肺动、静脉CT扫描的适应证、相关准备及扫描步骤有哪些？
2. 肺动、静脉CT的后处理方法？

实验二 左心房CT成像技术实验

【临床概述】 左心房CT成像多用于射频消融术术前评价及术中引导，射频消融术需要通过电极消融产生房颤的异常兴奋点。房颤的受检者左心房血栓的发病率较高，术前可通过CT对肺静脉以及左心房的情况进行评估，选择合适的手术方案，同时还可利用原始数据对射频消融术进行术中定位引导，也可用于观察心房血栓、肿瘤等占位病变的改变。

【诊断要求】 常规左心房CT成像需要使用含碘对比剂团注在适当的时间窗对心房进行强化，获得更好的衰减值，同时肺动脉有强化但不明显，上腔静脉无干扰图像诊断的高衰减伪影。可以通过三维重组的VR或者MIP观察肺静脉左心房发育畸形或者动静脉瘘的情况。对于图像要求较高的手术需要等，可以使用ECG门控的方法扫描，减少心脏跳动的运动伪影。

【检查注意事项】 同本章第十三节实验一。

【实验目的】

1. 掌握左心房CT检查的适应证。
2. 熟悉左心房CT扫描前准备。
3. 掌握左心房CT扫描步骤及相关解剖。

【实验内容】

1. 左心房脉CT扫描的适应证及其相关准备。
2. 左心房CT的检查体位、扫描范围、扫描参数和扫描方式的确定。
3. 左心房CT扫描的注意事项。
4. 图像后处理显示和打印。

【实验器材】 同本章第三节实验一。

【实验方法】 同本章第三节实验一。

【实验步骤】

1. 扫描前准备

（1）心理干预：由于受检者的心率高会影响图像质量，消除受检者的紧张情绪十分重要，检查前需要向受检者简单介绍检查的过程和可能出现的正常反应，例如对比剂注药后会出现发热的症状等，以及呼吸屏气的重要性、需要屏气的次数和检查时间，消除受检者的畏惧心理，有利于对心率的控制。

（2）呼吸训练：检查前训练受检者做深吸气、屏气及呼气动作。呼吸训练时需要确定受检者是否能屏住气，可通过观察腹部的运动或者用手放到受检者胸前确定。一般经过训练，受检者的屏气时间可以大大延长，可在扫描过程中保持屏气不动。

（3）安装心电图电极：左心房CT扫描需与心电门控相结合，这样可获得清晰可靠的左心房图像。使用三个导联，RA和LA电极分别置于右侧和左侧的锁骨陷凹处，LL电极置于左侧肋下缘肋间隙上。电极片需要在上臂上举后粘贴，并且需要避开骨头，否则会降低心电波形或得到不稳定的信号。

2. 扫描体位　　受检者仰卧，头先进，两臂上举抱头，身体置于床面正中，侧面定位像对准人体正中冠状面。

3. 定位像　　常规扫描胸部前后定位像。

4. 扫描范围　　左心房扫描范围从主动脉弓向下到膈上。

5. 扫描参数

（1）平扫5mm层厚，5mm间距，管电压100～120kV，平扫可以解决两个问题：第一，观察扫描范围是否合适，如果不合适，可在增强扫描时适当调整；第二，观察检查者是否能配合屏气。

（2）左心房CT：扫描范围同平扫，0.5～1.25mm层厚，0.5～1.25mm扫描间距。通常使用ECG门控的方式进行扫描。但如果受检者心律不齐或者屏气不良，可以选择使用螺旋扫描，0.5～1.25mm层厚，0.5～1.25mm扫描间距，调整螺距和旋转时间，使用最快方式扫描。为了减少肺静脉扫描的辐射剂量并且增加肺静脉增强的CT衰减系数，可以使用管电压较低的80kV进行曝光。

（3）ECG门控扫描方式：左心房CT检查同冠状动脉CTA一样由于需要扫描不停运动的心脏，所以需要较高时间分辨力来"冻结"运动的心脏。常规扫描方式有两种，ECG前瞻门控扫描（序列扫描）和ECG回顾门控扫描（螺旋扫描）技术来完成检查。

6. 增强扫描

（1）对比剂注射方案设定：对比剂的浓度通常使用320～370mgI/ml，肺静脉的增强不需要像要冠状动脉CTA检查的增强效果那样复杂，仅需要肺静脉强化同时使肺动脉增强值尽量要低于肺静脉从而避免对于肺静脉的干扰。增强需要使用双筒高压注射器，需要生理盐水配合使用，对比剂注射方案单流速双期即可满足。对比剂注射选择4～5ml/s的流速，第一期对比剂50～60ml，第二期盐水25～40ml。肺循环早期可以用生理盐水代替并且使肺动脉的增强效果降低，最后需要用生理盐水冲刷上腔静脉减少上腔静脉的高衰减伪影。

（2）扫描延迟时间：经验时间是延迟25～30s启动扫描。通常选择测定靶血管内对比剂峰值变化来选择适当的扫描启动时间。

实时血流检测法（bolus-tracking）：设定肺静脉层面（气管隆嵴下4cm）作为连续曝光层面，并选择升主动脉作为观察感兴趣区，注射对比剂后，8～10s后，连续曝光采用实时观察感兴趣区对比剂CT值上升情况，当CT值达150Hu预定值后，自动或手动触发扫描。左心房扫描参数见表6-8。

表 6-8　左心房扫描参数

设定项目	左心房 CT 扫描
对比剂使用量（ml/kg）	0.5
对比剂浓度（mgI/ml）	320～370
注射流速（ml/s）	3.0～4.0
生理盐水（ml）	30
延迟时间	11～15s
bolus-tracking 的监测位置	肺静脉层面的肺静脉，定位像看心脏中段水平
套管针的型号	20G
注射部位	外周静脉

7. 图像的显示和摄影　平扫的窗宽为 250～350Hu，窗位为 35～45Hu，增强扫描的窗宽为 600～800Hu，窗位为 300～400Hu。

8. 三维重组后处理

（1）左心房的 VRT 重组：用于显示肺静脉的开口、起源和大体解剖。可以在肺静脉后前位测量肺静脉开口处的宽度、多角度显示左右肺静脉的开口，其变异对于临床手术非常重要。

（2）心脏长短轴的多平面重组显示四腔心以及心房和瓣膜等的主要结构。

【实验学时】　2 学时。

【实验总结】　左心房 CT 检查要求受检者训练呼吸，防止呼吸运动伪影产生。左心房 CT 检查的对比剂使用基本同肺静脉和主动脉检查的用量和流速，对比剂使用团注的时间控制适量，避免检查结束对比剂还注射未完成。常使用实时血流检测方法扫描左心房。

【实验报告】　根据实验观察和记录写出实验报告。

【实验思考】

1. 左心房 CT 扫描的适应证、相关准备及扫描步骤有哪些？
2. 左心房 CT 的后处理方法？

第十五节　腹部 CT 成像技术

实验一　腹部 CT 成像技术实验

【临床概述】　多层螺旋 CT 对腹部疾病的检查具有非常重要的意义，可对腹部各脏器肿瘤的治疗提供客观临床依据，包括术前评价及术后随访。其检查分平扫、增强扫描、CTA 检查、器官灌注成像和能谱成像等。平扫可以发现腹部各脏器的肿瘤、炎性病变、囊肿、先天性变异、泌尿系统结石和积水等；增强扫描可以加大腹部各组织间的密度差，有利于发现和鉴别病变；CTA 检查就是将强化后的血管薄层图像通过图像后处理技术来清晰准确地显示动脉或静脉及所属分支器官；灌注成像和能谱成像（本节不对能谱成像技术做具体解读）是以器官及组织的功能性检查和定性检查为主要目的的检查技术。

【诊断要求】　腹部 CT 检查的受检者需分段口服水或稀释的阳性对比剂，以区别胃肠道和欲观察的部位。腹部增强检查应确定三期扫描时间，怀疑血管瘤者适当延迟扫描时间，以提高诊断准确率。

【检查注意事项】 检查前一周内不服用重金属药物，不能做胃肠道钡餐造影检查，余同本章第三节实验一。

【实验目的】
1. 掌握腹部相关解剖及 CT 检查的适应证。
2. 熟悉腹部 CT 扫描前的准备。
3. 掌握腹部 CT 扫描步骤。
4. 熟悉腹部脏器 CT 增强各期相的时间及强化特征。

【实验内容】
1. 腹部 CT 扫描前的准备。
2. 腹部 CT 扫描方式、扫描范围及扫描参数的确定。
3. 动态扫描各期相的确定。
4. 图像的显示与打印。

【实验器材】 同本章第三节实验一。

【实验方法】 同本章第三节实验一。

【实验步骤】

1. 扫描前准备

（1）～（4）同本章第三节实验一。

（5）分段口服水或稀释的阳性对比剂，以区别胃肠道和欲观察的部位。

（6）疑有结石者，最好采用口服水或稀释的阴性对比剂。

（7）受检者应充分做好胃肠道的准备（除急诊受检者外）：检查前需空腹 4～6h，检查前 1 周之内不能做胃肠钡餐造影检查，前 2 日不能服用含金属成分的药物。少食易产气食物，目的是减少肠道内高密度物质和气体产生的伪影。上腹部 CT 检查，需在检查前 20～30min 口服 500～800ml 对比剂（通常口服清水），上检查床前再补充 300～500ml 清水，确保胃及十二指肠近段的充盈（肠梗阻和急性胰腺炎受检者除外）。全腹部及盆腔检查，需在检查前 1h 内每间隔 10min 口服 200ml 清水，总口服清水量 1200～1500ml，等膀胱充盈后才进行检查，上检查床前再口服温开水 300～500ml，确保胃及十二指肠的充盈。

（8）小肠 CT 检查前日晚可进流食，进食 4h 后再口服缓泻药进行肠道准备。检查前禁食，检查前 50min 每间隔 10～15min 口服 2.5% 甘露醇等渗溶液 500ml，总口服量 1000～2000ml。配制方法：1750ml 清水+20% 甘露醇 250ml=2.5% 甘露醇等渗溶液 2000ml。

2. 平扫检查

（1）扫描体位：常规取仰卧位，头先进，两臂上举抱头，身体置于床面正中间，侧面定位线对准人体腋中线。特殊情况可采用其他体位，如胃窦部病变可采取右侧卧位或仰卧左前斜位，胃体的大弯侧病变可采取俯卧位，以利于充分显示病变或明确是否有病变存在。

（2）定位像及扫描基线：为确定扫描基线和扫描范围而摄取一个腹部正位定位像。

在定位像上设定,肝脏、脾脏以膈顶为扫描基线,胆囊和胰腺以肝门为扫描基线,肾和肾上腺以肾上极为扫描基线,腹膜后腔以肝门为扫描基线,胃以膈顶为扫描基线。

(3) 扫描范围:扫描范围应包括检查脏器的上缘和下缘,需要做肿瘤分期或需要了解受检者病因及并发症的检查,应扩大扫描范围。肝脏、脾脏常规从膈顶扫描至肝右叶下极或脾下角;胆囊及胰腺常规自肝门扫至胰腺下缘;肾从肾上极到肾下极;肾上腺从肾上腺上缘扫描至肾门;腹膜后腔从肝门扫描到髂前上棘;胃从膈顶扫描到髂前上棘(或根据临床需求和病变受累范围而定)。

(4) 扫描参数:腹部扫描采用标准或软组织重建算法,用螺旋扫描,具体扫描参数如下(表6-9)。

表6-9 腹部常规平扫参数

检查项目	管电压(kV)	管电流量(mAs)	扫描野	螺距因子	采集层厚	重建层厚/层间距	重建矩阵
肝脏	120~140	200~300	45~50cm	0.986:1~1.375:1	0.625~1.25mm	5~7mm	512×512,1024×1024
胰腺	100~120	200~300	45~50cm	0.986:1~1.375:1	0.625~1.25mm	3~5mm	512×512,1024×1024
泌尿系	100~120	200~300	90~120cm	0.986:1~1.375:1	0.625~1.25mm	5~7mm	512×512,1024×1024
胃	120~140	200~300	45~50cm	0.986:1~1.375:1	0.625~1.25mm	5~7mm	512×512,1024×1024
小肠及结肠	100~120	200~300	90~120cm	0.986:1~1.375:1	0.625~1.25mm	4~5mm	512×512,1024×1024

3. 增强扫描

(1) 常规增强扫描:采用静脉内团注法,采用非离子型对比剂,次等渗300~370mgI/ml,成人用量1.0~1.5ml/kg,儿童用量1.0~1.5ml/kg,流速为3~3.5ml/s。肝脏、脾脏增强通常采用三期扫描,动脉期根据病情状态采用阈值法或经验法,阈值法阈值设置为130~150Hu,监测平面为肝门平面对应的腹主动脉,感兴趣区(region of interest,ROI)为35~55mm^2,诊断延迟时间为5~7s,经验法动脉期延时扫描时间为20~25s,门脉期延时扫描时间为45~60s,实质期延时扫描时间为90~120s;若怀疑为肝血管瘤,则实质期的延时扫描时间为3~5min或更长,直至病灶内对比剂充满为止;胰腺增强扫描通常采用"双期扫描",动脉期延时扫描时间为25~35s,胰腺期延时扫描时间为50~60s,如有需要则加扫平衡期为120~140s;肾脏增强扫描通常应扫描皮质期、髓质期和分泌期,皮质期采用阈值法或经验法,阈值法阈值设置为130~150Hu,监测平面为肾动脉对应的腹主动脉内,ROI为35~55mm^2,诊断延迟时间为3~5s,经验法皮质期延时扫描时间为18~25s,髓质期延时扫描时间为90~120s,分泌期延时扫描时间为150~180s;膀胱CT增强扫描开始时间:注射对比剂60~80ml后开始连续扫描(8~10s扫描周期);胃通常采用两期扫描,动脉期可采用阈值法或经验法,阈值法阈值设置为160~180Hu,监测平面为肝门处腹主动脉内,ROI为35~55mm^2,诊断延迟时间为5~6s,经验法胃动脉期30~35s,静脉期70~80s;小肠及结肠通常采用"三期扫描",动脉期常采用阈值法或经验法,阈值法阈值设置为170~180Hu,监测平面为肝门处腹主动脉内,ROI为35~55mm^2,诊断延迟时间为4~6s;经验法小肠及结肠动脉期为30~35s,静脉期70~80s,延迟期120~150s。

(2) CT血管成像（CTA）：采用非离子型高浓度对比剂，用高压注射器经静脉团注给药。一般选用370mgI/ml，成人用量2.0～2.5ml/kg，儿童用量1.5～2.0ml/kg，注射流速3.5～4.5ml/s。肝脏动脉期常采用阈值法，阈值设置为140～160Hu，监测平面为肝门平面对应的腹主动脉，ROI为35～55mm^2，诊断延迟时间为4～6s，门脉期从静脉团注对比剂到开始扫描时间为45～60s，平衡期为90～120s；肾脏动脉期常采用阈值法，阈值设置为150Hu，监测平面为肾动脉对应的腹主动脉，ROI为35～55mm^2，诊断延迟时间为3～5s，静脉期从静脉团注对比剂到开始扫描时间为50～60s；胃扫描延迟时间同常规增强扫描；小肠及结肠扫描延迟时间同常规增强扫描。

(3) 血流灌注成像：平扫确定扫描范围，以双筒高压注射器经手背浅静脉或肘正中静脉通道团注非离子型高浓度对比剂50ml，肝脏扫描时注射流速5.0～6.0ml/s（胰腺注射流速为5.0～7.0ml/s，肾脏及胃为5.0ml/s），随即以相同流速注射生理盐水15～20ml（胰腺为20～30ml，肾为15ml，胃为15～20ml），横断位扫描，管电压80kV，管电流量200mAs，肝脏扫描层厚0.625mm×128（胰腺为0.625mm×64，肾为0.625mm×128，胃为0.625mm×256），螺距0，矩阵512×512，延迟时间5s，间隔时间1s，肝脏灌注扫描一共获得416层灌注图像（胰腺为208层灌注图像，肾为512层灌注图像，胃为1200层灌注图像）。灌注成像结束后再以3.0ml/s流速注射50～60ml对比剂完成常规增强扫描。

4. 图像显示与打印 一般采取软组织窗显示，少数采取腹窗显示。平扫肝脏窗宽为200～400Hu，窗位为30～60Hu（胰腺窗宽为250～280Hu，窗位为40～45Hu；对胰腺病变的显示，可加大窗宽，增加显示层次和内容；肾窗宽为260～300Hu，窗位为45～50Hu；胃窗宽为300～350Hu，窗位为45～55Hu；小肠及结肠窗宽为300～450Hu，窗位为35～40Hu）。增强图像肝脏窗宽为250～300Hu，窗位为40～50Hu，病变组织与肝组织相近时，可调窄窗宽，反之，调大窗宽（肾窗宽为300～350Hu，窗位为45～60Hu；胃窗宽为300～350Hu，窗位为50～60Hu；小肠及结肠窗宽为300～350Hu，窗位为40～45Hu，如若观察小肠及结肠网膜、系膜及韧带血管，窗宽可进一步加大）。肝组织的显示无论有无病变，均应测量肝脾组织的CT值。平扫和增强测量CT值，原则上应在同一平面上测量，以便分析对照。

【实验学时】 2学时。

【实验总结】

1. 腹部CT检查适用于肝脏良恶性肿瘤、肝脏囊性病变、肝脏炎性病变、肝创伤、肝硬化、梗阻性黄疸、胰腺肿瘤、急慢性胰腺炎等的病因诊断。

2. 腹部CT扫描前的准备工作很重要。

3. 扫描方式及时相的正确选择，有利于病变组织的检出及定性诊断。

4. 图像后处理技术的应用，能很好地显示组织病变及血管。

【实验报告】 根据实验观察和记录写出实验报告。

【实验思考】

1. 腹部CT扫描前准备工作的内容是什么？目的和意义有哪些？

2. 腹腔内各脏器（肝脏、胰腺和肾脏等）扫描时相怎样确定？

第十六节 腹部血管及其分支CT成像技术

实验一 腹部血管及其分支CT成像实验

【临床概述】 经静脉团注碘对比剂运用多种影像后处理技术清晰显示腹部血管及其分支的正常或异常的解剖形态及位置。腹部CTV成像技术主要用于观察门静脉系统以及下腔静脉情况,临床常见门静脉系统侧支开放与血栓形成、布-加综合征等。

【诊断要求】 建议先行平扫,以便显示血管的病变形态、大小和位置等情况,再行CTA或CTV增强扫描。

【检查注意事项】 受检者在检查前不宜口服大量阳性对比剂（如钡剂等）,以免干扰血管显影。CT血管增强扫描后嘱咐受检者应留观30分钟且保留静脉通道,以防迟发过敏反应的发生。

【实验目的】
1. 掌握腹部血管及其分支CT扫描的适应证。
2. 掌握腹部血管及其分支CT扫描的检查体位、扫描范围、扫描方式、扫描参数和图像后处理技术。
3. 掌握腹部血管及其分支CT扫描对比剂的用量、注射流速和延迟时间。

【实验内容】
1. 扫描前准备。
2. 确定检查体位和扫描范围。
3. 扫描方式及扫描参数的确定。
4. 选择对比剂,并制定注射方案（用量、注射流速和延迟时间）。
5. 腹部血管及其分支CT图像后处理技术的应用。

【实验器材】 同本章第三节实验一。

【实验方法】
1. 认真做好扫描前准备。
2. 确定检查体位和扫描范围。
3. 选择扫描条件并确定相应扫描参数。
4. 选择对比剂并制定注射方案（用量、注射流速和延迟时间）。
5. 对图像进行后处理。

【实验步骤】

1. 扫描前准备 同本章第十五节实验一。

2. 平扫 在行CTA增强扫描前先行平扫,显示血管有无钙化斑块、溃疡和血肿以及病变形态、大小和位置等情况,以便制定扫描范围和注射方案。

（1）检查体位:受检者仰卧位足或头先进,两手臂自然上举头两侧,身体置于检查床正中间。侧面定位线对准人体腋中线。

（2）定位像及扫描范围:正位定位像扫描范围自膈顶向下至髂血管分叉处。

（3）扫描方式和扫描参数:采用螺旋扫描,管电压100～120kV、管电流量150～300mAs,螺距1,重建层厚0.625～1.0mm、采集层厚5mm,层间距5mm。

3. 增强扫描 根据平扫制定增强扫描计划，扫描方向为头足向。

（1）扫描范围：同平扫。

（2）扫描方式和扫描参数：常规 CT 管电压 100～120kV、管电流量 200～300mAs，螺距 1.375∶1 或 0.984∶1，重建层厚 0.625～1.0 mm，采集层厚和层间距 1mm。如使用双能量扫描，以双源 CT 为例，管电压 A 组 X 线管 90kV、B 组 X 线管 150kV，A 组 X 线管电流量 250mAs、B 组 X 线管电流量 150mAs，螺距 0.7，重建层厚 5mm，采集层厚和层间距 1mm，条件允许优先选择双源 CT 双能量扫描方式。小儿根据具体情况酌情修改相关参数减少辐射剂量。门静脉延迟时间约 45～60s，下腔静脉延迟时间 95～120s。

（3）注射方案：对比剂应选择浓度≥350mg/ml，动脉扫描推荐注射方式为生理盐水+对比剂+生理盐水（如 15ml 生理盐水+50～60ml 对比剂+40ml 生理盐水），注射流速 3.5～4.5ml/s。如果受检者血管条件差，推荐注射方式为生理盐水+混合液（双流技术，对比剂与生理盐水比例根据实际情况调整）+生理盐水（如 15ml 生理盐水+60～70ml 混合液+40ml 生理盐水），注射流速降至 2.5～3.5ml/s 可有效降低对比剂渗漏风险。CTV 推荐对比剂用量应大于腹部 CTA（对比剂总量 90～120ml），注射方式推荐生理盐水+混合液+生理盐水或生理盐水+对比剂+混合液+生理盐水模式，可得到更好的静脉显示。小儿根据具体体重等情况酌情减少生理盐水、对比剂用量和降低注射流速。

（4）CTA 扫描常采用实时血流监测法，监测层面在肝门平面，监测区域 ROI 选择腹主动脉，触发阈值 CT 值为 100～150Hu，在经静脉团注对比剂的同时亦在同一层面低剂量连续采集动态影像，当 ROI 内的 CT 值达到了预先确定的 CT 阈值时，系统将自动启动 CTA 扫描程序。

4. 图像后处理 对获得的薄层轴位图像进行 MPR、CPR、MIP、SSD 及 VRT 重组。VR 能够直观明了反映腹部血管及其分支动脉的三维空间构象（图 6-8、图 6-9、图 6-10）；MIP 能够清晰显示钙化斑块与血管支架等；薄层 MIP 能够清楚显示血管和周围脏器间的关系（图 6-11），也可显示动脉夹层破口位置等；CPR 能够测量血管管径和长度等；MPR 能够多方位观察检查部位情况，降低病变遗漏或误诊。双能量扫描数据可通过相应图像后处理，如利用西门子公司后处理工作站的单能+功能选项可得到更优质的静脉图像。

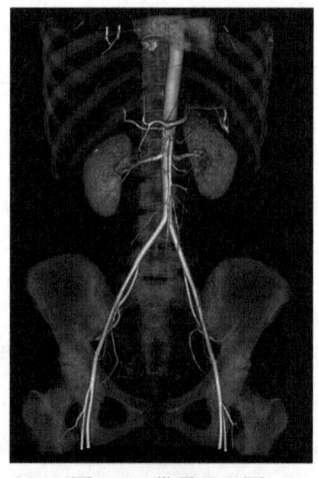

图 6-8 带骨 VR 图
可充分显示局部解剖关系

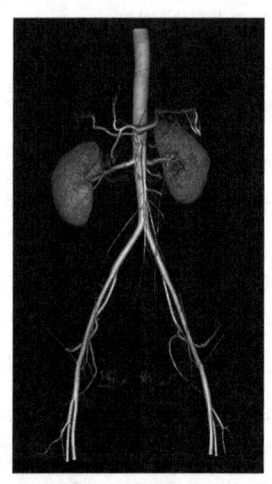

图 6-9 去骨 VR 图
可清晰观察腹主动脉及分支

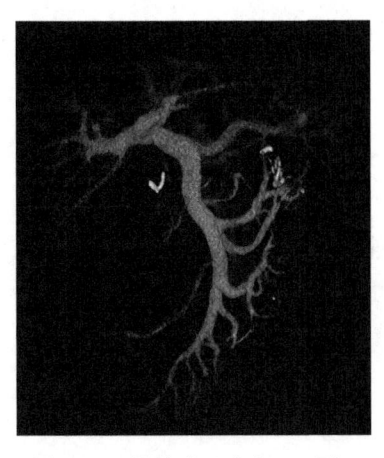

图 6-10　门静脉及分支 VR 图 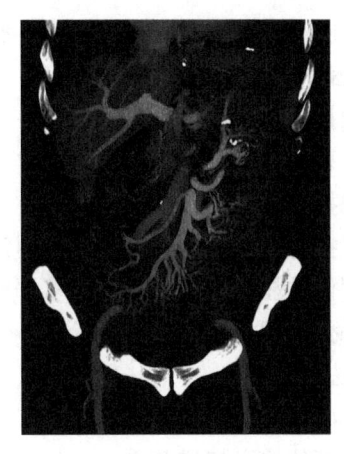　　图 6-11　门静脉及分支薄层 MIP 图

【实验学时】　2 学时。

【实验总结】　正确的扫描参数、合理的注射方案、精准的延迟时间是腹部血管及其分支 CT 成像成功的重要因素。图像后处理技术的合理应用能更为直观地显示病灶，提高病变的检出率。

【实验报告】　描述整个实验过程及注意事项，详细记录相关实验数据。

【实验思考】

1. 腹部血管及其分支 CT 成像对比剂注射方案有哪些？
2. 图像后处理的方式有哪些？请分别阐述其临床意义。

第十七节　盆腔 CT 成像技术

实验一　盆腔 CT 成像技术实验

【临床概述】　盆腔 CT 对男性与女性生殖系统的病变均有较高的临床价值，可观察病变的大小、位置和毗邻脏器组织等情况，可对前列腺癌、宫颈癌、膀胱癌等行 TNM 分期，对临床治疗诊断、疗效评估有较重要意义。盆腔创伤尤其是骨盆骨折出血量大、死亡率高，CT 检查是最有价值的方法之一。

【诊断要求】　盆腔 CT 检查需要进行肠道准备（直肠、结肠内无较大粪块残留、无气体集聚、直肠中度充盈），膀胱充盈（膀胱内有较多尿液、膀胱黏膜皱襞展开充分），其目的在于辨别肠道、膀胱与其他器官和病灶的关系。

【检查注意事项】　检查前一周不宜服用大量阳性对比剂（如钡餐），除盆腔创伤外其他盆腔扫描应做好肠道的清洁准备工作，并嘱受检者检查前大量饮水，使膀胱充盈，其余同本章第三节。

【实验目的】

1. 掌握盆腔 CT 扫描的适应证。
2. 明确盆腔 CT 扫描前的相关准备和注意事项。
3. 掌握盆腔 CT 扫描的检查体位、扫描参数和扫描方式。
4. 掌握盆腔 CT 扫描注射方案（对比剂选择、用量、注射流速和延迟时间）。

5. 掌握盆腔 CT 图像的显示、窗口技术和多平面重组等图像后处理技术。

【实验内容】

1. 盆腔扫描前准备。

2. 确定检查体位和扫描范围。

3. 确定扫描方式及扫描参数。

4. 增强扫描时确定对比剂用量、注射流速和延迟时间。

5. 盆腔图像的显示、窗口技术和多平面重组等图像后处理技术的应用。

【实验器材】 同本章第三节实验一。

【实验方法】

1. 充分做好扫描前准备。

2. 确定检查体位和扫描范围。

3. 选择扫描方式和扫描参数。

4. 确定对比剂用量、注射流速和延迟时间。

5. 利用合适的窗口技术进行图像显示和打印。

6. 利用容积扫描获得的薄层轴位图像进行 MPR。

【实验步骤】

1. 检查前准备

(1)~(4) 同本章第三节实验一。

(5) 直肠检查前需要进行肠道准备，检查前 2~3 天应进食少渣食物，检查当日禁食至少 6 小时。平扫可在扫描前 3~6 小时开始口服 1%~2% 的阳性对比剂 1500ml，分段口服，每隔 1 小时口服 300ml，或检查前 2 小时饮水 1500~2000ml（阴性对比剂）以充盈小肠和结肠，形成良好的对比度。扫描前饮水 500~600ml 使膀胱充盈充分，增强检查需要将阳性对比剂替换成饮用水。

2. 平扫

(1) 扫描体位：受检者仰卧位，头先进或足先进，两手臂自然上举于头两侧，身体置于检查床中间，侧面定位线对准人体腋中线。

(2) 定位像及扫描范围：正位定位像，扫描范围从髂嵴上缘至耻骨联合下缘平面。

(3) 扫描方式和扫描参数：采用容积扫描，管电压 120kV、管电流量 150~300mAs，螺距≤1，重建层厚 0.625~1.0 mm、采集层厚 1~1.25mm，层间距 0.5mm。

3. 增强扫描 为明确盆腔占位性病变的性质、大小以及病灶向周围侵犯的程度、有无淋巴结转移等情况时须加做增强扫描。常规采用静脉团注法，取非离子性含碘对比剂，对比剂浓度 270~350mgI/ml，注射流速 2~3ml/s，对比剂用量 60~70ml，动脉期 30~35s，静脉期 40~60s，延迟期 90~120s。

4. 图像后处理 MPR 可清晰显示肠管、子宫或前列腺、膀胱与肿瘤等病变解剖位置关系。VRT 可在三维空间呈现脏器与肿瘤、脏器与血管、脏器之间的关系。

【实验学时】 2 学时。

【实验总结】 盆腔扫描时务必做好扫描前相关准备以利于盆腔各器官的良好显示。图像后处理技术的合理应用能更为直观地显示病灶，提高病变的检出率。

【实验报告】 书写整个实验过程及注意事项，详细记录相关实验数据。

【实验思考】
1. 盆腔检查前的相关准备及其意义有哪些？
2. 盆腔 CT 扫描技术参数有哪些？与 CT 图像质量的关系如何？

第十八节　脊柱 CT 成像技术

实验一　脊柱 CT 成像技术实验

【临床概述】　脊柱 CT 检查对于脊柱损伤、脊柱肿瘤、先天发育畸形、脊柱结核、椎间盘病变有着特殊诊断价值。

【诊断要求】　脊柱检查时，受检者椎间盘扫描可选择逐层扫描，若受检者有创伤史或扫描过程中发现椎体和椎旁组织病变、脊柱变形较重时可采用容积扫描。双源 CT 较传统 CT 可获得更多信息，如椎体仅有骨髓水肿而无明显骨折，可通过选择双能量扫描方式经图像后处理技术达到与 MRI 类似的诊断效果。

【检查注意事项】　如检查范围有金属内固定物，选用双源 CT 双能量扫描可有效降低金属伪影影响，其余同本章第三节实验一。

【实验目的】
1. 掌握脊柱 CT 扫描检查的适应证。
2. 熟悉脊柱扫描前准备。
3. 掌握脊柱扫描的步骤。

【实验内容】
1. 脊柱 CT 扫描前准备。
2. 脊柱 CT 扫描方式。
3. 定位像和扫描范围的确定。
4. 扫描参数的选择。

【实验器材】　同本章第三节实验一。

【实验方法】
1. 充分做好扫描前准备。
2. 确定检查体位和扫描范围。
3. 选择扫描方式和扫描参数。
4. 利用合适的窗口技术进行图像显示和打印。
5. 利用容积扫描获得的薄层轴位图像进行 MPR、VR 等后处理。

【实验步骤】
1. **检查前准备**　同本章第三节实验一。
2. **平扫**
（1）扫描体位：受检者仰卧于检查床上，身体置于检查床中间。
1）颈椎扫描：受检者头部略垫高，使椎体尽可能与床面平行，双臂置于身体两侧，并尽量向下沉肩。
2）胸椎扫描：受检者双手上举。

3）腰椎扫描：建议使用专用腿垫放置于受检者双腿下方，双腿适当抬高，使腰椎的生理弧度尽可能与床面平行，以达到最好的成像效果。

（2）定位像：颈椎和腰椎常规扫描侧位定位像，便于设计扫描角度；胸椎可以根据具体情况扫描正位或侧位定位像。

（3）扫描基线：若以观察椎体或椎旁组织为主，则扫描基线应垂直于脊柱纵轴；若以观察椎间盘为主，扫描基线应平行于相应的椎间盘。

（4）扫描范围：椎体扫描应包括相应节段全部椎体；椎间盘扫描常扫及范围为颈椎椎间盘 $C_3\sim C_4$、$C_4\sim C_5$、$C_5\sim C_6$、$C_6\sim C_7$；腰椎间盘 $L_3\sim L_4$、$L_4\sim L_5$、$L_5\sim S_1$，可根据临床实际情况增减椎间盘个数或采用螺旋扫描加图像后处理技术。

（5）扫描方式及扫描参数：常规 CT 椎体扫描采用容积扫描，管电压 120kV、管电流量 150~200mAs，重建层厚 0.625~1.0mm，螺距≤1，采集层厚 1mm，重建间距 1mm；椎间盘常采用逐层扫描，层厚 2~3mm，层间距 2~3mm。以使用双能量扫描 CT 为例，管电压 A 组 X 线管 90kV、B 组 X 线管 150kV，A 组 X 线管电流量 250mAs、B 组 X 线管电流量 150mAs，螺距 0.5，重建层厚 3mm，采集层厚和层间距 1mm。

3. 图像后处理　椎体后处理常规应做 VR、MPR、CPR 显示观察部位的解剖关系（图 6-12）。脊柱创伤有相应临床症状而无明显骨折可使用 CT 双能骨髓扫描重建，以便观察有无骨髓水肿。

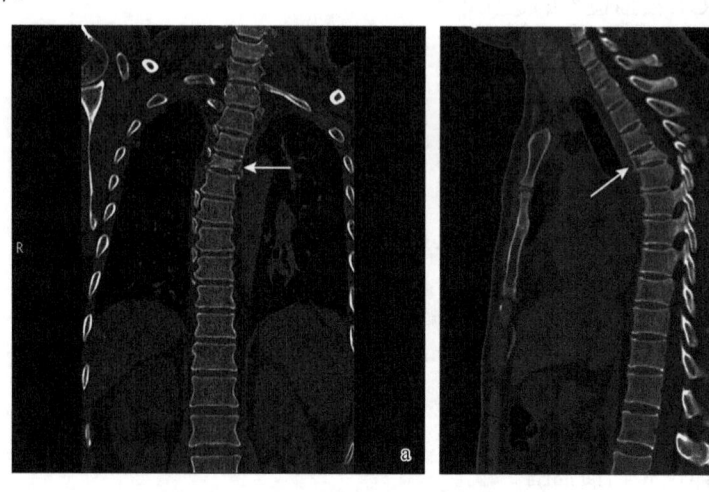

图 6-12　胸椎 MPR 图

a.冠状位；b.矢状位（白色箭头所指为第 4 胸椎压缩性骨折）

【实验学时】　2 学时。

【实验总结】　脊柱 CT 检查的临床应用；做脊柱 CT 检查前一定要做好准备工作及扫描方式的选择；在脊柱创伤中，椎体图像重建对于疾病的诊断至关重要。

【实验报告】　根据实验观察和记录写出实验报告。

【实验思考】

1. 简述脊柱创伤、椎体病变采用容积扫描的意义。
2. 哪种情况需做 MPR 图像重建？

第十九节　四肢骨关节及软组织 CT 成像技术

实验一　四肢骨关节及软组织 CT 成像技术实验

【临床概述】　CT 在骨关节系统检查中有着方便易行、效果显著的特点，CT 不仅可以确定骨折程度，还可以显示其周围软组织的位置关系。

【诊断要求】　图像清晰、无伪影，可以在后处理工作站进行相关后处理操作。

【检查注意事项】　四肢骨关节及软组织包含部位较多，选择正确的扫描体位以及正确的扫描参数是保障四肢骨关节及软组织 CT 成像成功的技术关键。

【实验目的】
1. 掌握四肢的 CT 扫描检查适应证。
2. 熟悉四肢的扫描前准备。
3. 掌握四肢的体位摆放和扫描步骤。

【实验内容】
1. 四肢 CT 扫描前的准备。
2. 四肢 CT 扫描方式。
3. 定位像和扫描范围的确定。
4. 扫描参数的选择。

【实验器材】　同本章第三节实验一。

【实验方法】
1. 充分做好扫描前准备。
2. 确定检查体位和扫描范围。
3. 选择扫描方式和扫描参数。
4. 利用合适的窗口技术进行图像显示和打印。
5. 利用容积扫描获得的薄层轴位图像进行 MPR、VR 后处理。

【实验步骤】

1. 检查前准备　同本章第三节实验一。

2. 常规平扫　四肢和关节 CT 检查体位，上肢通常选择头先进，下肢通常选择足先进，扫描肢骨折或占位时，以病变部位为中心扫描范围包括邻近的一个关节。均采用容积扫描，均采用标准算法，观察微小骨折建议使用高分辨算法。若想了解有无痛风结节，可采用双源 CT 双能量扫描。

（1）双手及腕关节：俯卧位，头先进，双上臂向上平伸，双手间距 5cm，手指并拢，手心向下，两中指末端连线与检查床中轴线垂直。管电压 120kV，管电流量 90mAs，重建层厚 2~3mm，层间距 1mm，螺距≤1。

（2）肘关节及尺桡骨：仰卧位，头先进，患侧上臂上举，手心向上，上臂可向床面正中靠拢。如果受检者无法上举，可双上臂自然平伸置于身体两侧，双手手心朝上，身体置于检查床面正中间，并且扫描期间需要受检者屏气。双臂上举可以避开心、胸、腹等活动器官对成像的影响，可以有效地降低辐射剂量；如果双臂下垂，需要在扫描时屏气，否则呼吸及心跳会产生运动伪影。管电压 120kV，管电流量 300～350mAs，重建层厚 2～3mm，层间距 1mm，螺距≤1。

（3）肩关节、胸锁关节、锁骨及肱骨：仰卧位，头先进，双上臂自然平伸置于身体两侧，双手手心朝上，身体置于检查床面正中间。管电压 120kV，管电流量 300～500mAs，重建层厚 3～5mm，层间距 1mm，螺距≤1。

（4）髋关节、骶髂关节及股骨：仰卧位，头先进，双足跟略分开且足尖向内侧旋转并拢，双上肢向头侧上举。管电压 120kV，管电流量 300～500mAs，重建层厚 3～5mm，层间距 1mm，螺距≤1。

（5）膝关节、胫腓骨及踝关节：仰卧位，足先进，双下肢伸直并拢，足尖向上，双足跟连线与检查床中轴线垂直，双上肢向头侧上举。管电压 120kV，管电流量 300～400mAs，重建层厚 3～5mm，层间距 1mm，螺距≤1。

（6）双足：仰卧位，足先进，双下肢崎岖，双足平踏于检查床面，双足纵轴相互平行于检查床纵轴。管电压 120kV，管电流量 200～320mAs，重建层厚 2～3mm，层间距 1mm，螺距≤1。

3. 增强扫描 扫描参数与平扫一致，对比剂浓度 270～350mgI/ml，注射流速 2～3ml/s，对比剂用量 50～70ml，动脉期 25～35s，延迟期 60～75s。

4. 图像后处理 MPR、VR 充分显示病变及周围组织解剖位置关系。采用双能量扫描的数据通过相应的后处理软件可清晰显示痛风结节大小（图 6-13、图 6-14）、位置、形态、数量以及和周围组织的解剖关系，创伤所致骨髓水肿情况等。

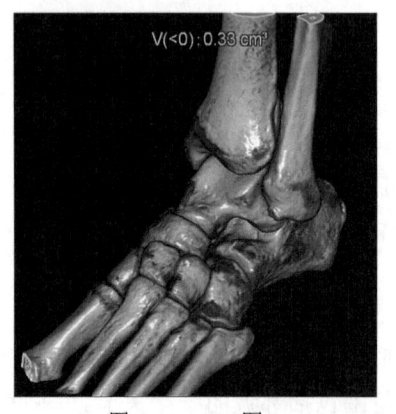

图 6-13 VR 图
清晰显示痛风结节分布

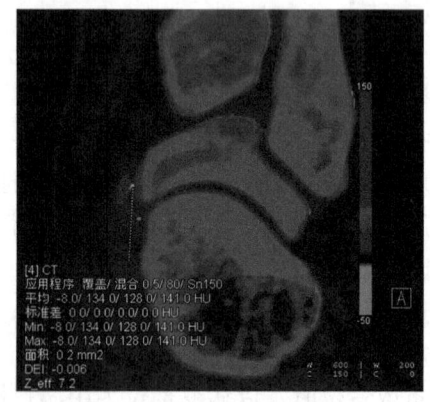

图 6-14 MPR 图
可分析结节性质

【实验学时】 2 学时。

【实验总结】 四肢各部位检查体位的合理选择对图像质量非常重要，一定要做好检查前准备工作。

【实验报告】 根据实验观察和记录写出实验报告。

【实验思考】 四肢体位摆放的注意事项分别有哪些？

实验二 上肢动脉 CT 成像技术实验

【临床概述】 上肢动脉 CT 成像临床常用于观察上肢动脉及周围组织解剖关系，如外伤引起的动脉损伤、上肢动脉栓塞、上肢占位性病变等。

【诊断要求】 同本节实验一。

【检查注意事项】 同本章第三节实验一。

【实验目的】

1. 掌握上肢CTA扫描检查的适应证。
2. 掌握检查前准备事项及药物过敏反应的处理。
3. 了解影响上肢CTA影像质量的因素。
4. 掌握上肢CTA扫描的检查体位、扫描范围、扫描方式和扫描参数。
5. 掌握上肢CTA对比剂的用量、注射流速和延迟时间。
6. 掌握上肢CTA的图像后处理技术。

【实验内容】

1. 扫描前准备。
2. 确定检查体位和扫描范围。
3. 扫描方式及扫描参数的确定。
4. 选择对比剂，并确定制定注射方案（用量、注射流速和延迟时间）。
5. 上肢CTA图像后处理技术的应用。

【实验器材】 同本章第三节实验一。

【实验方法】

1. 认真做好扫描前准备。
2. 确定检查体位和扫描范围。
3. 选择扫描条件并确定相应扫描参数。
4. 选择对比剂并制定注射方案（用量、注射流速和延迟时间）。
5. 上肢CTA图像后处理。

【实验步骤】

1. 扫描前准备 同本章第三节实验一。

2. 平扫

（1）检查体位：受检者首选仰卧位头先进，患侧手臂自然上举于头两侧，若受检者无法上举手臂，可将患侧手臂自然放于身体两侧，手心朝上，身体置于检查床正中间。

（2）定位像及扫描范围：采用正位定位像，扫描范围自主动脉弓层面至指尖。

（3）扫描方式和扫描参数：采用容积扫描，管电压120kV、管电流量150～300mAs，螺距为1，采集层厚0.5～1mm、重建层厚1mm，重建间距0.5mm。

3. 增强扫描

（1）扫描范围与扫描方向：范围同平扫，扫描方向为近心端至远心端。

（2）扫描方式和扫描参数：常规CT管电压120kV、管电流量200～300mAs，螺距1.375∶1或0.984∶1，重建层厚和层间距1mm。双源CT管电压A组X线管90kV、B组X线管150kV，A组X线管电流量250mAs、B组X线管电流量150mAs，螺距0.5，采集层厚和层间距1mm。条件允许优先选择双源CT，小儿根据具体情况酌情修改相关参数以减少辐射剂量。

(3) 采用实时血流检测法，监测层面通常设置于主动脉弓层面，触发阈值 100～150Hu。

(4) 注射方案：静脉通道建立于健侧上肢，若双侧为被检上肢可将静脉通道建立于足背静脉。对比剂应选择浓度≥350mgI/ml，推荐注射方式为生理盐水+对比剂+生理盐水（如 15ml 生理盐水+80～90ml 对比剂+40ml 生理盐水），注射流速 3.5～4.5ml/s。如受检者血管条件差，推荐注射方式生理盐水+混合液（双流技术，对比剂与生理盐水比例根据实际情况调整）+生理盐水（如 15ml 生理盐水+90～100ml 8∶2 混合液+40ml 生理盐水），注射流速降至 2.5～3.5ml/s 可有效降低对比剂渗漏风险。小儿根据具体体重等情况酌情减少生理盐水、对比剂用量和降低注射流速。

4. 图像后处理　对获得 CTA 扫描薄层轴位图像进行 MPR、CPR、MIP、SSD 及 VR 重组。VR 能够直观明了反映上肢动脉及其分支动脉的三维空间构象（图 6-15）；MIP 能够清晰显示钙化斑块与血管支架等；薄层 MIP 能够清楚显示血管和周围脏器间的关系；CPR 能够测量血管管径和长度等（图 6-16）；MPR 能够多方位观察检查部位情况减少病变遗漏或误诊。

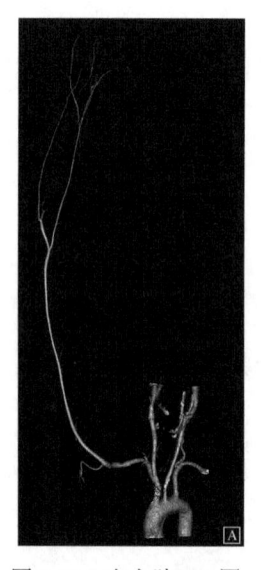

图 6-15　右上肢 VR 图
可充分显示动脉情况

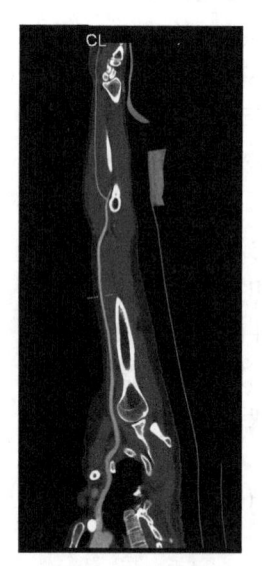

图 6-16　CPR 图
清晰显示动脉走行情况

【实验学时】　2 学时。

【实验总结】　上肢 CTA 适用于观察上肢缺血堵塞情况、占位性病变与动脉解剖关系等；扫描参数的正确选定对最终影像质量有着重要影响；动脉期延迟时间与扫描方向的确定对扫描成功起着至关重要的作用；图像后处理技术的合理应用能更为直观地显示病灶，提高病变的检出率。

【实验报告】　描述整个实验过程及注意事项，详细记录相关实验数据。

【实验思考】

1. 影响上肢 CTA 图像质量的重要因素有哪些？
2. 阐述上肢图像后处理的方式及临床意义。

实验三 下肢动、静脉CT成像技术实验

【临床概述】 下肢动脉CT成像临床常用于观察下肢供血情况、下肢创伤引起的动脉损伤、糖尿病下肢动脉粥样硬化斑块形成所致动脉栓塞、下肢肿瘤血供情况等。下肢静脉CT成像可清晰显示下肢深静脉血栓,评估静脉腔内阻塞及腔内外压迫导致的狭窄程度,对下肢静脉曲张进行术前评价。下肢静脉CT成像技术常用有两种方法:间接法操作简单、风险较小,但效果欠佳。直接法增强效果良好,但步骤较为复杂,风险相对较大。

【诊断要求】 同本节实验一。

【检查注意事项】 同本章第三节实验一。

【实验目的】

1. 掌握下肢CTA、CTV扫描检查的适应证。
2. 掌握检查前准备事项及药物过敏反应的处理。
3. 了解影响下肢CTA、CTV影像质量的因素。
4. 掌握下肢CTA、CTV扫描的检查体位、扫描范围、扫描方式和扫描参数。
5. 掌握下肢CTA、CTV对比剂的用量、注射速率和延迟时间。
6. 掌握下肢CTA、CTV的图像后处理技术。

【实验内容】

1. 扫描前准备。
2. 确定检查体位和扫描范围。
3. 扫描方式及扫描参数的确定。
4. 选择对比剂并确定注射方案(用量、注射流速和延迟时间)。
5. 下肢CTA、CTV图像后处理技术的应用。

【实验器材】 同本章第三节实验一。

【实验方法】

1. 认真做好扫描前准备。
2. 确定检查体位和扫描范围。
3. 选择扫描条件并确定相应扫描参数。
4. 选择对比剂并制定注射方案(用量、注射流速和延迟时间)。
5. 下肢CTA、CTV图像后处理。

【实验步骤】

1. 扫描前准备

(1)~(4)同本章第三节实验一。

(5)下肢CTV间接法对比剂注入路径为肘正中静脉,直接法对比剂注入路径为被检侧的足背静脉。

2. 下肢CTA

(1)平扫:检查体位为受检者仰卧位足先进,两手臂自然上举于头两侧,身体置于检查床正中间。定位像为正位定位像,扫描范围自髂总动脉至双足根部。扫描方式和扫

描参数为采用容积扫描，管电压 120kV、管电流量 150～300mAs 采集，螺距为 1，采集层厚及重建层厚均为 1mm、层间距 1mm。

（2）增强扫描：扫描范围同平扫，扫描方向为头足向。扫描方式和扫描参数为常规 CT 管电压 120kV、管电流量 200～300mAs，螺距 1.375∶1 或 0.984∶1，重建层厚和层间距 1mm。双源 CT 管电压 A 组 X 线管 90kV、B 组 X 线管 150kV，A 组 X 线管电流量 250mAs、B 组 X 线管电流量 150mAs，螺距 0.5，采集层厚和层间距 1mm。采用实时血流监测法，监测层面根据具体机型常设置于髂总动脉或腘动脉层面，触发阈值 100～150Hu。条件允许优先选择双源 CT，小儿根据具体情况酌情改变相关参数以减少辐射剂量。

3. 下肢 CTV 常分为直接法和间接法。

（1）直接法：直接法又分为单侧下肢静脉 CT 造影法和双向下肢静脉 CT 造影法，由于下肢深静脉血栓常源于小腿肌间静脉，且为双侧多发，为满足临床诊治需要，目前多采用双侧肢体静脉注射增强法，通过高压注射器双筒双流模式（双流技术）来实现两侧给药流速、压力均匀一致。

1）检查体位：受检者仰卧位足先进，两手臂自然上举于头两侧或自然放置身体两边，身体置于检查床正中间。

2）压迫捆扎：受检下肢踝部轻度压迫捆扎，大腿根部中度压迫捆扎，以尽量减少深静脉压低而导致的假阳性。

3）平扫扫描范围：自足底部至髂静脉分叉水平；扫描方式和扫描参数：采用容积扫描，管电压 120kV、管电流量 150～300mAs，螺距为 1，采集层厚及重建层厚均为 1mm、层间距 1mm。

4）增强扫描范围与平扫相同，扫描方向为足头向（远心端至近心端）。常规 CT 管电压 120kV、管电流量 200～300mAs，螺距 0.8，采集层厚和层间距 1mm。双源 CT 管电压 A 组 X 线管 90kV、B 组 X 线管 150kV，A 组 X 线管电流量 250mAs、B 组 X 线管电流量 150mAs，螺距 0.5，采集层厚和层间距 1mm；注射方案：对比剂注入路径选择足背静脉，对比剂浓度应≥350mgI/ml，注射方式为稀释液 1∶5（35ml 对比剂与 175ml 生理盐水混合），液体总量 190ml，注射流速 1.5～2.5ml/s，扫描延迟时间 15～75s。

（2）间接法

1）检查体位：见直接法。

2）平扫定位像为正位像，扫描范围自足底部至髂静脉分叉水平，扫描方式和扫描参数采用容积扫描，管电压 120kV、管电流量 150～300mAs，重建层厚 0.5～1mm，螺距 1，采集层厚 1mm、层间距 1mm。

3）增强扫描范围同平扫，扫描方向为足头向（远心端至近心端）。常规 CT 管电压选择 120kV、管电流量 200～300mAs，螺距 0.8，采集层厚和层间距 1mm。双源 CT 管电压 A 组 X 线管 90kV、B 组 X 线管 150kV，A 组 X 线管电流量 250mAs、B 组 X 线管电流量 150mAs，螺距 0.5，采集层厚和层间距 1mm。注射方案：对比剂注入路径选择肘正中静脉。对比剂浓度应≥350mgI/ml，推荐注射方式为生理盐水+对比剂+生理盐水（如 15ml 生理盐水+100～120ml 对比剂+40ml 生理盐水），注射流速 3.5～4.5ml/s。受检者血管条件差推荐注射方式生理盐水+混合液（双流技术，对比剂与生理盐水比例根据实际情况调整）+生理盐水，注射流速降至 2.5～3.5ml/s 可有效降低对比剂渗漏风险。扫描延迟时间 100～180s。

4. 图像后处理 对获得 CTA、CTV 扫描薄层轴位图像进行 MPR、CPR、MIP、SSD

及 VR 图像后处理。VR 能够直观反映下肢血管及其分支动脉的三维空间构象（图 6-17）；MIP 能够清晰显示钙化斑块与血管支架等；薄层 MIP 能够清楚显示血管和周围脏器间的关系；CPR 能够测量血管管径和长度等（图 6-18）；MPR 能够多方位观察检查部位情况减少病变遗漏或误诊。由于间接法是从肘静脉注入，经动脉体循环至下肢静脉，导致静脉充盈欠佳、强化较弱，是常规 CT 的不足，双源 CT 的双能模式扫描，通过图像后处理能有效改善此问题。

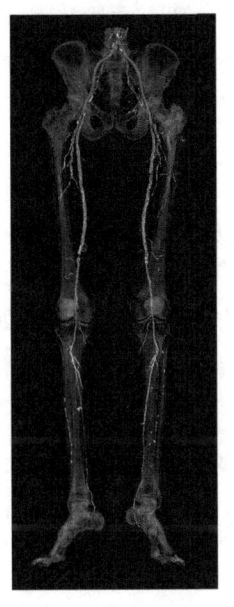

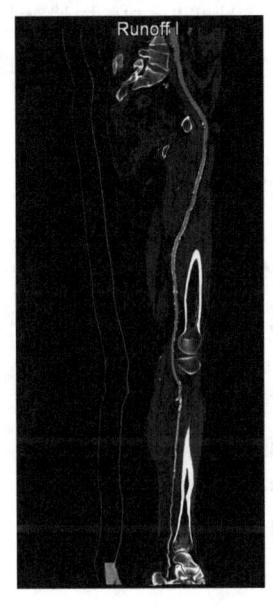

图 6-17 带骨下肢 VRT　　图 6-18 下肢 CPR

【实验学时】 2 学时。

【实验总结】 下肢 CTA 适用于观察下肢缺血堵塞情况、粥样硬化斑块形态数量、动脉炎等；下肢 CTV 适用于观察下肢静脉血栓形成。正确的扫描方案、正确的注射方式、正确的延迟时间是下肢 CTA、CTV 成功的必要条件。图像后处理技术的合理应用能更为直观地显示病灶，提高病变的检出率。

【实验报告】 描述整个实验过程及注意事项，详细记录相关实验数据。

【实验思考】

1. 影响下肢 CTA、CTV 图像质量的重要因素有哪些？
2. 阐述下肢图像后处理的方式及临床意义。
3. 下肢 CTV 间接法和直接法各有什么特点？

第二十节　多部位"一站式"CT 成像技术

实验一　心脑血管"一站式"CTA 检查技术实验

【临床概述】 动脉粥样硬化是一种全身性疾病，其中冠状动脉及头颈部动脉的粥样硬化与脑卒中密切相关，对受检者生命威胁最大，两者存在共同的病理变化基础。因此，全面准确地评价头颈心血管动脉粥样硬化程度及其关系，对临床早期干预、减少心脑血管疾病的发生具有重要意义。

【诊断要求】 图像清晰、无伪影，可以在后处理工作站进行相关后处理操作。

【检查注意事项】 做好必要的呼吸训练，心电门控的下方电极片紧贴于 8～10 肋间隙，上方电极片紧贴于锁骨中线下方，其余同本章第三节实验一。

【实验目的】

1. 掌握心脑血管"一站式"CTA 扫描检查的适应证。
2. 掌握心脑血管"一站式"CTA 扫描的检查体位、扫描范围、扫描方式和扫描参数。
3. 了解影响心脑血管"一站式"CTA 影像质量的因素。

【实验内容】

1. 扫描前准备。
2. 确定扫描方案和扫描参数。
3. 选择对比剂，并制定注射方案（用量、注射流速和延迟时间）。
4. 头颈心脏 CTA 的图像后处理技术。

【实验器材】 双源 CT、高压注射器、激光相机、激光胶片、后处理工作站、急救物品。

【实验方法】

1. 认真做好扫描前准备。
2. 确定检查体位和扫描范围。
3. 选择扫描条件并确定相应扫描参数。
4. 选择对比剂并制定注射方案（用量、注射流速和延迟时间）。
5. 头颈心脏 CTA 图像后处理。

【实验步骤】

1. 检查前准备

（1）～（4）见本章第三节实验一。

（5）做好必要的呼吸训练；做好心电门控，正确放置导联。

2. 平扫

（1）检查体位：受检者采用仰卧位，头先进，身体置于检查床正中，双臂自然置于身体两侧。

（2）扫描范围：心脏膈面至颅顶。

（3）扫描方式：心脑血管"一站式"CTA 常用扫描方式有两种，一是大螺距联合前瞻性心电门控扫描，具有扫描速度快、辐射剂量低、连续采集、一次注射对比剂、一次曝光的特点。另一种是宽体探测器快切技术扫描，具有头颈采用螺旋扫描、冠状动脉采用轴扫，心率要求低，冠状动脉成功率高的特点。

（4）扫描参数：管电压 100～120kV，管电流量 200～250mAs，扫描方向为足头向，螺距 3，采集层厚 0.5～1mm，重建层厚 1mm，层间距 0.5～1mm，根据不同机型选择不同的探测器组合。

3. 增强扫描 对比剂浓度应≥350mgI/ml，推荐注射方式为生理盐水 15～20ml+对比剂 45～55ml+生理盐水 35～45ml，流速 4～5ml/s，检测层面为升主动脉，采用实时血流监测法，对比剂注入路径选择肘正中静脉，触发阈值 100～150Hu。

【实验学时】 2 学时。

【实验总结】 合理的"一站式"检查，可以方便地完成多项检查任务，节约了检查时间，降低了辐射剂量和对比剂用量，减轻了受检者诊疗经济负担。

【实验报告】 描述整个实验过程及注意事项，详细记录相关实验数据。

【实验思考】

1. 影响心脑血管"一站式"扫描的图像质量重要因素有哪些？
2. 阐述心脑血管"一站式"扫描的方式及临床意义。

实验二　胸痛三联征"一站式"CTA检查技术实验

【临床概述】 急性胸痛是临床上常见的急诊症状，常常起病急、发病快，病情进展迅速。常见的急性胸痛主要有主动脉夹层动脉瘤、肺动脉栓塞以及冠状动脉硬化狭窄引起的冠心病等。主动脉、肺动脉以及冠状动脉的CT检查方法存在差异性，常需分次进行，在一定程度上会延长术前检查时间还可能加重病情。分多次检查会增加受检者对比剂用量以及辐射剂量，同时也增加了检查费用。胸痛三联征"一站式"CTA检查，在一次注射对比剂后，可同时完成肺动脉、冠状动脉和主动脉的成像，同时获得更多有价值的信息，广泛应用于急性胸痛的诊断与鉴别诊断。

【诊断要求】 同本节实验一。

【检查注意事项】 同本节实验一。

【实验目的】

1. 掌握胸痛三联征"一站式"CTA扫描检查的适应证。
2. 了解影响胸痛三联征"一站式"CTA影像质量的因素。
3. 掌握胸痛三联征"一站式"CTA扫描的检查体位、扫描范围、扫描方式和扫描参数。

【实验内容】

1. 扫描前准备。
2. 确定扫描方案和扫描参数。
3. 选择对比剂并制定注射方案（用量、注射流速和延迟时间）。
4. 胸痛三联征"一站式"CTA扫描的图像后处理技术。

【实验器材】 同本节实验一。

【实验方法】

1. 认真做好扫描前准备。
2. 确定检查体位和扫描范围。
3. 选择扫描条件并确定相应扫描参数。
4. 选择对比剂并制定注射方案（用量、注射流速和延迟时间）。
5. 胸痛三联征"一站式"CTA图像后处理。

【实验步骤】

1. 检查前准备　同本节实验一。

2. 平扫

（1）检查体位：受检者采用仰卧位，足先进，身体置于检查床正中，双臂自然上举置于头两侧。

（2）扫描范围：胸廓入口至耻骨联合。

（3）扫描方式：胸痛三联征"一站式"CTA常用扫描方式可分为分段扫描和不分段扫描两种，分段扫描在胸段采用心电门控，不分段全程使用心电门控。

（4）扫描参数：胸段扫描参数参考冠状动脉及大血管扫描参数。腹段扫描参数参考腹部CTA扫描参数。

3. 增强扫描 对比剂浓度应≥350mgI/ml，推荐注射方式为生理盐水15～20ml+对比剂30～50ml+生理盐水20～30ml+混合液（双流技术，对比剂和水比例根据实际情况）30～40ml+生理盐水30～40ml，流速4～5ml/s，检测层面为肺动脉干，采用实时血流监测法，对比剂注入路径选择肘正中静脉，触发阈值100～150Hu。

【实验学时】 2学时。

【实验总结】 合理的"一站式"检查，可以方便地完成多项检查任务，节约了检查时间，降低了辐射剂量和对比剂用量，减轻了受检者诊疗经济负担。

【实验报告】 描述整个实验过程及注意事项，详细记录相关实验数据。

【实验思考】

1. 影响胸痛三联征"一站式"扫描的图像质量重要因素有哪些？
2. 阐述胸痛三联征"一站式"扫描的方式及临床意义。

实验三 颈、胸、全腹部CTA检查技术实验

【临床概述】 颈、胸、全腹部CTA检查临床常用于主动脉夹层的观察，为手术提供必要的影像学资料。主动脉夹层有较高的死亡风险，数字减影血管造影（DSA）是临床诊断主动脉夹层的"金标准"，但DSA为有创检查，有一定风险。近年来随着CT技术的发展，尤其是各公司推出的高端CT，实现了颈、胸、全腹部CTA"一站式"扫描，无创的CT检查逐渐成为被临床普遍接受的检查方法。

【诊断要求】 同本节实验一。

【检查注意事项】 设计扫描方案时需考虑不同部位、不同时相的衔接，主要涉及扫描时间、延迟时间、扫描方向等，同时注射方案也需配合扫描方案制定。

【实验目的】

1. 掌握颈、胸、全腹部CTA扫描检查的适应证。
2. 了解影响颈、胸、全腹部CTA影像质量的因素。
3. 掌握颈、胸、全腹部CTA扫描的检查体位、扫描范围、扫描方式和扫描参数。

【实验内容】

1. 扫描前准备。
2. 确定扫描方案和扫描参数。
3. 选择对比剂并制定注射方案（用量、注射流速和延迟时间）。
4. 颈、胸、全腹部CTA的图像后处理技术。

【实验器材】 同本节实验一。

【实验方法】

1. 认真做好扫描前准备。
2. 确定检查体位和扫描范围。

3. 选择扫描条件并确定相应扫描参数。
4. 选择对比剂并制定注射方案（用量、注射流速和延迟时间）。
5. 颈、胸、全腹部 CTA 图像后处理。

【实验步骤】

1. 检查前准备 同本节实验一。

2. 平扫

（1）检查体位：受检者采用仰卧位，足先进，身体置于检查床正中，双臂自然上举置于头两侧。

（2）扫描范围：颅底至耻骨联合。

（3）扫描方式：颈、胸、全腹部 CTA 常用扫描方式有两种，一种是双臂自然置于身体两侧，先扫颈部 CTA，然后双臂自然上举置于头两侧再扫胸腹 CTA，另外一种是双臂自然上举置于头两侧，颈、胸、腹部 CTA 一次性扫描。

（4）扫描参数：颈段扫描参数参考颈段 CTA 扫描参数，胸段扫描参数参考冠状动脉扫描参数。腹段扫描参数参考腹部扫描参数。

3. 增强扫描 对比剂浓度应≥350mgI/ml，推荐注射方式为生理盐水 15~20ml+对比剂 30~45ml+生理盐水 20~30ml+混合液（双流技术，对比剂和水比例根据实际情况）35~50ml+生理盐水 30~40ml，流速 4~5ml/s，检测层面为主动脉弓层面，采用实时血流监测法，对比剂注入路径选择肘正中静脉，触发阈值 100~150Hu。

【实验学时】 2 学时。

【实验总结】 合理的"一站式"检查，可以方便地完成多项检查任务，节约了检查时间，降低了辐射剂量和对比剂用量，减轻了受检者诊疗经济负担。

【实验报告】 描述整个实验过程及注意事项，详细记录相关实验数据。

【实验思考】

1. 颈、胸、全腹部 CTA 检查的适应证有哪些？
2. 阐述颈、胸、全腹部 CTA 扫描的方式及临床意义。

第七章 CT特殊成像技术

第一节 低剂量CT成像技术

实验一 低剂量CT成像技术实验

【临床概述】 低剂量CT检查与常规CT检查相比,受检者所受辐射剂量更低,通过优化扫描参数、改变数值来降低辐射剂量。低剂量检查主要应用于胸部,在显示肺部疾病方面与常规CT并无明显差异,在临床中常用来作为肺部疾病的筛查手段。怀疑肺部有肿瘤性病变或者年龄处于五十岁以上的中老年受检者,建议采用低剂量CT进行检查发现早期病变。

【诊断要求】 图像清晰、无伪影,可以在图像后处理工作站进行相关后处理操作。

【检查注意事项】

1. 良好沟通,取得受检者配合。
2. 对于增强检查的受检者,增强扫描前严格按照对比剂说明书操作,并要求受检者或家属签署知情同意书,增强扫描结束后,受检者应在留观区观察30min后,无迟发过敏反应方能离开。
3. 检查仪器是否正常。
4. 抢救药品及仪器的准备。

【实验目的】

1. 掌握低剂量CT技术的原理。
2. 掌握低剂量CT技术的临床应用。
3. 掌握低剂量CT技术的使用原则及各种图像后处理技术与影像显示。

【实验内容】

1. 低剂量CT成像技术的原理。
2. 低剂量CT成像技术的适应证。
3. 低剂量CT成像技术的临床应用。

【实验器材】 多层螺旋CT、CT激光胶片、干式激光胶片打印机、高压注射器、氧气瓶、抢救药品、仿真人体模体、防护衣物。

【实验方法】

1. 适应证的选择及相关准备。
2. 低剂量CT扫描参数的选择。
3. 相关图像后处理技术的操作及应用。
4. 图像的显示、保存及打印。

【实验步骤】
1. 检查前准备
（1）与受检者沟通消除其顾虑和紧张情绪。
（2）嘱受检者去除检查部位金属饰物，防止产生伪影。
（3）对婴幼儿和不合作受检者，可根据情况给予镇静剂，以减少运动伪影、提高扫描的图像质量。

2. 检查方法
（1）扫描体位：受检者采用仰卧位，上肢向上举过头顶，于吸气末屏气扫描。
（2）低剂量扫描参数：管电压100kV，管电流量30mAs，螺距1.0，重建矩阵512×512，重建层厚5mm。
（3）扫描范围：从胸腔入口扫描到肺底。扫描方式为螺旋扫描。

3. 窗技术的应用 低剂量胸部扫描通常用于观察肺组织，选择窗宽1000～1500 Hu，窗位 –600～–800Hu。对肺部的片状影、块状影及结节病灶，可由肺窗向纵隔窗慢慢调节，选择最佳的中间窗观察。

【实验学时】 2学时。

【实验总结】 低剂量CT主要应用于胸部检查，在显示肺部疾病方面，与常规CT并无明显差异（图7-1）；选择合适的低剂量参数，达到既不影响影像诊断，又能让受检者接受的辐射剂量更低的效果；但要注意扫描过程中对受检者的辐射防护。

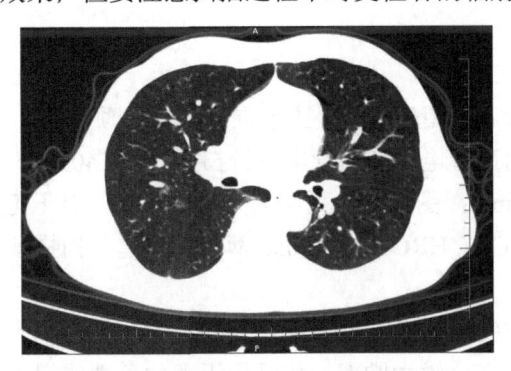

图7-1 低剂量胸部CT显示肺部结节

【实验报告】 根据实验数据记录书写相应的实验报告。

【实验思考】
1. 低剂量CT成像技术有何临床应用？
2. 低剂量CT成像技术的目的和意义是什么？

第二节 高分辨力CT成像技术

实验一 高分辨力CT成像技术实验

【临床概述】 高分辨力CT又叫HRCT，为薄层（1～2mm）扫描及高分辨力算法（一般是骨算法）重建图像的检查技术，有时需要适当提高管电压和管电流量。其特点是空间分辨力高、边缘锐利、噪声大，对小病灶及病灶的细微形态学表现优于普通平扫。

【诊断要求】 同本章第一节实验一。

【检查注意事项】 同本章第一节实验一。

【实验目的】

1. 掌握高分辨力 CT 成像技术的原理。
2. 掌握高分辨力 CT 成像技术的临床应用。
3. 掌握高分辨力 CT 成像技术的使用原则及各种图像后处理技术与图像显示。

【实验内容】

1. 高分辨力 CT 成像技术的原理。
2. 高分辨力 CT 成像技术的适应证及临床应用。
3. 高分辨力 CT 成像技术的参数设置。

【实验器材】 同本章第一节实验一。

【实验方法】

1. 适应证的选择及相关准备。
2. 高分辨力 CT 扫描参数的选择。
3. 相关图像后处理技术的操作及应用。
4. 图像的显示、保存及打印。

【实验步骤】

1. 检查前准备 同本章第一节实验一。

2. 检查方法

（1）高分辨力胸部 CT 扫描

1）扫描体位：受检者采用仰卧位，上肢向上举过头顶位置，于吸气末屏气扫描。

2）扫描参数：采用高管电压和高管电流量扫描，即 140kV、140～210 mAs；层厚为 1mm，重建间隔 0.7～1mm；图像重建采用高分辨力算法。对于可疑支气管扩张、肺部小结节等，需采用高分辨 CT（HRCT）和 1mm 薄层靶重建。扫描参数亦可依据受检者 BMI 值大小而设置。

3）扫描范围：自肺尖至较低侧肋膈角下 2～3cm。

4）窗技术的应用：高分辨力胸部扫描是用于评估急性或慢性呼吸系统症状、肺弥漫性间质性病变或肺泡病变的有效工具，选择窗宽 1000～1500Hu，窗位 –800～–600Hu。

（2）高分辨颞骨 CT 扫描：适用于耳部先天发育变异、先天畸形，以及人工耳蜗植入术前评估（图 7-2）。

1）扫描体位：常规取仰卧位，头先进，身体置于床面正中间，双手贴于身体两侧或交叉置于上腹部；双侧外耳孔与检查床等距以保证图像对称、居中。注意对甲状腺、性腺及其他非检查部位的辐射防护。

2）扫描参数：采用高管电压和高管电流量扫描，即 140kV、250～300 mAs。层厚为 0.625mm，采集矩阵 512×512。图像重建采用高分辨力算法。

3）扫描范围：中心点位于外耳孔水平，扫描范围上至岩骨上缘，下至乳突尖。

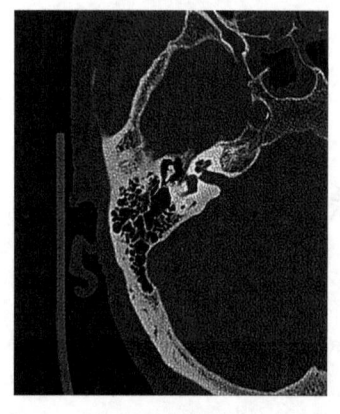

图 7-2 中耳乳突高分辨力 CT 图

【实验学时】 2 学时。

【实验总结】 HRCT 的主要临床应用；图像重建采用高分辨力算法；对于可疑支气管扩张、肺部小结节等，需采用高分辨力 CT 和 1mm 薄层靶重建，扫描参数也可根据受检者 BMI 值大小而设置。

【实验报告】 根据实验数据记录书写相应的实验报告。

【实验思考】
1. 高分辨力 CT 成像技术的适应证有哪些？
2. 高分辨力 CT 成像技术的目的和意义是什么？

第三节 CT 双能量成像技术

实验一 CT 双能量成像技术实验

【临床概述】 CT 双能量成像是指 CT 在两种能量的 X 射线条件下（最主要是管电压的变化）分别对被照射物质进行成像，利用被照射物质在不同管电压条件下产生的 X 射线衰减值的差异在二维能量空间内对被照射物质进行定位和成像显示，从而实现对被照射物质的识别、定性和定量分析，提高 CT 图像质量，降低 X 射线辐射剂量等应用。

【诊断要求】 同本章第一节实验一。

【检查注意事项】 同本章第一节实验一。

【实验目的】
1. 掌握 CT 双能量成像技术的原理。
2. 掌握 CT 双能量成像技术的临床应用。
3. 掌握 CT 双能量成像技术各种图像后处理技术及应用。

【实验内容】
1. CT 双能量成像技术原理。
2. CT 双能量成像技术图像后处理操作。
3. CT 双能量成像技术临床应用。

【实验器材】 双能量 CT 机及其后处理工作站。

【实验方法】
1. CT 双能量检查前相关准备及正常操作。
2. 相关图像后处理技术的操作及应用。
3. 图像的显示、保存及打印。

【实验步骤】
1. 检查双能量 CT 机是否正常运行。
2. 受检者检查前相关准备，根据申请单选择相应的扫描协议，完成 CT 双能量扫描。
3. CT 双能量图像后处理工作站进行相关图像处理。

【实验学时】 2 学时。

【实验总结】 CT 双能量成像技术可用于物质的识别、定量、定性分析，提高图像质量，降低 X 线辐射剂量等；图像后处理技术的正确选择，能提高病变组织的检出率及性质判断的准确性。

【实验报告】 根据实验数据记录书写相应的实验报告。

【实验思考】

1. CT 双能量成像技术有何临床应用？
2. CT 双能量成像的影像后处理技术有哪些？

第四节 CT 单能量成像技术

实验一 CT 单能量成像技术实验

【临床概述】 单能量图像的 CT 值反映的是特定能量水平下 X 线穿过被检组织后所产生的衰减值，由于目前临床上所应用的 CT 单能量成像并非真正意义上的物体在单色 X 线源的情况下获得的单能量成像，而是通过能量解析的方法获得相当于物体在单色 X 线源的情况下的单能量成像。基于临床对图像质量和密度分辨力的需求，现有的能谱 CT 能够提供 40~200keV 的 161 个单能量图像。较低的单能量水平可以提高图像的密度分辨力，有助于病灶的显示；较高的单能量水平会降低图像的对比度，但是可以去除金属伪影。根据观察目标的不同，双能量 CT 可以提供显示特定病灶的最佳 CNR 的单能量图像。

【诊断要求】 同本章第一节实验一。

【检查注意事项】 同本章第一节实验一。

【实验目的】

1. 掌握单能量成像技术的原理。
2. 掌握单能量图像的临床应用。
3. 掌握双能量 CT 后处理工作站上单能量图像的显示与处理。

【实验内容】 不同能量图像上感兴趣区的 CT 值、SD 值测量，感兴趣区 CNR 最佳的能量、去除金属伪影最佳的能量区间。

【实验器材】 双能量 CT 机图像后处理工作站。

【实验方法】

1. 双能量 CT 后处理工作站测量感兴趣区不同能量图像上 CT 值、SD 值。
2. 通过计算得出感兴趣区 CNR 最佳能量，金属伪影去除最佳能量区间。

【实验步骤】

1. 双能量 CT 图像后处理工作站进行单能量图像显示。以飞利浦双层探测器光谱 CT 后处理工作站为例：选中能谱基序列即 SBI 数据；选择 Spectral CT Viewer 进入能谱数据处理界面；再把 Conventional [Hu] 切换为 MonoE [Hu] 即可获得 MonoE 70keV[Hu] 能量图像，在图像下方手输或者滑动滚动条即可获得 40~200keV 能量图像。

2. 在扫描图像里选择合适的 ROI 大小和位置，获得不同能量图像上 CT 值。

3. 计算不同能量感兴趣区 CNR，得出显示病灶最佳的能级、去除金属伪影最佳的能量区间。

【实验学时】 2 学时。

【实验总结】 单能量 CT 成像有利于优化低对比度病灶显示、金属伪影的消除。
【实验报告】 根据实验数据记录书写相应的实验报告。
【实验思考】
1. 单能量 CT 单能量成像技术有何临床应用？
2. 如何获得显示病灶最佳的能量、去除金属伪影最佳的能量区间？

第五节　CT 灌注成像技术

实验一　头颅 CT 灌注成像技术实验

【临床概述】 头颅 CT 灌注是在常规 CT 增强扫描的基础上，结合快速扫描技术和先进的计算机图像处理技术而建立起来的一种成像方法。灌注成像能够反映组织的血管情况及血流灌注情况，提供常规 CT 不能获得的血流动力学方面的信息，准确反映缺血灶位置及范围。

【诊断要求】
1. 扫描基线准确，图像左右对称，无运动伪影。
2. 灌注图像后处理能准确计算各参数测量值。

【检查注意事项】 同本章第一节实验一。

【实验目的】 掌握头颅 CT 灌注扫描的适应证，熟悉其扫描前的相关准备，掌握头颅灌注 CT 扫描的操作步骤及后处理技术。

【实验内容】
1. 头颅 CT 灌注扫描参数和扫描方式。
2. 头颅 CT 灌注扫描基线和扫描范围。
3. 头颅 CT 灌注扫描的步骤及注意事项。

【实验器材】 同本章第一节实验一。

【实验方法】
1. CT 灌注扫描的操作规范。
2. CT 灌注图像后处理流程规范。

【实验步骤】

1. 检查前准备

（1）～（2）见本章第一节实验一。

（3）预推生理盐水，评估静脉通道是否通畅。

2. 检查方法

（1）扫描体位：受检者仰卧于检查床上，头置于头架中，下颌内收使听眦线垂直于床面，头颅和身体正中矢状面与台面垂直，两外耳孔与台面等距。

（2）扫描范围：根据各个厂家机型不同可扫描病变范围或全脑。

3. 成像参数

（1）对比剂：总量 50～60ml，注射流速根据各个机型的参数设置决定，一般在 5～6ml/s，注射对比剂时密切观察受检者情况及高压注射器注射压力，防止对比剂外渗。注射方式为生理盐水+对比剂+生理盐水。

（2）扫描参数：各个机型不同参数有所不同，以下以联影 CT 780 为例，管电压 100kV，管电流量 75mAs，螺距 1.2375，旋转时间 0.35s，扫描方向足侧向头侧，长度 120mm，准直宽度 40mm，扫描视野 300mm。单次层数 80，扫描 30 次，间隔时间 2s，最小层厚 1mm，触发方式 Timed，注射对比剂后延迟 5s 开始扫描。

4. 图像后处理技术

（1）确定受检者图像是否满足诊断要求。

（2）校正左右中心线及动静脉标记位置。

（3）在病变侧及相应健侧部位选取感兴趣区，获得每一感兴趣区的时间～密度曲线。计算局部脑组织的血流灌注量，观察毛细血管内对比剂浓度变化，观察脑血流量（cerebral blood flow，CBF）、脑血容量（cerebral blood volume，CBV）、平均通过时间（mean transit time，MTT）、达峰时间（time to peak，TTP），利用软件进行量化分析（表 7-1）。

表 7-1 缺血半暗带评估缺血情况

状态/参数	MTT	TTP	CBV	CBF
灌注不足	正常或↑	↑	正常或↓	↓
侧支循环	↑	↑	↑	正常或↑
脑梗核心梗死区	↑	↑	↓↓	↓↓
脑梗缺血半暗带	↑	↑	↓↓	正常或↑
再灌注	正常或↓	正常或↓	↑	↑或正常
过度灌注	↓	↓	↑	↑

【实验学时】 2 学时。

【实验总结】 头颅 CT 灌注成像适用于脑卒中或脑肿瘤受检者；扫描基线及体位的正确摆放有利于感兴趣区的勾画及对称性观察对比；扫描参数及注射方式的正确选择才能保证检查的成功；正确使用图像后处理软件，测定及评估灌注参数。

【实验报告】 根据实验数据记录书写相应的实验报告。

【实验思考】

1. 脑灌注 CT 成像的适应证、准备、步骤。

2. 脑灌注 CT 成像各种图像后处理参数表示的意义，感兴趣区如何选择？

实验二 负荷心肌灌注 CT 成像技术实验

【临床概述】 心肌缺血是导致急性心血管疾病发生的重要危险因素，可引发心肌梗死，危及生命。负荷心肌灌注 CT 成像（CT myocardial perfusion imaging，CT-MPI）经持续动态扫描，实现受检者的全心灌注，可更加精准地得到受检者具体的心肌血流量值，进而评价心肌血流灌注情况。

【诊断要求】 同本章第一节实验一。

【检查注意事项】 同本章第一节实验一。

【实验目的】
1. 掌握负荷心肌灌注 CT 成像的适应证。
2. 熟悉扫描前相关准备。
3. 掌握扫描步骤及图像后处理。

【实验内容】
1. 负荷心肌灌注 CT 成像的参数及扫描方式。
2. 负荷心肌灌注 CT 成像的步骤及注意事项。
3. 负荷心肌灌注 CT 成像的图像后处理。

【实验器材】 三磷酸腺苷（ATP），其余同本章第一节实验一。

【实验方法】 同本节实验一。

【实验步骤】

1. **检查前准备** 同本节实验一。

2. **扫描方法** 双侧肘正中静脉置入留置针，左侧泵入 ATP，右侧用于注射对比剂。CT-MPI 扫描方案：ATP 注射流速 160 μg/(kg·min)，注射 ATP 2~3 min 后心率达负荷状态，对比剂注射流速：负荷灌注对比剂注射流速 6 ml/s，同时保持碘流速达到 2 ml/s。调整准直宽度为 192×0.6，采集层厚 0.6 mm，管电压 70 kV，管电流量选择自动毫安秒，重建卷积核为 Qr36，扫描范围包括全部心脏，采用屏气方式扫描，采集时间 32s，灌注检查完毕后停止 ATP 注射，等待 5 min 待达到静息心率后行 CCTA 扫描。CCTA 扫描方案：采用前瞻式心电门控技术，管电压 110 kV，管电流量 20 mAs，层厚 0.75 mm，重建卷积核 Bv40；对比剂流速 4.5 ml/s，对比剂用量以体重（kg）×0.8 ml/kg 计算总量。

3. **图像后处理** 使用配套图像后处理工作站进行分析重建，从设备主机重建 3mm 层厚灌注数据进行各灌注参数分析。从灌注原始薄层图像数据中选择冠状动脉充盈最佳期相，并进行冠状动脉血管重建，图像需满足达到最大强化程度且无错层伪影。

【实验学时】 2 学时。

【实验总结】 CT-MPI 可无创性评价心肌功能，可提高冠心病心肌缺血诊断灵敏度和准确度，评估斑块大小和动脉狭窄的效能。

【实验报告】 根据实验数据记录书写相应的实验报告。

【实验思考】
1. CT-MPI 的适应证、准备、扫描步骤有哪些？
2. CT-MPI 图像后处理及各参数代表的意义是什么？

第八章 CT 检查图像后处理技术

第一节 多平面重组（MPR）

实验一 多平面重组（MPR）实验

【临床概述】 多平面重组（multiplanar reformation，MPR）是在断层扫描的基础上对某些或全部扫描层面进行各种方向的重组，得到冠状面、矢状面、斜面或任意面的二维图像。MPR 方法简单、快捷，适用于全身各个部位，弥补了 CT 只能提供横断面图像的缺憾。MPR 可显示全身各个系统器官的形态学改变，尤其在确定颅底、颈部、肺门、腹部及大血管等解剖结构和器官的病变性质、侵犯范围、毗邻关系及四肢骨关节微小骨折、动脉夹层破口（图 8-1）、输尿管结石的定位诊断有明显优势。

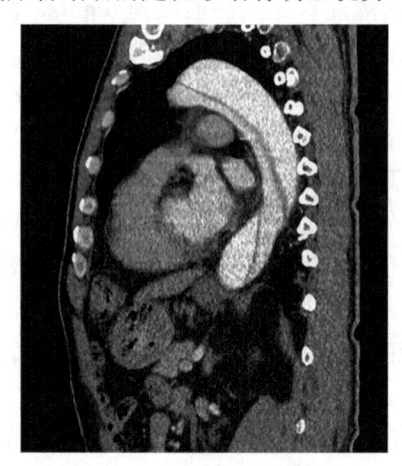

图 8-1 主动脉夹层 MPR 图

【检查注意事项】 针对不同部位不同的病变采用恰当的 MPR 方式；在重组时应注意重建层厚及层间距的选择。

【实验目的】

1. 通过对 MPR 技术原理和实际操作的学习，掌握如何进行冠状面、矢状面以及任意平面的重组技术，以及重建层厚、层间距的选择等。

2. 熟悉 MPR 的适用范围及优缺点，不同组织器官病变的 MPR 显示原则。

【实验内容】

1. 冠状面、矢状面及任意平面的 MPR 的重组方式。

2. 层厚和层间距的选择对 MPR 的影响。

【实验器材】 多层螺旋 CT、图像后处理工作站。

【实验方法】 ①分组实验，将学生分成几个小组（5～6人一组）。②在实验过程中记录实验数据。

【实验步骤】
1. 选择容积扫描数据　螺旋扫描的采集层厚和螺距对 MPR 的图像质量有重要的影响，采集层厚越薄，重组后的图像质量越清晰。因此 MPR 的图像应选择薄层重建图像，采集层厚≤1mm。

2. 图像数据调入　将采集层厚≤1mm 的薄层图像调入 3D 图像后处理软件，选择 MPR。可以进行任意平面的重组；也可以重组成层厚不低于薄层图像采集层厚的任意层厚和层间距的图像。

3. MPR 显示原则　任意平面的重组可以病变为中心进行旋转，将病变与周围组织显示在一个平面上。实际应用中 MPR 技术的层厚、层间距及重建角度的设置应根据病变位置及大小灵活调整。如面神经管双斜位 MPR 是显示面神经管的最佳角度，该角度可以全面、直观地观察面神经管行程、管径及周围毗邻。四肢长骨骨折 MPR 应以骨折处为中心显示长骨正位和侧位，该角度可以显示骨折远端与长骨近端的对位对线关系。

【实验学时】　2 学时。

【实验总结】　影响 MPR 的因素较多，原始图像的采集层厚越薄，层数越多，噪声越小；螺距越小，空间分辨力越高，图像质量越好。重建图像能很好显示血管狭窄、闭塞、钙化和支架，但是重建图像仍为二维图像，不能显示结构复杂器官的空间结构，血管走行迂曲或侧支循环形成时显示不佳。

【实验报告】　根据实验观察和记录写出实验报告。

【实验思考】
1. 脊柱肿瘤 MPR 应采用哪些重建方位？
2. 主动脉夹层采用 MPR 技术的优势和不足？

第二节　表面阴影显示（SSD）

实验一　表面阴影显示（SSD）实验

【临床概述】　表面阴影显示（surface shaded display，SSD）又称为表面遮盖重建法，是通过计算机使被扫描物体表面大于某个设定阈值的所有相关像素连接起来的一种表面数学模式成像。因此，SSD 重组应注意阈值的调节，使图像表面保持平滑。SSD 主要优点：①直观，增强真实感展示完整立体形态；②具有良好的人机交互操作，平移、放大、旋转、假想光源可以设定在任意位置、强度，可以指定物体的表面粗糙度和高光度，更富有立体感和真实感。主要缺点：①影响 SSD 质量因素较多；② SSD 图像只能提供组织器官的空间结构信息，密度信息丢失，对血管管壁的钙化与造影血管难以区分，小血管显示不佳，容易产生狭窄、梗阻假象，对轻、中度狭窄不易鉴别；③正确的分割需要繁琐的人工操作，细节显示不够，物体内部不能显示。

【检查注意事项】　SSD 图像受阈值的影响极大，阈值选择不当会掩盖或丢失大量组织结构的解剖信息，从而造成假象或伪影，而且无法准确区分钙化及金属支架。

【实验目的】
1. 掌握 SSD 重建方式的原理、重建方法、阈值的设置与调节。

2. 熟悉 SSD 的适用范围及优缺点。

【实验内容】
1. SSD 重建方法、重建层厚及层间距的选择。
2. 阈值的设置与调节对 SSD 成像的影响。
3. SSD 的适用范围及优缺点。

【实验器材】 同本章第一节。

【实验方法】 ①分组实验，将学生分成几个小组（5~6人一组）。②在实验过程中记录实验数据。

【实验步骤】

1. 选择容积扫描数据 螺旋扫描时的层厚和螺距对表面阴影显示的图像质量有重要的影响，采集层厚越薄，重组后的图像质量越清晰。因此 SSD 重组的图像应选择薄层重建图像，如采集层厚≤1mm 的图像。

2. 图像数据调入 将采集层厚≤1mm 的薄层图像调入 3D 图像后处理软件，选择 SSD 重组软件就可进行重建。

3. 阈值的调节与修改 通过调节不同阈值的设定，获得不同的 SSD 图像，比较图像之间的差异。

【实验学时】 2 学时。

【实验总结】 SSD 主要用于骨骼、血管、气道等中空器官的显示；SSD 重组应注意 CT 阈值的调节，使图像表面保持平滑；其影响因素多，原始图像决定图像质量。

【实验报告】 根据实验观察和记录写出实验报告。

【实验思考】 椎体内固定术后受检者是否应当采用 SSD 重建方式？

第三节　最大密度投影（MIP）

实验一　最大密度投影（MIP）实验

【临床概述】 最大密度投影（maximum intensity projection，MIP）通过计算机处理，把三维信息中密度最高的结构显示出来，是利用容积数据中在视线方向上密度最大的全部像素值成像的投影技术之一。因为成像数据源自三维容积数据，因而可以随意改变投影的方向，主要用于显示具有相对高密度或高强度的组织结构，如血管、骨骼和软组织肿瘤等病变（图 8-2）。主要优点：①可以概括整体立体空间的灰阶信息；②对高密度物体不会遗漏，如钙化灶；③一定程度上弥补 VR 图像对于细微软斑块及狭窄显示的不足，能较好显示小血管及强化不佳的血管结构。主要缺点：①图像噪声较大；②对密度接近且结构相互重叠的复杂解剖部位不能获得有价值的图像；③血管、骨骼与内脏器官重叠，血管开口和起源评价受限，支架腔内结构显示不佳，严重钙化影响血管评估，测量血管大小不准确。

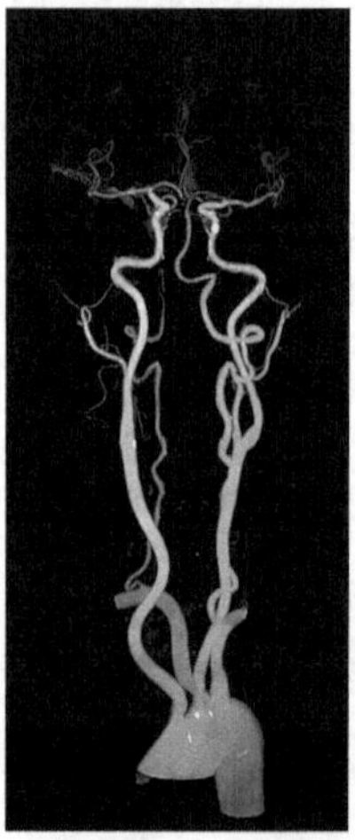

图 8-2　头颈部 CT 血管 MIP 图

【检查注意事项】 投影线前后物体的影像重叠导致空间关系不明，高密度骨骼甚至完全挡住其他组织。故一般要求重建 MIP 图像的层厚不应太厚，采集层厚≤1mm。

【实验目的】

1. 掌握 MIP 重建方式的原理、重建方法以及层厚对图像质量的影响。
2. 了解 MIP 的原理、使用范围及优缺点。

【实验内容】

1. MIP 的重建方法。
2. 层厚对 MIP 图像质量的影响。

【实验器材】 同本章第一节。

【实验方法】 ①分组实验，将学生分成几个小组（5～6人一组）。②在实验过程中记录实验数据。

【实验步骤】

1. 选择容积扫描数据 螺旋扫描时的采集层厚和螺距对 MIP 的图像质量有明显的影响，采集层厚越薄，图像质量越清晰。因此 MIP 图像应选择薄层重建图像，如采集层厚≤1mm 的图像。

2. 图像数据调入 将采集层厚≤1mm 的薄层图像调入 3D 图像后处理软件，选择 MIP 重组软件就可进行重建。

【实验学时】 2学时。

【实验总结】 MIP 可以反映人体结构的密度值，但不能在其图像上测量 CT 值；MIP 对于血管和钙化的显示优于 VR，但对于密度相近结构的相邻组织显示较差；由于物体影像的前后互相重叠，MIP 空间层次不丰富，立体感不强。

【实验报告】 根据实验观察和记录写出实验报告。

【实验思考】

1. MIP 重组技术的优点和缺点有哪些？
2. MIP 重组技术的临床应用范围有哪些？

第四节 容积再现（VR）

实验一 容积再现（VR）实验

【临床概述】 容积再现（volume rendering，VR）法是利用全部体素的 CT 值，行表面遮盖技术并与旋转相结合，加上伪彩色编码和不同程度的透明化技术，使表面与深部结构同时立体地显示。体素的不透明度是由体素值决定，用来表示不同组织的特性（如密度），具有较高不透明度物体比较低不透明度物体显得更加清晰。但是对于一些 CT 值较低的病变，如细小软斑块，狭窄显示欠佳，需结合其他的后处理方式来诊断。VR 的主要优点：①显示物体空间结构的同时还能显示密度信息，不仅能显示物体的表面形态，也可显示物体内部任意层次的形态，空间解剖关系清晰，色彩逼真；②不需要阈值，可利用最多的体素，显示重叠的组织结构如胆囊、结肠、输尿管等空腔脏器。

【检查注意事项】 VR 的伪彩颜色选择及范围调节对图像质量影响很大，针对不同的组织结构可以通过选择不同的伪彩颜色和范围来进行显示。

【实验目的】

1. 掌握VR重建方式的原理与重建方法。

2. 了解VR适用范围及优缺点。

【实验内容】

1. VR的重建方法。

2. 重建图像层厚及层间距的选择对VR图像质量的影响。

【实验器材】 同本章第一节。

【实验方法】 ①分组实验,将学生分成几个小组(5~6人一组)。②在实验过程中记录实验数据。

【实验步骤】

1. 选择容积扫描数据 螺旋扫描时的层厚和螺距对VR图像质量有重要的影响,层厚越薄,图像质量越清晰。因此,VR重组的图像应选择薄层重建图像,如采集层厚≤1mm的图像。

2. 图像数据调入 将采集层厚≤1mm的薄层图像调入3D图像后处理软件,选择VR重组软件就可进行重建。

3. 设置VR图像模板 打开VR图像参数设置,调节参数,创建新的VR模板。

【实验学时】 2学时。

【实验总结】 VR对空间解剖关系显示清晰,色彩逼真,尤其对空腔脏器显示较好,但对细小斑块和狭窄的显示不如MIP。

【实验报告】 根据实验观察和记录写出实验报告。

【实验思考】

1. VR重组技术的优点和缺点有哪些?

2. VR重组技术的临床应用范围有哪些?

第五节 CT仿真内镜(CTVE)

实验一 仿真内镜成像实验

【临床概述】 CT仿真内镜(CT virtual endoscopy,CTVE)利用螺旋CT提供的大量数据,借助高性能计算机的处理获得近似于内窥镜检查的影像。CTVE可探查身体的任何腔道,对受检者无侵袭性伤害,可模拟达到普通内窥镜难以检查的部位。主要用于胃、大肠、血管、鼻腔、鼻窦、喉、气管及支气管等空腔器官病变的检查,常用的有结肠、支气管、鼻旁窦及血管CTVE等(图8-3)。

【检查注意事项】 CTVE的结果受检查前准备的影响较大,并不能替代真实的内窥镜技术,仅作为辅助诊断技术。

【实验目的】

1. 掌握CTVE成像重建方式的原理和重建方法。

2. 了解CTVE成像适用范围及优缺点。

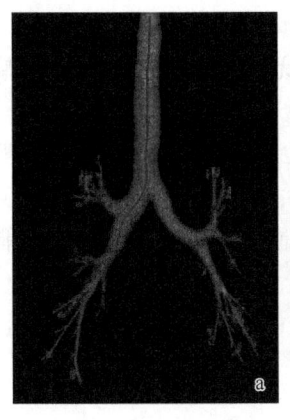

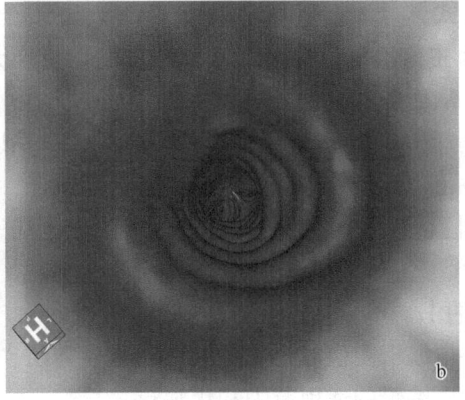

图 8-3 支气管 VRT 及 CTVE 图
a. 支气管 VRT 图；b. 右主支气管 CTVE 图

【实验器材】 同本章第一节。

【实验方法】 ①分组实验，将学生分成几个小组（5～6人一组）。②在实验过程中记录实验数据。

【实验步骤】

1. 选择容积扫描数据 螺旋扫描时的层厚和螺距对CTVE的图像质量有重要的影响，层厚越薄，图像质量越清晰。因此，CTVE重组的图像应选择薄层重建图像，如采集层厚≤1mm的图像。

2. 图像数据调入 将采集层厚≤1mm的薄层重建图像调入3D图像后处理软件，选择CTVE重组软件就可进行重建。

3. 设置CTVE图像模板 打开CTVE图像参数设置，调节参数，创建新的CTVE模板。

【实验学时】 2学时。

【实验总结】 CTVE技术通过CT值差异来进行仿真内窥镜显示，对于CT差异较小的部位，无法进行CTVE检查；CTVE图像质量易受检查前准备、技术参数和人体运动等多种因素的影响。

【实验报告】 根据实验观察和记录写出实验报告。

【实验思考】 结肠CTVE成像时出现假阳性的原因是什么？

第六节 心电编辑图像后处理

实验一 心电编辑图像后处理实验

【临床概述】 心电编辑技术是指通过删除、插入、忽略、偏移R波等方法对心电图进行编辑的技术。心电编辑可解决冠状动脉检查时的心律失常或存在异常触发点的情况，通过心电编辑改善心律失常导致的图像质量问题。心电编辑仅能在后门控扫描方式中使用，后门控扫描在整个R-R间期进行采集，可在ECG曲线重建任何时间点进行编辑。

【检查注意事项】

1. 心电编辑只能在后门控扫描方式中使用，因此检查前应根据受检者心率选择合适的门控扫描方式。

2. 预防为主 乙醇或生理盐水清洁皮肤，更换无静电的受检者服，可减少对心电图门控的干扰，从而提高检查成功率。

3. 编辑为辅 经典的偶发或频发的房早、室早以及轻度的心律不齐都可以很好地通过心电编辑矫正，复杂的心律失常需要多次尝试。

4. 必要时重做 由于呼吸造成的图像伪影无法通过心电编辑矫正，只能通过严格呼吸训练后重做。

【实验目的】

1. 掌握心电编辑图像后处理的原理和重建方法。
2. 了解心电编辑的适用范围和优缺点。

【实验器材】 同本章第一节。

【实验方法】 ①分组实验，将学生分成几个小组（5～6人一组）。②在实验过程中记录实验数据。

【实验步骤】

1. 定位 用心脏CT后处理软件浏览图像，找到异常图像对应采集的心动周期。重建时相选择在左室舒张末期，通常心率在75bpm以下时，重建时相为70%～80% R-R间期，心率在75bpm以上时，重建时相为40%～50% R-R间期。

2. 载入 选中相应时相的图像（或原始数据）点击加载按钮。

3. 编辑 直接对异常的QRS波对应编辑点的位置、数量、性质（窦性、房早、室早、异常干扰）进行校正，可使用以下修改工具：禁用异常心跳、删除异常心跳、插入时间点、修改同步时间点或移动偏移R波等方法；心电图无异常或已经编辑完成后，可以通过调整期相（重建时相的百分比）来找到最佳图像。

4. 结果控制 设置好拟定重建时相的参数以及自动传送后点击start recon。

【实验学时】 2学时。

【实验总结】 心电编辑后，大部分图像质量改善有限，极少数可以通过删减心电周期能达到理想效果。

【实验报告】 根据实验观察和记录写出实验报告。

【实验思考】

1. 心电编辑技术的优点和缺点有哪些？
2. 心电编辑技术的临床应用范围有哪些？

第九章 CT 图像质量控制与管理

第一节 CT 图像质量评价指标

实验一 密度分辨力对图像质量的影响实验

【临床概述】 密度分辨力（density resolution）指在低对比度的情况下图像对相邻两种物质密度差别的最小极限，即对组织间最小密度差别的分辨能力，常以百分数表示。密度分辨力受扫描层厚、X 线剂量、噪声、重建函数等影响。

【诊断要求】 根据病情及检查目的选择合适的扫描参数以满足诊断要求。

【检查注意事项】 以满足诊断要求为目标，切不可为追求图像质量而盲目加大曝光剂量。

【实验目的】

1. 掌握密度分辨力的概念。
2. 掌握不同扫描参数及重建算法对密度分辨力的影响。
3. 熟悉密度分辨力的测试方法。
4. 了解模体的用途。

【实验内容】

1. 密度分辨力模体的放置。
2. 密度分辨力模体的扫描。
3. 观察不同扫描参数（管电压、管电流量）及重建算法对密度分辨力的影响。

【实验器材】 螺旋 CT 机，密度分辨力模体，CTP515 密度分辨力检测模块为 Catphan 500 型模体的四个模块之一，直径 15cm、厚 4cm，内外两组低密度孔径结构（放射状分布）。

【实验方法】

1. 对密度分辨力模体进行 CT 扫描。
2. 改变扫描参数（管电压、管电流量、层厚）及重建算法，观察对密度分辨力的影响。

【实验步骤】

1. 进行空气校准扫描。
2. 去掉检查床的床垫，将模体木箱放置在检查床上靠近扫描机架的一端，借助箱体将 Catphan 500 模体挂在木箱一边，确保木箱在模体的压力下保持稳固，利用水平仪和调节螺栓对模体进行水平调节。
3. 移动检查床，将模体置于扫描野中心，使模体轴线垂直于扫描层面。通过 CT 定位线将密度分辨力模体的左右和上下中心置于扫描架中心，并将床位清零。
4. 选择标准头部扫描参数进行扫描，同样扫描条件下扫描三次，求三次测量的平均结果。

5. 用 ROI 软件测量对比度最高一组中直径最大的低对比度目标和目标附近背景 CT 值和标准偏差 SD。取窗宽 WW=CT$_{目标}$− CT$_{背景}$+5SD$_{max}$（SD$_{max}$ 为目标和背景 CT 值中的最大 SD）；窗位 WL=（CT$_{目标}$+CT$_{背景}$）/2，仔细观察图像，确定能分辨的最低对比度的最小目标尺寸，即为密度分辨力。

6. 选择不同扫描参数（管电压、管电流量、层厚）进行扫描。

7. 选择不同重建算法对图像进行重建。

8. 观察不同扫描参数（管电压、管电流量、层厚）及重建算法对密度分辨力的影响。

【实验学时】 2 学时。

【实验总结】 不同的管电压、管电流量、层厚和重建算法（卷积函数）都能对密度分辨力产生影响。增加管电流量图像信息量增加，图像噪声降低，提高图像的密度分辨力；降低管电流量，到达探测器的光子量不足，降低图像密度分辨力。层厚越薄，图像的空间分辨力越高；由于探测器获得的 X 线光子数减少，图像的密度分辨力下降，反之亦然。软组织算法有利于提高密度分辨力，但空间分辨力降低；骨算法空间分辨力高，但密度分辨力降低。

【实验报告】 根据实验观察和记录写出实验报告。

【实验思考】

1. 密度分辨力的定义是什么？
2. 怎样测试 CT 密度分辨力？
3. 改变扫描参数和重建算法对图像密度分辨力有什么影响？

实验二　空间分辨力对图像质量的影响实验

【临床概述】 空间分辨力（spatial resolution）又称高对比度分辨力，指在高对比度的情况下，密度分辨力大于 10% 时，图像对组织结构空间大小的鉴别能力，即显示最小体积病灶或结构的能力。常以每厘米内的线对数（Lp/cm）表示。

1. 影响因素 焦点、探测器孔径、重建范围和重建矩阵、扫描层厚、螺距、重建算法等。

2. 检测方法

（1）线对法：测试模块由塑料或有机玻璃制成，其内部含有几组高密度的金属针条，每组针条宽度和排列方式有一定的规律。空间分辨力用分辨最小针距的本领来描述。一般空间分辨力为 7Lp/cm，有的设备最高可达 21 Lp/cm。

（2）孔径法：模块采用有机玻璃或塑料制成，在模块材料内有大小不同的测试孔，每组测试孔按照彼此间中心距离等于该组圆孔直径两倍的方式排列，每组孔的孔径对应空间分辨力的数值单位是 mm。

（3）调制传递函数法（modulation transmission function，MTF）：通常由 CT 生产厂家直接提供的测试物和软件计算而得。当 X 射线透过物体时，影像中真实地描绘强度波动所要求的空间间隔。选择不同的层厚，用标准卷积算法和锐利卷积算法依次对具有高对比度的孔径组或高对比线对组的模块扫描成像，调节窗宽和窗位，使孔径组或线对组的影像达到最清晰，用肉眼能分辨的最小孔径组或最小线对组就是该 CT 的最好分辨力。

【诊断要求】 根据病情及检查目的选择合适的扫描参数以满足诊断要求。

【检查注意事项】 以满足诊断要求为目标，根据病情及检查目的选择合适的层厚及重建算法。

【实验目的】

1. 掌握空间分辨力的概念。
2. 掌握空间分辨力的影响因素。
3. 熟悉空间分辨力的测试方法。

【实验内容】

1. 空间分辨力的测试方法。
2. 空间分辨力模体的放置方法。
3. 观察扫描参数（层厚）及重建算法对空间分辨力的影响。

【实验器材】 螺旋 CT 机、空间分辨力模体、CTP528 空间分辨力检测模块。

【实验方法】

1. 对空间分辨力模体进行 CT 扫描。
2. 改变扫描参数（层厚）及重建算法，观察其对空间分辨力的影响。

【实验步骤】

1. 进行空气校准扫描。
2. 去掉检查床的床垫，将模体木箱放置在检查床上靠近扫描机架的一端，借助箱体将 Catphan 500 模体挂在木箱一边，确保木箱在模体的压力下保持稳固，利用水平仪和调节螺栓对模体进行水平调节。
3. 移动检查床，将模体置于扫描野中心，并使模体轴线垂直于扫描层面。通过 CT 定位线将空间分辨力模体置于机架上下左右的中心位置。
4. 选择头部扫描条件进行扫描。
5. 选择不同扫描参数（层厚）进行扫描。不同重建算法对图像进行重建。
6. 设置最窄窗宽，逐渐调高窗位，目测确定每幅图像的极限分辨力；另一种方法是从线对数卡中端拉出一条倾斜的层灵敏度剖面线，剖面线的波峰数即等于可分辨的线对卡数。

【实验学时】 2 学时。

【实验总结】 焦点和探测器孔径越小，测量精度越高，重建的影像空间分辨力越高。重建范围和重建矩阵共同影响像素大小。大矩阵和小的重建范围使像素对应的实体尺寸小，空间分辨力高。层厚薄，体素小，部分容积效应降低，CT 值准确度高，影像空间分辨力高。特别是重组影像的空间分辨力明显提高。螺距增大层厚膨胀明显，Z 轴空间分辨力降低。骨算法空间分辨力高，密度分辨力低；软组织算法密度分辨力高，空间分辨力低。

【实验报告】 根据实验观察和记录写出实验报告。

【实验思考】

1. 空间分辨力的定义是什么？
2. 怎样测试 CT 空间分辨力？
3. 改变扫描层厚和重建算法对图像空间分辨力有什么影响？

实验三 部分容积效应对图像质量的影响实验

【临床概述】 部分容积效应（partial volume effect）又称体积平均值效应，指在同一扫描层面内，含有两种或两种以上不同密度的组织时，所测得的 CT 值是它们的平均值，因而不能真实地反映其中任何一种组织的 CT 值。

【诊断要求】 以满足诊断要求为目标，CT 值的测量应尽量准确。

【检查注意事项】 部分容积效应与 CT 扫描层厚和层面内组织结构的密度有直接关系。当病变小于扫描层面厚度时，所测得的 CT 值是病灶和邻近组织的平均 CT 值，而不是病变组织本身的真实 CT 值。如果病变组织的密度高于周围组织，测得的 CT 值比病变实际的 CT 值低；反之亦然。因此，小于扫描层厚的病变，评价其 CT 值时要考虑部分容积效应的因素。通过薄层扫描可减少部分容积效应的影响。

【实验目的】
1. 掌握减少部分容积效应的方法。
2. 了解部分容积效应的概念。

【实验内容】
1. 模体的放置方法。
2. 模体的扫描。
3. CT 值的测量。

【实验器材】 螺旋 CT 机、随机自带模体。

【实验方法】
1. 对模体进行 CT 扫描，通过 CT 值的测量来理解部分容积效应。
2. 通过减薄扫描层厚减少部分容积效应的影响。

【实验步骤】
1. 放置模体：①将支架固定在检查床上；②将模体放在支架上，旋紧螺母。
2. 移动检查床，将模体置于扫描野中心，并使模体轴线垂直于扫描层面。通过 CT 定位线将模体置于扫描机架上下左右的中心位置。
3. 选择不同扫描方案及参数进行重复扫描。
4. 将感兴趣区（region of interest，ROI）分别放置在同一层面、同一种物质中央和两种物质交界处，发现 CT 值不同。

【实验学时】 2 学时。

【实验总结】 部分容积效应与 CT 扫描层厚和层面内组织或结构的密度有直接关系。小于扫描层厚的病变，评价其 CT 值时要考虑到有部分容积效应的因素。通过薄层扫描可减少部分容积效应的影响。

【实验报告】 根据实验观察和记录写出实验报告。

【实验思考】
1. 什么是部分容积效应？
2. 怎样减少部分容积效应的影响？

实验四 噪声对图像质量的影响实验

【临床概述】 噪声（noise）是评价图像质量的重要指标，是指均匀物体的影像上其 CT 值在平均值上下的随机涨落，图像呈颗粒性，影响密度分辨力，与图像的质量呈负相关，噪声增加，图像密度分辨力降低，噪声产生的根本原因在于体素所接受的光子量的不均衡。剂量、层厚、探测器原因、射线源波动、准直器未对准或发生器参数不准确均可能引起噪声变化。

【诊断要求】 以能够满足诊断要求为目标，接受适度噪声。

【检查注意事项】 目前，接受适度噪声已经得到广大医学影像从业人员的公认。在临床实践中，切不可盲目追求图像质量而增加 X 线剂量，应该根据病情和检查的目的合理调节扫描参数，做绿色医疗的践行者。

【实验目的】
1. 掌握影响图像噪声的因素及降低噪声的方法。
2. 熟悉噪声的定义。
3. 了解图像噪声的测定方法。

【实验内容】
1. 模体的放置方法。
2. 模体的扫描。
3. 观察不同扫描参数对图像噪声的影响。

【实验器材】 螺旋 CT 机、随机自带模体。

【实验方法】
1. 对随机自带模体进行 CT 扫描。
2. 选择不同的扫描参数和扫描方式。
3. 测量模体图像的 CT 值。
4. 观察不同扫描参数对图像噪声的影响。

【实验步骤】
1. 放置模体：①将支架固定在检查床上。②将模体放在支架上，旋紧螺母。
2. 移动检查床，将模体置于扫描野中心，并使模体轴线垂直于扫描层面。通过 CT 定位线将模体置于扫描机架上下左右的中心位置。
3. 选择合理的扫描方案及参数（管电压、管电流量、扫描时间、层厚）进行扫描。
4. 测量不同参数（管电压、管电流量、扫描时间、层厚）下，模体图像的 CT 值。
5. 观察不同扫描参数对图像噪声的影响（图 9-1）。

【实验学时】 2 学时。

【实验总结】 噪声指均匀物质在成像过程中单位体素之间光量子不均衡所致的某些干扰正常信号的信息，用像素 CT 值的标准偏差表示，表现为均匀物体影像中各像素的 CT 值参差不齐，图像呈颗粒状。噪声主要来源于三个方面：探测器、系统元件、重建方法。增加管电压、管电流量、扫描时间及层厚等方法可以降低噪声。

【实验报告】 根据实验观察和记录写出实验报告。

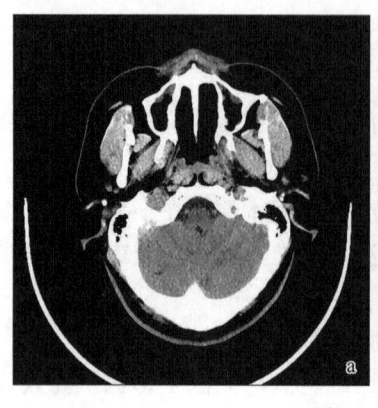

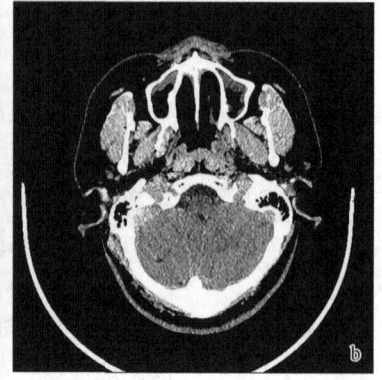

图 9-1 噪声
a. 层厚 5mm；b. 层厚 1mm

【实验思考】
1. 噪声的定义是什么？
2. 噪声的表现是什么？
3. 哪些措施可以降低噪声？

实验五 伪影对图像质量的影响实验

【临床概述】 伪影（artifact）是指在扫描过程中由于设备或人体本身等原因而产生的与被扫描组织结构无关的异常影像。伪影主要来源于两个方面：一是设备；二是受检者本身。

1. 设备原因 产生环状、条状、点状、圆状等伪影。主要原因是探测器、数据转换器损坏或传输电缆工作状态不稳定及电缆接口的某部分松脱等；CT机使用前未做校准、X线管不在中心位置、X线管极度老化、探测器敏感性漂移等。

2. 受检者原因 主要有运动伪影和线束硬化伪影。

（1）运动伪影是扫描中由受检者移动、呼吸运动、心脏搏动、胃肠蠕动等引起。多表现为与扫描方向一致的条状低密度影，图像模糊严重不能用于诊断。

（2）线束硬化伪影是在扫描范围内组织间的密度差别较大时引起。例如，受检者体内、外的金属异物，胃肠道内的高密度物质可产生条状或星芒状伪影。人体内骨骼较厚的部位、身体厚度和宽度差别较大的部位，胃肠道内的高密度对比剂与气体的交界处，均可产生条状线束硬化伪影（图9-2）。

【诊断要求】 以满足诊断要求为目标，尽量避免和减少伪影对图像质量的影响。

【检查注意事项】 伪影会降低图像质量，甚至影响对病变的分析和诊断。应正确认识伪影并分析其产生的原因，尽量避免或减少伪影的出现以保证图像质量。例如，做胸腹部CT检查、冠状动脉CT检查前做好屏气训练，减少呼吸运动所造成的伪影；去除检查部位的金属饰品，避免金属伪影。

【实验目的】 掌握伪影的概念；熟悉各种伪影的表现及产生的原因。

【实验内容】
1. CT模体的扫描。

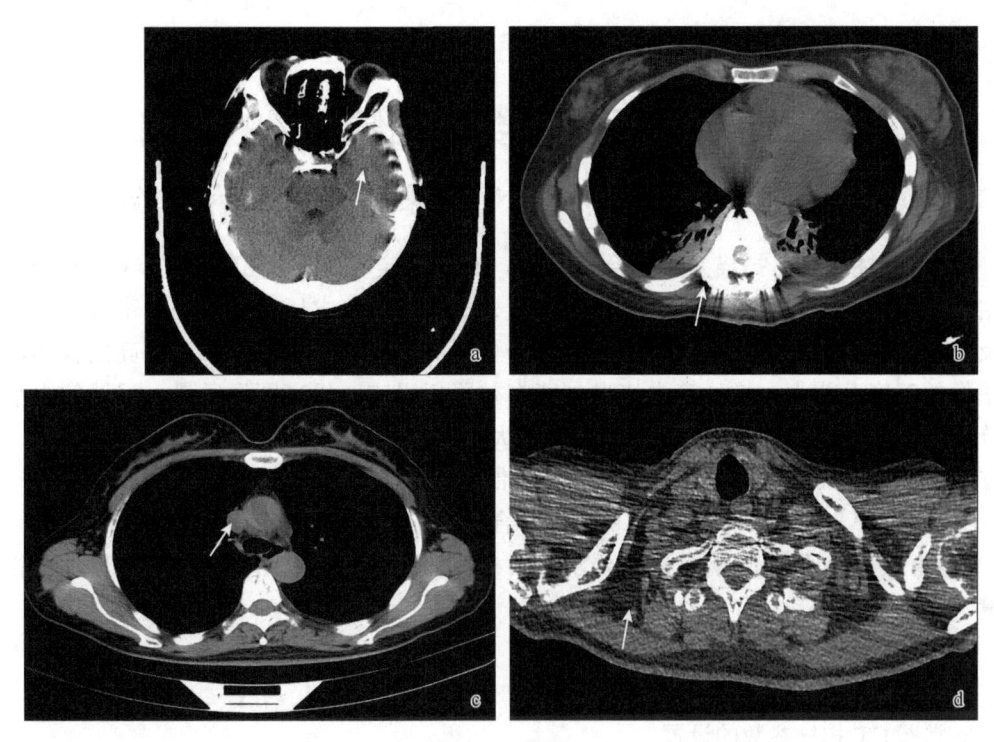

图 9-2 伪影
a. 运动伪影；b. 金属伪影；c. 环状伪影；d. 硬化伪影

2. 观察因受检者原因产生的各种伪影。
3. 熟悉减少和避免伪影产生的措施。
【实验器材】 螺旋 CT 机、CT 测试模体、金属物品、固定胶带。
【实验方法】
1. 将金属物品与 CT 测试模体放在一起扫描。
2. 观察伪影的表现。
【实验步骤】
1. 将模体用专用支架固定在 CT 检查床上。
2. 将金属物品用胶带固定在 CT 测试模体上。
3. 移动检查床，对 CT 测试模体进行定位。
4. 选择合适的扫描方案及参数对模体进行扫描。
5. 观察伪影的表现。
【实验学时】 2 学时。
【实验总结】 伪影降低了图像质量，甚至影响对病变的分析诊断。应正确认识伪影并分析其产生的原因，尽量避免或减少伪影的出现，以保证图像质量。伪影与图像噪声不同：图像噪声是一种随机干扰，只能影响图像对比度，不可能消除；而伪影是非真实的存在，在图像上多表现为不同的条纹或干扰痕迹，可以被识别并可通过一定方法加以克服。
【实验报告】 根据实验观察和记录写出实验报告，描述影像表现，并总结原因。
【实验思考】
1. 常见的 CT 伪影有哪些？

2. 怎样减少和避免伪影的产生?

第二节　CT扫描参数对图像质量的影响

实验一　CT扫描参数对图像质量的影响实验

【临床概述】 CT扫描参数的合理设定,直接决定了CT的图像质量。CT的扫描参数主要包括管电压、管电流量、准直器宽度、螺距等。管电压是影响图像密度、对比度以及信息量的重要因素;增加管电压,光子量提高,可穿透密度和厚度更高的物体,提高图像的密度分辨力。增加管电流量,能有效降低噪声,提高图像质量。层厚的大小影响单位面积接受光子的数量,并影响噪声的大小。螺距是螺旋容积采集过程中,床速与Z轴方向参与数据采集的准直器宽度之比。小准直、小螺距,可用于细微结构的采集。

【诊断要求】 根据病情及检查目的选择合适的扫描参数以满足诊断要求。

【检查注意事项】 以满足诊断要求为目标,切不可为追求图像质量而盲目加大扫描剂量。

【实验目的】
1. 掌握影响CT图像质量的扫描参数。
2. 掌握CT扫描参数的设置。
3. 熟悉CT扫描参数间的关系。

【实验内容】
1. CT模体的放置方法。
2. CT模体的扫描方法。
3. 观察不同扫描参数对图像质量的影响。

【实验器材】 螺旋CT机、CT扫描模体。

【实验方法】
1. 对模体进行CT扫描。
2. 选择不同的扫描参数。
3. 观察不同扫描参数对图像质量的影响。

【实验步骤】
1. 将模体放置在检查床上,移动检查床,使模体置于扫描野中心,模体轴线垂直于扫描层面。通过CT定位线将模体置于扫描机架上下左右的中心位置。
2. 选择不同的扫描参数(管电压、管电流量、层厚、螺距)进行扫描。
3. 观察不同扫描参数对图像质量的影响(图9-3)。

【实验学时】 2学时。

【实验总结】 管电压、管电流量越高,X线剂量增加,噪声减少,密度分辨力提高。层厚越薄,部分容积效应减低,空间分辨力提高。增加层厚,噪声降低,密度分辨力提高,空间分辨力下降。螺距越大,进床速度越快,扫描时间越短,导致图像质量下降。在相同螺距下,扫描层厚越厚,时间越短。在相同扫描层厚下,螺距越大,时间越短。

【实验报告】 根据实验观察和记录写出实验报告。

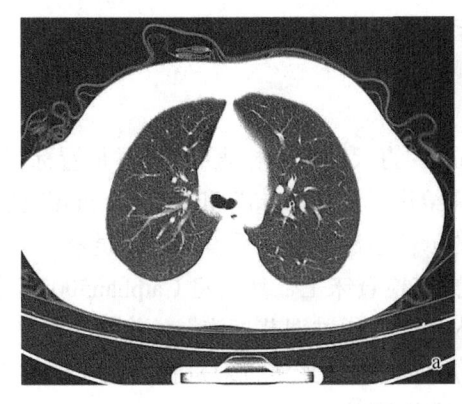

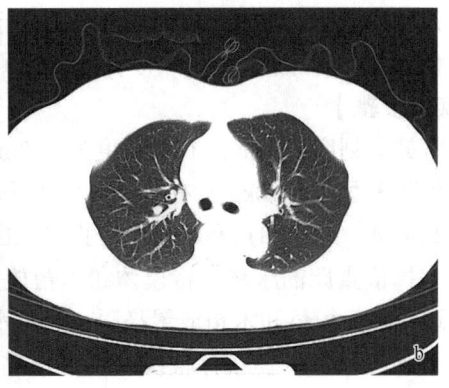

图 9-3 扫描参数
a. 120kV、40mAs；b. 120kV、80mAs

【实验思考】

1. 影响图像质量的扫描参数有哪些？
2. 改变不同的扫描参数对图像质量有什么影响？
3. 如何选择合适的扫描参数？

第三节 CT 图像质量测试方法

实验一 CT 图像质量测试方法实验

【临床概述】 为确保医疗安全，保证图像质量及参数准确，需要定期对 CT 设备进行质量控制检测，以及时发现设备存在的问题并予以校正，从而确保其参数准确性并为诊疗提供优质的影像。目前 CT 设备质控检测主要需要对 CT 设备的检查床移动精度、定位光精度、层厚等参数进行检测。本实验为针对螺旋 CT 机检查床运动精度、定位光精度以及层厚偏差的检验，它们确保 CT 检查能够精准地对病变部位进行诊断定位。

【检查注意事项】 检查床应严格按照要求移动，避免损伤检查床。

【实验目的】

1. 掌握定位光精度的测试方法。
2. 掌握检查床移动精度的测试方法。
3. 掌握层厚偏差的测量方法。
4. 了解定位光精度和检查床移动精度对扫描部位的准确性的影响。

【实验内容】

1. 定位光精度的测试方法。
2. 检查床移动精度的测试方法。
3. 层厚偏差的测量方法。

【实验器材】 螺旋 CT 机、直尺、水平尺、70 kg 负重物，CTP401 模块（为 Catphan 500 模体的四个模块之一）。

【实验方法】

1. 检查床移动标记并负重后，对检查床移动精度进行测定。

2. 使用模块对螺旋 CT 机定位光精度进行测定。

3. 使用模块对螺旋 CT 机层厚偏差进行测定。

【实验步骤】

1. 将最小刻度为 1mm，有效长度为 500mm 的直尺固定于检查床面，并放置标记指针。

2. 保证床面负重 70kg 左右，分别对诊断床给出"进 300mm"和"退 300mm"的指令。

3. 记录进、退起始点和终止点在直尺上的示值，测出定位误差和归位误差。

4. 去掉检查床的床垫，将模体和木箱放置在检查床上，然后将 Catphan500 模体挂在木箱一边，确保模体和木箱放置稳固，利用水平仪并通过调节指旋螺丝将模体放平。

5. 移动检查床，使模体轴线垂直于扫描层面。用激光定位对准模体第 1 层的 3 个定位点，使 CTP401 模块层位于照野中心，并将床位清零。

6. 选择头部参数进行扫描，获得目标图像，模体移动的距离即为设备的定位光精度。

7. 在图像上用 ROI 测量斜线附近区域的 CT 值 L_1；窗宽调至最窄，逐渐调高窗位至 4 条斜线同时消失，记录此时的窗位值 L_2。

8. 将窗宽调至 1 或 0，调整窗位（WL）=$(L_1+L_2)/2$，依次测量此时 4 条斜线的长度，并取其平均值即为半高宽（full width at half maximum，FWHM）。计算获得实际层厚 =0.42×FWHM。实际层厚与螺旋 CT 机标称层厚的差值即为层厚偏差。

【实验学时】 2 学时。

【实验总结】 定位光精度和检查床移动精度是评价 CT 设备机械性能的重要指标（表 9-1），定位光精度和检查床移动精度若发生偏移，则直接影响所扫描部位的准确性，若偏移严重，会导致扫描范围不全。CT 层厚不仅影响图像中器官的体积确定，也影响着所有平面上的重建影像品质、数字重建图像等信息。

表 9-1　CT 机质量控制测试技术要求

检查项目	检查床移动精度	定位光精度	层厚偏差
技术要求	±2 mm 内	±3 mm 内	±1 mm 内

【实验报告】 根据实验数据记录，完成相应的实验报告。

【实验思考】

1. CT 设备进行质量控制检测的参数有哪些？

2. 如果没有定期检测这些参数，对我们检查过程及成像效果有什么影响？

3. 当这些检测参数发生偏移时，我们应该如何处理？

第十章 DSA 检查技术

第一节 DSA 检查前准备

实验一 DSA 检查前准备实验

【临床概述】 介入放射学（interventional radiology，IVR）是以影像诊断为基础，在医学影像诊断设备的引导下，利用穿刺针、导管及其他介入器材，对疾病进行治疗，同时也可采集数字化影像、组织学、细菌学及生理生化资料进行诊断的学科，属微创诊疗学的范畴。

【适应证、禁忌证】 适应证：血管性病变，如动脉瘤、血管畸形、动静脉瘘、狭窄、栓塞、出血性等疾病；非血管性、富血供肿瘤，术前了解血供状况，与邻近血管的关系；血管性病变治疗后复查。禁忌证：严重碘过敏、严重甲状腺功能亢进者；凝血功能严重异常伴有严重出血倾向或出血性疾病者；严重心、肝或肾功能不全者；全身感染未控制；其他危及生命的情况。

【并发症】 血管造影的常见并发症主要有穿刺部位血肿、假性动脉瘤或动静脉瘘，对鼻剂过敏反应，血管破裂出血，血栓形成，异位栓塞，对比剂肾病等。

【术前准备】 术前行必要的实验室检查、心电图、胸片等一般检查。医生术前谈话告知受检者及其家属此手术简要的操作过程、必要性以及可能的并发症和风险，签署知情同意书。受检者需双侧腹股沟区及会阴部备皮，禁食6小时。在进入血管造影室前，受检者须排空尿液。血管造影术前，专职护士应准备好血管造影的常规手术器械。

【注射参数设定】 每个部位造影选择的注射参数均不同，下面以临床最常用的肝动脉造影为例做一概述。

（1）肝动脉造影适应证：肝脏良恶性肿瘤的诊断和治疗，肝脏血管发育不良、肝脏创伤出血、门静脉高压症间接门静脉造影等。

（2）造影体位及程序：肝动脉造影，先行选择性腹腔干动脉造影，再行超选择性肝动脉造影。腹腔干动脉和肝动脉造影均采用正位，对于有重叠的血管病变，可选择不同角度进行投照使之显示清晰。肝动脉造影，DSA 程序一般选用脉冲方式，2~4帧/s，注射延迟，蒙片采集时间 1~2 s。观察门静脉（间接门静脉造影），曝光时间 15~20s。

（3）造影参数选择：常用非离子水溶性对比剂（如 300 mgI/ml）。腹腔干动脉造影时，对比剂流速 5~8 ml/s，剂量 15~25 ml。肝总动脉造影时，对比剂流速 4~7 ml/s，剂量 15~20 ml。肝固有动脉造影时，流速剂量均减少，流速 3~5 ml/s，剂量 8~12 ml，压强均为 150~300PSI（磅/平方英寸，1PSI=6.895kPa）。

总的原则是血管直径越小，其造影时对比剂需要的流速、剂量均减少。在操作过程中动作要轻柔、避免粗暴。

第二节 DSA 成像方式与时间减影方式

实验一 静脉 DSA 成像实验

【临床概述】 静脉血管造影术，通过静脉注射对比剂到循环系统，再通过连续 X 线影像观察，可以实现静脉血管造影，用来发现静脉系统的疾病，例如静脉血管狭窄、血栓形成等血管病变。

【诊断要求】 掌握常见的下肢静脉造影术的适应证、配合介入医师在 DSA 引导下完成下肢静脉造影术。

【检查注意事项】 无须碘过敏试验，除非产品说明书注明特别要求，使用对比剂前，应与受检者及家属沟通并签署手术知情同意书；准备必要的抢救药品及器械。药品包括：盐酸多巴胺注射液、盐酸肾上腺素注射液、盐酸地塞米松注射液、硝酸甘油注射液、硫酸阿托品注射液、肝素钠注射液、盐酸利多卡因注射液。器械包括：麻醉呼吸机、心电监护仪、气管插管器械包、除颤仪、吸痰器等；无菌操作；做好辐射防护。

【实验目的】 掌握下肢深静脉 DSA 造影检查的适应证；掌握下肢深静脉的正常解剖及正常 DSA 造影图像；掌握下肢深静脉造影常用的投照体位；掌握下肢深静脉造影常用的对比剂流速、剂量及高压注射器压力的设定。

【实验内容】 准确选择下肢深静脉造影的投照体位；准确选择下肢深静脉造影常用的对比剂流速、剂量及高压注射器压力；熟悉正常下肢深静脉造影的 DSA 图像。

【实验器材】 血管穿刺针，5F-血管鞘，0.035 inch 短导丝、长导丝，5F-单弯导管，压脉带，注射器，生理盐水，对比剂，DSA 穿刺下肢深静脉造影演示光盘。

【实验方法】 观看介入操作录像；学生分组参观医院介入手术；熟悉下肢深静脉造影体位：可倾斜的检查床，连续 Valsalva 运动，使静脉回流减慢，外周静脉充盈。

【实验步骤】 下肢深静脉顺行静脉造影：操作前首先需要在外周静脉置管，通常选择足背的浅静脉做入路，同时在踝部和膝部扎止血带（显影前松开），将对比剂驱赶入深静脉。尽量避免直接穿刺隐静脉作为入路，否则容易造成深静脉充盈不佳显影差。检查过程中，受检者的体位对于显影质量也有很大的影响。建议采用可倾斜的检查床，先让受检者采取半直立位，注入足够的对比剂之后（一般需要 50~100ml），再将受检者置于平卧位摄片。这样的体位可以充分利用重力作用延迟对比剂上行，使显影优化。

【实验学时】 2 学时。

【实验总结】 在造影过程中，受检者下肢制动是绝对重要的，下肢运动影响成像质量及诊断准确性；准确的摄影角度可有利于病灶的显示，缩短手术时间；适当的对比剂流速、剂量及高压注射器的压力不仅可以准确显示血管病变，而且还可以确保受检者的安全。

【实验报告】 画出下肢深静脉的走行，并描述主要分支的名称。

【实验思考】 Valsalva 运动为什么可提高下肢深静脉造影的质量？

实验二 动脉 DSA 成像实验

【临床概述】 1953 年，Seldinger 提出的血管穿刺法使血管造影进入了一个新的阶段。

动脉造影首先需穿刺动脉，穿刺最常用的部位是股动脉，该部位穿刺方便、安全，并发症发生率最低。穿刺完毕后，引入血管鞘，在导丝的配合下，将造影导管置入需要造影的动脉，利用高压注射注入对比剂，用于特定部位的疾病诊断和治疗。

【诊断要求】 掌握常见的肝动脉造影术的适应证、配合介入医师在 DSA 引导下完成股动脉穿刺和肝动脉造影术。

【检查注意事项】 同本节实验一。

【实验目的】 掌握肝动脉 DSA 造影检查的适应证与禁忌证；掌握肝动脉的正常解剖及正常 DSA 造影图像；掌握肝动脉造影常用的投照体位；掌握肝动脉造影常用的对比剂流速、剂量及高压注射器压力的设定。

【实验内容】 准确选择肝动脉造影的投照体位；准确选择肝动脉造影常用的对比剂流速、剂量及高压注射器压力；正常肝动脉造影的 DSA 图像。

【实验器材】 血管穿刺针，5F-血管鞘，0.035 inch 短导丝、长导丝，5F-导管（通常为 RH 管），注射器，生理盐水，对比剂，DSA 穿刺股动脉及肝动脉造影演示光盘。

【实验方法】 观看介入操作录像；学生分组参观医院介入手术；熟悉肝动脉造影体位。一般为正位造影，如靶血管显示不佳，需调整投照体位，如采用左前斜或右前斜 45°。

【实验步骤】 采用 Seldinger 技术，行股动脉或肱动脉穿刺插管。造影步骤、参数及程序同本章第一节实验一。造影完毕拔出导管及导管鞘，局部压迫 10~15min 后加压包扎；由影像技师认真填写检查申请单的相关项目和技术参数并签名。

【实验学时】 2 学时。

【实验总结】 在造影过程中，受检者呼吸配合极其重要，如受检者呼吸配合不佳，图像质量差；调整摄影角度可有利于病灶供血动脉显示，便于后续超选择血管进行治疗；恰当的对比剂流速、剂量及高压注射器的压力不仅可以准确显示血管病变，而且还可以确保受检者的安全。

【实验报告】 画出肝动脉 DSA 造影的正常图像（正位）；描述肝总动脉主要分支的名称。

【实验思考】 为什么肝动脉造影时需要嘱受检者屏气？

实验三 动态 DSA 成像实验

【临床概述】 在 DSA 成像过程中，X 线管、人体和探测器在规律运动的情况下获得 DSA 图像的方式，称之为动态 DSA。动态 DSA 是血管造影的四维重建影像，包括动脉期、静脉期、延迟期的全过程，呈现动态连续立体影像。

【诊断要求】 掌握常见的脑动脉动态 DSA 成像的适应证、配合介入医师在 DSA 引导下完成股动脉穿刺和脑动脉动态造影术。

【检查注意事项】 同本节实验一。

【实验目的】 掌握脑动脉动态 DSA 检查的适应证；掌握脑动脉的正常解剖及正常 DSA 成像图像；掌握脑动脉动态造影常用的投照体位；掌握脑动脉动态造影常用的对比剂流速、剂量及高压注射器压力的设定。

【实验内容】 准确选择脑动脉造影的投照体位；准确选择脑动脉常用的对比剂流速、

剂量及高压注射器压力。

【实验方法】 观看介入操作录像；学生分组参观医院介入手术；熟悉脑动脉动态造影体位。

【实验步骤】 受检者平卧在 DSA 检查床上，然后选取右侧股动脉搏动最明显下方 1cm 进行局部麻醉，穿刺置管，将导管置入相应的脑血管指定动脉区域进行造影，造影时注射对比剂。动态 DSA 是连续、动态、全循环、立体影像，能够重建各种参数的血管影像，造影注射对比剂需要的时间长（7s）。受检者在注射对比剂、采集成数据过程中，需要保持体位不动（约 30s），才能够完成脑血管动脉期、毛细血管期及静脉期血管等成像数据的采集。

【实验学时】 2 学时。

【实验总结】 在造影过程中，受检者头部保持不动极其重要，如受检者在造影时出现头部运动则图像质量差；调整摄影角度可有利于脑血管病变部位的显示，缩短手术时间；适当的对比剂流速、剂量及高压注射器压力不仅可以准确显示血管病变，而且还可确保受检者的安全。

【实验报告】 画出脑血管 DSA 成像的正常图像（正位）；描述大脑中动脉动态造影时主要分支的名称。

【实验思考】 脑血管动态造影在脑血管动静脉畸形诊断中的价值？

实验四　脉冲减影方式实验

【临床概述】 DSA 的减影方式基本上分为三种，即时间减影、能量减影和混合减影。应用最多的是时间减影中的连续方式、脉冲方式和路标方式。脉冲方式为每秒进行数帧的摄影，在对比剂未注入造影部位前和对比剂逐渐扩散的过程中对 X 线图像进行采集和减影，最后得到一系列连续间隔的减影图像。此方式与间歇性 X 线脉冲同步，以一连串单一的曝光为其特点，辐射剂量较强，所获得的图像信噪比较高，图像质量好，是一种普遍采用的方式。这种方式主要适用于脑血管、颈动脉、四肢动脉等活动较少的部位，对腹部血管、肺动脉等部位的减影也可酌情使用。

【诊断要求】 掌握常见的脑动脉脉冲减影的适应证、配合介入医师在 DSA 引导下完成股动脉穿刺和大脑中动脉脉冲减影术。

【检查注意事项】 同本节实验一。

【实验目的】 掌握大脑中动脉 DSA 脉冲减影的适应证；掌握大脑中动脉的正常解剖及正常 DSA 造影表现；掌握大脑中动脉造影常用的投照体位；掌握大脑中动脉脉冲减影常用的对比剂流速、剂量及高压注射器压力的设定。

【实验内容】 准确选择大脑中动脉造影的投照体位；准确选择大脑中动脉常用的对比剂流速、剂量及高压注射器压力；正常大脑中动脉脉冲减影的 DSA 图像。

【实验器材】 血管穿刺针，5F-血管鞘；0.035 inch 短导丝、长导丝，5F-导管（通常为 SIMMON 管等），压脉带，注射器，生理盐水，对比剂，DSA 穿刺股动脉及脑动脉动态造影演示光盘。

【实验方法】 观看介入操作录像；学生分组参观医院介入手术；熟悉大脑中动脉动

态造影体位。

【实验步骤】 导管进入大脑中动脉注入对比剂，选择脉冲减影模式后，得到大脑中动脉的血管图像。

【实验学时】 2学时。

【实验总结】 在造影过程中，受检者头部保持不动极其重要，如受检者在造影时出现头部运动，图像质量差；调整摄影角度可有利于脑血管病变部位的显示，缩短手术时间；恰当的对比剂流速、剂量及高压注射器压力不仅可以准确显示血管病变，而且还可以确保受检者的安全。

【实验报告】 画出大脑中动脉脉冲减影后的正常图像（正位）；描述大脑中动脉脉冲减影后主要分支的名称。

【实验思考】 脉冲减影后与减影前的图像差异？

实验五　超脉冲减影方式实验

【临床概述】 超脉冲方式是在短时间内进行6～30帧/秒的X线脉冲摄像，然后逐帧高速重复减影，具有频率高、脉宽窄的特点。连续观察X线数字影像或减影图像，具有动态显像的作用。这种减影方式的优点是图像因脏器运动导致的模糊程度小，能适应心脏、冠状动脉、主肺动脉等活动快的部位。DSA机连续发出X线照射，得到与电视摄像机同步、以25～50帧/秒的连续影像信号，以电视视频速度观察连续的血管造影过程或血管减影过程。这种方式的图像频率高，能显示快速运动的部位，如心脏、大血管，单位时间内图像帧数多，时间分辨力高。

【诊断要求】 掌握常见的冠状动脉超脉冲减影的适应证、配合介入医师在DSA引导下完成股动脉穿刺和冠状动脉超脉冲减影术。

【检查注意事项】 同本节实验一。

【实验目的】 掌握冠状动脉超脉冲减影的适应证；掌握冠状动脉的正常解剖及正常DSA成像图像；掌握冠状动脉造影常用的投照体位；掌握冠状动脉超脉冲减影时常用的对比剂流速、剂量及高压注射器压力的设定。

【实验内容】 准确选择冠状动脉超脉冲减影时的投照体位；准确选择冠状动脉常用的对比剂流速、剂量及高压注射器压力；正常冠状动脉超脉冲减影的DSA图像。

【实验器材】 血管穿刺针，5F-血管鞘，0.035 inch短导丝、长导丝、冠状动脉造影专用导管，压脉带，注射器，生理盐水，对比剂，肝素钠（60～80 U/kg用于术中肝素化），维拉帕米及硝酸甘油等，DSA穿刺桡动脉及冠状动脉动态造影演示光盘。

【实验方法】 观看介入操作录像；学生分组参观医院冠状动脉介入手术；熟悉冠状动脉造影体位。

【实验步骤】 选择性冠状动脉造影就是利用血管造影机，通过特制定型的冠状动脉造影导管经皮穿刺入桡动脉，导丝引导下造影导管插入升主动脉根部，然后探寻左或右冠状动脉开口并插入，注入对比剂，使冠状动脉显影。

【实验学时】 2学时。

【实验报告】 画出冠状动脉走行,并描述主要分支的名称。

【实验总结】 调整摄影角度可有利于冠状动脉病变部位的显示,缩短手术时间;适当的对比剂流速、剂量及高压注射器压力不仅可以准确显示血管病变,而且还可以确保受检者的安全。

【实验思考】 超脉冲减影的主要适应证?

实验六 心电触发脉冲减影方式实验

【临床概述】 心电触发 X 线脉冲与固定频率工作方式不同,它与心脏大血管的搏动节律相匹配,以保证造影系列中所有的图像与其节律同相位,曝光的时间点是变化的,以便掌握最小的心血管运动时刻。此方式主要用于冠状动脉、大血管的 DSA 检查。

【诊断要求】 掌握常见的冠状动脉心电触发脉冲减影的适应证、配合介入医师在 DSA 引导下完成桡动脉穿刺和冠状动脉心电触发脉冲减影术。

【检查注意事项】 同本节实验一。

【实验目的】 掌握正常冠状动脉心电触发脉冲减影的适应证;掌握冠状动脉的正常解剖及正常 DSA 图像;掌握冠状动脉造影常用的投照体位;掌握冠状动脉心电触发脉冲减影时常用的对比剂流速、剂量及高压注射器压力的设定。

【实验内容】 准确选择冠状动脉心电触发脉冲减影时的投照体位;准确选择冠状动脉造影常用的对比剂流速、剂量及高压注射器压力;正常冠状动脉心电触发脉冲减影的 DSA 图像。

【实验器材】 同本节实验五。

【实验方法】 观看介入操作录像;学生分组参观医院冠状动脉病变的介入手术;熟悉冠状动脉造影体位。

【实验步骤】 该减影方式适用于心率快和不规则心率的受检者。该技术能够自动识别不规则的心律变化并自动扩大图像采集的曝光窗,并且能够自动识别心律不齐,对发生严重心律不齐的 R-R 间期停止造影,在下一个心动周期于原位再次自动启动造影,可避免不规则心跳对于造影图像的影响。

【实验学时】 2 学时。

【实验总结】 调整摄影角度可有利于冠状动脉病变部位的显示,缩短手术时间;适当的对比剂流速、剂量及高压注射器压力不仅可以准确显示血管病变,而且还可以确保受检者的安全。

【实验报告】 画出正常人一次心动周期的心电图,并标出 QRS 波;描述右冠状动脉心电触发脉冲减影后主要分支的名称。

【实验思考】 心电触发脉冲减影方式的适用范围?

第三节 头颈部 DSA 技术及介入治疗

实验一 头颈部 DSA 技术及介入治疗实验

【临床概述】 头颈部动脉 DSA 适应证:动脉血管狭窄、闭塞、扩张、动脉瘤、动静脉畸形、创伤等先天性或后天性血管疾病。头颈部血管 DSA 检查包括颈部大血管和脑血管检查，主要针对动脉系统疾病的检查。本实验主要包括颈部大血管和脑血管检查技术。

【诊断要求】 掌握头颈部 DSA 检查的适应证，配合介入医师使用 DSA 进行头颈部血管造影。

【检查注意事项】 同本章第二节实验一。

【实验目的】 掌握头颈部及脑血管 DSA 检查的适应证；掌握头颈部及脑血管的正常解剖及正常 DSA 图像；掌握头颈部及脑血管造影常用的投照体位；掌握头颈部及脑血管造影常用的对比剂流速、剂量及高压注射器压力的设定。

【实验内容】 准确选择头颈部及脑血管造影的投照体位；准确选择头颈部及脑血管造影常用的对比剂流速、剂量及高压注射器压力；正常头颈部及脑血管 DSA 图像。

【实验器材】 DSA 造影机，高压注射器，动脉穿刺针、鞘、导管、导丝等，对比剂（非离子水溶性）及其他药品。

【实验方法】 学生到介入科机房，在 DSA 技术员的指导下实习；实验前学生学习 DSA 检查注意事项、所检查部位的血管解剖及正常 DSA 表现；检查前熟悉头颈部及脑血管 DSA 检查步骤、方法；记录不同的投照体位（包括角度）、对比剂流速、剂量及高压注射器压力。

【实验步骤】

1. 术前准备 查心肝肺肾功能及凝血时间、血压控制在正常范围（特殊情况除外），术前 4h 禁饮食；术前告知受检者及家属 DSA 检查的必要性以及 DSA 检查可能出现的并发症，签署 DSA 检查手术知情同意书；向受检者做好解释工作，以消除其顾虑情绪。告诉受检者在检查中，特别是造影时，头部制动配合检查。对那些脑血管意外出血意识不清而必须检查的受检者，必须在全麻下进行检查。危重受检者要建立静脉通道。

2. 检查方法

（1）插管：消毒、铺无菌手术单、局麻穿刺点。常用 Seldinger 技术穿刺股动脉插管，特殊情况下可以穿刺桡动脉插管，用相应的导管分别选择插至升主动脉、颈总动脉、颈内动脉、颈外动脉及椎动脉，行相应血管造影。

（2）颈部血管 DSA 成像体位：常用升主动脉造影显示颈部大血管。采集图像，一般用 2～3 帧/s，如欲观察细节，可提高到 6 帧/s。 正位：受检者平卧于检查床，DSA 机 C 臂与受检者垂直，平板探测器在受检者正前方；透视定位时，受检者主动脉弓位于显示屏的正中、下 1/3。斜位：平板探测器位于受检者左前方 45°～65°（左前斜），透视定位时，受检者主动脉弓位于显示屏的正中、下 1/3。该体位造影可以观察头臂干、左右颈总动脉、左右锁骨下动脉开口及主干情况，可以观察左右椎动脉开口及颅外段情况。 对特殊病变可在此基础上加照其他特殊体位（复合角度摄影），如左右倾斜+头脚倾斜，如果设备允许，还可做旋转造影（3D 重建），目的在于更好显示病变。

（3）脑动脉 DSA 成像体位：导管分别选择目标血管，目标血管位于显示屏中心。颈总动脉、颈内动脉、颈外动脉、椎动脉常规正侧位即可清晰显示，透视下正位为两岩骨对称位于眼眶内下 2/3，侧位为两外耳孔重合。特殊部位体位：30° 斜位可较好显示颈内动脉虹吸段，左斜或右斜 30°+脚斜 15° 可较好地显示前交通动脉，30°～45° 斜位可较好地显示大脑中动脉分叉。为了显示一些特殊病灶，还可选择复合摄影角度。现在大部分的 DSA 机都有旋转功能和 3D 图像后处理系统，能够更加清晰显示病灶与血管的关系。虽然 3D-DSA 图像更加直观地显示血管及血管病变，但重建图像存在数据丢失的问题，仍然需要常规正侧位造影，必要时加拍其他体位。采集图像，一般用 2～3 帧/s，如欲观察细节，可提高到 6 帧/s。采集时间应从动脉期直至静脉窦显示为止，一般为 12～15 s。

（4）颈部血管（升主动脉造影）、脑动脉 DSA 成像参数及程序如下（表 10-1），常用非离子水溶性对比剂（如 300 mgI/ml）。

（5）选择高压注射器的流速、流量应根据血管的管径、被检者的年龄和病情而定，如年龄大的受检者、脑梗死的受检者或者其他检查（如 CTA、超声等）提示血管有明显斑块、狭窄等，高压器注射的流速、流量就不宜过大。过大的流速、流量就可能冲走血管壁的活动性斑块，流入颅内，形成新的梗死。

表 10-1 颈部血管（升主动脉造影）、脑动脉 DSA 成像参数及程序

检查部位		造影参数			造影程序		
		流速（ml/s）	量/次（ml）	压力（PSI）	帧数（fps）	成像方式	延迟方式
头颈部	血管（升主动脉造影）	15～25	20～30	450～600	25	IADSA	注射延迟
	颈总动脉	4～8	8～10	250～300	2～3	IADSA	注射延迟
	颈内动脉	3～6	7～9	250～300	2～3	IADSA	注射延迟
	颈外动脉	4～8	8～10	250～300	2～3	IADSA	注射延迟
	椎动脉	2～4	6～8	200～280	2～3	IADSA	注射延迟

3. 学习术中头颈部血管 DSA 成像图像，了解正常头颈部血管的 DSA 表现。
4. 记录实验步骤及相关数据。

【实验学时】 2 学时

【实验总结】 在造影过程中，受检者头部制动是绝对重要的，头部运动影响成像质量及诊断准确性。头部运动过大可能导致导管折断，增加手术风险；准确的摄影角度可有利于病灶的显示，缩短手术时间；适当的对比剂流速、剂量及高压注射器的压力不仅可以准确显示血管病变，而且还可以确保受检者的安全。

【实验报告】 画出升主动脉造影颈部大血管示意图（正位、斜位）；描写颈总动脉、颈内动脉及椎动脉的主要分支名称。

【实验思考】 怎样提高脑血管造影图像质量？

第四节 胸部 DSA 技术及介入治疗

实验一 胸部 DSA 技术及介入治疗实验

【临床概述】 DSA 在胸部病变的应用主要以治疗为主，适应证：降主动脉瘤、主动脉夹层 Stanford B 型、咯血、肺血管畸形、创伤、肺动脉栓塞、透析受检者中心静脉狭窄等。本实验主要包括胸主动脉、肺动脉、支气管动脉及肋间动脉的 DSA 检查技术。

【诊断要求】 了解胸部 DSA 诊疗的适应证，掌握 DSA 在胸部检查中的应用。

【检查注意事项】 同本章第二节实验一。

【实验目的】 掌握胸部DSA诊疗的适应证；掌握胸部DSA常用的对比剂流速、剂量及高压注射器压力；掌握胸部DSA的正常表现。

【实验内容】 准确选择主动脉、肺动脉DSA投照体位；准确选择主动脉、肺动脉常用的造影模式、对比剂流速、剂量及高压注射器压力；掌握正常主动脉、肺动脉、支气管动脉及肋间动脉的DSA成像表现。

【实验器材】 与头颈部血管DSA成像相同。

【实验方法】 学生到介入科机房，在DSA技师的指导下，配合介入科医生进行胸部疾病的DSA诊疗；实验前学习DSA诊疗注意事项、所检查部位的血管解剖及正常DSA表现；熟悉DSA检查步骤、方法；记录不同的投照体位（包括角度）、对比剂流速、剂量及高压注射器压力。

【实验步骤】

1. 术前准备 查心肝肺肾功能及出凝血时间、血压控制在正常范围（特殊情况除外），术前6 h禁饮食，上台前排空大小便，训练受检者屏气；术前告知受检者及家属DSA诊疗的必要性以及DSA诊疗过程中可能出现的并发症，签署DSA诊疗手术知情同意书；向个别紧张的受检者做好解释工作，以消除其顾虑情绪。如病情需要（如主动脉瘤、主动脉夹层等），可以选择全麻下造影。告诉受检者配合诊疗操作。危重受检者要建立静脉通道。

2. 诊疗方法

（1）插管：消毒、铺无菌手术单、局麻穿刺点，常用Seldinger技术穿刺股动脉或者股静脉插管，用相应的导管分别选择插至相应脏器血管行血管造影。

（2）胸主动脉DSA成像体位：胸主动脉造影的体位为平板探测器位于左前斜45°~65°，透视定位时，受检者主动脉弓位于显示屏的正中、上1/3。该体位可以使升主动脉、主动脉弓、降主动脉呈平面显示。对特殊病变可在此基础上加照正位、侧位或左前长轴斜位，目的在于更好显示病变。采用先曝光，后注射对比剂，蒙片采集成像2~3 s，采集图像，曝光至感兴趣区显示满意为止。

（3）支气管动脉及肋间动脉DSA成像体位：支气管动脉及肋间动脉造影均采用正位，对于有重叠的血管病变，可选择不同角度进行投照使之显示清晰。采集图像主要选用DSA的脉冲方式，采用先曝光，后注射对比剂，蒙片采集成像1~2 s，曝光至感兴趣区显示满意为止。

（4）肺动脉DSA造影体位：肺动脉成像体位用正位，平板探测器向头倾斜20°~35°；或右前斜位5°~10°，向头倾斜20°~35°；或肺动脉轴位（亦称半坐位），即受检者仰卧，探测器向头侧倾斜30°~45°。上述体位可以显示肺动脉瓣、主干、分叉和分支的全貌。先曝光采集成像，蒙片采集成像2 s，后注射对比剂。曝光至左心室大血管及异常分流通道显影满意。

（5）胸部DSA成像参数及程序如下（表10-2），常用非离子水溶性对比剂（如300 mgI/ml）。

（6）选择高压注射器的流速、流量应根据血管的管径，被检者的年龄和病情而定，如支气管动脉、肋间动脉纤细，应该放弃高压注射器注射造影，直接轻柔手推造影，避免血管破裂诱发出血或截瘫。

3. 学习术中胸主动脉及肺动脉DSA成像图像。

4. 记录实验步骤及相关数据。

表 10-2 胸部 DSA 成像参数及程序

检查部位		造影参数			造影程序		
		流速（ml/s）	量/次（ml）	压力（PSI）	帧数（fps）	成像方式	延迟方式
胸部	胸主动脉	15～25	20～30	450～600	25	IADSA	注射延迟
	支气管动脉	1～2	4～6	手推或小于150	3～6	IADSA	注射延迟
	肋间动脉	1～2	4～6	手推或小于150	3～6	IADSA	注射延迟
	肺动脉主干	15～18	25～30	350～450	25	IVDSA	注射延迟
	左、右肺动脉	8～12	15～20	350～450	25	IVDSA	注射延迟

【实验学时】 2 学时。

【实验总结】 在造影过程中，受检者制动以及屏气是非常重要的，呼吸动作过于剧烈会引起严重的呼吸伪影，从而影响 DSA 的诊疗；准确的摄影角度可有利于病灶的显示，缩短手术时间；适当的对比剂流速、剂量及高压注射器的压力不仅可以准确显示血管病变，而且还可以确保受检者的安全。

【实验报告】 画出肺动脉 DSA 成像的示意图（包括主干及分支）。

【实验思考】 血液从右心室循环至升主动脉的过程。

第五节 心脏与冠状动脉 DSA 技术及介入治疗

实验一 心脏与冠状动脉 DSA 技术及介入治疗实验

【临床概述】 心脏与冠状动脉 DSA 适应证：先天性心脏病及冠状动脉性心脏病的诊断及治疗。心脏与冠状动脉解剖结构复杂，为清楚显示病变，造影体位多，造影技术参数亦多，造影参数的选择尤为重要，关系到造影检查成功和受检者的安全。本实验主要包括心脏和冠状动脉 DSA 检查技术。

【诊断要求】 掌握心脏与冠状动脉 DSA 诊疗的适应证，掌握 DSA 在心脏与冠状动脉中的应用及正常表现。

【检查注意事项】 同本章第二节实验一。

【实验目的】 掌握心脏和冠状动脉 DSA 诊疗的适应证；掌握心脏和冠状动脉 DSA 常用的对比剂流速、剂量及高压注射器压力；掌握心脏和冠状动脉 DSA 的常用投射体位。

【实验内容】 准确掌握心脏和冠状动脉 DSA 投照体位；准确掌握心脏和冠状动脉 DSA 常用的对比剂流速、剂量及高压注射器压力；正常或异常心脏和冠状动脉 DSA 表现。

【实验器材】 与头颈部血管 DSA 成像器材相同。

【实验方法】 学生到介入科机房，在 DSA 技师的指导下，配合介入科医生进行心脏和冠状动脉 DSA 诊疗；实验前学生学习 DSA 诊疗注意事项、所检查部位的血管解剖及正常 DSA 表现；熟悉 DSA 检查步骤、方法；记录不同的投照体位（包括角度）、对比剂流速、剂量及高压注射器压力。

【实验步骤】

1. 术前准备 除非产品说明书注明特别要求，无须碘过敏试验。查心肝肺肾功能及凝血时间、血压控制在正常范围（特殊情况除外），术前6h禁饮食；术前告知受检者及家属DSA诊疗的必要性以及DSA诊疗过程中可能出现的并发症，签署DSA诊疗手术知情同意书；小儿先天性心脏病受检者需全麻后进行造影检查。向个别紧张的受检者做好解释工作，以消除其顾虑情绪。告诉受检者配合诊疗操作。必要时，为重症受检者建立静脉通道。

2. 诊疗方法

（1）插管：消毒、铺无菌手术单、局麻穿刺点，常用Seldinger技术穿刺桡动脉、股动脉或者股静脉插管，用相应的导管分别选择插至相应部行血管造影。

（2）心脏DSA成像体位：心脏DSA成像，采用多角度摄影，可提高诊断准确性，便于心脏外科手术或介入治疗。心脏各腔室的造影首选标准正侧位，其次是加照各种角度的斜位和向足倾位或向头倾位。常用的轴位摄影有长轴斜位、四腔位和半轴位。①长轴斜位：平板探测器向受检者左侧转动65°～70°，同时向头侧倾斜25°～30°。②四腔位：平板探测器向受检者左侧转动40°～50°，向头侧倾斜40°～50°，仰卧，足向右斜，使身体长轴与台面中线呈10°～15°。③半轴位：又称肺动脉轴位。平板探测器向头侧倾斜30°～45°，使肺动脉与X线垂直，显示肺动脉瓣、主干、分叉和分支全貌。先曝光采集成像，后注射对比剂。曝光至感兴趣区显影满意。

（3）左冠状动脉DSA成像体位：一般采用多角度、多方位摄影方法，连续曝光采集至冠状静脉回流显影。为显示左冠状动脉各段以及动脉管壁的不同侧面，常采用左头位、蜘蛛位（脾位）、正足位、右足位（肝位）、右头位（右肩位）等体位进行摄影，对于有重叠的血管病变，可选择不同角度进行投照使之显示清晰。①左头位：平板探测器向受检者左前转动45°，向头倾斜20°。该体位下，前降支的中远段及其分支和回旋支显示较为准确。②蜘蛛位（脾位）：平板探测器向受检者左前转动45°，向足倾斜20°，主要显示左主干、前降支及回旋支开口病变。③正足位：平板探测器在正位基础上，向受检者足侧倾斜20°，该体位主要显示左主干、前降支及回旋支开口、钝缘支开口等。④右足位（肝位）：平板探测器向受检者右前转动30°，向足倾斜20°，主要显示回旋支近段（比正足位更加准确）、钝缘支开口等。⑤右头位（右肩位）：平板探测器向受检者右前转动30°，向头倾斜20°，主要显示前降支中远段。⑥正头位：平板探测器在正位基础上，单纯向受检者头侧倾斜30°，主要显示前降支近中段、对角支开口。

（4）右冠状动脉DSA成像体位：右侧冠状动脉结构较左侧冠状动脉简单，一般取两个相互垂直的位置即可，常用左斜位及右斜位，如诊断需要时，可以加正头位，对于有重叠的血管病变，可选择不同角度进行投照使之显示清晰，曝光采集成像至冠状静脉回流。①左斜位：平板探测器在正位基础上，单纯向受检者左侧倾斜45°～55°。该角度下，右冠状动脉呈现"C"形，主要显示开口、近中段的病变。②右斜位：平板探测器在正位基础上，单纯向受检者右侧倾斜35°～45°。该体位主要显示右冠状动脉中段病变。③正头位：平板探测器在正位基础上，单纯向受检者头侧倾斜30°。该体位下，右冠状动脉呈现"L"形，主要显示远段、左室后支以及后降支病变。

（5）心脏与冠状动脉DSA成像参数及程序如下（表10-3），常用非离子水溶性对比剂（如300 mgI/ml）。

3. 学习术中行心脏及冠状动脉DSA成像图像。

4. 记录实验步骤及相关数据。

表 10-3　心脏与冠状动脉 DSA 成像参数及程序

检查部位		造影参数			造影程序		
		流速（ml/s）	量/次（ml）	压力（PSI）	帧数（fps）	成像方式	延迟方式
心脏与冠状动脉	右心室	15～25	30～35	450～600	25	IVDSA	注射延迟
	左心房	15～18	30～35	450～600	25	IADSA	注射延迟
	右心房	15～18	15～18	450～600	25	IVDSA	注射延迟
	肺动脉主干	15～18	25～30	350～450	25	IVDSA	注射延迟
	左、右肺动脉	8～12	15～20	350～450	25	IVDSA	注射延迟
	左冠状动脉	2 s 内注射完	8～10	手推	25	IADSA	注射延迟
	右冠状动脉	1～2 s 内注射完	6～8	手推	25	IADSA	注射延迟

【实验学时】　2 学时。

【实验总结】　在造影过程中，不同体位在观察心脏及冠状动脉不同解剖结构中的意义；准确的摄影角度可有利于病灶的显示，缩短手术时间；适当的对比剂流速、剂量不仅可以准确显示血管病变，而且还可以确保受检者的安全。另外因为高压注射器压力过大，冠状动脉造影术中通常采用手推造影。

【实验报告】　画出心脏四个心腔血液循环的途径。

【实验思考】　右心室造影、左心室造影、肺动脉造影以及左右冠状动脉造影分别的穿刺及插管路径是什么？

第六节　腹部 DSA 技术与介入治疗

实验一　腹部 DSA 技术与介入治疗实验

【临床概述】　DSA 在腹腔脏器病变中应用以治疗为主，治疗前行 DSA 检查主要为证实其他相关检查的影像表现，常常运用于肝脏、脾脏、肾脏等实质性脏器。本实验主要包括肝、脾、肾及肾上腺的 DSA 诊疗方法及正常血管造影表现。

【诊断要求】　了解腹腔脏器 DSA 诊疗的适应证，掌握 DSA 在腹腔脏器检查中的应用及正常表现。

【检查注意事项】　同本章第二节实验一。

【实验目的】　掌握肝、脾、肾及肾上腺 DSA 诊疗的适应证；掌握肝、脾、肾及肾上腺 DSA 常用的对比剂流速、剂量及高压注射器压力；掌握肝、脾、肾及肾上腺 DSA 成像的正常表现。

【实验内容】　准确选择肝、脾、肾及肾上腺 DSA 投照体位；准确选择肝、脾、肾 DSA 及肾上腺常用的对比剂流速、剂量及高压注射器压力；正常肝、脾、肾及肾上腺 DSA 表现。

【实验器材】　与头颈部血管 DSA 成像器材相同。

【实验方法】　学生到介入科机房，在 DSA 技师的指导下，配合介入科医生进行腹部脏器 DSA 诊疗；实验前学生学习 DSA 诊疗注意事项、所检查部位的血管解剖及正常 DSA 表现；熟悉 DSA 检查步骤、方法；记录不同的投照体位（包括角度）、对比剂流速、剂量及高压注射器压力。

【实验步骤】

1. 术前准备 除非产品说明书注明特别要求，无须碘过敏试验。查心肝肺肾功能及凝血时间、血压控制在正常范围（特殊情况除外），术前 6h 禁饮食，上台前排空大小便，训练受检者屏气；术前告知受检者及家属 DSA 诊疗的必要性以及 DSA 诊疗过程中可能出现的并发症，签署 DSA 诊疗手术知情同意书；向个别紧张的受检者做好解释工作，以消除其顾虑情绪。告诉受检者配合诊疗操作。重症受检者建立静脉通道。

2. 诊疗方法 消毒、铺无菌手术单、局麻穿刺点，常用 Seldinger 技术穿刺股动脉插管，用相应的导管分别选择插至相应脏器血管行血管造影。

3. 肝脏 DSA 适应证 肝脏良恶性肿瘤、肝脏血管发育不良、肝脏创伤出血等疾病的诊断和治疗，肝动脉造影先行，选择性腹腔干动脉造影，再行超选择性肝动脉造影。腹腔干动脉和肝动脉造影均采用正位，对于有重叠的血管病变，可选择不同角度进行投照使之显示清晰。观察门静脉（间接门静脉造影），曝光时间 15～20 s。造影总的原则是如果血管细小，则流速、剂量均减少。一般左肝动脉比右肝动脉细，左肝动脉比右肝动脉对比剂流速、剂量略少。栓塞后造影复查，对比剂用量相应减少。在操作过程中动作要轻柔、避免粗暴。

4. 脾脏 DSA 适应证 创伤出血、脾脏功能亢进、脾脏肿瘤、脾动脉病变（如动脉瘤）等。一般先行腹腔干动脉造影，然后超选择脾动脉行脾脏 DSA 成像。造影体位一般选择正位，对于不同的血管病变，如动脉瘤、动静脉瘘、动静脉畸形等血管病变，根据需要加拍不同角度体位。先曝光后注射对比剂，曝光从动脉期、毛细血管期直至静脉回流。蒙片 2 s。对不能配合者（如不能屏住呼吸），为了防止运动伪影，可选用心脏模式采集。超选择脾内分支动脉，对比剂剂量、流速均应比主干减少。

5. 肾及肾上腺 DSA

肾动脉 DSA 适应证：血管性病变（如狭窄、动脉瘤、动静脉瘘）、肾脏肿瘤、创伤出血、不明原因的血尿、移植肾等疾病。

肾上腺动脉 DSA 适应证：功能性肾上腺疾病的鉴别诊断、肾上腺肿瘤以及与肾上腺关系密切的肿瘤等。

肾动脉造影：于第 1 腰椎水平先行腹主动脉造影，再选择肾动脉主干及分支行肾动脉造影。肾上腺动脉造影：先行腹主动脉造影，然后行膈动脉造影，再行肾上腺动脉造影。若行肾上腺上动脉造影，应先行腹主动脉造影，再行膈动脉造影，继而行肾上腺上动脉插管。若行肾上腺中动脉造影，应先行腹主动脉造影，根据显影的肾上腺中动脉，再行选择性插管。若行肾上腺下动脉造影，应先行腹主同侧肾动脉造影，根据显影的肾上腺下动脉，再行选择性插管。

造影体位：腹主动脉造影选取正位。选择性肾动脉造影在正位的基础上，加拍 7°～15° 斜位（右侧肾动脉向右侧倾斜、左侧肾动脉向左侧倾斜），有利于肾动脉主干完全显示；肾上腺动脉造影取正位，必要时加拍向同侧倾斜 10°～20° 斜位，有利于同侧肾上腺动脉的显示。一般选择脉冲方式采集图像，先曝光后注射对比剂，曝光从动脉期、毛细血管期直至静脉回流，蒙片 2 s。对不能配合者，为了防止运动伪影，可选用心脏模式采集。

肾上腺动脉造影要防止肾上腺危象发生，如果受检者出现以下症状：恶心、呕吐、腹痛、腹泻、心率加快、严重低血压、休克，甚至高热、昏迷等，即刻停止造影检查。应积极处理：补充皮质激素、纠正脱水和电解质紊乱等。

6. 腹部 DSA 成像参数及程序　见表 10-4，常用非离子水溶性对比剂（如 300 mgI/ml）。

表 10-4　腹部 DSA 成像参数及程序

检查部位		造影参数			造影程序		
		流速（ml/s）	量/次（ml）	压力（PSI）	帧数（fps）	成像方式	延迟方式
腹部	腹腔干动脉	5～8	15～25	150～300	2～4	IADSA	注射延迟
	肝总动脉	4～7	15～20	150～300	2～4	IADSA	注射延迟
	肝固有动脉	3～5	8～12	150～300	2～4	IADSA	注射延迟
	脾动脉	5～8	15～25	150～300	4～6	IADSA	注射延迟
	腹主动脉	15～25	20～30	450～600	4～6	IADSA	注射延迟
	肾动脉	3～6	6～12	250～300	4～6	IADSA	注射延迟
	肾动脉分支	2～3	4～6	250～300	4～6	IADSA	注射延迟
	肾上腺动脉	2～3	4～6	250～300	4～6	IADSA	注射延迟
	膈动脉	2～3	4～6	250～300	4～6	IADSA	注射延迟

7. 学习术中腹部动脉 DSA 成像图像，了解正常和异常腹部动脉的 DSA 表现。

8. 记录 DSA 操作步骤及正常 DSA 表现。

【实验学时】　2 学时。

【实验总结】　在造影过程中，受检者均要求制动，检查部位运动不利于准确诊疗疾病，还可导致手术风险；准确的摄影角度可有利于病灶的显示、缩短手术时间；适当的对比剂流速、剂量及高压注射器的压力不仅可以有助于准确显示血管病变，而且还可以确保受检者的安全；准确掌握肝、肾、脾及肾上腺血流动力学，有利于理解和学习其重要的生理功能。

【实验报告】　画出右肾动脉及分支动脉血管示意图（正位）；描写肝脏脉管系统及其分支。

【实验思考】　肝的血供及生理功能。

第七节　盆腔动脉 DSA 技术与介入治疗

实验一　盆腔动脉 DSA 技术与介入治疗实验

【临床概述】　DSA 在盆腔病变中应用以治疗为主，常运用于盆腔实质性脏器病变（如泌尿生殖系统良、恶性肿瘤等）、创伤出血等。适应证：泌尿生殖系统恶性肿瘤灌注化疗栓塞术、良性肿瘤栓塞术、产后大出血、骨盆骨折大出血栓塞术等。本实验主要包括腹主动脉下端、髂总动脉、髂内或髂外动脉及其分支血管 DSA 造影方法及正常血管造影表现。

【诊断要求】 了解盆腔 DSA 诊疗的适应证,掌握 DSA 在盆腔检查中的应用及正常表现。

【检查注意事项】 同本章第二节实验一。

【实验目的】 掌握盆腔动脉 DSA 诊疗的适应证;掌握盆腔动脉 DSA 的正常表现;掌握盆腔动脉 DSA 常用的对比剂流速、剂量及高压注射器压力的选择。

【实验内容】 准确选择盆腔动脉 DSA 投照体位;准确选择盆腔动脉 DSA 常用的对比剂流速、剂量及高压注射器压力;正常盆腔动脉 DSA 表现。

【实验器材】 与头颈部血管 DSA 成像相同。

【实验方法】 学生到介入科机房,在 DSA 技师的指导下,配合介入科医生进行盆腔动脉 DSA 诊疗;实验前学生学习 DSA 诊疗注意事项、所检查部位的血管解剖及正常 DSA 表现;熟悉检查步骤、方法;记录不同的投照体位(包括角度)、对比剂流速、剂量及高压注射器压力。

【实验步骤】

1. 术前准备 除非产品说明书注明特别要求,无须碘过敏试验。查心肝肺肾功能及凝血时间、血压控制在正常范围(特殊情况除外);术前 4 h 禁饮食,上台前排空大小便,训练受检者屏气。术前告知受检者及家属 DSA 诊疗的必要性以及 DSA 诊疗过程中可能出现的并发症,签署 DSA 诊疗手术知情同意书;向个别紧张的受检者做好解释工作,以消除其顾虑情绪。告诉受检者配合诊疗。

2. 诊疗方法 消毒、铺无菌手术单、局麻,常用 Seldinger 技术穿刺股动脉插管,用相应的导管分别选择插至相应盆腔动脉行血管造影。如果受检者情况特殊不能穿刺股动脉,可穿刺桡动脉插管造影。

3. 盆腔动脉 DSA 成像体位及程序 腹主动脉下端、髂总动脉、髂内、外动脉及髂内、外动脉的分支造影常规取正位。如果血管相互重叠,可根据诊疗需要加照不同角度的斜位,更好地显示病变的形态、范围、程度,以便介入治疗。如果是动脉瘤,应取切线位摄影。如为狭窄闭塞性血管病变应取多体位显示摄影,可采用不同角度的左、右斜位采集成像。盆腔血管造影的 DSA 程序可选用脉冲方式成像,曝光至毛细血管显示。采用先曝光后注射对比剂,蒙片采集时间为 2 s。

4. 盆腔 DSA 造影参数及程序 见表 10-5,常用非离子水溶性对比剂(如 300 mgI/ml)。

5. 正常或异常盆腔动脉的 DSA 表现 学习术中盆腔动脉 DSA 成像图像。

6. 记录 做好实验步骤及相关数据的记录。

表 10-5 盆腔 DSA 成像参数及程序

检查部位		造影参数			造影程序		
		流速(ml/s)	量/次(ml)	压力(PSI)	帧数(fps)	成像方式	延迟方式
盆腔	腹主动脉下端	15~18	20~30	450~600	2~4	IADSA	注射延迟
	髂总动脉	5~10	15~18	450~600	2~4	IADSA	注射延迟
	髂内/髂外动脉	4~6	10~12	350~450	2~4	IADSA	注射延迟
	髂内/外动脉分支(如子宫或膀胱动脉)	2~3	4~6	250~300	2~4	IADSA	注射延迟

【实验学时】 2 学时。

【实验总结】 在造影过程中，受检者均要求制动，检查部位运动不利于准确诊疗疾病，还可导致手术风险，另外训练受检者屏气，减少造影过程中呼吸伪影的干扰；适当的对比剂流速、剂量及高压注射器的压力不仅可以有助于准确显示血管病变，而且还可以确保受检者的安全。

【实验报告】 画出腹主动脉下端 DSA 成像动脉血管示意图（正位）。

【实验思考】 DSA 检查在盆腔恶性肿瘤诊治中的价值？

第八节 四肢动脉 DSA 技术与介入治疗

实验一 四肢动脉 DSA 技术与介入治疗实验

【临床概述】 目前 DSA 在四肢血管病变中的应用以治疗为主，治疗前行 DSA 检查主要为证实 CTA、MRI 或超声检查结果。适应证：血管狭窄成形术、血管创伤、先天性血管病变、动静脉瘘封堵术、肿瘤灌注化疗栓塞术等。本实验主要包括上、下肢动脉的 DSA 诊疗方法及正常血管造影表现。

【诊断要求】 了解四肢动脉 DSA 诊疗的适应证，掌握 DSA 在四肢动脉检查中的应用及正常表现。

【检查注意事项】 同本章第二节实验一。

【实验目的】 掌握四肢动脉 DSA 诊疗的适应证；掌握四肢动脉 DSA 成像的正常表现；掌握四肢动脉 DSA 成像常用的对比剂流速、剂量及高压注射器压力的选择。

【实验内容】 准确选择四肢动脉 DSA 投照体位；准确选择四肢动脉 DSA 常用的对比剂流速、剂量及高压注射器压力；正常四肢动脉 DSA 表现。

【实验器材】 与头颈部血管 DSA 成像相同。

【实验方法】 学生到介入科机房，在 DSA 技师的指导下，配合介入科医生进行四肢动脉 DSA 诊疗；实验前学生学习 DSA 诊疗注意事项、所检查部位的血管解剖及正常 DSA 表现；熟悉检查步骤、方法；记录不同的投照体位（包括角度）、对比剂流速、剂量及高压注射器压力。

【实验步骤】

1. 术前准备 除非产品说明书注明特别要求，无须碘过敏试验。查心肝肺肾功能及出凝血时间、血压控制在正常范围（特殊情况除外）；术前告知受检者及家属 DSA 诊疗的必要性以及 DSA 诊疗过程中可能出现的并发症，签署 DSA 诊疗手术知情同意书；向个别紧张的受检者做好解释工作，以消除其顾虑情绪。告诉受检者配合诊疗。

2. 诊疗方法 消毒、铺无菌手术单、局麻，常用 Seldinger 技术穿刺股动脉插管，用相应的导管分别选择插至相应四肢动脉行血管造影。如果受检者情况特殊不能穿刺股动脉，可穿刺桡动脉插管造影。

（1）上肢动脉 DSA 成像体位及程序：上肢动脉常规造影体位是正侧位，透视下目标血管置于显示屏的中心。如果血管相互重叠，可根据诊疗需要加照不同角度的斜位，更好地显示病变的形态、范围、程度。如果是狭窄性病变，要清晰显示狭窄程度；如果是动脉瘤，要显示瘤颈口与载瘤动脉的关系；如果血管关系复杂，可旋转成像。上肢动脉常用脉冲方式成像，蒙片2s，曝光采集图像至毛细血管期。先进的DSA造影机有步进功能，可由近及远一次造影成像，如从腋动脉开始，注射一次对比剂，可显示从腋动脉到手背分支动脉。可减少对比剂用量和辐射剂量。造影总的原则是血管细小、流速、剂量均减少、高压注射器压力减小。在操作过程中动作要轻柔、避免粗暴。导管头端顺应动脉走行。观察并记录正常上肢动脉DSA图像。

（2）下肢动脉DSA成像体位及程序：常采用穿刺右侧股动脉检查左侧下肢动脉，穿刺左侧股动脉检查右侧下肢动脉（特殊情况也可顺行穿刺同侧股动脉检查同侧下肢动脉）。下肢动脉常规造影体位是正位。如果血管相互重叠，可根据诊疗需要加照不同角度的斜位，更好地显示病变的形态、范围、程度。如果是狭窄性病变，要清晰显示狭窄程度；如果是动脉瘤，要显示瘤颈口与载瘤动脉的关系；如果血管关系复杂，可旋转成像。下肢动脉常用脉冲方式成像，蒙片2s，曝光采集图像至毛细血管期。可采用步进功能，可由近及远一次造影成像。可减少对比剂用量和辐射剂量。在操作过程中动作要轻柔、避免粗暴。导管头端顺应动脉走行。观察并记录正常下肢动脉DSA成像图像。

（3）四肢DSA造影参数及程序如下（表10-6），常用非离子水溶性对比剂（如300 mgI/ml）。

表10-6 四肢DSA成像参数及程序

检查部位		造影参数			造影程序		
		流速（ml/s）	量/次（ml）	压力（PSI）	帧数（fps）	成像方式	延迟方式
四肢	腋动脉	5~10	10~20	350~450	2~4	IADSA	注射延迟
	肘动脉	4~8	10~15	150~300	2~4	IADSA	注射延迟
	股动脉	8~12	15~25	350~450	2~4	IADSA	注射延迟
	腘动脉	5~10	15~20	150~300	2~4	IADSA	注射延迟
	胫前、后动脉或腓动脉	3~5	5~10	150~300	2~4	IADSA	注射延迟

【实验学时】 2学时。

【实验总结】 在造影过程中，受检者均要求制动，检查部位的运动不利于准确诊疗疾病，还可导致手术风险；准确的摄影角度可有利于病灶的显示、缩短手术时间；适当的对比剂流速、剂量及高压注射器的压力不仅可以有助于准确显示血管病变，而且还可以确保受检者的安全。

【实验报告】 画出右上肢动脉主干及大分支动脉血管示意图（正位）。

【实验思考】 DSA在下肢血管疾病诊治中有何价值？

第九节 特殊DSA检查技术

实验一 旋转DSA技术实验

【临床概述】 旋转DSA技术包括以下两部分：①旋转DSA是在C臂旋转过程中注射对比剂、进行曝光采集，达到动态观察目的的检查方法。它利用C臂的两次旋转动作，第一次旋转采集一系列蒙片像，第二次旋转时注射对比剂、曝光采集充盈像，在相同角度采集的两幅图像进行减影，以获取序列减影图像。②实时旋转DSA技术采用的是角度触发技术，即C臂旋转中每间隔一定的角度自动进行图像的采集，从而大大降低了射线剂量，为医生及受检者提供了最大限度的保护。

【诊断要求】 掌握目前前列腺增生常见的介入手术，前列腺动脉栓塞的适应证，配合介入医师在DSA引导下完成股动脉穿刺和前列腺动脉旋转DSA成像。

【检查注意事项】 同本章第二节实验一。

【实验目的】 掌握前列腺栓塞的适应证；掌握前列腺动脉的正常解剖及正常DSA造影图像；掌握前列腺动脉旋转DSA成像体位；掌握前列腺动脉旋转DSA成像常用的对比剂流速、剂量及高压注射器压力的设定。

【实验内容】 准确选择前列腺动脉旋转DSA的投照体位；准确选择前列腺动脉旋转DSA常用的对比剂流速、剂量及高压注射器压力；了解正常前列腺动脉旋转DSA图像。

【实验器材】 血管穿刺针，5F-血管鞘，0.035 inch短导丝、长导丝、冠状动脉造影专用导管，压脉带，注射器，生理盐水，对比剂，肝素钠（60～80 U/kg用于术中肝素化）；DSA穿刺股动脉及前列腺动脉旋转DSA成像演示光盘。

【实验方法】 观看介入操作录像；学生分组参观医院介入手术；熟悉前列腺动脉旋转DSA成像体位。

【实验步骤】 受检者取仰卧位，行局部麻醉后，按Seldinger操作技术对右侧股动脉穿刺，将5F-血管鞘置入，先使用5F-PIG导管在腹主动脉末端进行造影，以明确双侧髂动脉和髂内动脉解剖特征，随后使用5F-Cobra导管对双侧髂内动脉进行造影，包括正位、同侧35°～45°斜位两个体位造影，以明确前列腺实质染色情况、前列腺动脉数量、开口位置以及有无特殊来源的供血动脉。3D旋转DSA：在常规2D-DSA基础上，以正位血管图像为重点通过对C型臂旋转完成图像采集，首次旋转获得蒙片，注射对比剂成像，再次旋转采集图片，随后将采集的图片发送到三维工作站，完成前列腺动脉血管重建。

【实验学时】 2学时。

【实验总结】 调整摄影角度可有利于前列腺动脉的显示，缩短手术时间；适当的对比剂流速、剂量及高压注射器压力不仅可以准确显示血管病变，而且还可以确保受检者的安全。

【实验报告】 画出正常人髂内动脉的常见分支；描述正常臀下动脉的常见分支。

【实验思考】 为什么前列腺动脉造影需要采用旋转DSA成像技术？

实验二　3D-DSA技术实验

【临床概述】 3D-DSA技术是对旋转DSA采集的横断面投影图像进行三维数据重建的一项基本技术。对采集到的旋转DSA图像进行实时运算分析，针对采集区域256或512像素立方体进行重建，得到三维立体的血管图像。三维血管成像可以更加形象地、立体地了解病变，特别是在颅内小动脉瘤的诊断方面，有时起到决定性的作用。

【诊断要求】 掌握大脑中动脉动脉瘤的3D-DSA成像表现。

【检查注意事项】 同本章第二节实验一。

【实验目的】 掌握脑血管造影的适应证；掌握颅内动脉瘤的 DSA 成像影像学表现及分型；掌握颅内动脉瘤造影常用的成像体位；掌握颅内动脉瘤造影 3D-DSA 成像常用的对比剂流速、剂量及高压注射器压力的设定。

【实验内容】 准确选择脑动脉旋转 DSA 的投照体位；准确选择脑动脉旋转 DSA 常用的对比剂流速、剂量及高压注射器压力。

【实验器材】 同本章第二节实验五。

【实验方法】 观看介入操作录像；学生分组参观医院介入手术；熟悉颅内动脉瘤 DSA 成像体位。

【实验步骤】 采用 Seldinger 穿刺法常规穿刺右股动脉成功后，置入 5F-血管鞘，将血管造影导管分别送至双侧颈内动脉及椎动脉起始段，先行常规正侧位脑血管造影（2D-DSA），同时对感兴趣区进行 3D 采集。3D 采集参数：对比剂注射流速 4ml/s，剂量 20ml，压力 300PSI，曝光延迟 0.5～1 s。原始数据传送至工作站进行 3D 重建。

【实验学时】 2 学时。

【实验总结】 调整摄影角度可有利于颅内动脉瘤的显示，缩短手术时间恰当的对比剂流速、剂量及高压注射器压力不仅可以准确显示血管病变，而且还可以确保受检者的安全。

【实验报告】 画出颅内动脉瘤的影像学表现及分型。

【实验思考】 3D-DSA 成像技术相较于 2D-DSA 成像技术的优势？

实验三 岁差运动 DSA 技术实验

【临床概述】 岁差运动 DSA 是相对旋转 DSA 运动观察的另一种运动采集模式。类似于常规体层摄影圆轨迹焦点和胶片的运动方式，该运动由 C 臂带动检测器和 X 线管同步转动完成。它对于观察血管结构的立体关系十分有利。在临床应用中，岁差运动主要用于腹部、盆腔血管重叠的器官，以观察血管立体解剖关系。

【诊断要求】 掌握肝癌供血动脉的岁差运动 DSA 成像表现，用于识别肿瘤供血动脉。

【检查注意事项】 同本章第二节实验一。

【实验目的】 掌握肝癌介入治疗的适应证；掌握肝癌动脉造影的影像学主要表现；掌握采用岁差运动成像寻找肝癌供血动脉。

【实验内容】 在 DSA 岁差成像技术的引导下准确选择肝癌主要供血动脉。

【实验器材】 血管穿刺针，5F-血管鞘，0.035 inch 短导丝、长导丝、RH 导管、微导管等，压脉带，注射器，生理盐水，对比剂，肝素钠（60～80U/kg 用于术中肝素化）。DSA 穿刺股动脉及肝癌介入治疗的演示光盘。

【实验方法】 观看介入操作录像；学生分组参观医院介入手术；熟悉肝癌 DSA 造影的影像学表现。

【实验步骤】 采用 Seldinger 技术，行股动脉穿刺插管；先行选择性腹腔干动脉造影，再行超选择性肝动脉造影；注射参数：腹腔干动脉造影时，对比剂流速 5～8 ml/s，剂量 15～25 ml；肝总动脉造影时，对比剂流速 4～7 ml/s，剂量 15～20 ml；采用岁差成像技术寻找肝癌供血动脉；由影像技师认真填写检查申请单的相关项目和技术参数，并签名。

【实验学时】 2学时。

【实验总结】 岁差运动成像可协助介入医师寻找到肝癌供血动脉，缩短手术时间；恰当的对比剂流速、剂量及高压注射器压力不仅可以准确显示血管病变，而且还可以确保受检者的安全。

【实验报告】 肝癌DSA成像的主要影像学表现。

【实验思考】 岁差运动DSA成像在其他部位肿瘤中的运用价值？

实验四 实时模糊蒙片DSA技术实验

【临床概述】 实时模糊蒙片（real-time smoothed mask，RSM）DSA技术是DSA的另一特殊功能，它是利用间隔短的两次DSA曝光，第一次曝光时影像增强器适当散焦，获得一帧适当模糊的图像，间隔33毫秒再采集一帧清晰的造影图像，两者进行减影可以获得具有适当骨骼背景的血管图像。

【诊断要求】 掌握肠道出血性疾病介入治疗时寻找出血动脉的实时模糊蒙片造影的常见表现。

【检查注意事项】 同本章第二节实验一。

【实验目的】 掌握肠道出血性疾病的介入诊疗适应证；掌握肠道出血性疾病DSA造影的常见影像学表现。

【实验内容】 肠道出血性疾病在实时模糊蒙片技术的引导下准确选择出血动脉。

【实验器材】 血管穿刺针，5F-血管鞘，0.035 inch短导丝、长导丝，5F-导管（通常为RH管），压脉带，注射器，生理盐水，对比剂，DSA穿刺股动脉及肠系膜上动脉造影演示光盘。

【实验方法】 观看介入操作录像；学生分组参观医院介入手术；熟悉肠系膜上动脉DSA造影的影像学表现。

【实验步骤】 采用Seldinger技术，行股动脉穿刺插管；先行选择性腹腔动脉造影，再行超选择性肝动脉造影；注射参数包括腹腔动脉造影对比剂用量15～25 ml/次，注射流速5～8 ml/s；肠系膜上动脉造影对比剂用量16～20 ml/次，注射流速5～7 ml/s；采用实时模糊蒙片技术在呼吸运动的干扰下准确识别出血动脉；由影像技师认真填写检查申请单的相关项目和技术参数，并签名。

【实验学时】 2学时。

【实验总结】 实时模糊蒙片技术可协助介入医师在受检者无法控制呼吸的情况下准确找到肠道出血性疾病的责任动脉；恰当的对比剂流速、剂量及高压注射器的压力不仅可以准确显示血管病变，而且还可以确保受检者的安全。

【实验报告】 肠系膜上动脉造影主要分支的描述。

【实验思考】 肠道出血性疾病的治疗措施主要有哪些？什么时候选择进行DSA成像及介入治疗？

实验五　步进 DSA 技术实验

【临床概述】　步进技术主要用于四肢动脉 DSA 的检查，尤其是下肢血管造影的跟踪摄影，步进 DSA 技术对下肢血管病变的介入诊疗很有临床应用价值。

【诊断要求】　掌握髂外动脉造影的常见表现及下肢动脉粥样硬化的常见造影表现。

【检查注意事项】　同本章第二节实验一。

【实验目的】　掌握下肢动脉造影的适应证；掌握下肢动脉粥样硬化的 DSA 成像常见表现。

【实验内容】　熟练掌握步进 DSA 技术进行髂外动脉及下肢动脉的全程造影。

【实验器材】　血管穿刺针，5F-血管鞘，0.035 inch 短导丝、长导丝，4F-单弯导管，压脉带，注射器，生理盐水，对比剂，髂外动脉及下肢动脉的步进技术造影演示光盘。

【实验方法】　观看介入操作录像，学生分组参观医院介入手术，熟悉髂外动脉及下肢动脉 DSA 成像的影像学表现。

【实验步骤】　穿刺股动脉常规入路；选择适合的导管进行髂外动脉造影，严格按照操作进行；C 臂机进行相应的调整，选择相对应的工作模式，并设置曝光参数；对比剂应用高压注射器，对比剂总剂量应控制在 20～30ml，注射流速应控制在 6～10 ml/s，注射压力应控制在 300～500 PSI；告知受检者保持下肢不动，必要时给予下肢制动，进行曝光、图像采集，并详细记录序列减影图像。

【实验学时】　2 学时。

【实验总结】　步进 DSA 技术相对于常规下肢动脉造影可明显降低对比剂的用量；恰当的对比剂流速、剂量及高压注射器压力不仅可以准确显示血管病变，而且还可以确保受检者的安全。

【实验报告】　画出下肢动脉步进 DSA 成像图像，股浅动脉的主要分支。

【实验思考】　步进 DSA 技术在上肢动脉造影中运用，如何完成？

实验六　自动最佳角度定位技术实验

【临床概述】　自动最佳角度定位技术可以帮助操作者更易找到感兴趣血管实际解剖位置的最佳视图，即该血管病变的最佳显示角度。操作者只要确定任意一幅图像，然后按下自动角度按钮，C 臂将自动运动到相应的位置。

【诊断要求】　掌握目前前列腺增生常见的介入手术操作步骤，前列腺动脉栓塞的适应证，配合介入医师在 DSA 引导下完成股动脉穿刺和前列腺动脉超选择时自动最佳角度定位技术。

【检查注意事项】　同本章第二节实验一。

【实验目的】　掌握前列腺动脉栓塞的适应证；掌握前列腺动脉的正常解剖及正常 DSA 成像图像；掌握前列腺动脉栓塞时自动最佳角度定位技术；掌握前列腺动脉旋转 DSA 成像常用的对比剂流速、剂量及高压注射器压力的设定

【实验内容】　准确选择前列腺动脉旋转 DSA 的投照体位；准确选择前列腺动脉旋转

DSA 常用的对比剂流速、剂量及高压注射器压力；根据前列腺动脉旋转 DSA 图像选择最佳超选择栓塞角度。

【实验器材】 血管穿刺针，5F-血管鞘，0.035 inch 短导丝、造影导管及微导管，压脉带，注射器，生理盐水，对比剂，肝素钠（60～80U/kg 用于术中肝素化）；DSA 穿刺股动脉及前列腺动脉旋转 DSA 成像演示光盘。

【实验方法】 观看介入操作录像；学生分组参观医院介入手术；熟悉前列腺动脉旋转 DSA 成像体位。

【实验步骤】 受检者取仰卧位，行局部麻醉后，按 Seldinger 操作技术对右侧股动脉穿刺，将 5F-血管鞘置入，先使用 5F-PIG 导管对腹主动脉末端进行造影，以明确双侧髂动脉和髂内动脉解剖特征，随后使用 5F-Cobra 导管对双侧髂内动脉进行造影，包括正位、同侧 35°～45° 斜位两个体位造影，以明确前列腺实质染色情况、前列腺动脉数量、开口位置以及有无特殊来源的供血动脉。3D 旋转 DSA：在常规 2D-DSA 基础上，以正位血管图像为重点通过对 C 型臂旋转完成图像采集，首次旋转获得蒙片，注射对比剂成像，再次旋转采集图片，随后将采集的图片发送到三维工作站，完成前列腺动脉血管重建，采用软件给出前列腺动脉栓塞时的最佳角度，最后运用导管在 DSA 图像引导下进行栓塞。

【实验总结】 自动最佳角度定位可有利于前列腺动脉的显示，缩短手术时间；恰当的对比剂流速、总量及高压注射器压力不仅可以准确显示血管病变，而且还可以确保受检者的安全。

【实验学时】 2 学时。

【实验报告】 画出正常人髂内动脉的常见分支；描述正常人臀下动脉的常见分支。

【实验思考】 自动角度定位技术有什么优势？

实验七　C 臂 CT 技术实验

【临床概述】 C 臂 CT 技术是采用三维的扇形束代替传统 CT 的二维扇形束进行扫描，重组后可直接得到三维图像，相较传统 CT 拥有更好的各向同性空间分辨力，且容积重组所需时间更少。其原理和三维重建技术相似，但是类 CT 技术数据采集数量不同于普通三维重建采集。类 CT 技术可以提供软组织图像，通过 16cm Catphan 模体来显示 5Hu 和 10mm 大小的物体或 10Hu 和 5mm 大小的物体。可以通过该功能区别软组织，例如出血和肿瘤。

【诊断要求】 掌握肝癌的 C 臂 CT 技术造影表现，用于识别肿瘤供血动脉。

【检查注意事项】 同本章第二节实验一。

【实验目的】 掌握肝癌介入治疗的适应证；掌握肝癌动脉造影的主要影像学表现；掌握采用 C 臂 CT 技术寻找肝癌供血动脉。

【实验内容】 在 DSA C 臂 CT 技术的引导下准确选择肝癌主要供血动脉。

【实验器材】 血管穿刺针；5F-血管鞘；0.035 inch 短导丝、长导丝、RH 管及微导管；压脉带；注射器；生理盐水；对比剂；肝素钠（用于术中肝素化，60～80 U/kg），DSA 穿刺股动脉及肝癌血管内介入栓塞的演示光盘。

【实验方法】 观看介入操作录像；学生分组参观医院肝癌介入手术；熟悉肝癌 DSA

的影像学表现。

【实验步骤】 采用 Seldinger 技术，行股动脉或肱动脉穿刺插管；先行选择性腹腔干动脉造影，再行超选择性肝动脉造影；注射参数包括腹腔干动脉造影对比剂用量 15～25 ml/次，注射流速 5～8 ml/s；肝动脉造影对比剂用量 15～20 ml/次，注射流速 4～7 ml/s；注射对比剂的同时嘱受检者屏气，采用机器内置的 C 臂 CT 技术进行扫描，扫描结束后在后处理工作站可重建肝癌类 CT 技术扫描得到的图像；由影像技师认真填写检查申请单的相关项目和技术参数，并签名。

【实验学时】 2 学时。

【实验总结】 C 臂 CT 技术可协助介入医师寻找到肝癌供血动脉，缩短手术时间；适当的对比剂流速、剂量及高压注射器的压力不但可以准确显示血管病变，而且可以确保受检者的安全。

【实验报告】 肝癌 DSA 造影的主要影像学表现。

【实验思考】 C 臂 CT 技术在其他部位肿瘤中的运用价值。

实验八　3D 路径图 DSA 技术实验

【临床概述】 基于 3D 血管重建技术将容积数据与实时透视匹配，代替传统二维路径图功能，优点在于当医生更换感兴趣区时不必重复注射对比剂制作路径图。3D 路径图与 C 臂旋转、床面升降及移动、FOV 改变等关联。

【诊断要求】 掌握常见的脑动脉瘤 3D 路径图成像的适应证、配合介入医师在 DSA 引导下完成股动脉穿刺和脑动脉 3D 路径图显示。

【检查注意事项】 同本章第二节实验一。

【实验目的】 掌握脑动脉 3D 路径图造影检查的适应证；掌握脑动脉瘤常见的 DSA 表现；掌握脑动脉动态造影常用的投照体位。

【实验内容】 准确选择脑动脉造影的投照体位；准确选择脑动脉造影常用的对比剂流速、剂量及高压注射器压力；正常脑动脉造影的 DSA 图像。

【实验器材】 血管穿刺针，5F-血管鞘，0.035 inch 短导丝、长导丝，5F-导管（通常为 SIMMON 管等），压脉带，注射器，生理盐水，对比剂，DSA 穿刺股动脉及脑动脉动态造影演示光盘。

【实验方法】 观看介入操作录像；学生分组参观脑动脉瘤介入手术；熟悉脑动脉动态造影体位。

【实验步骤】 全脑血管造影结束后，根据动脉瘤位置进行超选择性造影，微导管进入载瘤动脉后，采用 3D 路径图 DSA 技术准确显示动脉瘤的情况，如动脉瘤大小、瘤颈情况等。

【实验学时】 2 学时。

【实验总结】 在造影过程中，受检者头部保持不动极其重要，如受检者在造影时出现头部运动则图像质量差；调整摄影角度可有利于脑血管病变部位的显示，缩短手术时间；恰当的对比剂流速、剂量及高压注射器的压力不但可以准确显示血管病变，而且可以确保受检者的安全。

【实验报告】 画出脑血管DSA的正常图像（正位）；描述大脑中动脉动态造影时主要分支的名称。

【实验思考】 3D路径图DSA技术在脑血管动静脉畸形诊断及治疗中的价值？

实验九　虚拟支架植入术实验

【临床概述】 虚拟支架植入术利用病变部位的三维血管影像，进行模拟支架植入，获得植入支架的大小、位置、贴壁情况等数据，再选择与之相适应的支架置入血管内的一种模拟影像处理方法。

【诊断要求】 掌握冠状动脉虚拟支架植入术的适应证、配合介入医师在DSA引导下完成冠状动脉虚拟支架植入操作。

【检查注意事项】 同本章第二节实验一。

【实验目的】 掌握冠状动脉虚拟支架植入术。

【实验内容】 准确选择冠状动脉造影的投照体位；准确选择冠状动脉常用的对比剂流速、剂量及高压注射器压力；熟悉虚拟支架植入术在冠状动脉狭窄性病变介入治疗中的运用。

【实验器材】 血管穿刺针，5F-血管鞘，0.035 inch短导丝、长导丝，冠状动脉造影专用导管，压脉带，注射器，生理盐水，对比剂，DSA穿刺桡动脉及冠状动脉动态造影演示光盘。

【实验方法】 观看介入操作录像；学生分组参观冠状动脉介入手术。

【实验步骤】 冠状动脉造影选择冠状动脉模式25帧/s进行采集，在进行冠状动脉造影前，于冠状动脉内注入硝酸甘油，采用非离子对比剂进行手动造影。定量冠状动脉造影与定量血流分数的分析选取同一帧影像。

【实验学时】 2学时。

【实验总结】 调整摄影角度可有利于冠状动脉血管病变部位的显示，缩短手术时间；恰当的对比剂流速、剂量及高压注射器压力不但可以准确显示血管病变，而且可以确保受检者的安全。

【实验报告】 画出冠状动脉DSA的正常图像（正位）；描述右冠状动脉造影时主要分支的名称。

【实验思考】 虚拟支架植入术可在哪些疾病中运用？

实验十　DSA图像融合技术实验

【临床概述】 DSA图像融合技术是将术前CTA或MRA等与术中DSA图像进行融合，可获得动脉3D影像用于导航腔内介入治疗，有助于简化腔内介入操作流程，使复杂病变的介入手术变得相对简单易行，进而提高腔内治疗技术成功率。

【诊断要求】 掌握经颈静脉肝内门体分流术的适应证、配合介入医师在DSA引导下完成经颈静脉肝内门体分流术的介入操作。

【检查注意事项】 同本章第二节实验一。
【实验目的】 掌握直接门静脉造影的影像表现。
【实验内容】 掌握门静脉造影的 DSA 融合技术；掌握正常门静脉造影的 DSA 图像。
【实验器材】 血管穿刺针，5F-血管鞘，0.035 inch 短导丝、长导丝，经颈静脉肝内门体分流术常规器材，压脉带，注射器，生理盐水，对比剂，经颈静脉穿刺门静脉造影演示光盘。
【实验方法】 观看介入操作录像；学生分组参观经颈静脉肝内门体分流手术。
【实验步骤】 术前自图像存储与传输系统（picture archiving and communication systems，PACS）工作站调取薄层增强 CT 门静脉图像，传输至 DSA 后处理工作站备用。颈部消毒、铺巾及引入 RUPS-100 穿刺套件。采用 Philips FD20 DSA 设备的 Xper-CT 程序进行腹部扫描，随后在 DSA 工作站对术前正侧位和轴位增强 CT 门静脉图像与腹部 Xper-CT 图像进行自动和手动调整，利用骨性标志（T_{12}）进行配准，重建 3D 门静脉图像作为 3D 路径图，以之实时引导穿刺门静脉。
【实验学时】 2 学时。
【实验总结】 DSA 图像融合技术可明显缩短手术时间及术中所需对比剂剂量；适当的对比剂流速、剂量及高压注射器压力不但可以准确显示血管病变，而且可以确保受检者的安全。
【实验报告】 画出直接门静脉造影的主要分支。
【实验思考】 DSA 图像融合技术在其他系统疾病中的运用。

实验十一　DSA 成像技术与人工智能结合实验

【临床概述】 人工智能是研究和开发用于模拟和扩展人工智能的方法技术及理论应用的一门新兴学科。人工智能本质上是一组先进的计算算法，通过学习提供的已知数据模式，以对未知的数据集作出预测。常见的算法有：机器学习（ML）、深度学习网络（DL）、卷积神经网络（CNN）等。DSA 诊疗技术与人工智能融合是目前的研究热点之一。

【实验目的】 了解 DSA 诊疗技术发展新的趋势；运用影像与人工智能的结合对隐藏的量化数据进行提取和分析，以用于辅助临床工作。

【实验内容】 运用人工智能技术应用与 DSA 影像结合建立相关模型。

【实验方法】 从医院 PACS 系统中收集格式为 DICOM 格式的 DSA 影像检查图像；运用 3D Slicer、ITK-SNAP 等软件进行图像分割，感兴趣区（ROI）标注；运用 3D Slicer、Pyradiomics 等软件进行医学影像特征提取；运用 Python 算法进行预测模型的训练和性能评估。

【实验步骤】

1. 感兴趣区（ROI）图像分割 将感兴趣区域（如肿瘤等）在影像图像上分割出来是实现后续特征提取的基础。图像分割的方式有：手动分割、半自动分割、自动分割。目前来讲，有资质医生的手动分割是图像分割的金标准，但通常具有主观差异性。且由于样本量大、手动分割方法的繁杂，故现在多用全自动或半自动的分割方法。其优点是可以降低由于分割者之间的主观差异性，并且也可以使分割的结果具有可重复性。传统应用于医学影像的自动和半自动分割方法有：阈值分割法、边缘检测法、区域生长法等。在实际中分割的精度和速度很难满足要求，近年来使用卷积神经网络成为分割方法的热点。

2. 高通量的影像组学特征提取 感兴趣区域确定后，提取高通量的影像组学特征。初步提取的图像特征是成百上千的庞大数据，需要从海量数据中选出代表性强、可重复性好、信息量足够大的特征用于最终的模型建立。影像组学特征提取的方法是数学公式的计算，如：形状特征、灰度特征、纹理特征和小波变换等。

3. 预测模型的训练和性能评估 依据分析的类型可以将分析方法分为监督学习和无监督学习。监督学习是对具有标记的训练样本进行学习，以尽可能对训练样本集外的数据进行分类预测。常用的算法有：线性回归、随机森林、人工神经网络等。无监督学习是将未标记的样本进行训练学习，根据样本间的特征相似性发现一些潜在结构的训练方式。常用的算法有：k-means 聚类、层次聚类等。此外，性能评估的目的是评价实验模型是否符合预期效果，达到临床应用的要求。性能评估的常见方法有：ROC 曲线、C-index 等。

【实验学时】 2 学时。

【实验总结】 在获取高通量标准化医学影像图像后，应先对图像进行预处理，提高图像质量，有助于得到可重复、可比较的影像图像；准确的数据特征提取有利于模型的构建与评估；根据是否存在训练样本选择不同的机器学习算法，以达到不同的模型训练目的。

【实验报告】 写出医学影像可以与人工智能结合的三个方向。

【实验思考】 医学影像与人工智能结合在临床上有哪些应用？

第十节 DSA 图像处理

实验一 DSA 图像处理实验

【临床概述】 DSA 成像较常规血管造影和 X 线的优点是数字减影图像可存储于磁盘或磁带，随时可通过检索重现，并经图像处理系统进行多种图像处理，以获得最佳的图像或更多的信息。主要包括：再优选蒙片、时间间隔差成像方式、再配准、图像合成或积分、图像对比度增强处理、图像的感兴趣区处理、参数性成像技术。在此，我们介绍一种新型的 DSA 图像处理实验——二维彩色编码 DSA 成像技术。

【诊断要求】 掌握二维彩色编码 DSA 成像技术的运用范围。

【检查注意事项】 同本章第二节实验一。

【实验目的】 掌握肝癌 DSA 的影像表现及二维彩色编码 DSA 成像技术在确定栓塞终点中的运用。

【实验内容】 熟悉彩色编码的一般算法及软件处理步骤。

【实验器材】 血管穿刺针，5F-血管鞘，0.035 inch 短导丝、长导丝，5F-导管（通常为 RH 管等），压脉带，注射器，生理盐水，对比剂，DSA 成像及肝动脉栓塞术的视频。

【实验方法】 观看介入操作录像；学生分组参观肝癌介入手术。

【实验步骤】 导管在导丝的引导下,首先进入腹腔干,然后通过超选择最后到达供应肿瘤血管的肝动脉分支,进行栓塞。TACE 术前后,将造影导管置入腹腔干,通过使用平板探测器血管造影系统进行 DSA 造影,采集肝脏血管的影像。造影时,注入 16 ml 非稀释对比剂。注射延时 1s,注射流速 4ml/s,采集帧数 4 帧/s。术前术后的 DSA 序列立即被导入工作站进行分析,在 TACE 术前后的 DSA 图像上手动定义 ROI,测量相同标记点,获得灌注参数。肝固有动脉处 ROI 测量值被定义为动脉输入函数;靠近供血动脉末端栓塞处 ROI 测量值被定义为肝肿瘤灌注参数。

【实验总结】 DSA 后处理技术可协助介入医生判断栓塞终点;适当的对比剂流速、剂量及高压注射器压力可以准确显示血管病变,也可以确保受检者的安全。

【实验学时】 2 学时。

【实验报告】 熟悉动脉造影时常用的灌注参数。

【实验思考】 请举例说明 DSA 常用图像后处理技术的临床运用。

第十一节 DSA 图像质量控制

实验一 影响 DSA 图像质量的因素实验

【临床概述】 影响 DSA 图像质量的主要因素有机器设备、成像方式、操作技术、造影方法及受检者本身等方面的因素。

【实验目的】 掌握影响 DSA 图像质量的主要因素。

【实验内容】 掌握影响 DSA 图像质量的主要因素。

【实验方法】 学生到介入科机房,在 DSA 技师的带领下,学习 DSA 机器的构造;实验前学生学习 DSA 造影的成像方式、操作技术、造影方法以及受检者本身对 DSA 图像质量的影响;记录影响 DSA 图像质量主要因素。

【实验步骤】

1. 设备因素

(1) X 线源:DSA 的图像在以每秒几帧至几十帧之间快速形成,这就要求具有产生高剂量、短脉冲和恒定输出的高压发生器,热容量 80 万 HU 以上、具有大小焦点和大功率的 X 线管,并配置功能完善的遮线器和 X 线滤过装置。

(2) 影像接收器:影像增强器或数字平板探测器,应具有 30 帧/秒以上的显像能力、理想的光敏度、适宜的亮度、较高的影像分辨力和最小的失真度,有适应不同部位使用的可变输出野。

(3) 电视摄像系统:电视摄像管应具有较高的影像分辨力和最适宜的图像合成时间,确保 II 输出屏上 1 毫伦 X 线产生的微弱荧光都能无遗漏地采集到;系统动态幅度大;每帧图像的水平稳定度差异要小于 1%,防止图像信息递减丢失,从而获得精确的影像信息。

2. 成像方式和操作技术因素

(1) 成像方式的影响:目前 DSA 设备一般有四种成像方式用于实时减影:脉冲成像(PI)、超脉冲成像(SPI)、连续成像(CI)和时间间隔差成像(TID)。PI 方式单位时间内摄影帧频低,每帧图像接受的 X 线剂量大,图像对比分辨力较高;CI 方式则恰相反。因此,造影时应根据受检部位和诊断要求选择相应的成像方式,以获取优质的减影影像。

（2）操作技术的影响：摄影条件为 X 线剂量与密度分辨力成正比。DSA 设备的曝光条件参数常设有"自动曝光"和"手动曝光"两种。对密度高且体厚的部位选用自动曝光比较理想。对密度低且体薄的部位采用手动曝光，并经曝光测试后选择最适宜的曝光条件，以避免过度曝光或曝光不足。摄影体位：DSA 检查技术中常把正位、侧位视为基本体位。其他摄影技术因素：合理应用遮光器和密度补偿装置，以使影像密度均衡。正确选择照射野、焦点至人体距离、人体至探测器距离和焦点至探测器距离，可防止图像放大失真和模糊。后处理技术：充分利用再蒙片、图像配准、图像合成、边缘增强和窗口技术等多种后处理技术来消除伪影，减少噪声、提高感兴趣区信噪比，以改善 DSA 图像质量。

3. 造影方法和对比剂因素

（1）造影方法的影响：动脉法 DSA 可明显减少对比剂浓度和用量，提高影像密度分辨力和空间分辨力，缩短曝光时间，获取高信噪比、无血管重叠的清晰图像。其中，以选择性 IA-DSA 和超选择性 IA-DSA 成像尤佳。

（2）对比剂的影响：对比剂浓度和用量与 DSA 图像质量直接相关。造影时，应根据不同的造影方法和部位、注射流速和持续时间、导管的大小与头端位置等情况选择所用对比剂浓度和用量。

4. 受检者本身因素　在 DSA 检查过程中，受检者本身自主和不自主的移动、心脏跳动、呼吸和胃肠蠕动等，可形成运动性伪影。为此，术前对受检者要进行训练，争取配合；对意识差或无意识的受检者，应给予镇静剂或适当麻醉，并对受检部位施行附加固定等，正确把握曝光时机，以避免 DSA 图像模糊。

【实验学时】　2 学时。

【实验总结】　做好影响 DSA 图像质量的因素控制，才能得到满足符合诊疗需求的 DSA 影像。

【实验报告】　影响 DSA 图像质量的主要因素。

【实验思考】　临床实践中如何改善 DSA 图像质量？

实验二　图像质量控制内容实验

【临床概述】　DSA 的图像质量受成像链各项因素的影响，改善 DSA 图像质量必须从 DSA 成像链的可变因素着手。

【实验目的】　掌握 DSA 成像链可变因素对图像质量的影响。

【实验内容】　掌握 DSA 成像链可变因素对图像质量的影响。

【实验方法】　学生到介入科机房，在 DSA 技师的带领下，学习影响 DSA 图像质量成像链的各项因素；记录通过调整 DSA 成像链以提升 DSA 图像质量的方法。

【实验步骤】

1. 术前与受检者说明检查过程和注意事项，争取受检者术中相应配合，尽可能地减少运动性伪影的产生。

2. 定期做好设备质控检测，保证设备处于良好状态。

3. 根据 X 线摄影学原理和诊断要求，选择最佳摄影体位。

4. 根据病变部位结构特点，选择适当的造影检查方式和参数。

5. 正确使用滤线器、密度补偿器以减少空间对比，防止饱和伪影的产生。

6. 合理应用曝光测试方法，避免不必要的照射。

7. 充分利用DSA设备的图像后处理功能，使影像符合诊断要求。

【实验学时】　2学时。

【实验总结】　控制DSA影像成像链的可变因素可有效地提高DSA影像质量，满足诊断需求。

【实验报告】　记录DSA成像链的可变因素。

【实验思考】　临床实践中如何提高DSA图像质量以满足诊断需求？

实验三　图像质量控制方法实验

【临床概述】　图像质量是放射介入诊疗的基础，图像质量的产生及控制涉及医技护、受检者、设备等多个环节，各方面的密切配合是形成优质图像的前提。

【实验目的】　掌握DSA图像质量控制的主要方法。

【实验内容】　掌握DSA图像质量控制的主要方法。

【实验方法】　学生到介入科机房，在DSA技师的带领下，学习DSA机器的构造，了解造影过程中，医生、技师、护士以及患者如何配合，从而优化DSA成像质量。

【实验步骤】

1. 减少呼吸运动伪影的方法　呼吸运动伪影是受检者呼吸运动所致图像减影配准不良而形成的图像局部或整体模糊。术前心理护理、加强术前呼吸训练，对减少呼吸运动伪影的产生有显著的效果。

2. 减少不自主运动伪影的方法　不自主运动伪影是造影过程中因受检者肢体不自主移动所致的图像模糊，可反映在整个图像序列或局部。手术前应加强心理护理，叮嘱受检者将尿液排尽，手术时间长的应上导尿管。术中必要时给予镇静药物辅助，有利于减少运动伪影。部分肢体轻微移动的受检者提高采集速率至6帧/s，间接降低位移幅度可减少部分运动伪影。

3. 减少照射野控制不当　照射野控制不当是指X线覆盖受检者面积过大或过小、感兴趣区偏离视野中心。造影前技师要提醒医师将兴趣区置于视野中心并控制光圈大小。

4. 减少造影参数设置不当　造影参数的设置应根据病灶大小、造影目的、导管类型、导管尖端所在的位置而定。

5. 减少造影序列缺失　要根据造影目的来设置造影时间，对导管尖端离兴趣区较远的要适时调整X线延迟时间，并适当延长造影时间参数的设定。

【实验学时】　2学时。

【实验总结】　掌握DSA图像质量控制的主要方法，可以进一步提高DSA图像质量，减少受检者辐射剂量。

【实验报告】　记录DSA图像质量控制的主要方法。

【实验思考】　临床实践中如何减少呼吸运动伪影、不自主运动伪影、照射野控制不当、造影参数设置不当以及造影序列缺失等因素对DSA图像质量的影响？

第十一章 MRI 临床检查技术

第一节 MRI 检查技术概述

实验一 MRI 检查技术概述实验

【临床概述】 MRI 检查是根据临床医生的目的要求，结合病变特点，借助 MRI 设备，精准选择合适的检查技术，获得受检者体内形态学和功能学 MRI 信息的实用检查技术。为了更好地开展 MRI 检查，学生除了应具备 MRI 基础知识外，还必须了解 MRI 检查的安全性、熟悉 MRI 检查的适应证与禁忌证，并掌握 MRI 检查步骤。

【实验目的】 MRI 技术实验是医学影像学专业、医学影像技术专业和生物医学工程专业必修的重要基础实验课程，以介绍 MRI 技术实验方法和操作技能为主要内容，其主要任务是通过实验课程的学习，开拓学生智能，培养学生良好的实验素养和动手能力。通过实验教学活动，训练学生进行科学实验的方法和技能，培养学生独立工作和分析问题、解决问题的能力。

【实验要求】 磁共振成像装置涉及高磁场、高速切换的强梯度场、强射频场、低温超导环境等，存在一些安全隐患，磁共振设备应用的安全意识应该贯穿整个检查过程，只有熟悉 MRI 相关的注意事项，并在临床检查中认真贯彻，才能更好、更安全地使用 MR 扫描仪，使之发挥最大的作用。

1. 强磁场的安全 高场和超高场磁共振的静磁场是地球磁场的数万倍，强大的磁场是看不见、摸不着的，其安全风险主要表现在以下几方面：

（1）磁场的吸力：磁场的吸力与距离成反比，当铁磁性物质靠近磁体时，铁磁性物质将被主磁场吸引，高速向磁体抛射，产生"导弹效应"引起人员伤害或设备损坏。因此受检者、家属及医务人员进入磁体间前应将所有铁磁性物质去除。

（2）体内人工植入物：随着生物工程和临床医学的发展，体内人工植入物的应用越来越广泛，如心脏起搏器、内支架、血管夹、人工瓣膜、静脉滤器、内固定器、人工关节、义齿、不锈钢丝、金属节育环等。这些以铁磁性物质为材料制造的植入物在磁场中主要表现为位置变化、功能紊乱和局部升温。因此安装有心脏起搏器的受检者严禁进入 MR 磁体间或接受 MRI 检查。

（3）中枢神经系统效应：短期暴露于 2.0T 以下的静磁场对人体不会产生明显的生物学影响。但自 1990 年以后全世界出现了多台 4.0T 以上的 MRI 系统，大多数受检者在这种超高场系统中出现眩晕、恶心、头痛、口中异味等主观感觉。

2. 梯度磁场的安全 梯度磁场的安全问题主要是其梯度场变化所产生的梯度感应电流引起的生物效应和高分贝的扫描噪声。

（1）梯度感应电流：感应电流可刺激周围神经和骨骼肌细胞。为了满足更高的空间分辨力和更快的扫描速度的需求，梯度系统的性能不断提高，高梯度切换率和高梯度磁场容易引起检查时对周围神经和骨骼肌细胞的刺激，受检者可能出现发麻，肌肉不随意伸缩或跳动等现象。

（2）磁致光幻视：是指在梯度场作用下受试者眼前出现闪光感或色环的现象，这种现象目前被认为是电刺激受检者视网膜感光细胞后形成的视觉紊乱，是梯度场最敏感的生理反应之一。光幻视与梯度场变化率和静磁场强度均有关系且在梯度场停止后自动消失。

（3）噪声：是扫描过程中由于梯度场的不断开启或关闭而形成的。由于主磁场的存在，梯度线圈工作时将产生很强的洛伦兹力，使线圈载体在梯度场转换期间发生剧烈振荡，从而产生扫描时的特殊噪声。相同序列 3.0 T 磁共振的噪声是 1.5T 磁共振的 4 倍，应使用耳机或耳塞给受检者提供听力保护。

3. 射频能量安全　射频能量安全用特别吸收率值（specific absorption rate，SAR）表示，单位 W/kg。它是指人体组织吸收射频能量使体温升高的效应值。人体是具有一定生物电阻的导体，因此当人体受到电磁波照射时就会将部分电磁波能量转换为欧姆热量，实践表明 MRI 扫描时 RF 激励波的功率全部或大部分被人体吸收，其生物效应主要是体温的变化。SAR 值与主磁场强度的平方成正比，SAR 值越小射频系统的安全性越大。在 3.0T 的超高场磁共振中相同序列的射频能量吸收是 1.5T 磁共振的 4 倍，容易超过所允许的 SAR 值，引起局部受检部位温度升高，严重时甚至危及生命。

4. 低温超导系统的安全　超导磁共振系统的磁场是依靠低温超导系统的正常运转来维持，低温超导系统由液氦、冷屏、冷头、氦压缩机和水冷机组组成。高场和超高场磁共振的低温超导环境是靠 −269℃液氦和冷头等 24h 不间断工作来维持，一定液面高度的液氦是维持磁体安全的前提。因此平时应定期检查磁体的液氦水平及磁体各级冷屏温度，检查冷头、氦压缩机和水冷机的状态，对低温系统进行监测维护。此外，平时应有磁体安全应急预案，每个上机操作人员都应该知道失超情况下如何紧急处理。一旦发生制冷剂泄漏，所有人员必须第一时间立刻撤离磁体间，保证人员的安全，且在磁体间必须安装氧气检测报警器和抽风换气系统。

5. 妊娠的 MRI 安全　到目前为止，尽管还没有足够的证据认为 MRI 对胎儿存在不良影响，但 MRI 检查对妊娠妇女的安全性仍然是一个有争议的话题。为此，美国食品药品监督管理局（FDA）至今未对孕妇（胎儿）、婴幼儿接受 MRI 检查的安全性作出明确规定。国际磁共振成像安全委员会要求告知接受检查的孕妇，"FDA 建议胎儿 MRI 检查应在妊娠满 3 个月后进行"。另外钆喷酸葡胺（Gd-DTPA）等多种 MRI 对比剂可以通过胎盘屏障进入胎儿体内，目前也不主张对孕妇使用 MRI 对比剂。

【注意事项】　严格的规范化管理和规章制度是磁共振安全应用和提供优质医疗服务的有力保证，贯穿着整个磁共振检查的全过程，不仅是在检查室外张贴各种明确、醒目、易懂的警示标识，而且要从一开始的检查适应证的选择，检查适应证的排除，到预约登记和检查前的各项沟通准备，直到最终的检查结束，每一个环节都包含了具体的安全内容。

1. 磁共振检查的禁忌证

（1）绝对禁忌证：①安装有磁性金属的心脏起搏器者、心脏磁性金属瓣膜或冠状动脉磁性金属支架者；②体内存有铁磁性金属止血夹、动脉夹者；③病情危急不宜做检查者；④金属、磁性血管支架、食管内支架者；⑤安装假肢的受检者；⑥人工髋关节的受检者；

⑦眼球内和颅脑中有金属异物受检者；⑧电子耳蜗者。

（2）相对禁忌证：①体内的金属异物（假牙、避孕环、非铁磁性金属植入物及术后夹等）位于扫描范围内时，应慎重扫描；②昏迷、意识不清、精神异常、癫痫、严重创伤、幽闭症受检者、幼儿及不配合的受检者应慎重扫描，或在医生或家属监护下进行；③无磁冠状动脉支架、搭桥术后；④孕妇和婴儿应征得医生同意再行扫描；⑤高热受检者。

2. 预约登记时的医患沟通与告知

（1）检查前对受检者及家属详细宣传 MRI 检查的安全、注意事项。

（2）磁共振检查时间较长，所处的环境幽暗、噪声较大。嘱受检者要有思想准备，不要急躁，不要害怕，保持体位不动；不要穿着带有金属物质的内衣裤，检查头、颈部的受检者应在检查前一天洗头，不要擦任何护发用品。

（3）了解受检者有无检查适应证和体内有无金属异物或植入物，植入物类型及植入时间等，并详细填写磁共振安全检查表，并由受检者及其亲属签字确认。

（4）告知受检者严禁将金属物品，特别是铁磁性物质带入检查室内；严禁与受检者无关人员进入检查室。

（5）告知受检者检查时梯度场产生的噪声，特别是有心脏病、高血压的老年受检者。对有精神紧张、恐惧的受检者应详细解释以消除受检者的心理障碍。个别烦躁受检者需镇静处理后再行检查。向受检者讲明检查时间、注意事项，取得受检者的配合。

（6）对育龄妇女要了解是否妊娠，妊娠三个月内者，应延期或停止检查。

（7）对需要做增强 MRI 检查者，应向家属及受检者解释所用对比剂的目的、意义及可能不良反应。

（8）告知受检者检查过程中如有不适，可通过磁共振机器上的对讲机或挤压泵及时通知医师。

3. 检查前的准备

（1）告知受检者检查前要向医生提供全部病史、检查资料及以前的 X 线片、CT 片、磁共振片等检查资料。

（2）进入检查室前受检者更换检查衣，去除身上的所有金属物件。

（3）去掉金属性饰品、金属挂钩的胸罩及带有拉链的外衣。

（4）去除带有磁性的物件，如信用卡、各种磁卡、手机等。

（5）胸腹部检查，要在医师指导下，训练配合吸气、呼气、屏气动作。

（6）腹部（肝、脾、肾、胰腺、胆道、输尿管等）检查者检查前禁食 4~6 小时，并于检查前注射山莨菪碱（654-2）一支。

（7）磁共振尿路造影（magnetic resonance urography，MRU）者检查前口服速尿 20mg。

4. 受检者检查过程中的安全

（1）检查床上的连接线不能打圈，应尽量伸直。

（2）扫描过程中受检者身体（皮肤）不要触碰磁体内壁及各种导线，防止受检者烧伤。

（3）受检者应在外耳内填塞棉球或佩戴耳塞，以减小噪声预防听力损伤。

（4）危重受检者检查时必须有临床医生在场。

（5）检查中必须密切观察受检者，遇到危情时立即停机抢救受检者。

5. 工作人员的安全规范

（1）所有的工作人员包括操作人员、护理人员、医生、工程师等都必须接受磁共振安全培训，养成良好的安全习惯，进入磁体间前进行自身的安全检查。

（2）工作人员必须对受检者实施严格的二次安全检查，受检者准备时应当再次详细询问每一位受检者的病史、检查部位及确定是否有检查适应证。

（3）检查过程中如果发现受检者体内存在植入物或金属异物，应立即停止扫描，检查询问清楚，再决定是否继续扫描。

（4）体内植入物受检者的 MRI 扫描应采用优化的脉冲序列，一方面缩短扫描时间，另一方面避免采用扩散加权成像等梯度切换率很高的序列，尽可能地降低风险。

（5）工作人员还应时刻注意磁体间的情况，避免受检者家属、无关人员在未经许可的情况下误入磁体间。

6. 紧急突发事件处理策略

（1）立即停止扫描程序，从磁体中迅速撤离受检者（特殊情况除外）。

（2）用无磁性平车或担架运送受检者离开检查室。

（3）启动医院及科室的紧急抢救医疗程序。

（4）需要紧急救治的受检者在送出检查室后立即救治。

第二节　MRI 脉冲序列参数设置

实验一　SE、FSE 序列参数设置实验

【临床概述】　常规自旋回波（spin echo，SE）脉冲序列是目前临床 MR 成像中最基本、最常用的成像序列之一，其射频脉冲特征为：90°—180° 脉冲。90° 脉冲为激励脉冲，180° 脉冲为质子复相位重聚脉冲，产生自旋回波信号。选择适当的 TR、TE 可获取 T_1WI、T_2WI 和 PDWI 图像。快速自旋回波（fast spin echo，FSE）序列特征为 90°—180°—180°—180° 的射频脉冲，取得多次回波并进行多次相位编码。FSE 序列扫描时间显著缩短，T_2 信号成分增加，便于病变显示。

【诊断要求】

1. 掌握 SE、FSE 序列中 T_1WI、T_2WI、PDWI 的基本含义。

2. 掌握 T_1WI、T_2WI、PDWI 对临床各种病变的诊断意义。

（1）T_1WI：SE 序列的 T_1 加权像，主要显示组织 T_1 特征，即纵向弛豫差别；TE≤20ms，TR 一般为≤600ms；在一定的范围内 TR 越短 T_1 权重越重，长 T_1 组织如水呈低信号，短 T_1 组织如脂肪呈高信号。

（2）T_2WI：SE 序列的 T_2 加权像，主要显示 T_2 组织特征，即横向弛豫差别；TE 一般为 60～80ms，TR 一般要求≥2000ms；根据需要选择不同的 TE 可获得不同权重的 T_2 加权，TE 越长则 T_2 权重越重；长 T_2 组织如水呈高信号，短 T_2 组织如骨皮质呈低信号。

（3）PDWI：SE 序列的质子加权像一般要求 TR≥2000ms，TE≤30ms。是反映组织质子密度的图像，质子密度越大，组织信号越强。

【检查注意事项】　扫描时选择适当的脉冲序列，能够较好反映病变特征；选择适当

的参数设置，以较好反映相关参数值对图像质量的影响；参数设置时遵循单一参数变化原则，正确反映参数对图像质量的影响。

【实验目的】 掌握 SE、FSE 序列的原理及构建；掌握 SE、FSE 序列参数的设置及意义；掌握 SE、FSE 序列加权像的参数要求。

【实验内容】 SE、FSE 序列的构建及回波的产生；SE、FSE 序列加权图像的生成；观察相关参数的变化对图像质量的影响。

【实验器材】 低场、中场、高场或超导全身 MRI 扫描仪，MRI 扫描线圈，模拟模体或受检者，高压注射器、干式激光胶片打印机及打印胶片。

【实验方法】 理解及掌握 SE、FSE 序列的构建；SE、FSE 序列参数的设置及意义；不同参数对 SE、FSE 序列图像的影响；图像显示及图像质量评估。

【实验步骤】

1. 掌握 SE、FSE 序列的构建

（1）SE 序列为先发射一个 90° 激励脉冲，间隔数十毫秒，再发射一个 180° 重聚脉冲，以获取回波信号及重建图像。

（2）FSE 序列是发射一个 90° 激励脉冲和多个 180° 重聚脉冲，每次 TR 周期取多个回波信号，这些回波称为回波链。每个回波具有不同的相位编码，通过一次储存多行数据技术将其全部放入一个 K 空间而重建出同一幅图像。

2. 扫描前准备

（1）启动计算机，开启射频单元及梯度放大器电源。

（2）启动扫描计算机进入扫描界面。

（3）将模体置于线圈中心并送入磁体中心定位。

3. SE、FSE 序列图像的参数调节

（1）参数调整对 MRI 图像的信号强度的影响：在 SE、FSE 序列中，图像亮度与 T_1、T_2、$N(H)$、$f(V)$、TR、TE 的关系，可用下面公式表示：

$$I = K \cdot N(H) f(V) \exp(-TE/T_2) [1-\exp(-TR/T_1)]$$

I 为图像信号强度，K 为常数，$N(H)$ 为扫描层内质子密度，其密度高则信号强。$f(V)$ 扫描层内流动质子的函数，可为低信号（流空）或高信号（流入增强）。T_1 越短则信号越强，反之亦然；T_2 越长则信号越强，反之亦然。

在 SE、FSE 脉冲序列中，参考组织的 T_2 值选择适当的 TE 值；在 TE 值不变情况下，选择不同的 TR 值。也可参考组织的 T_1 值选择适当的 TR 值和不同的 TE 参数值进行采样。通过成像结果分析不同 TE、TR 参数值与图像质量的关系如下：

1）当 TR $\gg T_1$ 时，则 TR/$T_1 \to \infty$，$\exp(-TR/T_1) \to 0$，这样可视为 I 与 T_1 无关，主要由 ρ、T_2 决定，称为 T_2 加权图像。

2）当 TE $\ll T_2$ 时，则 TE/$T_2 \to 0$，$\exp(-TE/T_2) \to 1$。这样可视为 I 与 T_2 无关，主要由 ρ、T_1 决定，称为 T_1 加权图像。

3）当 TR $\gg T_1$，TE $\ll T_2$，可视为 I 与 T_1 及 T_2 无关，称为质子密度加权图像。

4）其余参数的选择原则见表 11-1。

表 11-1　MRI 参数选择原则

参数	变化	优点	缺点
信号采集次数	增加	增加信噪比，减少运动伪影	增加采样时间
	减少	减少采样时间	降低信噪比和图像清晰度
矩阵大小	增加	提高空间分辨力	降低信噪化；增加采样时间
	减少	提高信噪比；减少采样时间	降低空间分辨力
切层厚度	增加	提高信噪比；成像容积增加	增加部分容积效应
	减少	减少部分容积效应	降低信噪比；成像容积减少
切层间距	增加	横向激励伪影减少；增加观察范围	丢失间距内的信息
	减少	不易丢失层间信息	增加横向激励伪影
视野（FOV）	增加	提高信噪化；减少卷褶伪影；增加观察面积	空间分辨力降低
	减少	提高空间分辨力	降低信噪比；卷褶伪影增加

（2）SE 序列参数调节：SE 序列是临床常用的序列之一，其参数调整相对比较简单；通过选择适当的 TR、TE 可获取 T_1WI、T_2WI 和 PDWI 图像。

（3）FSE 序列参数调节：FSE 序列是目前最常用的 MRI 脉冲序列，除 TR、TE 外，FSE 序列与图像对比相关的可调整参数还有射频脉冲角度（偏转角）、回波链长度（ETL）、回波间隙（ES）等。

【实验学时】　2 学时。

【实验总结】　TR 控制纵向弛豫决定 T_1WI 程度，TE 控制横向弛豫决定 T_2WI 程度；短 TE、短 TR 突出质子在纵向磁化恢复程度上的差异，可获得 T_1WI 图像；长 TE、长 TR 突出质子在横向磁化衰减程度上的差异，可获得 T_2WI 图像；短 TE、长 TR，T_1/T_2 对比均不显著，可以获得 PDWI 图像。

【实验报告】　实验记录写出 T_1WI、T_2WI、PDWI 的参数设置及与图像质量的关系。

【实验思考】
1. SE、FSE 序列各自的特点及临床应用？
2. FSE 序列较 SE 序列缩短扫描时间的原理？
3. 不同数量的 ETL 与 FSE 序列的关系？

实验二　GRE 序列参数设置实验

【临床概述】　梯度回波（gradient echo，GRE）序列是指通过频率编码方向上的梯度场切换而产生回波信号的序列，是目前发展最快、研究最广泛的扫描序列。其扫描速度快，能提供较满意的信噪比，故临床应用广泛，且具有多种类型，包括常规 GRE 脉冲序列，稳态 GRE 序列（扰相 GRE 脉冲序列、相干 GRE 脉冲序列），快速 GRE 成像序列及三维容积成像等。部分 GRE 能达到实时成像，为介入学在 MR 领域的应用提供可能。

【诊断要求】　要获得 T_1WI 图像，要求采用大翻转角（70°～90°），短 TR（≤50 ms），短 TE（≤10 ms）扫描；要获得 T_2WI 图像，要求采用小翻转角（5°～20°），长 TR（200～500 ms），长 TE（15～30 ms）扫描。

【检查注意事项】 GRE 序列对异物更敏感，扫描前准备尤为重要；根据需要选择各类型的脉冲序列；正确选择和设置相关脉冲序列的主要参数；遵循实验参数单一变化原则。

【实验目的】 掌握 GRE 序列的基本原理；掌握 GRE 序列主要参数对影像的影响；掌握 GRE 序列 T_1WI、T_2^*WI、PDWI 与 SE 序列 T_1WI、T_2WI、PDWI 的区别。

【实验内容】 理解 GRE 序列的组成及其产生回波；理解 GRE 序列加权成像的产生；掌握偏转角、回波时间及重复时间对加权成像的影响。

【实验器材】 见本章第二节实验一。

【实验方法】 理解梯度回波的成像原理，梯度回波的形式；通过设置不同的偏转角、TE、TR 观察图像对比的改变；通过设置合理的 TR、TE 及偏转角得到 GRE 序列的加权成像。

【实验步骤】

1. 扫描前准备：见本章本节实验一。

2. 检查方法

（1）扫描定位像，选取 GRE 序列。

（2）以 TR＜50 ms 为短 TR，50～200 ms 为中等 TR，TR＞200 ms 为长 TR；通过从短到长设置 TR；观察图像对比度及扫描时间。

（3）固定 TR，分别以 5°～20°；20°～70°；70°～110°（其中不包含 90°）从小到大设置翻转角度观察图像对比度的变化。

（4）以 TE≤10 ms 为短 TE，TE＞15 ms 为长 TE；通过从短到长设置回波时间观察图像对比度的变化。

（5）通过设置合理的偏转角、TE 及 TR 获得不同的加权成像。

【实验学时】 2 学时。

【实验总结】 梯度回波序列产生图像对比要比 SE 序列复杂，其图像对比不仅取决于组织的 T_1、T_2，还有 B_0 场的不均匀性、组织的磁敏感性和液体流动，但主要依赖激发脉冲的翻转角、TR 与 TE。在扰相 GRE 中，T_1 权重的决定性因素主要是翻转角和重复时间 TR，翻转角越大，TR 越短，T_1 权重越重，T_1 对比越好；在 T_2^* 中，TE 越短，权重越重。大翻转角度（70°～90°）、短 TE（5～10 ms）、短 TR（＜50 ms），突出质子在纵向磁化恢复程度上的差异，可用于 T_1 加权成像。小翻转角度（5°～20°）、长 TE（15～30 ms）、长 TR（200～500 ms），突出质子在横向磁化衰减程度上的差异，可用于 T_2^* 加权成像。小翻转角度（5°～20°）、短 TE（5～10 ms）、长 TR（200～500 ms），T_1/T_2^* 对比均不显著，可以获得 PDWI。随着 TR、TE 的缩短，采集时间增快，扫描时间缩短。

【实验报告】 根据实验观察和记录写出实验报告。

【实验思考】

1. GRE 序列与 SE 序列的共性与差异。

2. GRE 序列通过怎样的方式缩短扫描时间？

3. 为什么 GRE 序列的固有信噪比低？

4. GRE 序列中为什么血流呈现高信号？

实验三　IR 序列参数设置实验

【临床概述】　反转恢复（inversion recovery，IR）脉冲序列是一个具有良好组织对比的序列。其特征：(-180°)—(+90°)—(+180°)。包括常规和快速 IR 序列。反转时间（inversion time，TI）是 IR 脉冲序列最重要的参数，选择不同 TI 值可选择性抑制不同 TI 值组织的信号。短反转时间反转恢复（short TI inversion recovery，STIR）序列主要可以抑制高信号的脂肪组织，以便能够更清晰地显示病变；另一方面病变内是否含有脂肪成分。液体抑制反转恢复序列（fluid attenuated inversion recovery sequence，FLAIR sequence）通过选择适当的 TI 值使 T_2WI 中液体信号被抑制而无信号产生，更容易显示病灶，同时 FLAIR-T_1WI 序列不仅可更好地显示解剖结构，且可用于增强。

【诊断要求】　了解 IR 脉冲序列中影响成像质量的主要参数；掌握 IR 脉冲序列在临床相关疾病诊断中的应用。

【检查注意事项】　各类型脉冲序列适应证的选择；相关脉冲序列重要参数的正确选择和设置；单一参数变化对图像质量评估的客观性。

【实验目的】　掌握 IR 序列的构建；掌握 IR 序列的脉冲组成及信号产生的物理过程；掌握 IR 序列相关临床应用的参数设置；了解 IR 脉冲序列扫描的主要优缺点。

【实验内容】　IR 脉冲序列扫描步骤及注意事项；IR 脉冲序列扫描参数的设置和扫描方式；IR 脉冲序列中 TR、TE、TI 不同参数值对图像质量的影响。

【实验器材】　见本章本节实验一。

【实验方法】　检查前的相关准备；扫描部位和射频线圈的确定；设置 IR 脉冲序列中 TR、TE、TI 不同参数值，研究其对影像质量的影响；图像显示及利用窗口技术打印图像；图像质量的评估。

【实验步骤】

1. 扫描前准备　见本章本节实验一。

2. 检查方法

（1）STIR 脉冲序列扫描及参数的设置：STIR 脉冲序列主要用途为抑制脂肪信号，脂肪组织的 T_1 值非常短。先进行定位像扫描，选取 STIR 脉冲序列。选择长的 TR（≥2000 ms），短 TE（10～30 ms），通过设置不同 TI 参数值（1.5 T MR 设备选择 150～175 ms 区间及区间两端值），进行扫描后成像并拍照。通过成像结果分析不同 TI 参数值对图像质量的影响。

（2）FLAIR 脉冲序列扫描及参数的设置：FLAIR 脉冲序列采用长 TI 和长 TE，产生液体信号为零的 T_2WI，是一种水抑制的成像方法。选择长的 TR（2000 ms 以上），长 TE（70 ms），设置不同 TI 参数值（选择等于、大于、小于 2000 ms），进行扫描后成像。通过成像结果分析不同 TI 参数值对图像质量的影响。

【实验学时】　2 学时。

【实验总结】　STIR 脉冲序列的特征是选择短 TI，1.5T MR 设备选 150～175 ms 时，起到脂肪抑制作用，可用于抑制骨髓、眶窝、腹部等部位的脂肪信号，更好地显示病变，同时可以鉴别脂肪与非脂肪结构；FLAIR 特征是选择长的 TI 值（≥2000 ms）抑制脑脊液信号，常用于脑的多发性硬化、脑梗死、脑肿瘤等疾病的鉴别诊断。

【实验报告】 根据实验内容得出实验数据,对实验数据进行分析,得出结论,并完成相关实验报告。

【实验思考】
1. IR 序列与 SE 序列的共性与差异?
2. IR 序列如何通过参数调整达到抑制脑脊液和脂肪信号?
3. 提高 IR 序列扫描速度的方法?

实验四 EPI 序列参数设置实验

【临床概述】 平面回波成像(echo planar imaging,EPI)是目前 MR 成像速度最快的一种技术。扫描时间极短(30~100 ms),图像质量高,同时可去除运动伪影,但它对设备要求很高。按激发次数分为:单次激发 EPI 和多次激发 EPI;按 EPI 准备脉冲分类为 SE-EPI、GRE-EPI 和 IR-EPI。多次激发可克服单次激发的信号强度低、对比度差、FOV 局限且磁敏感性伪影多等缺点。单次激发 GRE-EPI T_2WI 可用于对比剂首次通过 PWI、功能成像;单次激发 SE-EPI 可用于脑部 T_2WI、腹部屏气 T_2WI、DWI、心脏成像、实时 MRI 及介入性 MRI。

【诊断要求】 了解各类 EPI 脉冲序列扫描的优缺点;理解各类扫描脉冲序列组合和相关成像参数的意义;不同临床要求、不同疾病选择不同的扫描序列组合。

【检查注意事项】 注意高场或超高场磁共振设备使用的安全性;熟悉 EPI 扫描技术,较其他扫描脉冲序列的适应证和优缺点;注意相关脉冲序列组合重要参数的选择和设置。

【实验目的】 掌握 EPI 组合脉冲序列的构建和分类;掌握 EPI 技术的组成及信号产生的物理过程;掌握 EPI 技术与图像质量的关系;了解 EPI 技术较其他序列在扫描速度及图像质量上的优势。

【实验内容】 EPI 技术与脉冲序列 SE、FSE、IR、GRE 扫描参数的设置和扫描方式;EPI 技术与 FSE、GRE 序列在扫描时间、图像质量影响的比较;EPI 技术主要临床应用及相关参数的设置;EPI 技术扫描的步骤及主要事项。

【实验器材】 见本章本节实验一。

【实验方法】 适应证检查者的选择及相关准备;扫描部位和射频线圈确定;单次激发 GRE-EPI、SE-EPI,多次激发 SE-EPI 脉冲序列与 FSE、GRE 脉冲序列在适当参数条件下所需扫描时间和获得图像质量的比较研究;扫描时间的记录比较;图像显示及利用窗口技术打印图像;认识不同序列图像的相关解剖。

【实验步骤】
1. **扫描前准备** 见本章本节实验一。
2. **检查方法**

(1)单次激发 SE-EPI 和 FSE 脉冲序列扫描及参数设置:先进行定位像扫描,选取 SE 脉冲序列,选用长 TE(80ms),短 TE(20ms),长 TR(2000ms),记录下获得 T_2WI 扫描时间。另外采用单次激发 SE-EPI 脉冲序列,选用超长 TR,TE(50~120ms)。记录下获得 T_2WI 扫描时间。比较两种脉冲序列所用的扫描时间及所获得的图像质量。

(2)单次激发 GRE-EPI 序列和 GRE 脉冲序列扫描及参数设置:SS-EPI 是在一次 RF

脉冲激发后连续采集梯度回波的序列。先行定位像扫描,选取 GRE 脉冲序列。选择适当 TR 值（<50 ms）,适当短 TE 值（5~10 ms）,小翻转角（5°~20°）。记录下获得 DWI 扫描时间。另外采用单次激发 GRE-EPI 进行扫描,选择与 GRE 脉冲序列扫描相同 TR、TE、翻转角参数值,同时记录下获得 DWI 扫描时间。比较两种脉冲序列所用的扫描时间及所获得的图像质量。

（3）多次激发 SE-EPI 脉冲序列和 FSE 脉冲序列扫描及参数设置先进行定位像扫描,选取 FSE 脉冲序列。选用参数长 TE（100ms）,长 TR（4000 ms）,快速系数 8~20,记录扫描时间。另外采用多次激发 SE-EPI 进行扫描,选择与 FSE 脉冲序列扫描相同的快速系数,同时记录扫描时间。比较两种脉冲序列所用的扫描时间及获得的图像质量,得出相应结果。

【实验学时】 2 学时。

【实验总结】 MS-EPI 回波链采集要比 ETL 相同的 FSE 序列快数倍；单次激发 SE-EPI 序列用于脑部超快速 T_2WI 时,该序列图像质量不及 FSE-T_2WI；腹部屏气 T_2WI,速度快,数秒钟可完成数十幅图像的采集,即便不能屏气也没有明显的呼吸运动伪影,T_2 对比也较好,但是磁敏感伪影明显；多次激发 SE-EPI 一般用于腹部屏气 T_2WI。

【实验报告】 根据实验内容得出实验数据,对实验数据进行分析,得出结论。

【实验思考】
1. EPI 技术能快速提高扫描速度的机制。
2. EPI 技术在扫描速度与图像质量的关系。
3. SE、FSE、IR、EPI 等技术的区别和联系。
4. SE、FSE、IR 与 EPI 的临床应用。

第三节 颅脑 MRI 检查技术

实验一 颅脑 MRI 检查技术实验

【临床概述】 MRI 对于颅脑疾病的检查具有独特优势,对早期脑梗死、脑白质缺血灶、颅内炎症、小的原发性或转移性肿瘤、血管性病变检查明显优于 CT。MRI 具有较高的软组织分辨率,能清晰地显示出颅脑解剖结构,如脑灰白质、神经核团等,由于头颅 MRI 扫描无颅骨及气体伪影,对后颅凹、颅底及颅颈交界区的病灶显示更为有利。MRI 能直接进行多平面成像,在病灶的定位诊断上,可提高判断的准确性。MR 波谱扫描可获得局部脑组织或肿瘤组织的代谢情况,其对病灶的定性诊断有很大帮助。

【诊断要求】 头颅 MRI 最常用的是横断位和矢状位扫描,横断位 T_1WI、T_2WI 能较好地显示大脑半球和小脑幕上病变,矢状位 T_1WI 可直接显示中脑、脑桥、延髓和小脑扁桃体的全貌,如怀疑颅底、颅顶、鞍区有病变可加扫冠状位。超急性期和急性期脑梗死应扫扩散或脑灌注成像。头颅 MRI 增强检查可以明确病灶的范围,增加病灶的显示率,对许多病变的定性、定位皆有很大帮助。

【检查注意事项】 掌握好头颅 MRI 检查的适应证和禁忌证,并做好相关扫描前准备；婴幼儿及不合作受检者应给予适量镇静剂,并用 PROPELLER T_1WI、PROPELLER T_2WI 替换 T_1WI、T_2WI,以减少和纠正运动伪影,提高检查成功率。

【实验目的】 掌握头颅 MRI 检查的适应证和禁忌证；熟悉头颅 MRI 扫描前准备；掌握头颅 MRI 扫描技术。

【实验内容】 头颅 MRI 的扫描前准备和正确体位；定位像及扫描范围的确定；头颅 MRI 的扫描方式、序列、参数和范围的选择；头颅 MRI 扫描步骤及注意事项。

【实验器材】 磁共振扫描仪，头颅相控阵线圈、头颈联合相控阵线圈，双管 MR 专用高压注射器，网络打印机一台，PACS 或 HIS 终端一台。

【实验方法】 扫描前的准备；正确体位；三平面的定位像扫描；选择适当的扫描方式、序列、参数和范围进行常规扫描；必要时进行增强扫描和功能扫描；图像打印技术。

【实验步骤】

1. 扫描前准备

（1）认真审阅检查申请单，了解检查的目的和要求，确认受检者没有 MRI 禁忌证。凡体内装有金属植入物的受检者，应严禁做此检查。

（2）进入扫描室前向受检者讲清扫描的目的、意义及全过程，消除受检者疑虑和恐惧，取得受检者的信任。告知受检者所需检查时间、扫描时机器会发出较大噪声；嘱受检者在扫描过程中不得随意运动；告知受检者若有不适，可通过配备的通信工具与工作人员联系。

（3）嘱受检者除去随身携带的所有金属物品并妥善保管，严禁将其带入检查室。让受检者脱掉有金属扣子和挂钩的衣裤。

（4）婴幼儿、烦躁不安及幽闭恐惧症受检者，应给适量的镇静剂或麻醉药物（由麻醉师用药并陪同），提高检查成功率。

（5）急危重受检者，必须做 MRI 检查时，应由临床医师及护士陪同观察，所有抢救器械、药品必须齐备在扫描室外。

（6）录入受检者信息：录入受检者的姓名、性别、年龄、MRI 检查号码、检查部位、受检者身高、体重等基本信息。

（7）选择线圈：头颅相控阵线圈、头颈联合相控阵线圈。

（8）体位：受检者仰卧位，头先进，头置于线圈头架中，下颌内收，头颅和身体正中矢状位与台面中线垂直，两外耳孔与台面等距，特殊受检者的扫描体位需矫正。

2. 检查方法

（1）平扫：颅脑以横断位为主，扫描序列包括 SE 或 FSE-T_1WI 序列、FSE-T_2WI 序列、T_2WI-FLAIR 序列和扩散加权成像等，并配合矢状位或冠状位 T_1WI 或 T_2WI 序列。横断位与胼胝体前、后联合连线平行，中心位于脑干前缘，扫描方向由下至上，成像范围从枕骨大孔至颅顶（图 11-1）；矢状位与大脑矢状裂平行，扫描方向由右至左；冠状位与大脑矢状裂垂直，扫描方向由前至后。相位编码方向：横断位采用 LR 方向，矢状位采用 AP 方向，冠状位采用 LR 方向。在扫描层面下方设置预饱和带。

（2）增强扫描：T_1WI 横断位脂肪抑制、冠状位脂肪抑制、矢状位脂肪抑制。层厚 5～8 mm，间距不超过 1～2 mm。

（3）对比剂注射方式：对比剂采用含钆磁共振对比剂，剂量为 0.1 mmol/kg 体重，采用磁共振专用高压注射器肘静脉注入，流速为 0.5～2.5 ml/s，其后以同样流速注入 20～30 ml 生理盐水冲洗管内残留的对比剂。

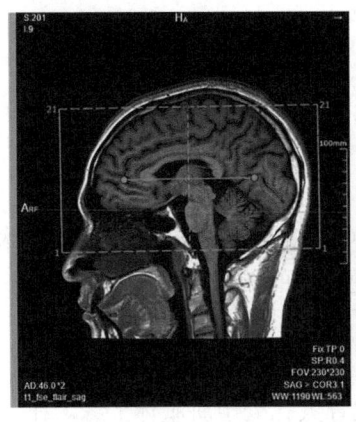

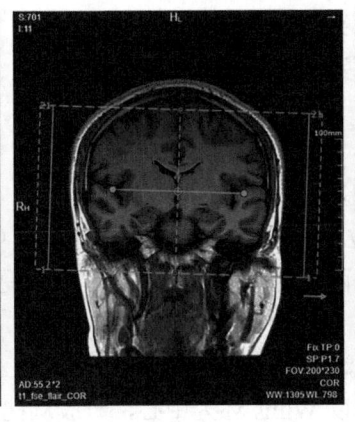

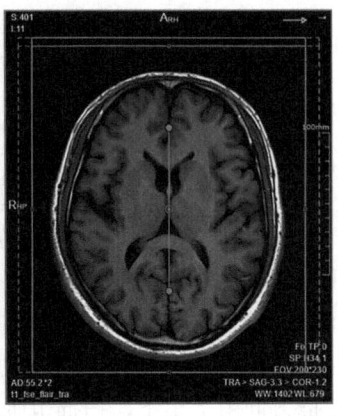

图 11-1 颅脑横断位成像定位

【实验学时】 2 学时。

【实验总结】 头颅 MRI 扫描适用于颅脑肿瘤、脑梗死、脑血管病变、颅脑创伤、颅内感染、脑退行性变、颅脑先天性发育畸形受检者等；MRI 扫描方式、序列、参数、范围及特殊扫描的正确选择，能提高病变组织的检出率。

【实验报告】 记录头颅 MRI 检查步骤、扫描方式、序列、参数和范围的选择情况；线圈使用的整个过程及注意事项；根据实验观察和记录写出实验报告。

【实验思考】

1. 头颅 MRI 扫描的适应证和禁忌证。
2. 头颅 MRI 扫描的注意事项及常用序列。
3. 特殊扫描在头颅 MRI 检查中的意义。

实验二　颅脑 MRA 检查技术实验

【临床概述】 磁共振血管成像（magnetic resonance angiography，MRA）与 DSA 相比，具有无创、简便、费用低、一般无须对比剂等优点。此外，MRA 技术不但可以提供血管的形态信息，还可以提供血流的方向、流速、流量等定量信息。根据采集目标血管的不同可分为颅脑动脉成像和颅脑静脉成像。根据成像原理的不同，颅脑 MRA 检查技术可分为时间飞跃法 MRA（TOF-MRA）、相位对比法 MRA（PC-MRA）、平衡式稳态自由进动法 MRA、基于动脉自旋标记的 MRA 和对比剂增强血管成像（CE-MRA）等。

【诊断要求】 颅内 MRA 图像磁敏感伪影少，几何变形小，有较好的信号分辨力和较高的空间分辨力。

【检查注意事项】 扫描层面尽量与大多数动脉血管走向垂直或成角；颅内动脉成像时，应在扫描层面上方设置预饱和带以消除静脉信号；颅内静脉成像时，应在扫描层面下方设置预饱和带以消除动脉信号。

【实验目的】 掌握颅脑 MR 血管检查的适应证和禁忌证；熟悉颅脑 MR 血管扫描前准备；掌握颅脑 MR 血管扫描技术。

【实验内容】 颅脑 MRA 的扫描前准备和正确体位设计；定位像及扫描范围的确定；颅脑 MRA 的扫描方式、序列、参数和范围的选择；颅脑 MRA 扫描步骤及注意事项。

【实验器材】 见本章本节实验一。
【实验方法】 见本章本节实验一。
【实验步骤】
1. 扫描前准备
（1）～（7）见本章本节实验一。
（8）体位：受检者仰卧位，头先进，头置于线圈头架中，下颌稍内收，头颅和身体正中矢状位与台面中线垂直，两外耳孔与台面等距，特殊受检者的扫描体位需矫正。
2. 检查方法
（1）平扫：三平面定位像扫描 3D-TOF：采用横断位三维 TOF 快速梯度回波序列。扫描方向由上至下，扫描范围以 Willis 环为中心，一般从枕骨大孔处至胼胝体上缘。在矢状位上与前-后联合连线平行。在冠状位上与两侧颞叶底部连线平行，横断位调整旋转角度（图 11-2）。层厚 0.5～2.5mm，相位编码方向：LR 方向，在扫描层面上方设置预饱和带以消除静脉信号。

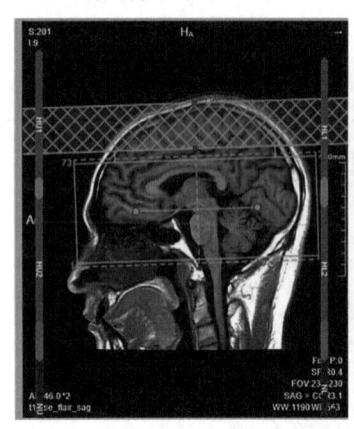

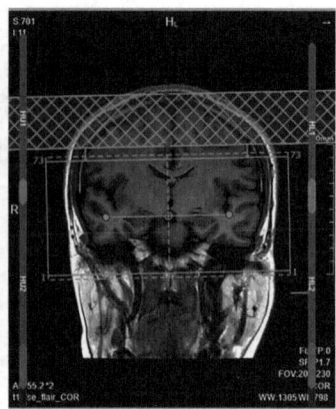

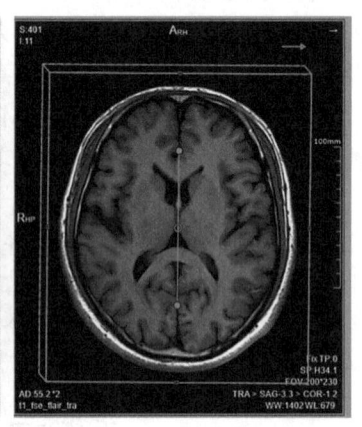

图 11-2 颅内动脉 3D-TOF-MRA 横断位定位

2D-TOF：采用冠状位（或斜矢状位）二维 TOF 快速梯度回波序列。扫描方向由后至前，扫描范围超过窦汇，最前至上额窦。在横断位上与颅脑正中矢状位呈 10°～20°，扫描范围应包括双侧乙状窦外缘。层厚 0.5～2.0mm。相位编码方向：LR 方向。

3D/2D-PC：采用横断位、矢状位、冠状位三维/二维 PC 快速梯度回波序列。一般采用矢状位扫描，扫描范围包括全颅外缘（图 11-3）。层厚 0.5～2.0mm。相位编码方向：LR 方向。

（2）增强扫描：TOF 和 PC 一般不进行增强扫描。CE-MRA 采用快速动态采集 3D-FLASH 梯度回波序列。取矢状位或冠状位均可，扫面范围包含全颅外缘。

（3）对比剂注射方式：快速团注剂量为 0.2mmol/kg Gd-DTPA，亦可采用磁共振专用高压注射器经肘静脉注入，并进行连续 2 次以上的动态多期扫描（动脉期和静脉期）。扫描开始时间是 CE-MRA 成败的关键。

【实验学时】 2 学时。
【实验总结】 颅脑 MR 血管扫描适用于血管瘤、脑血管狭窄和闭塞、动静脉畸形、脑出血、脑静脉窦先天变异、肿瘤性病变压迫、侵袭静脉系统等；MRI 扫描方式、序列、参数、范围及特殊扫描的正确选择,能提高病变组织的检出率。

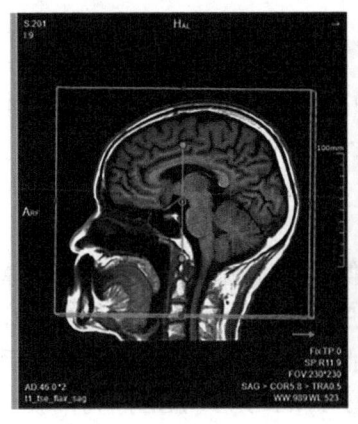

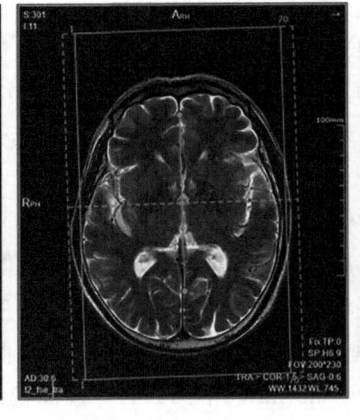

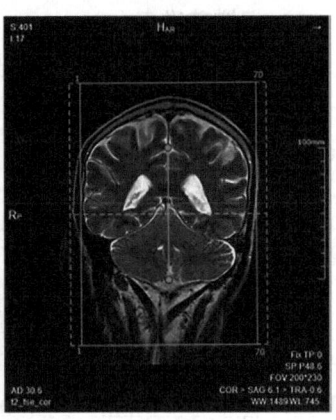

图 11-3　颅内静脉 3D-PC-MRV 矢状位定位

【实验报告】　记录颅脑 MR 血管检查步骤、扫描方式、序列、参数和范围的选择情况；线圈使用的整个过程及注意事项；根据实验观察和记录写出实验报告。

【实验思考】
1. 颅脑 MR 血管扫描的注意事项。
2. 颅脑 MR 血管扫描的常用序列。
3. 颅脑 MRA 检查技术方法的优缺点。

实验三　鞍区 MRI 检查技术实验

【临床概述】　垂体是内分泌器官,分腺垂体和神经垂体两部分,其位于颅底蝶鞍垂体窝内,呈椭圆形,与周围的脑脊液形成良好对比。MRI 能清晰显示出垂体解剖结构和垂体分叶,尤其在冠状位能更好地反映垂体大小、高度和对称情况,有无垂体柄偏移和鞍底骨质改变等。

【诊断要求】　垂体血供复杂且特殊,动态增强时,最早期是后叶及漏斗部强化,垂体前叶由于是通过垂体门脉系统间接供血的,所以在动态增强时比后叶强化慢。垂体周边部的强化更晚于上述部位,垂体微腺瘤的血供一般认为是由垂体门脉系统供血,所以微腺瘤增强的高峰比正常垂体要晚,表现为低信号。

【检查注意事项】　临床疑垂体微腺瘤者,需做动态增强扫描,主要以冠状位扫描为主,连续动态采集 6～10 次时相,第一时相采集后,立即注射对比剂,连续采集全部时相,然后再行冠状位、矢状位及横断位常规增强扫描。

【实验目的】　掌握脑垂体 MRI 检查的适应证和禁忌证；熟悉脑垂体 MRI 扫描前准备；掌握脑垂体 MRI 扫描技术。

【实验内容】　脑垂体 MRI 扫描前的准备和正确体位设计；定位像及扫描范围的确定；脑垂体 MRI 的扫描方式、序列、参数和范围的选择；垂体 MRI 扫描步骤及注意事项。

【实验器材】　见本章本节实验一。

【实验方法】　见本章本节实验一。

【实验步骤】
1. 扫描前准备
(1)~(7)见本章本节实验一。
(8)体位：受检者仰卧位，头先进，头置于线圈头架中，下颌稍内收，头颅和身体正中矢状位与台面中线垂直，两外耳孔与台面等距，特殊受检者的扫描体位需矫正。

2. 检查方法
(1)平扫：先行三平面定位像扫描。
矢状位：T_1WI-SE 或 FSE 序列，取正中冠状位做定位像，扫描线与鞍底垂直，层厚 2~4 mm，间距 0~0.5 mm。冠状位：T_1WI、T_2WI-SE 或 FSE 序列，取正中矢状位做定位像，扫描线与鞍底垂直或平行于垂体柄，以便于观察垂体柄的侧偏。成像范围从前床突至后床突，层厚 2~4 mm，间距 0~0.5 mm（图 11-4）。横断位：T_2WI-SE 或 FSE 序列，取正中矢状位或冠状位做定位像，层厚 3~5 mm，间距 0~0.5 mm。

(2)增强扫描：冠状位：Cor T_1WI FSE C+，如疑有微腺瘤则加 Dyn Cor T_1 C+。矢状位：Sag T_1WI FSE C+。横断位：AX T_1WI FSE C+。

(3)对比剂注射方式：见本章第三节实验一。

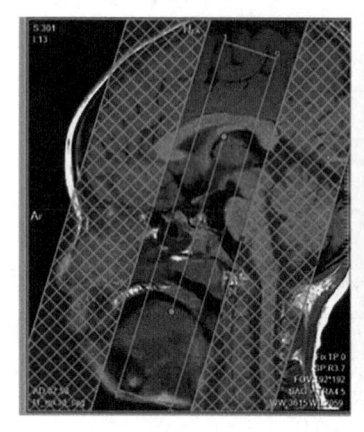

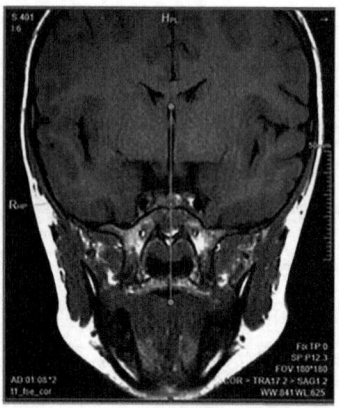

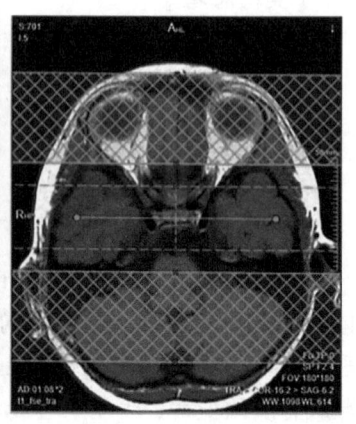

图 11-4 垂体冠状位成像定位

【实验学时】 2 学时。

【实验总结】 脑垂体 MRI 扫描适用于鞍区占位性病变的扫描；正确体位和正确基线选择有利于病变的最佳显示；MRI 扫描方式、序列、参数、范围及特殊扫描的正确选择能够提高病变组织的检出率。

【实验报告】 记录脑垂体 MRI 检查步骤、扫描方式、序列、参数和范围的选择情况；线圈使用的整个过程及注意事项。

【实验思考】
1. 脑垂体 MRI 扫描的注意事项。
2. 脑垂体 MRI 扫描的常用序列。
3. MRI 动态增强扫描在脑垂体微腺瘤检查中的意义。

实验四　脑桥小脑角区 MRI 检查技术实验

【临床概述】　脑桥小脑角区是指脑桥、延髓与其背方小脑相交区域，是一锥形立体三角，位于后颅窝的前外侧。此区集中了听神经、面神经、三叉神经及岩静脉、小脑前下动脉等，并且是颅内肿瘤最好发的部位之一。对于脑桥小脑角区肿瘤，MRI 因具有无骨伪影和软组织分辨力高的优点，能够多方位成像，因而成为该区肿瘤的有效检查方法。

【诊断要求】　脑桥小脑角区 MRI 最常用的是横断位和冠状位扫描。必要时（如胆脂瘤）加脂肪抑制技术。需观察神经与血管毗邻关系者，可进行横轴面 3D-TOF-MRA，3D-T_2WI-水成像序列成像。

【检查注意事项】　怀疑后组脑神经病变的受检者，可采用 3D-TOF 序列或 3D-FIESTA 序列；为了减轻血管搏动伪影，应在 T_2WI 时添加上、下饱和带。

【实验目的】　掌握脑桥小脑角区 MRI 检查的适应证和禁忌证；熟悉脑桥小脑角区 MRI 扫描前准备；掌握脑桥小脑角区 MRI 扫描技术。

【实验内容】　脑桥小脑角 MRI 的扫描前准备和正确体位设计；定位像及扫描范围的确定；脑桥小脑角 MRI 的扫描方式、序列、参数和范围的选择；脑桥小脑角 MRI 扫描步骤及注意事项。

【实验器材】　见本章本节实验一。

【实验方法】　见本章本节实验一。

【实验步骤】

1. 扫描前准备

（1）～（7）见本章本节实验一。

（8）体位：受检者仰卧位，头先进，头置于线圈头架中，下颌稍内收，头颅和身体正中矢状位与台面中线垂直，两外耳孔与台面等距，特殊受检者的扫描体位需矫正。

2. 检查方法

（1）平扫：行冠状位 SE 或 FSE-T_1WI 序列、横断位 SE 或 FSE-T_1WI 序列、FSE-T_2WI 序列，必要时行矢状位 SE 或 FSE-T_1WI 序列、FSE-T_2WI 序列。需要观察颅内脑神经与血管关系的受检者，采用横断位 3D-TOF 序列、3D-FIESTA 序列或 3D T_1WI 序列扫描，层厚 0.3～2mm。横断位：与前颅底平行，成像方向自颅底向下，扫描范围包括脑桥上界至延髓枕骨大孔水平，层厚 2～5mm（图 11-5）。冠状位：与脑干上下长轴线平行，扫描范围包括脑桥小脑三角区，层厚 2～5mm。矢状位：平行于颅脑正中矢状裂，扫描范围包括双侧颞骨外缘或病变区，层厚 2～5mm。

（2）增强扫描：常规做横断位 T_1WI 序列、冠状位 T_1WI 序列或 3D T_1WI 序列，必要时加矢状位 T_1WI 序列扫描，与平扫尽量保持同层同方位。

（3）对比剂注射方式：见本章本节实验一。

【实验学时】　2 学时。

【实验总结】　脑桥小脑角区 MRI 扫描适用于脑桥小脑角区、面听神经颅内段及内听道病变；扫描方式、序列、参数、范围的正确选择，能提高病变组织的检出率。

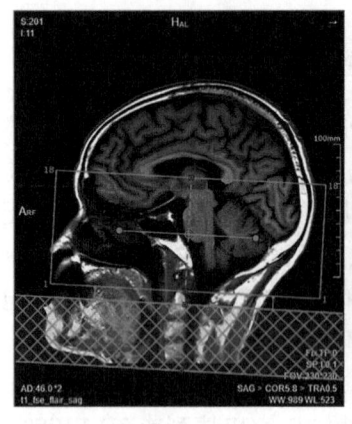

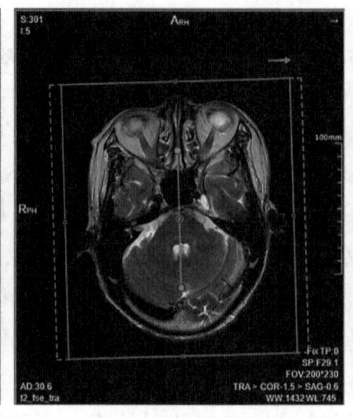

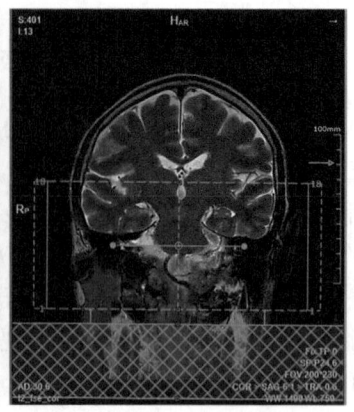

图 11-5　脑桥小脑角区横断位定位

【实验报告】 记录脑桥小脑角区 MRI 检查步骤、扫描方式、序列、参数和范围。线圈使用的整个过程及注意事项。

【实验思考】
1. 脑桥小脑角区 MRI 扫描的注意事项。
2. 脑桥小脑角区 MRI 扫描的常用序列。
3. 观察神经和血管毗邻关系时需要用什么序列？

第四节　五官与颈部 MRI 检查技术

实验一　眼部 MRI 检查技术实验

【临床概述】 MRI 具有软组织高分辨力的特点，可进行任意平面扫描，且无骨伪影的干扰，因此能清晰显示五官及颈部病变。MRI 适用于检查眼球、视神经病变，显示各种组织成分的差别，区分炎症和肿块及良、恶性肿瘤，对眼球病变的诊断较为可靠；能直接显示骨管内视神经和颅内视神经，增强扫描还可提高对视神经炎和肿瘤的诊断，如眼部先天病变、眼眶炎症、眼眶部肿瘤、眼创伤及非金属性眼内和眶内异物。在发现病变、确定病变性质、位置及其与周围组织的关系方面，磁共振成像的灵敏度优于 CT。

【诊断要求】 眼部扫描以横断位、斜矢状位为主。斜矢状位和冠状位有利于了解眶内病变与眼外肌视神经等的关系。FLAIR T_2WI 对视神经炎敏感。脂肪抑制技术，既可减轻化学位移伪影又可增加病灶背景对比，若需了解病灶是否含有脂肪成分，需要对应的没有脂肪抑制的图像。除创伤外，眼眶病变宜常规选择增强扫描。

【检查注意事项】 嘱受检者不要活动眼球。为严格控制眼球运动，可嘱受检者盯住固定标识点两分钟以上；左右眼眶矢状位成像分两次扫描完成，避免交叉干扰伪影；脉络膜黑色素瘤在 T_1WI 上表现为高信号，T_2WI 上为低信号，对于临床疑为该疾病的受检者则在平扫时加扫 T_1WI 脂肪抑制序列，而 T_2WI 可以不加脂肪抑制序列。

【实验目的】 掌握眼眶 MRI 检查的适应证和禁忌证；熟悉眼眶 MRI 扫描前准备；掌握眼眶 MRI 扫描技术。

【实验内容】 眼眶 MRI 扫描前的准备和正确体位设计；定位像及扫描范围的确定；

眼眶 MRI 的扫描方式、序列、参数和范围的选择；眼眶 MRI 扫描步骤及注意事项。

【实验器材】 见本章第三节实验一。

【实验方法】 见本章第三节实验一。

【实验步骤】

1. 扫描前准备

（1）～（6）见本章第三节实验一。

（7）选择线圈：头部正交线圈或环型表面线圈，使用环形线圈时应尽量将线圈贴近眼部，但不能使线圈和受检者皮肤直接接触。

（8）体位：受检者取头先进、仰卧位平躺于检查床，双手自然放置于身体两侧，双眼自然闭合，眼球保持平视前方。线圈中心及定位中心对准鼻根。

2. 检查方法

（1）平扫：先行三平面定位像扫描。

横断位：FSE-T_2WI、FSE-T_1WI 序列。在矢状位上扫描基线平行于视神经眶内段，在冠状位上扫描基线平行于两侧眼球晶状体中点连线，范围包括眼眶上下壁。层厚 2～4 mm，间距 0～0.5 mm。

斜矢状位：FSE-T_2WI、FSE-T_1WI 序列。以横断位作为定位参考像，双侧眼球分别进行单独扫描。扫描基线在横断位上平行于该侧视神经眶内段，扫描范围包括眼眶内外侧壁。层厚 2～4 mm，间距 0～0.5 mm。

冠状位：FSE-T_1WI 序列。在横断位上扫描基线平行于两侧眼球晶状体中点连线，在矢状位上扫描基线垂直于视神经。调节扫描视野以保证左右眼球对称。层厚 2～4 mm，间距 0～0.5 mm。

（2）增强扫描：根据病变情况在注射对比剂前先行至少一个成像平面的脂肪抑制 T_1WI，注射对比剂之后分别进行横断位、矢状位和冠状位的脂肪抑制 T_1WI 增强扫描。

（3）对比剂注射方式：同本章第三节实验一。

【实验学时】 2 学时。

【实验总结】 眼眶 MRI 扫描适用于眼眶壁及其周围组织、眶内组织，占位性病变、创伤、炎症的检查的扫描（图 11-6）；MRI 扫描方式、序列、参数、范围及特殊扫描的正确选择，能提高病变组织的检出率。

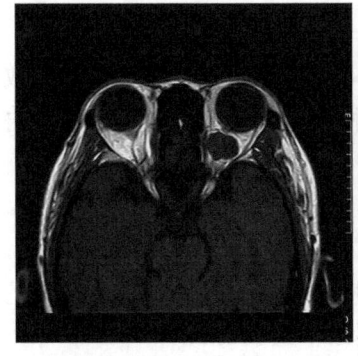

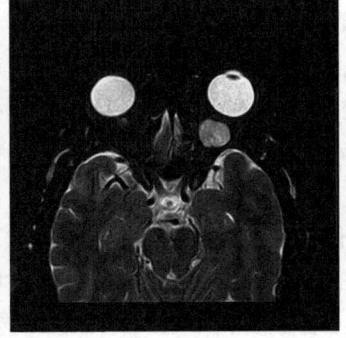

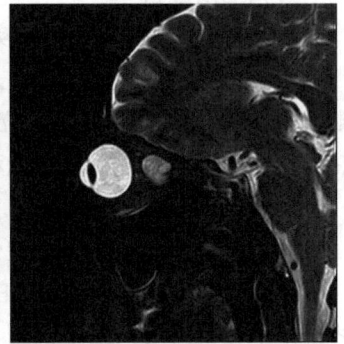

图 11-6 左眼眶炎性假瘤 MRI

【实验报告】 记录眼眶 MRI 检查步骤、扫描方式、序列、参数和范围的选择情况；

线圈使用的整个过程及注意事项;根据实验观察和记录写出实验报告。

【实验思考】
1. 眼眶 MRI 扫描的注意事项。
2. 眼眶 MRI 扫描的常用序列。
3. 眼眶黑色素瘤的 MRI 扫描方式。

实验二 鼻及鼻窦、鼻咽部、颌面部 MRI 检查技术实验

【临床概述】 由于 MR 具有软组织分辨力高的特点及血管流空效应,因此可清晰显示五官、颈部及颈部血管的各类病变。鼻腔和鼻窦扫描时,采用脂肪抑制技术是十分重要的。由于鼻腔及鼻窦组织空气-骨质界面较多,容易产生磁敏感伪影,所以选择扫描序列时应注意选择磁敏感伪影较轻的序列,如 SE 和 TSE 序列。鼻咽癌属于常见的恶性肿瘤之一,且鼻咽腔邻近组织较多,解剖结构相对复杂,故 MRI 新技术在鼻咽癌的诊断和鉴别诊断方面具有重要价值,并有助于对鼻咽部良恶性病变的鉴别诊断。

【诊断要求】 鼻咽部扫描可以使用较大的 FOV,确保病变覆盖范围。对于鼻咽占位性病变,扩散加权成像是一个重要序列,DWI 结合测定 ADC 值对良恶性病变的鉴别及鼻咽癌 TNM 分期具有重要的诊断价值。由于颈部结构复杂,首选 STIR 脂肪抑制,脂肪抑制更加均匀,而不用化学饱和法脂肪抑制。

【检查注意事项】 矢状位、冠状位扫描定位时应尽量避开主动脉弓,减少胸腔覆盖范围,从而减轻主动脉搏动和呼吸运动伪影。对于鼻咽癌,冠状位 T_2WI 对于观察颈部淋巴结的转移状况是一个非常重要的手段且须保证足够的覆盖范围。

【实验目的】 掌握鼻及鼻窦、鼻咽部、颌面部 MRI 检查的适应证和禁忌证、扫描前准备以及 MRI 扫描技术。

【实验内容】 鼻及鼻窦、鼻咽部、颌面部 MRI 的扫描前准备和正确体位、定位像及扫描范围的确定,扫描方式、序列、参数和范围的选择及扫描步骤和注意事项。

【实验器材】 见本章第三节实验一。

【实验方法】 见本章第三节实验一。

【实验步骤】

1. 扫描前准备

(1)~(7)见本章第三节实验一。

(8)体位:受检者取头先进、仰卧位平躺于检查床,双手自然放置于身体两侧,双眼自然闭合。线圈中心及定位中心位于鼻尖,嘱受检者在检查过程中保持平静呼吸,自然闭口并尽力避免吞咽或咳嗽动作。

2. 检查方法

(1)平扫:先行三平面定位像扫描。

横断位:FSE-T_1WI 或 FSE-T_2WI 序列。以矢状位和冠状位作为定位参考像。扫描基线基本平行于硬腭,扫描范围上自额窦、下至软腭下缘。层厚不大于 5mm。

矢状位:FSE-T_1WI 或 FSE-T_2WI 序列。扫描基线在横断位上平行于大脑中线结构,冠状位上则与硬腭平面垂直,扫描范围从一侧颞骨到另一侧颞骨。层厚不大于 5mm。

冠状位：脂肪抑制 FSE-T_2WI 序列或 STIR 成像。扫描基线在矢状位上垂直于硬腭平面，扫描范围从鼻尖到枕骨大孔前缘。怀疑鼻咽癌的受检者，冠状位扫描范围应该覆盖颈部，以利于观察颈部淋巴结。层厚不大于 5mm。

（2）增强扫描：疑似占位性病变采用增强扫描，可选用 T_1 FSGPR 序列。注射对比剂之后分别进行横断位、矢状位和冠状位增强扫描。建议添加上下饱和带，以减轻强化后的血管搏动伪影。

（3）对比剂注射方式：对比剂采用含钆磁共振对比剂，剂量为 0.1mmol/kg 体重，采用磁共振专用高压注射器经肘静脉注入，静脉注射速度为 0.5～2.5ml/s。

【实验学时】 2 学时。

【实验总结】 MRI 扫描适用于鼻腔、鼻甲、上颌窦、筛窦、额窦、蝶窦、鼻咽及颌面等部位的病变的扫描（图 11-7）；正确体位和正确基线的选择有利于病变的最佳显示。

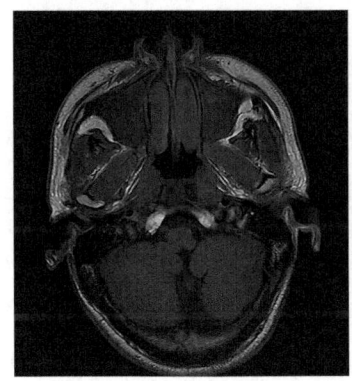

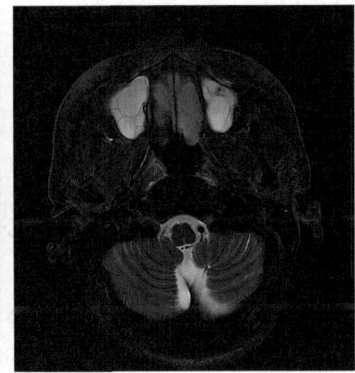

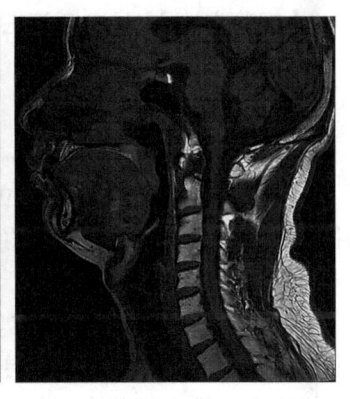

图 11-7 鼻咽癌 MRI

【实验报告】 记录鼻及鼻窦、鼻咽部、颌面部 MRI 检查步骤、扫描方式、序列、参数和范围的选择情况；线圈使用的整个过程及注意事项；根据实验观察和记录写出实验报告。

【实验思考】

1. 鼻及鼻窦、鼻咽部、颌面部 MRI 扫描的注意事项。
2. 鼻及鼻窦、鼻咽部、颌面部 MRI 扫描的常用序列。
3. 疑似鼻咽癌受检者的 MRI 扫描方式及注意事项。

实验三 咽喉部及颈部 MRI 检查技术实验

【临床概述】 咽部上起自会厌上缘平面，下至第六颈椎体下缘平面与食管相连，向前经喉口与喉腔连通，在喉口两侧各有一个深窝，称梨状隐窝，是异物易滞留的部位。颈部局部以斜方肌前缘为界，分为前方的固有颈部和后方的项部。咽喉部及颈部解剖结构复杂，软组织之间有生理腔隙互通，因此炎症性病变/肿瘤性病变易互相累及。磁共振适用于口咽、喉咽、气管、甲状腺、甲状旁腺、颈部肌肉、软组织以及颈部淋巴结疾病的检查。

【诊断要求】 咽喉部、甲状腺及颈部软组织结构清晰、图像信噪比高。无明显运动伪影、磁敏感伪影、血管搏动伪影。

【检查注意事项】 嘱受检者在检查过程中平静呼吸，勿做吞咽动作，以免产生运动伪影；矢状位、冠状位扫描定位时应尽量避开主动脉弓，减少胸腔覆盖范围，从而减轻主动脉搏动和呼吸运动伪影。由于颈部结构复杂，脂肪抑制首选 STIR，但 STIR 对运动伪影比较敏感，需添加上下饱和带以减轻搏动伪影。

【实验目的】 掌握咽喉部及颈部 MRI 检查禁忌证、扫描前准备；熟悉咽喉部及颈部 MRI 检查扫描技术及解剖结构；了解各种伪影产生的原因和解决办法。

【实验内容】 咽喉部及颈部 MRI 扫描前的准备和正确体位设计；定位像及扫描范围的确定；MRI 的扫描方式、序列、参数和定位方法的选择，饱和带的放置；扫描步骤及注意事项。

【实验器材】 见本章第三节实验一。

【实验方法】 见本章第三节实验一。

【实验步骤】

1. 扫描前准备

（1）～（7）见本章第三节。

（8）体位：受检者仰卧位，头先进，头置于线圈头架中，下颌内收，头颅和身体正中矢状位与台面中线垂直，两外耳孔与台面等距，定位中心位于喉结或下颌下缘。

2. 检查方法

（1）平扫：常规做横断位、冠状位 T_1WI、FSE-T_2WI、STIR 扫描、矢状位 T_2WI 扫描。定位方法采用横断位，扫描层面垂直咽喉及气管长轴，方向由上至下；以病灶为中心，在矢状位定位像上调整上下扫描范围，横断位上调整视野，冠状位上调整角度（图 11-8）。矢状位：扫描层面平行于气管长轴，方向由右至左，扫描范围根据病变来决定，矢状位上调整视野，冠状位上调整角度。冠状位：扫描层面平行于气管长轴，方向由前至后，覆盖颈前软组织，当病变范围较大时，需要包括整个颈部软组织，冠状位上调整视野，矢状位上调整角度。

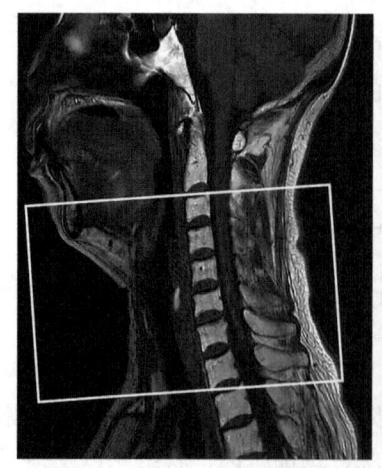

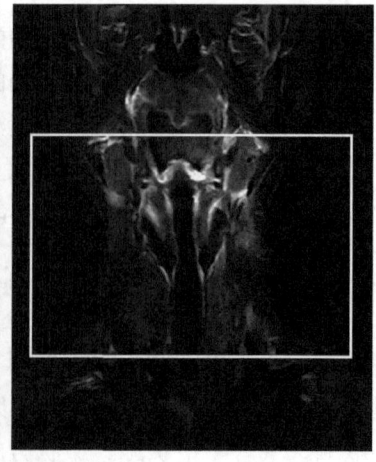

图 11-8 喉颈部横断位定位

（2）增强扫描：见本章第三节实验一。

【实验学时】 2 学时。

【实验总结】 咽喉部及颈部 MRI 扫描适用于炎症性病变、肿瘤性病变等；受检者的配合，正确体位、正确的基线定位有利于病变的最佳显示。

【实验报告】 记录咽喉部及颈部 MRI 检查步骤、扫描方式、序列、参数和定位方法；饱和带的合理放置和扫描范围的设定对图像的影响。

【实验思考】
1. 咽喉部及颈部 MRI 扫描的常用序列有什么不同？
2. 咽喉部及颈部 MRI 扫描脂肪抑制方法采用了何种技术，为什么要选用该技术？
3. 颈部一侧占位性病变时，MRI 扫描需注意什么？

实验四 耳部及内听道 MRI 检查技术实验

【临床概述】 耳部及内听道解剖是三角立体锥形结构，位于后颅窝的前外侧。前内侧由桥脑外缘构成，前外侧由岩骨内缘及后下方的小脑半球前外侧缘构成一个锥形狭小的空间，其内主要包含听神经、面神经、三叉神经及岩静脉、小脑前上动脉等。此区若出现病变，则会损害上述组织而产生脑桥小脑角区综合征。

【诊断要求】 面听神经、三叉神经在 T_2WI、重 T_2WI 图上呈等信号，在脑脊液高信号衬托下，显示神经结构清晰，血管呈低信号，定位时注意两侧对称，以防止图像不对称显示，特别是小儿怀疑先天发育异常所致的听力障碍受检者。3D-重 T_2WI 内耳水成像序列原始图像经 MIP、MPR、CPR 重建，显示内耳的立体解剖形态，多角度显示半规管及膜迷路。

【检查注意事项】 摆位时头部左右居中，用海绵垫固定头颈部，确保受检者头颅中心与线圈中心一致；可添加上下饱和带以减轻血管搏动伪影；选择脂肪抑制技术以突显病灶；可使用薄层厚高分辨率 3D-Fiesta 序列。

【实验目的】 掌握耳部及内听道 MRI 检查禁忌证、扫描前准备、扫描技术；熟悉耳部及内听道 MRI 图像在不同序列得到的图像所显示的解剖结构；了解耳部及内听道 MRI 检查 MIP、MPR、CPR 图像后处理方法。

【实验内容】 耳部及内听道 MRI 的扫描前准备和标准体位设计；定位像及扫描范围的确定；耳部及内听道 MRI 的扫描方式、序列、参数和定位方法的选择；耳部及内听道 MRI 图像后处理。

【实验器材】 见本章第三节实验一。

【实验方法】 见本章第三节实验一。

【实验步骤】

1. 扫描前准备 见本章第三节实验一。

2. 检查方法

（1）平扫：以横断位和冠状位 FSE-T_1WI 序列、FSE-T_2WI 序列为主，辅以横断位内耳水成像。

横断位：冠状位上平行于左右内听道连线，扫描方向由下至上，范围包括蝶窦和左右乳突结构。冠状位：在横断位 T_2 图像上定位冠状位，平行于左右内听道连线。扫描方向由前至后，范围包括蝶窦和覆盖左右乳突结构（图11-9）。

内耳水成像：在内耳 MRI 薄层成像的基础上行内耳膜迷路 3D-重 T_2WI 序列或 3D-FIESTA 序列。在冠状位图像上定位，内听道上下范围要包括耳蜗、半规管，扫描层面平行并经过两侧面听神经干连线。内耳膜迷路 MR 水成像应重视层面设定两侧对称。

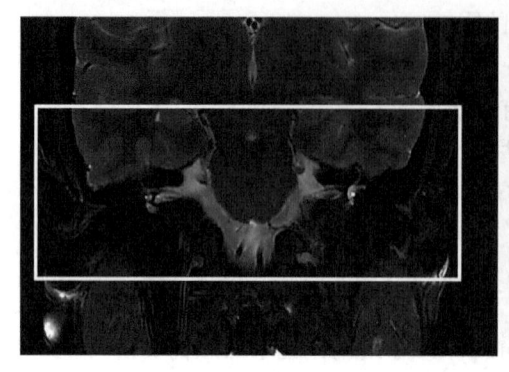

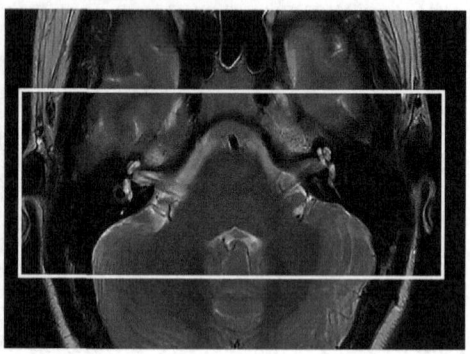

图 11-9 内耳横断位、冠状位定位方法

（2）增强扫描：耳蜗先天发育异常及人工耳蜗植入术前检查，一般不需增强扫描。其他病变如肿瘤等根据具体情况在注射对比剂之后分别进行横断位、冠状位、矢状位 T_1WI-FS 增强扫描。

【实验学时】 2 学时。

【实验总结】 MRI 能显示内听道肿瘤本身特征和邻近结构的关系，在该区肿瘤的诊断和鉴别诊断中有较高的实用价值，术前定性诊断率较高，是脑桥小脑角区肿瘤诊断的首选方法。薄层高分辨力扫描有助于观察内耳区脑神经与周围结构的关系。

【实验报告】 耳部及内听道 MR 扫描的常用序列有哪些；MRI 哪些序列有利于内听道区域神经的显示。

【实验思考】
1. 听力障碍受检者做 MRI 检查的注意事项有哪些？
2. 耳部及内听道 MR 扫描后图像后处理有哪些？其分别的意义是什么？

实验五　颈部血管 MRA 检查技术实验

【临床概述】 颈部动脉由主动脉弓发出，由右向左依次为头臂干、左颈总动脉和左锁骨下动脉。头臂干发出右颈总动脉、右侧锁骨下动脉。颈总动脉在甲状软骨层面分为颈内动脉和颈外动脉，锁骨下动脉发出椎动脉。颈部动脉病变以颈动脉斑块导致血管狭窄为最常见，以往主要通过彩色多普勒超声诊断。颈部 MRA 成像能直观显示血管形态、走行，颈部 MR 高分辨斑块成像可评价斑块性质，在对颈动脉病变诊断中发挥越来越重要的作用。颈部 MRA 检查技术，根据采集目标血管的不同，可分为颈部动脉成像和颈部静脉成像。

【诊断要求】 颈动脉及其分叉、椎动脉、基底动脉，颅底 Willis 环清晰显示，血管分支开口处清晰显示，整体图像无明显伪影。

【检查注意事项】 在扫描层面上方设置预饱和带以消除静脉信号；3D-TOF 常采用流

动补偿技术及脂肪抑制技术；3D 序列需进行图像重建，将原始图像做 MIP 处理产生三维血管图像，做任意方向旋转、任意角度显示，使病灶显示更加清楚。

【实验目的】 掌握颈部 MRA 检查技术要点、线圈选择及体位摆放、检查成像方位、序列选择和成像参数；熟悉颈部 MRA 检查的优缺点。

【实验内容】 颈部 MRA 的扫描前准备和标准体位设计；定位像及扫描范围的确定；颈部 MRA 的扫描方式、序列、参数和定位方法的选择；颈部 MRA 图像后处理。

【实验器材】 见本章第三节实验一。

【实验方法】 见本章第三节实验一。

【实验步骤】

1. 扫描前准备

（1）～（7）见本章第三节实验一。

（8）体位：受检者仰卧位，头先进，头置于线圈头架中，下颌内收，头颅和身体正中矢状位与台面中线垂直，两外耳孔与台面等距，受检者摆位定位中心位于下颌角或颈部甲状软骨层面。

2. 检查方法

（1）TOF 法：有 2D-TOF 和 3D-TOF 两种，均采用横断位、自上而下逆血流薄层扫描。2D-TOF 层厚小于 2mm，零间隔。3D-TOF 层厚小于 2mm，分段间需有足够层面的重叠，2D-TOF 的图像具有很好的背景抑制，与之带来的缺点是与扫描层面平行的血流同样会受到抑制，如椎动脉横向走行的血管段。3D-TOF 图像的信噪比高，适用于流速快的血流，但背景抑制效果不如 2D-TOF（图 11-10）。

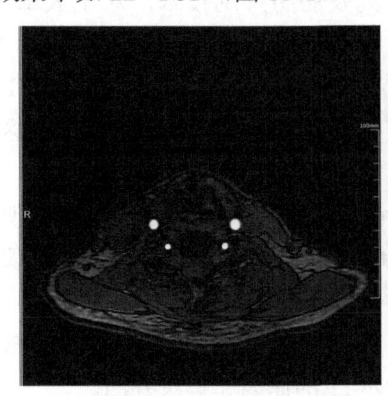

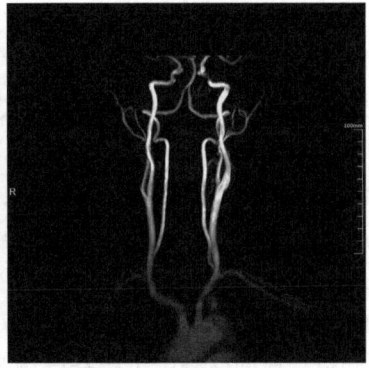

图 11-10 颈部 3D-TOF-MRA 及最大信号投影重建图

（2）PC 法：亦有 2D-PC 和 3D-PC 两种。2D-PC 一般取矢状位扫描，所获图像作为 3D 颈动脉冠状位成像的定位参考像。3D-PC 采用冠状位成像，在矢状位 2D-PC 图像上进行定位，与血管平行并保证覆盖全部颈部血管。3D-PC 的血管成像序列需要预先设定血流速度，流速 100cm/s 动脉显示得更好，20cm/s 显示静脉。

（3）3D-CE-MRA 技术成像（对比增强 MRA）：通常采用冠状位成像，定位方法同上，FOV 下缘要包括主动脉弓，保证冠状位成像范围覆盖颈部大血管。使用双筒高压注射器，剂量 0.1～0.2mmol/kg 体重，对比剂注射速度＞3.0ml/s，注射完毕后以同样流速注入等量的生理盐水。增强血管序列包括蒙片和增强。

【实验学时】 2学时。

【实验总结】 颈部MRA可以直观地显示颈部动脉的狭窄、闭塞；颈部MRA的成像方法有TOF法、PC法和3D-CE-MRA法等；TOF法、PC法和3D-CE-MRA法各有特点；3D-CE-MRA法成功的关键是扫描时间的控制，通常采用透视触发法；所有方法获得的原始图像均需行MIP、MPR重建，以便从不同视角观察颈部动脉。

【实验报告】 颈部MRA检查的流程有哪些；颈部MRA检查技术TOF法、PC法和3D-CE-MRA各自的优缺点是什么。

【实验思考】

1. 颈部MRA的成像方法及各自特点？
2. TOF法为什么需用横断位、自上而下逆血流方向薄层扫描？
3. 3D-CE-MRA法的技术要点？

第五节 胸部MRI检查技术

实验一 肺部MRI检查技术实验

【临床概述】 肺位于胸腔内，左、右两肺分别位于纵隔两侧、横膈以上。左右主支气管在肺门附近分出肺叶支气管，肺叶支气管入肺后再分为肺段支气管，并在肺内反复分支成支气管树。肺有两套血管系统，一是组成小循环的肺动脉和肺静脉，属于肺的功能血管；二是支气管动、静脉，属于肺的营养性血管。肺部MRI虽然有呼吸运动及心脏血管搏动的影像，但通过选择合适的扫描序列及脂肪抑制技术，对于大部分肺部疾病，无需注射对比剂也可获得满意的MRI图像。

【诊断要求】 MRI可用于肺部良恶性结节的鉴别、非小细胞肺癌（NSCLC）的TNM分期。另外MRI能区分肿瘤与肺不张或肺实变，有助于肺癌放射治疗的靶区勾画，可用于术前分期以及判断手术切除的可行性。

【检查注意事项】 检查前，应做好呼吸训练，如无法配合屏气，建议使用呼吸门控序列；如果病变靠近心脏大血管，为了更好地观察病变和血管的关系，建议使用双翻转IR序列以便达到更好的黑血效果。

【实验目的】 掌握肺部MRI检查的成像方位、序列选择和成像参数；熟悉肺部MRI检查的适应证和检查前的准备；了解各种伪影产生的原因和解决办法。

【实验内容】 肺部MRI扫描前准备和标准体位设计；定位像及扫描范围的确定；肺部MRI的扫描方式、序列、参数和定位方法的选择；如何尽量避免各种生理运动导致的伪影。

【实验器材】 MR扫描仪及图像后处理工作站；体部多通道相控阵线圈；高压注射器；15ml钆对比剂1瓶；20ml注射器一副及相应消毒物品；激光胶片打印机；激光胶片；MR专用抢救车。

【实验方法】 见本章第三节实验一。

【实验步骤】

1. 扫描前准备

（1）～（6）见本章第三节实验一。

（7）体位：仰卧，头先进，定位中心线平对第六胸椎层面。双手上举或自然伸直放于身体两侧。呼吸门控感应器置于受检者腹部或胸部呼吸动作起伏最明显的部位。

2. 检查方法

（1）平扫：肺部 MRI 常规序列以横断位为主，扫描序列包括：横断位和冠状位 T_2WI 序列、横断位 T_2WI 脂肪抑制序列、横断位 T_1WI 同反相位序列、横断位 T_1WI 脂肪抑制序列、DWI 序列（图 11-11）。另外针对不同位置的病灶，必要时可以加做矢状位成像。

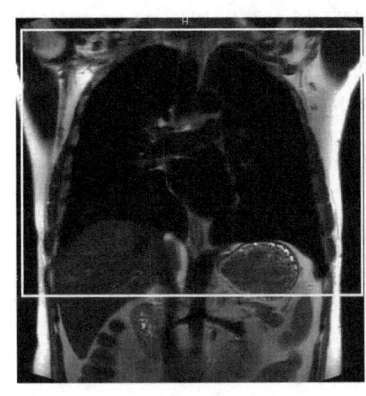

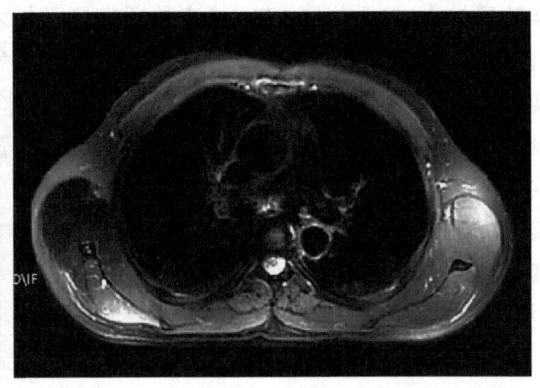

图 11-11　胸部 MRI 定位、FSE 序列胸部大血管的流空效应

（2）增强扫描：对比剂剂量为 0.1mmol/kg 体重，以 1.5～3ml/s 速度静脉注射后，采用梯度回波脂肪抑制 T_1WI 屏气序列行横断位和冠状位扫描，必要时加矢状位扫描。亦可采用 3D-VIBE-T_1WI、3D-LAVA-T_1WI、3D-eTHRIVE-T_1WI 或 DXION 序列做多期动态扫描。

【实验学时】　2 学时。

【实验总结】　受检者的呼吸配合直接影响图像质量；不能屏气配合的受检者需采用呼吸门控序列扫描；扫描时应注意临床医嘱，若怀疑胸骨、肋骨转移性肿瘤，扫描范围应包括整个胸廓。

【实验报告】　肺部 MRI 检查的检查前准备有何特殊性；肺部 MRI 检查的常规序列及其优势。

【实验思考】

1. 肺部 MRI 检查定位原则及技术要点？
2. 呼吸门控摆放位置与受检者体型的关系？
3. 各种脂肪抑制技术在肺部扫描中的优缺点？

实验二　纵隔及胸壁 MRI 检查技术实验

【临床概述】　纵隔是左右两肺之间包括两侧纵隔胸膜在内的区域。纵隔 MRI 检查相比 CT 检查组织对比度更佳。由于流空效应，肺动静脉在自旋回波序列呈低信号，而在梯度回波序列中表现为高信号。纵隔 MRI 对肿瘤性病变和血管性病变的诊断有较大价值。在纵隔肿瘤病变时，既可观察纵隔肿瘤及其与周围血管解剖关系，无需注射对比剂就能显示纵隔大血管，也可清楚显示肿瘤对腋下、臂丛、椎管的侵犯和胸膜病变。

【诊断要求】 清晰显示纵隔大血管解剖细节，无明显呼吸、大血管搏动伪影；血管流空效应和流入增强效应信号均匀一致，无血流流动伪影；怀疑胸骨或胸壁转移时，扫描应包括整个胸廓。

【检查注意事项】 检查前应做好呼吸训练，确保能配合技师口令进行屏气；如果受检者无法配合屏气，可使用呼吸门控+心电门控扫描序列。为了更好地观察病变和血管的关系，纵隔 T_2WI 脂肪抑制序列建议使用双翻转 IR 序列以便达到更好的黑血效果。

【实验目的】 熟悉纵隔 MRI 检查的适应证及技术要点；掌握纵隔 MRI 检查的线圈选择及体位摆放；掌握纵隔 MRI 检查的成像方位、序列选择和成像参数。

【实验内容】 熟悉纵隔的解剖、做好纵隔 MRI 检查前准备；掌握纵隔 MRI 检查流程；能根据申请单的信息及临床要求制定合适的 MRI 检查方案。

【实验器材】 见本章本节实验一。

【实验方法】 见本章第三节实验一。

【实验步骤】

1. 扫描前准备

（1）～（6）见本章第三节实验一。

（7）选择线圈：体部相控阵线圈。

（8）体位：仰卧，头先进；受检者摆位，定位中心位于乳头水平胸骨中心，双手上举平放于头两侧或自然伸直放于身体两侧；呼吸门控感应器置于受检者呼吸动作起伏最明显的部位。

2. 检查方法

（1）平扫：纵隔 MRI 常规序列以横断位为主，包括：横断位和冠状位 T_2WI 序列、横断位 T_2WI 脂肪抑制序列、平衡稳态 SSFP 序列、横断位 T_1WI 同反相位序列、DWI 序列。建议使用心电门控与呼吸门控结合的方法，以便减小心脏与呼吸运动伪影。另外针对不同位置的病灶，必要时可以加做矢状位成像。

（2）增强扫描：对比剂常规剂量为 0.1mmol/kg 体重，以 1.5～3ml/s 速度静脉注射后，采用梯度回波 T_1WI+脂肪抑制-屏气序列行横断位和冠状位扫描，必要时加矢状位扫描。亦可采用 3D-VIBE-T_1WI、3D-LAVA-T_1WI、3D-eTHRIVE-T_1WI 或 DXION 序列做多期动态扫描，分别在动脉晚期（20～30秒延迟），静脉期（60～70秒延迟）和3分钟延迟采集。

【实验学时】 2学时。

【实验总结】 MRI 对纵隔及血管性病变的检出具有优越性（图11-12）；由于 MRI 成像的特殊性，检查前要做好充分准备；纵隔磁共振成像需行横断位、矢状位、冠状位三个方位成像；成像序列平扫以 T_2WI 加脂肪抑制技术为主，增强做三个方位 T_1WI 脂肪抑制序列。

【实验报告】 MRI 成像对纵隔大血管检查的优缺点。

【实验思考】

1. 磁共振检查为什么需严格做好检查前准备？
2. 纵隔磁共振成像定位原则及技术要点？

3. 纵隔磁共振成像屏气和呼吸导航的优缺点？

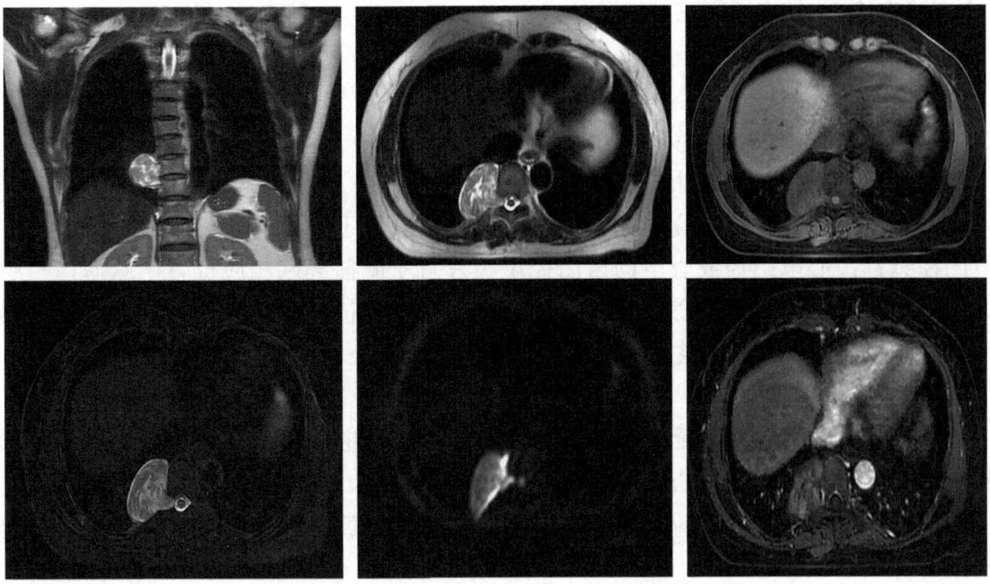

图 11-12　后纵隔神经源性肿瘤 MRI 案例图

实验三　心脏大血管 MRI 检查技术实验

【临床概述】　心脏大血管 MRI 检查可了解心脏大血管的形态、功能、解剖细节，能实现心血管成像的"一站式"成像检查，目前临床主要应用于缺血性/非缺血性心肌病、心肌病、心脏占位性疾病、先天性心脏/大血管疾病等，且可对心脏功能做定量分析。MRI 的流空效应，可实现不注射对比剂直观地显示主动脉瘤、主动脉夹层等大血管疾患，MRI 的电影成像技术可直观显示心室运动、瓣膜关闭、反流情况。心脏 MRI 可以获得心脏的形态、功能、心肌标记、血流量化、心肌灌注、增强和冠状动脉成像等，是判断心内结构和功能的"金标准"，已广泛应用于临床。

【诊断要求】　①平扫：无严重呼吸运动伪影、心脏血管搏动伪影及磁敏感伪影，清晰显示心肌、心腔、瓣膜、心包、血管壁、血管腔等结构。功能电影成像：可显示心脏的全心功能和心肌局部功能。心肌灌注成像：短切轴面成像方位角度标准，无呼吸运动和心脏搏动伪影。②心肌延迟强化成像：以短轴面、四腔心切面为主，成像方位角度标准，正常心肌信号显示为均匀低信号，无明显呼吸运动及心脏血管搏动伪影。

【检查注意事项】　确保 MRI 心脏检查的受检者无检查绝对禁忌证，与受检者做好检查前准备并与其充分沟通取得配合；熟悉心脏定位和心功能分析图像后处理软件。

【实验目的】　掌握心脏及大血管短轴切面、两腔心切面、三腔心切面和四腔心切面图像所显示的解剖结构和 MRI 扫描定位成像；掌握心脏及大血管常见 MRI 黑血、亮血的成像特征；熟悉心脏功能分析；了解心肌灌注成像和心肌延迟强化成像。

【实验内容】　正常心脏短轴切面、两腔心切面、三腔心切面和四腔心切面的定位；正常心脏功能扫描和测量；灌注和延迟强化的扫描；各种伪影的产生及解决办法。

【实验器材】 见本章本节实验一。
【实验方法】 见本章第三节实验一。
【实验步骤】
1. 扫描前准备
（1）~（6）见本章第三节实验一。
（7）选择线圈：心脏专用线圈或体部线圈。
（8）体位：受检者仰卧位，头先进，双手上举或置于身体两侧；放置好呼吸门控和心电门控装置；心电门控或心电向量门控电极片置于胸前导联相应位置，脉搏门控感应器夹于手指或脚趾。线圈中心及扫描部位中心重合，定位中心对准两侧锁骨中线与第五肋间水平连线；检查床移至磁体中心。

2. 检查方法和数据测量
（1）定位：成像方位包括常规磁共振成像方位和心脏专用成像方位。常规成像方位：横断位、冠状位及矢状位。心脏专用成像方位：两腔心、三腔心、四腔心、短轴、左室流出道、右室两腔心、右室流出道、主动脉瓣、肺动脉瓣、二尖瓣、三尖瓣。具体定位方法如下：

两腔心、四腔心：A. 从穿过左心室的横断位图像开始。B. 通过心尖和二尖瓣中心的连线，定义在横位图像上的左心室二腔心长轴视图。C. 在左心室二腔心长轴图像通过心尖和二尖瓣中心连续，定义假四腔心视图。D. 定义短轴视图，可使用三种方法：①将一条线与穿过心尖和二尖瓣中心的（长轴）线正交放置（这是最准确的方法）。②将一条线与二尖瓣平行放置（此方法使它更容易决定在心功能图像后处理时是否要包括基部层）。③将一条线与膈肌正交放置（这是用于右心室视图的最佳方式）。E. 从短轴视图中，可通过放置一条穿过左心室腔和右心室底边缘的线，定义真四腔心视图。

（2）心脏解剖和序列：心脏大血管 MRI 形态学成像序列包括黑血成像和亮血成像。基础序列包括自旋回波序列和梯度回波序列；配合心电（或脉搏）触发；K 空间填充采用节段填充或单次激发填充。黑血成像 TR 根据心电图 R-R 间期实时进行调整，T_1WI 常为每 1 个 R-R 间期触发采集；T_2WI 常为每两个或三个 R-R 间期触发采集。在进行采集时须实时探测心电 R-R 间期。

心脏功能、灌注及延迟强化扫描：心脏功能成像（亮血序列）进行短轴扫描，一般扫 8~10 层，层厚 8 mm，无间距扫描，覆盖所测量心房或心室。灌注成像（单次激发 TFE-EPI 序列）一般只需 3~5 层扫描，短轴+四腔心扫描，一般扫 80 个心动周期；对比剂用高压注射器给药（3.0 ml/s，注入对比剂剂量为 0.1 mmol/kg 体重，随后同样流速注入 20 ml 生理盐水）；受检者配合吸气-呼气后闭气。灌注后按 1 ml/s 的流速注入 0.05 mmol/kg 体重对比剂，延迟 10~15 分钟进行心肌延迟强化成像（是一个单相位多激发 TFE 序列扫描，利用单一 180° 翻转预脉冲），主要方位为短轴，必要时加两腔，三腔和四腔。

（3）心功能分析图像后处理：在后处理工作站上进行数据分析。打开心脏分析软件包，调入需要分析的数据，选择 ES、ED 期，进行心内膜和心外膜的勾画，得到各种心功能数据，并保存数据。

【实验学时】 2 学时。

【实验总结】 电极片的正确安置、心电的连接、线圈的摆放和受检者屏气的配合等将直接影响图像质量；标准切面的定位有助于其他定位的准确性；心功能分析时，心内外膜勾画的准确性将直接影响实验数据的精准性。

【实验报告】 根据实验观察和记录写出实验报告，画出至少两个常用切面（短轴切面和真四腔切面），并标出解剖结构；报告所测正常左室心功能等实验数据。

【实验思考】
1. 心电门控安放的注意事项有哪些？
2. 心肌延迟强化的最佳延迟时间是多少？
3. 心功能分析时注意事项有哪些？

实验四　乳腺MRI检查技术实验

【临床概述】 乳腺位于胸壁胸大肌筋膜的表面。乳腺由皮肤、腺体和脂肪组成。在乳腺内有不同走向的结缔组织，乳房悬韧带连接皮肤和筋膜，当乳腺癌侵及乳房悬韧带时，结缔组织纤维缩短，牵引皮肤向内凹陷，致使皮肤表面橘皮样变，此为乳腺癌的特征体征。乳腺MRI检查使用乳腺专用线圈，能够对乳腺进行多方位的成像，获得高软组织分辨力图像，能发现较小的病灶，应用不同的序列及组织抑制技术，特别是动态增强MRI及扩散加权成像技术，使乳腺MRI检查已成为乳腺病变不可或缺的检查手段之一。

【诊断要求】 完整显示乳腺，同时为了观察淋巴结的情况，T_2WI和T_1WI序列的扫描范围应包括两侧腋窝。呼吸运动伪影、心脏搏动伪影及并行采集伪影不影响影像诊断，可在乳腺后方放置饱和带，以减轻伪影干扰。

【检查注意事项】 确保受检者无磁共振检查绝对禁忌证；乳腺专用线圈的使用和定位。

【实验目的】 掌握正常乳腺在不同序列得到的图像所显示的解剖结构；熟悉乳腺动态增强成像及图像后处理技术；了解各种伪影产生的原因和解决办法。

【实验内容】 乳腺线圈的摆放，受检者的体位及扫描范围；乳腺扫描的序列及检查方法；脂肪抑制技术的类型及其优势；动态增强后处理。

【实验器材】 除线圈选用乳腺专用线圈，其他实验器材同本章第三节实验一。

【实验方法】 见本章第三节实验一。

【实验步骤】

1. 扫描前准备

（1）~（6）见本章第三节实验一。

（7）选择线圈：乳腺专用相控列线圈。

（8）体位：俯卧位，头先进，两侧乳房悬垂于支架孔（线圈）内中心，注意观察扫描部位与线圈中心重合，观察腺体是否受到挤压并及时调整，下颌置于软垫上，两臂上举支撑于软垫上，利用沙袋、头托提高受检者舒适度，力求体位舒适，以减少检查过程中受检者因体位不适造成的移动。定位中心线置于乳头层面。

2. 检查方法 平扫。

（1）扫描序列：T$_2$WI 横断位脂肪抑制，T$_1$WI 横断位，DWI 横断位，T$_2$WI 冠状位脂肪抑制；对需要采用脂肪抑制技术的序列需要对双侧乳腺分别进行匀场，以达到脂肪抑制最佳效果，平扫层厚 3～5 mm，间距为层厚的 10%～20%，扫描范围尽量包括腋窝。乳腺肿瘤受检者可加扫 MRS（图 11-13）。

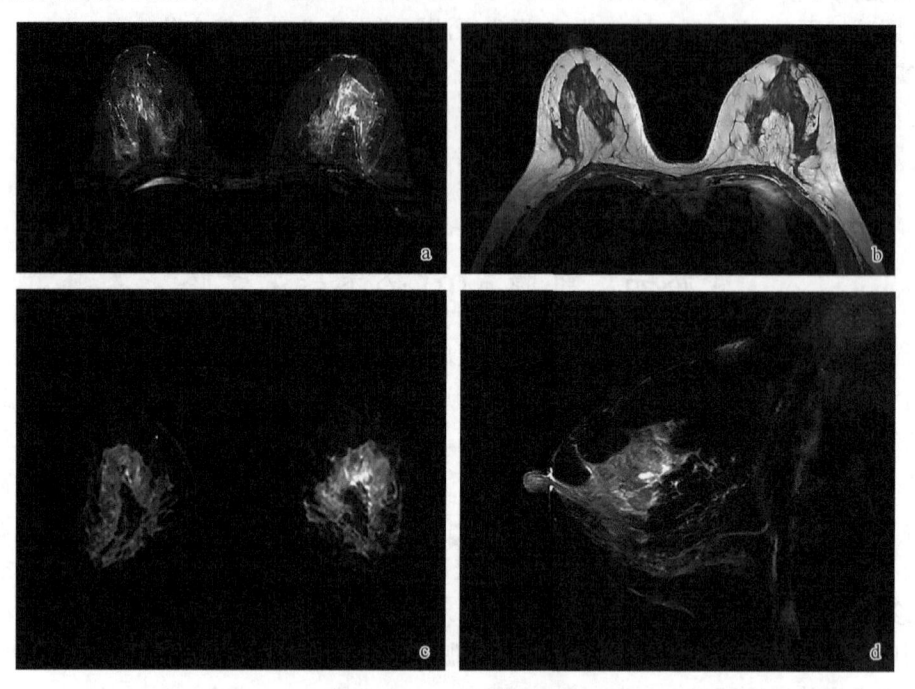

图 11-13　双乳平扫图像
a. STIR-FSE-Tra 图像；b. T$_1$WI-FSE-Tra 图像；c. STIR-FSE-Cor 图像；d. STIR-FSE-Sag 图像

（2）增强扫描：动态增强扫描（DCE）是乳腺 MRI 检查的关键。对比剂为 Gd-DTPA，剂量 0.1mmol/kg 体重，注射流速 2～3ml/s，经肘静脉团注，随后以相同流速注射 20～30ml 生理盐水。在增强后进行快速梯度回波 T$_1$WI 脂肪抑制的不同时相动态扫描。其中第一期为增强前蒙片，第二期及其后为连续的增强多期动态扫描，一般扫描 8 期。随后进行 T$_1$WI-脂肪抑制矢状位、冠状位扫描。

（3）图像后处理：选取动态增强扫描图像进行图像后处理，选用 DCE-乳腺后处理软件，结合各个序列选取病灶 ROI 及同侧正常乳腺组织 ROI，得到时间-信号曲线和相应的灌注伪彩图，保存时间-信号曲线及相应的灌注参数值图像；对 T$_1$WI 容积高分辨增强扫描进行容积重建，重建横断位、冠状位和矢状位图像。

【实验学时】　2 学时。

【实验总结】　乳腺专用线圈的使用直接影响图像质量；对比剂的给药方式和起始注射时间对时间-信号曲线的影响；检查乳腺必须了解受检者最近有无做乳腺穿刺、乳腺超声或钼靶等检查；扫描时应注意腋窝情况，范围应尽量包括全腋窝。

【实验报告】　记录整个检查步骤和序列的使用情况；T$_1$WI 容积动态增强扫描步骤、注意事项、图像后处理要点。

【实验思考】

1. 乳腺专用线圈和专用泡沫使用的注意事项有哪些？

2. 各种脂肪抑制技术在乳腺扫描中的优缺点是什么？
3. 不同病变的时间-信号曲线的特点是什么？

第六节　腹部 MRI 检查技术

实验一　肝胆脾 MRI 检查技术实验

【临床概述】　肝脏大部分位于右季肋区和腹上区，小部分达左季肋区。肝略呈楔形，分为上下两面（膈面、脏面），前后左右四缘，左右方及尾状叶四叶。肝脏内有两个不同管道系统：肝静脉系统和格利森（Glisson）系统。肝静脉系统由肝左、中、右静脉在腔静脉沟的上端出肝，分别注入下腔静脉；Glisson 系统由肝门静脉、肝固有动脉、肝胆管及其分支构成。肝脏是人体内最大的消化腺，具有分泌胆汁、参与物质代谢、排泄解毒和吞噬功能以及造血和再生的生理功能。胆囊位于胆囊窝内，分为胆囊底、体、颈、管 4 部分。脾脏位于腹腔左上方，与第 9～11 肋相对，长轴与第 10 肋平行。腹部动态 MRI 检查可用于明确病变性质、病变范围及其分期，对疾病的诊断及鉴别诊断有重要意义。

【诊断要求】　掌握肝胆脾 MRI 检查的适应证，熟悉肝胆脾 MRI 检查前准备，掌握肝胆脾常规 MRI 检查技术。

【检查注意事项】　肝胆脾 MR 成像可采用 SSFSE 或半傅里叶 SSFSE 实现 T_2WI 屏气扫描，有效去除呼吸伪影；受检者呼吸均匀的情况下可进行呼吸触发采集的 T_2WI；肝脏海绵状血管瘤与肝囊肿可采用重 T_2 加权序列加以鉴别；可采用双回波 T_1WI 序列，即水-脂同、反相位序列诊断肝脏脂肪浸润。

【实验目的】　掌握肝胆脾 MRI 检查适应证；熟悉肝胆脾 MR 成像前准备；掌握肝胆脾 MRI 成像检查技术。

【实验内容】　肝胆脾 MRI 的扫描前准备和正确体位；定位像及扫描范围；MRI 的扫描方式、常用序列、成像参数和扫描范围；上腹部动态增强扫描各期相的确定。

【实验器材】　MRI 扫描仪及图像后处理工作站、体部相控阵线圈、高压注射器、15ml 钆对比剂 1 瓶、20ml 注射器及相应消毒物品、激光胶片打印机、激光胶片、MR 专用抢救车。

【实验方法】　见本章第三节实验一。

【实验步骤】

1. 扫描前准备

（1）～（6）见本章第三节实验一。

（7）选择线圈：采用体部相控阵线圈，按设备要求安置在检查床上。

（8）体位：受检者仰卧位，取头先进，双臂上举置于头两侧，人体正中矢状位与检查床面垂直，上腹部检查中心线对准肋弓中点。

2. 肝脏 MRI 检查方法

（1）平扫

1）T_2WI FSE fs RT——脂肪抑制快速自旋回波加呼吸门控：肝脏实质于 T_2WI 呈中等信号；病变由于含水量高，T_2WI 呈稍高或高信号。脂肪抑制可减小呼吸运动所致的伪影，提高病灶检出率。长 TE 的重 T_2WI 可鉴别肝囊肿与海绵状血管瘤。TR 为 2～3 次呼吸周期，TE 为 80±10 ms，ETL<20，NEX>2，采集矩阵>228×224，FOV 各边界超过相应腹壁 20～30mm，层厚<6 mm，层间距<1.5 mm。扫描方位以横断位为主，相位编码方向为前后方向，采集带宽为 ±20～42 kHz，空间饱和带施加于扫描范围上下，脂肪抑制采取频率选择脂肪抑制法。

2）T_1WI SPGR BH——屏气扰相 GRE T_1WI：在 T_1WI 上出现高信号病灶，建议加扫脂肪抑制序列。TR 为 120～150 ms，TE 选择最短值，NEX<1，采集矩阵>256×160，FOV 各边界超过相应腹壁 20～30 mm，层厚<6 mm，层间距<1.5 mm。相位编码方向为前后方向；采集带宽为 ±20～42 kHz；空间饱和带：施加于扫描范围上下；脂肪抑制：频率选择脂肪抑制法。

3）2D/3D T_1WI BH Dual Echo FSPGR——屏气双回波同反相位 T_1WI：脂肪质子和水质子进动频率不同，其相位差会随时间而发生周期性改变。TR 为 120～150 ms，TE 为 1.2/2.4ms，NEX<1，采集矩阵>256×160，FOV 各边界超过相应腹壁 20～30 mm，层厚<6 mm，层间距<1.5 mm，扫描方位以横断位为主；频率编码方向为前后方向；采集带宽：±20～42 kHz；空间饱和带：施加于扫描范围上下。

4）扩散加权成像（diffusion weighted imaging，DWI）：DWI 是目前唯一能够观察在体水分子运动的方法。DWI 通过检测生物体内水分子运动反映组织结构和细胞密度等信息。肝脏不同性质局灶性结节的组织结构和细胞密度各不相同，因此其内水分子的扩散也有差异。表观扩散系数（apparent diffusion coefficient，ADC）可用于鉴别囊性与实性病变；判断实性病灶细胞密度，从而鉴别病灶的良恶性。

（2）增强扫描：三维梯度回波 T_1WI 脂肪抑制序列。

多期相肝脏 3D T_1WI 增强扫描，高时间分辨力及高空间分辨力，范围覆盖全肝的多动脉期期相扫描（图 11-14）。动态增强三期扫描包括：动脉早期、动脉期、门静脉期。注射对比剂后 15～20s 开始扫描，连续扫描 3 期。TR/TE 为 2.8 ms/1.2 ms，采集矩阵 270×180，层厚 4～5mm，3 个期相共屏气 19 秒。三期增强扫描结束后随即进行冠状位 T_1WI 扫描，而后进行平衡期横断位 T_1WI 扫描。

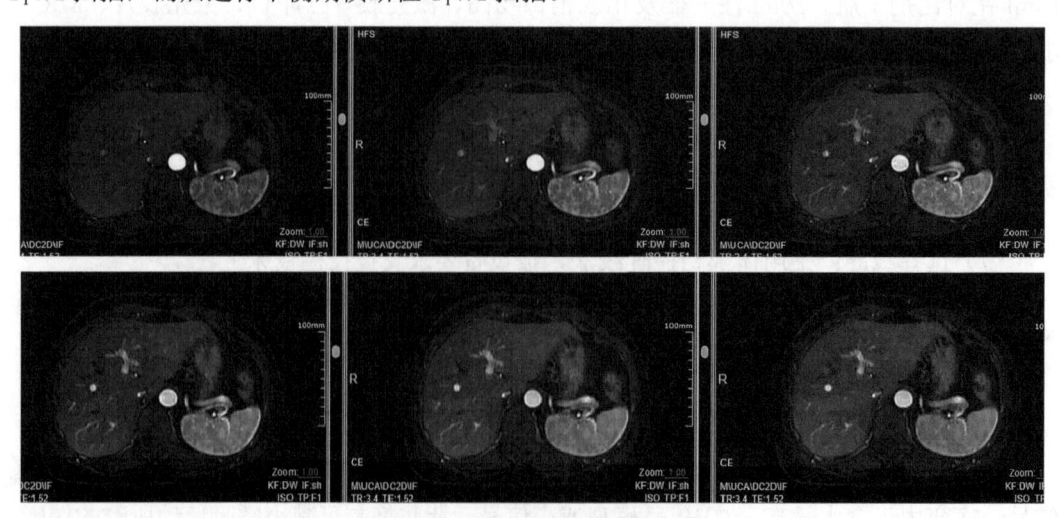

图 11-14　肝脏多动脉期扫描图像

(3) 对比剂注射方式：剂量为 0.1mmol/kg，采用磁共振专用双筒高压注射器经肘静脉注入，流速为 2.0～3.0 ml/s，随即以同样流速注射 20～30 ml 生理盐水冲洗管内残留的对比剂。

3. 脾脏 MRI 检查方法 脾脏 MRI 扫描序列及方位基本与肝脏一致。脾脏的 T_2 值大于肝脏，故脾脏 T_2WI 的 TE 可适当延长至 80～100 ms。

【实验学时】 2 学时。

【实验总结】 上腹部 MRI 检查的适应范围；上腹部 MRI 检查前的准备；上腹部 MR 成像方式、3D 动态增强多期扫描期相的正确选择以及注意事项。

【实验报告】 记录肝脏检查步骤、扫描方式、序列、参数和定位方法的选择情况；记录脾脏检查步骤、扫描方式、序列、参数和定位方法的选择情况；根据实验观察和记录写出实验报告。

【实验思考】
1. 上腹部 MRI 扫描前有何准备工作？
2. 上腹部 MRI 动态增强扫描的关键点是什么？

实验二 胰腺、胃肠和腹膜后 MRI 检查技术实验

【临床概述】 胰腺是位于腹膜后的一个狭长腺体，位于腹上区和左季肋区，平对第 1～2 腰椎层面。胰腺的前面隔网膜囊与胃相邻，后方有下腔静脉、胆总管、肝门静脉和腹主动脉等重要结构。其右端被十二指肠环绕，左端抵达脾门。胰的上缘约平脐上 10cm，下缘约平脐上 5cm。胰腺 MRI 检查可用于明确病变性质、病变范围及其分期，对疾病的诊断及鉴别诊断有重要意义。胃肠道 MRI 检查由于呼吸运动、肠道蠕动及肠内容物的影响均易形成伪影，这些伪影导致空间分辨力和解剖结构分辨力下降，从而影响胃肠道本身和周围组织、器官的观察和研究。目前由于 MRI 设备软、硬件技术的快速发展，超快速序列的不断涌现，各种脂肪抑制技术和钆对比剂的使用，使得 MRI 的时间和空间分辨力日益提高。它既可以显示胃肠道内外的病变，也能对病变的性质、范围和分期作出全面的评价。

【诊断要求】 图像显示范围上至胃顶，下至右肾门下缘，包括胰头、胰体、胰尾，以及邻近的胆总管下段、十二指肠等组织。了解胰腺、胃肠和腹膜后 MRI 检查的适应证和特殊检查前准备，图像显示清晰，无明显伪影。

【检查注意事项】 检查前 4h 禁食禁水。训练受检者均匀呼吸及屏气，腹部相控阵线圈上下两片摆放应对齐，并将扫描部位置于线圈中心，胰腺病变（如慢性胰腺炎、胰腺癌等）造成胰管扩张时，应做 MR 胰胆管成像（MRCP）以帮助诊断。

【实验目的】 掌握正常胰腺、胃肠和腹膜后解剖结构；掌握胰腺、胃肠和腹膜后成像序列扫描技术及图像后处理技术；了解常见伪影产生原因和解决办法。

【实验内容】 受检者的体位、线圈及扫描范围；胰腺、胃肠和腹膜后扫描序列及扫描方法；脂肪抑制技术的类型及各自的优势；如何减轻胃肠道生理运动导致的伪影。

【实验器材】 见本章本节实验一。

【实验方法】 见本章第三节实验一。

【实验步骤】

1. 扫描前准备

（1）～（6）见本章第三节实验一。

（7）选择线圈：体部相控阵线圈。

（8）体位：仰卧位，头先进，双手上举，安置呼吸门控。

（9）特殊扫描前准备：

1）为获得良好的小肠 MRI 检查效果，应使用足量对比剂，使肠腔充盈，清晰显示肠壁，结合 MRI 多断面扫描、增强、低张药物及脂肪抑制技术的应用及屏气快速序列扫描。

2）对比剂摄入：可口服或小肠插管引入对比剂扩张小肠。口服法：在 MRI 扫描前 45min 开始分次口服液体 1500ml 左右，每次口服 500ml，间隔 15min 左右，分 3 次服完。纯净水易被近端肠管吸收，导致远端肠管充盈欠佳；2.5% 的甘露醇为等渗液体，不易被肠道吸收、口感微甜，更易被受检者接受。插管法：在 MRI 检查前将小肠导管插入十二指肠远端，向小肠灌入液体或气体作为小肠对比剂。该方法充盈小肠效果更好，但插管会引起受检者不适。

2. 检查序列和数据测量

（1）胰腺 MRI 检查方法：①胰腺应进行薄层扫描，层厚为 3～5 mm，层间距为 0～1 mm；扫描方位以横断位为主，横断位相位编码方向为前后方向，必要时加扫冠状位、矢状位。②T_1W SPGR BH + fs 可提高胰腺和周围脂肪组织间的对比，更好地显示胰腺。正常胰腺组织在 T_1WI 上呈较高信号，常见病灶呈较低信号。③T_2W FSE RT+fs 呼吸触发 T_2WI 脂肪抑制，可抑制胰腺周围脂肪信号突出显示胰腺。④增强扫描：T_1WI 动态增强多期扫描，对比剂注射方案与增强延迟时间同肝脏 MRI 检查技术。⑤对胰腺病变致胰管和/或胆道梗阻者应加扫 MRCP。⑥对疑似胰腺恶性肿瘤的病例应扩大肝、胆、脾脏的 T_2WI、T_1WI 序列，确定肿瘤的性质及是否伴有远处转移灶。

（2）小肠水成像技术：检查前 5～10min，肌肉内注射山莨菪碱 20mg（严重心脏病、青光眼、前列腺肥大、肠梗阻受检者禁用）以抑制肠蠕动，然后行小肠 MRI 多断面扫描，每个序列均施加脂肪抑制：①冠状位 T_2WI 的单次激发快速自旋回波序列；②冠状位 T_1WI 的快速扰相梯度回波序列；③静脉注射钆对比剂后行增强扫描：冠状位和横断位 FSPGR 序列屏气扫描。

（3）注气灌肠：由于气体容易在 GRE 序列形成伪影，故采用 FSE 序列扫描。平扫可扫描冠状位 T_1WI 和 T_2WI 以节省时间；增强扫描采用冠状位和横断位，均需脂肪抑制。

（4）对比剂：剂量为 0.1 mmol/kg，采用高压注射器经肘静脉注入，流速为 2.0～3.0ml/s，其后以同样流速注入 20～30ml 生理盐水，冲洗管内残留对比剂。

（5）小肠 MRI 的正常表现：正常肠腔宽度为 13～26 mm，肠壁厚 2.0～3.0 mm。肠壁平扫时在 T_1WI 和 T_2WI 均呈等信号，增强后呈中等均匀强化，肠腔 T_1WI 呈低信号，T_2WI 呈显著高信号，类似于小肠 X 线钡剂造影。

【实验学时】 2学时。

【实验总结】 胃肠道检查前准备对图像质量的影响；肠梗阻受检者检查前准备；快速成像序列的应用和特点。

【实验报告】 各种胃肠道对比剂使用方式和优势；记录整个检查步骤和序列的使用情况；各序列在不同的检查前准备的情景下的应用。

【实验思考】
1. 水成像和注气灌肠成像序列的差异是什么？
2. 如何根据受检者情况进行胃肠道检查前准备？
3. True-FISP 和 FSE 序列在胃肠道成像中的特点是什么？

实验三 MR 胰胆管造影（MRCP）检查技术实验

【临床概述】 胰胆管系统主要由胆道系统、胰管系统及胰胆管汇合组成。胆道系统包括肝内胆道和肝外胆道两部分，起自于肝内的毛细血管，其末端与胰管汇合后开口于十二指肠乳头。肝内胆道系统包括肝段胆管、肝叶胆管和肝内左、右胆管；肝外胆道系统是指走出肝门之外的胆道系统，包括左肝管、右肝管、肝总管、胆囊、胆囊管和胆总管。胰胆管汇合部在解剖结构上是指 Oddi 括约肌所在的区域，包括胰胆管下端汇合处及 Vater 壶腹部。MRCP 是一种非侵袭性，且可以多方位显示胰胆管的影像学检查方法，目前已广泛用于临床评价胰胆管系统疾病。

【诊断要求】 完整显示肝内外胆管、胰管走行。图像无明显呼吸运动伪影以及胃肠蠕动伪影。

【检查注意事项】 检查前4小时禁食禁水；训练受检者均匀呼吸及屏气，以取得受检者的配合；肝外胆管及胆囊周围有多量脂肪，在 T_2WI 及增强扫描的 T_1WI 上会影响图像对比，所以均需采用脂肪抑制技术。

【实验目的】 掌握胰胆管成像检查的线圈选择及体位摆放；掌握胰胆管成像检查的成像方位、序列选择和成像参数；掌握胰胆管成像检查的技术要点。

【实验内容】 熟悉磁共振设备的工作界面；熟悉胰胆管系统的大体解剖；做好胰胆管成像检查前准备；掌握胰胆管成像检查流程；能获得达到诊断目的高质量 MRCP 图像。

【实验器材】 见本章本节实验一。

【实验方法】 见本章第三节实验一。

【实验步骤】

1. 扫描前准备

（1）～（6）见本章第三节实验一。

（7）选择线圈：体部相控阵线圈。

（8）体位：仰卧位，头先进，双手上举，安置呼吸门控。

2. 成像方位、序列选择及技术要点

（1）MR 平扫序列。①横断位呼吸触发快速自旋回波 T_2WI 脂肪抑制序列，扫描范围覆盖整个胆道系统所在区域,并包括胰头及十二指肠;②冠状位屏气平衡式自由稳态进动 FIESTA 脂肪抑制序列、单次激发快速自旋回波屏气序列,扫描范围覆盖整个胆道系统所在区域。

(2) 水成像序列。① 3D-重 T$_2$WI-MRCP:呼吸触发三维薄层快速自旋回波-重 T$_2$WI 序列,采用与横断位胰腺的走行大致平行的斜冠状位扫描,覆盖胆囊、胆总管、肝内胆管及胰管(图 11-15);② 2D-单激发厚块 MRCP:单次激发快速自旋回波-重 T$_2$WI 序列,以胆总管末端为中心呈放射状定位,覆盖胆囊、胆总管及胰管。

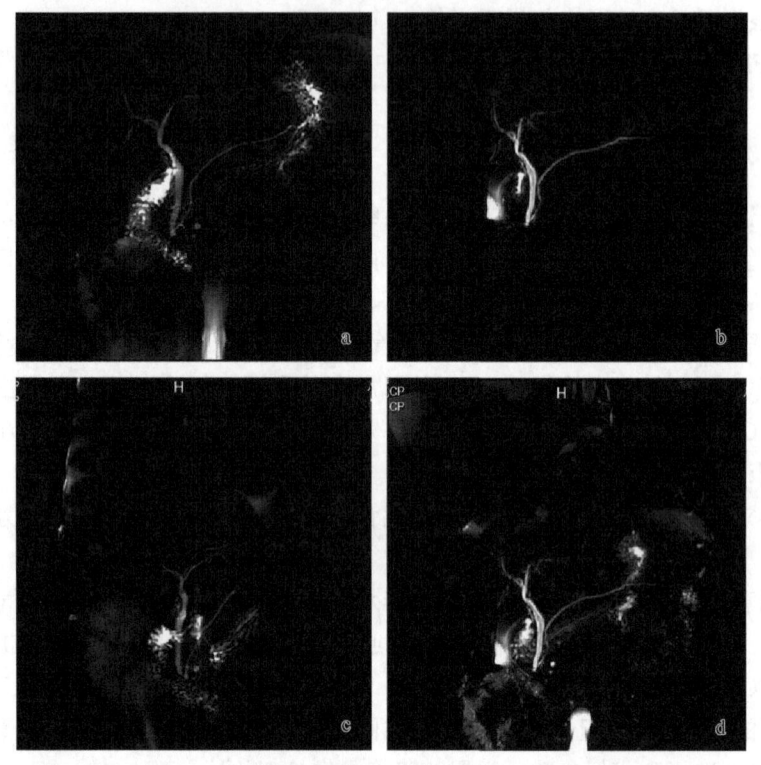

图 11-15　2D-单激发厚块 MRCP 和 3D-重 T$_2$WI-MRCP 图
a、c. 2D-单激发厚块 MRCP;b、d. 3D-重 T$_2$WI-MRCP

(3) 扫描参数。①几何参数。ⓐ呼吸触发快速自旋回波 T$_2$WI 脂肪抑制序列,层厚为 3~5mm,间隔为 0,FOV 为 350~400mm,矩阵≥320×224;具体视其他参数及 MR 机型而适当调整。ⓑ 3D-重 T$_2$WI-MRCP 序列:层厚 1~2mm,间隔 0,FOV 为 300~350mm,矩阵≥384×224,平行于胰管定位,扫描范围包括胆囊、胆总管、肝内胆管和胰管等。ⓒ 2D-单激发厚块 MRCP 序列:块厚为 50~60mm,FOV 为 300~350mm,矩阵≥384×224。定位中心点位于胆总管末端,间隔 10°~15° 放射状定位,扫描 8~12 幅图像,具体视其他参数及 MR 机型而适当调整。②成像参数。ⓐ呼吸触发快速自旋回波 T$_2$WI 序列:TR 为 2000~6000ms(1~2 个呼吸间期),TE 为 80~120ms,ETL 8~32,激励次数 2~4。ⓑ平衡式自由稳态进动(FIESTA)序列,TR 为 3.5ms,TE 选 "minimum",激励角 45°,脂肪抑制,屏气扫描;具体视其他参数及 MR 机型而适当调整。ⓒ 3D-重 T$_2$WI-MRCP 序列:TR 为 2000~6000ms(1~2 个呼吸间期),TE 为 200~600ms,脂肪抑制，激励次数 2~4。ⓓ 2D-单激发厚块 MRCP 序列：TR ≥6000，TE ≥500ms，ETL 为 24~32，脂肪抑制，激励次数 1。

【实验学时】 2 学时。

【实验总结】 MRI 对胰胆道解剖结构的显示以及胆道疾病的检出具有优越性；由于 MRCP 检查的特殊性，检查前要做好充分准备，禁食禁水 4 小时以上，必要时口服胃肠道阴性对比剂；2D-单激发厚块 MRCP 有利于观察胰胆管全貌，但细微结构难以显示，小病灶常被高信号液体掩盖，因此必要时可减薄层厚（5~8mm）行 2D 连续薄层 MRCP 扫描。

【实验报告】 记录整个检查步骤和序列的使用情况；2D-单激发厚块 MRCP 与 3D-重 T$_2$WI-MRCP 各自的优缺点。

【实验思考】 MRCP 需要结合上腹部平扫做出诊断的原因是什么？

实验四 肾脏及肾上腺 MRI 检查技术实验

【临床概述】 肾位于脊柱两侧，腹膜后间隙内，为腹膜外位器官。左肾位于第 11 胸椎椎体下缘至第 2~3 腰椎椎间盘之间；右肾则位于第 12 胸椎椎体上缘至第 3 腰椎椎体上缘之间。肾上腺位于两肾上方，二者虽共为肾筋膜包绕，但其间被疏松的结缔组织所分隔。MRI 具有软组织分辨力高、无电离辐射、功能成像等优势，是比较理想肾脏疾病的检查方法，适用于肾实质、肾上腺病变、肾脏血管性病变的诊断。

【诊断要求】 显示范围上至左肾上极，下至右肾门，包括两侧肾上腺及附近的肾周间隙内所有组织。图像显示清晰，无明显呼吸运动伪影及肠道的蠕动伪影。

【检查注意事项】 检查前训练受检者均匀呼吸及屏气；肾上腺周围脂肪的衬托使肾上腺显示更加清晰，因此肾上腺扫描 T$_2$WI 需加扫非脂肪抑制序列；同/反相位的双回波序列对肾上腺病变的定性诊断至关重要，是肾脏、肾上腺 MRI 检查不可或缺的序列。

【实验目的】 掌握肾脏及肾上腺 MRI 检查的线圈选择、体位摆放、成像方位、序列选择、成像参数、技术要点；熟悉肾脏及肾上腺 MRI 检查的适应证。

【实验内容】 熟悉磁共振设备的工作界面；熟悉肾脏及肾上腺的大体解剖；肾脏及肾上腺成像检查前准备；掌握肾脏及肾上腺成像检查流程。

【实验器材】 见本章本节实验一。

【实验方法】 见本章第三节实验一。

【实验步骤】

1. 扫描前准备

（1）~（6）见本章第三节实验一。

（7）选用体部相控阵线圈。

（8）体位：仰卧位，头先进，双手上举，安置呼吸门控管。

2. 检查技术

（1）平扫：扫描范围上界为左肾上腺上极，下界为右肾下极。主要成像平面有横断位、冠状位；辅助检查方位为矢状位。扫描方案包括了三平面定位像（图 11-16）；屏气相位校准图像；呼吸触发 T_2WI FSE 脂肪抑制序列；屏气双回波 T_1WI 序列；呼吸触发扩散加权成像序列；呼吸触发冠状位 T_2WI FSE。

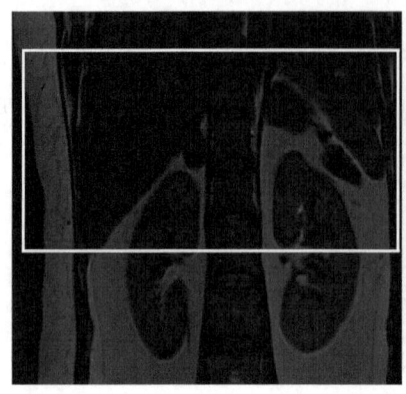

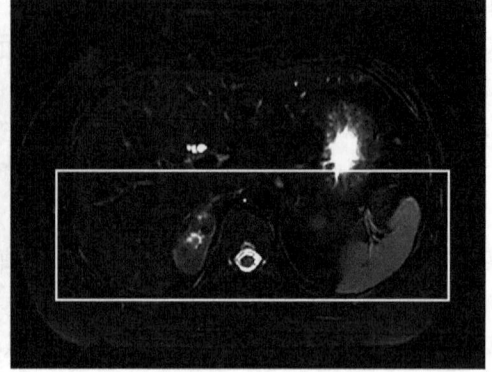

图 11-16 双肾上腺扫描定位示意图

（2）增强扫描：MR 对比剂 GD-DTPA 剂量为 0.1mmol/kg 或 0.2ml/kg，注射流速为 2 ml/s。先扫屏气横断位 LAVA Mask 序列，注入对比剂后进行屏气横断位 LAVA 三期动态增强扫描，随后是屏气冠状位 LAVA 序列扫描，最后为屏气横断位 LAVA 序列延迟扫描。

【实验学时】 2 学时。

【实验总结】 磁共振成像对肾脏及肾上腺的病变的检出具有优越性；由于磁共振成像的特殊性，检查前要做好充分准备，包括禁忌证筛查、铁磁性物品禁入、与受检者充分沟通、钆对比剂使用安全的评估等；怀疑异位嗜铬细胞瘤或肾上腺的恶性肿瘤，扫描范围需加大，以便发现肾上腺以外的病变。

【实验报告】 记录肾脏及肾上腺检查步骤、扫描方式、序列、参数和定位方法；根据实验观察和记录写出实验报告。

【实验思考】
1. 肾脏及肾上腺在 MRI 图像中的解剖结构及位置。
2. 肾脏及肾上腺磁共振成像定位原则及技术要点。
3. 脂肪抑制与非脂肪抑制 FSE 序列对肾上腺疾病显示的区别。

实验五　腹部血管（肾动脉）检查技术实验

【临床概述】 腹主动脉、肾动脉及门脉系统等血管性病变的首选检查主要为 DSA、CTA。随着磁共振扫描技术的发展，与 CTA 相比较，MRA 有较多的优点：MRA 使用顺磁性对比剂，对比剂用量少，检查无 X 线辐射；可以重复多次检查；可利用流入反转恢复磁共振血管成像（inflaw inversion recovery MRA，IFIR-MRA 序列）实现无对比剂血管显影；MRA 较 CTA 易于图像后处理等，腹部血管性疾病选择 MRI 检查越来越多。由于 3D-CE-MRA 具有简便、安全、无创、无辐射的优点，对可疑血管病变进行筛查，以便早期发现病变，给临床诊断和治疗提供更多信息，在很大范围可替代创伤性的血管造影。

【诊断要求】 扫描范围包括整个腹主动脉、双侧肾动脉及两侧肾脏；两侧肾动脉对称显示；无明显运动伪影。

【检查注意事项】 检查前训练受检者均匀呼吸及屏气，以取得受检者配合。实时动态增强扫描见左心室有对比剂后嘱受检者屏气扫描，连扫两个时相。将原始图像作 MIP 重建，多视角观察评价，亦可进行靶血管的 MIP 重建，可明显增加血管与周围背景组织的对比，血管间相互重叠较少。IFIR-MRA 序列适用于局部动脉的显示，3D-CE-MRA 适用于腹部大血管或病变范围累积广泛的血管。

【实验目的】 掌握腹部 MRA 检查的技术要点、线圈选择及体位摆放；掌握腹部 MRA 检查的成像方位、序列选择和成像参数；熟悉腹部 MRA 检查适应证。

【实验内容】 熟悉磁共振设备的工作界面；熟悉腹部 MRI 的大体解剖；做好腹部 MRA 成像检查前准备；掌握腹部 MRA 成像检查流程；学会腹部 MRA 图像后处理。

【实验器材】 见本章本节实验一。

【实验方法】 见本章第三节实验一。

【实验步骤】

1. 扫描前准备

（1）~（6）见本章第三节实验一。

（7）选择体部线圈。

（8）体位：受检者仰卧位，头先进，双手上举；安置呼吸门控管；安置体部相控阵线圈。

2. 检查技术

（1）平扫：扫描范围包括整个腹主动脉、双侧肾动脉及肾脏，扫描方位为斜冠状位。扫描方案包括了三平面定位像；屏气相位校准图像；2D TOF-MRA 三平面定位像；横断位 T_2WI 脂肪抑制，范围包括双侧肾脏（定位同肾脏横断位扫描）；屏气冠状位 SSFSE，范围包括双侧肾脏。

（2）增强扫描：MR 对比剂 GD-DTPA 剂量为 0.2ml/kg，注射流速为 3ml/s，随后以相同流速注射 20~30ml 生理盐水。

（3）扫描时间的启动是 3D-CE-MRA 成像的关键。扫描时机的选择，①时间计算法：ⓐ经验估计法，一般成人从肘静脉注射对比剂到达腹主动脉的平均时间为 15 秒，可结合受检者的实际情况估计启动扫描时间；ⓑ团注测试法，可试注射少量对比剂（一般为 2ml 对比剂，同时辅以 20ml 生理盐水同速度注射）记录其到达靶血管的时间从而确定其启动扫描时间。②透视触发法：该技术必须配合 K 空间优先采集技术。在注射对比剂后同时开启监视序列对靶血管进行监测，当观察到对比剂到达靶血管时立即嘱受检者屏气并同时启动扫描序列。③自动触发法：在靶血管位置设置感兴趣区及触发阈值，注射对比剂后启动监测序列，当兴趣区内的信号强度达到触发阈值时，系统自动启动扫描序列。

（4）特殊扫描：① IFIR 非对比剂动脉序列，扫描块厚约 40~60mm，包含腹主动脉后缘、前缘分支血管及相应脏器的动脉血管；饱和带两个，一个放在脏器（如肝脏、肾脏等）所在范围全部饱和，另一个放在脏器的上方饱和脏器（如肝脏、肾脏等）的血流。② IFIR 非对比剂静脉序列，扫描块厚约 40~60mm，包含脏器的静脉；饱和带一个，放在脏器的上方饱和脏器（如肝脏、肾脏等）的流入血流，呼吸触发。

【实验学时】 2学时。

【实验总结】 MRI 对腹部血管性病变比如腹主动脉瘤、门脉系统血栓或瘤栓、狭窄等疾病检出具有优越性。腹部 MRA 需根据机器型号、受检者情况选择合适的扫描方案；目前腹部 MRA 主要采用 3D-CE-MRA 检查。

【实验报告】 记录腹部 CE-MRA 检查步骤、扫描方式、序列、参数和定位方法；线圈使用的整个过程及注意事项；根据实验观察和记录写出实验报告。

【实验思考】
1. 腹部 MRA 磁共振检查技术有哪些？
2. 腹部 MRA 相比于 DSA、CT 腹部血管成像有哪些优越性？
3. 腹部 3D-CE-MRA 检查注意事项。

实验六　尿路 MRI 检查技术（MRU）实验

【临床概述】 尿路 MRI 检查技术（MRU）利用自由水的长 T_2 弛豫与超长 TE 序列特点进行成像。人体自由水成分，如脑脊液、尿液、胆汁、胃肠液等，T_2 值远大于其他实质脏器；扫描序列利用超长 TE 进行重 T_2 加权突出组织 T_2 特性，具有长 T_2 值的自由水成分在信号采集时保留了较大的横向磁化矢量，其他含水少的组织横向磁化矢量几乎衰减为零，因此图像信号主要来源自由水。MRU 无须引入外源性对比剂，无须逆行尿路插管，无电离辐射，利用尿路中天然存在的尿液作为内源性对比剂可清晰显示尿路全程形态。MRU 对尿路梗阻性病变的梗阻部位及程度诊断具有重要价值。

【诊断要求】 MRU 图像包含尿路全程，包括肾盂肾盏、输尿管及膀胱；厚层块序列图像或薄层序列图像可多角度显示尿路结构；背景组织信号抑制好。

【检查注意事项】 进行严格检查前准备，降低胃肠道内液体对 MRU 图像的影响；对受检者进行呼吸训练，避免因呼吸紊乱或屏气不良导致的图像错层或模糊；实质性占位导致的尿路梗阻需行 MRI 增强扫描。

【实验目的】 掌握 MRU 检查适应证；熟悉 MRU 检查前准备；掌握 MRU 检查技术；熟悉 MRU 图像后处理技术。

【实验内容】 MRU 的检查前准备；MRU 的扫描方式、常用序列、定位方法、扫描范围、成像参数范围；MRU 图像后处理技术。

【实验器材】 见本章本节实验一。

【实验方法】 同本章第三节实验一。

【实验步骤】

1. 扫描前准备

（1）～（6）见本章第三节实验一。

（7）选择线圈：采用体部相控阵线圈。

2. 检查方法

（1）体位：仰卧位，头先进，双臂上举置于头两侧，人体正中矢状位与检查床面垂直，定位中心线对准肚脐。

（2）T_2WI FSE fs RT——呼吸触发脂肪抑制横断位 T_2WI，用于整体观察肾盂肾盏、输尿管、膀胱及确定病灶位置，协助 MRU 序列定位；2D/3D FRFSE fs MRCP/MRU

RT/BH——采用呼吸触发或屏气的二维/三维脂肪抑制快速恢复快速自旋回波序列进行 MRU 扫描，范围包括整个泌尿系统。

（3）2D thick slab SSFSE MRCP/MRU BH——屏气厚层脂肪抑制单次激发快速自旋回波扫描。此序列可平行于输尿管走行方向或根据梗阻部位情况自由定位，进行辐轮状扫描。优点是尿路全貌显示良好，不会出现输尿管断续或错层现象，缺点是后期不能进行图像重建。具体扫描参数如表 11-2。

表 11-2 MRU 成像参数表

序列名称	TR（ms）	TE（ms）	层厚（mm）	FOV（cm）	矩阵
T₂WI	3500~5000	90~100	6	36~38	384×224
3D MRU	2800~3200	750~900	2	35~40	384×224
2D MRU	2800~3200	750~900	3~6	35~40	384×224
厚层块 MRU	2800~3200	750~900	40~50	40~60	448×224

【实验学时】 2 学时。

【实验总结】 MRU 图像质量与检查前准备关系密切，特别是胃肠道准备及膀胱充盈情况；2D/3D 断层扫描与厚层块扫描对 MRU 图像质量贡献不同，各有优势。

【实验报告】 记录 MRU 检查步骤、扫描方式、序列、参数范围；记录线圈使用的整个过程及注意事项；记录 MRU 后处理技术步骤。

【实验思考】

1. MRU 检查前准备及注意事项。
2. MRU 扫描的常用方法。
3. 如何根据受检者呼吸情况选择 MRU 序列？

第七节 盆腔 MRI 检查技术

实验一 膀胱 MRI 检查技术实验

【临床概述】 膀胱位于骨盆内，其前方为耻骨联合，后端开口与尿道相通。男性膀胱后方与精囊、输精管壶腹和直肠相毗邻，女性膀胱后方与子宫和阴道相邻接。膀胱壁分为三层：浆膜层、肌肉层和黏膜层。MRI 凭借软组织分辨力高、任意方向成像、无电离辐射等优势成为膀胱及膀胱周围占位性病变的常规检查手段。

【诊断要求】 适度充盈膀胱。膀胱壁结构及膀胱腔内显示清晰，正常膀胱壁为厚度一致的薄环状等信号（图 11-17）。多方位成像图像质量好，无明显伪影。多期动态增强扫描中，每期相延迟扫描时间合适。

【检查注意事项】 检查前嘱受检者适度充盈膀胱；检查前清洁肠道，避免肠道内容物干扰诊断；对受检者进行呼吸训练，包括均匀呼吸与屏气。

【实验目的】 掌握膀胱 MRI 检查的适应证；熟悉膀胱 MRI 检查前准备；掌握膀胱 MRI 检查的成像方位、序列和成像参数。

【实验内容】 膀胱 MRI 检查前准备和正确体位；膀胱 MRI 的扫描方式、序列、参数范围；对比剂注射方案与动态增强扫描各期相的确定。

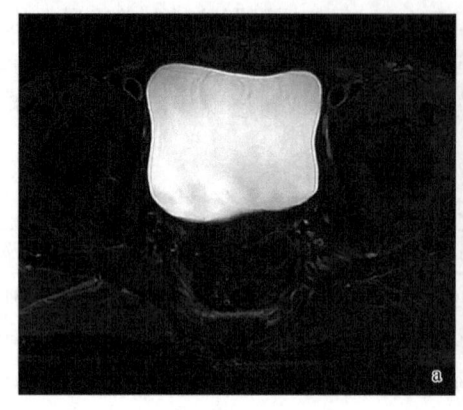

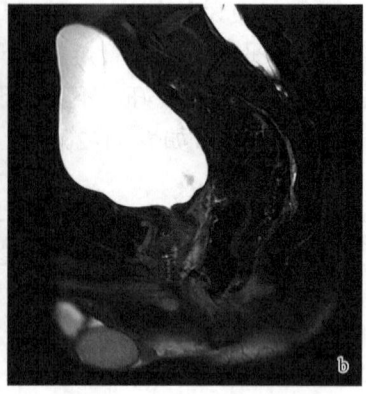

图 11-17 充盈良好的膀胱

a.膀胱横断位 T_2WI；b. 矢状位 T_2WI。显示充盈适当的膀胱，膀胱壁厚度一致

【实验器材】 同本章第六节实验一
【实验方法】 同本章第三节实验一。
【实验步骤】
1. 扫描前准备
（1）～（6）见本章第三节实验一。
（7）选择线圈：采用体部相控阵线圈。
2. 检查方法
（1）体位：仰卧位，头先进或足先进均可，双臂上举置于头两侧，人体正中矢状位与检查床面垂直，定位中心线对准耻骨联合上缘上 2cm。

（2）成像方位及扫描范围：常规行横断位、矢状位、冠状位扫描；相位编码方向于横断位及矢状位取前后向，冠状位取左右向。应采用相位过采样以避免卷褶伪影。扫描范围包括膀胱所在区域，男性还应包括前列腺。

（3）平扫序列：基本序列（T_1WI、T_2WI）采用快速自旋回波序列（FSE/TSE）。根据需要添加其他序列，如脂肪抑制、扩散加权成像等。

（4）对比剂注射方案及增强序列：利用高压注射器经肘静脉团注射钆对比剂。采用 3D T_1WI 进行三期动态横断位增强扫描，需包括动脉期、静脉期、延迟期，延迟期要求达 3～5min。

（5）成像辅助技术：可选择预饱和技术、并行采集技术、血液流动补偿技术来提高图像质量或加快采集速度。

【实验学时】 2 学时。

【实验总结】 膀胱充盈程度对 MRI 图像质量有重要影响；MRI 对膀胱病变诊断，尤其对判断占位性病变与周围组织关系的检出具有明显优势。膀胱多期增强扫描期相的正确选择，有利于病变检出与定性。2～3mm 的薄层扫描有利于小病灶检出。

【实验报告】 记录膀胱 MRI 检查前准备；记录膀胱 MRI 平扫及增强检查步骤、扫描方式、序列、参数范围；线圈使用的整个过程及注意事项。

【实验思考】
1. 膀胱 MRI 为什么需要适度充盈膀胱及清洁肠道？
2. 膀胱 MRI 定位原则及技术要点。
3. 膀胱动脉增强时相如何把握，为何需要延迟时间扫描？

实验二 前列腺 MRI 检查技术实验

【临床概述】 前列腺是男性生殖系统的附属腺，位于膀胱颈下方，尿生殖膈上方，外形似栗子。前列腺常被分为纤维肌肉基质区、外周带、移行带和中央带。前列腺疾病种类较多，包括前列腺癌、前列腺增生、前列腺囊肿等。前列腺增生主要发生于尿道周围的移行带，前列腺癌好发于外周带。前列腺癌是老年男性常见恶性肿瘤，随年龄增长，发病率增加，治疗及预后主要取决于早期诊断和准确的术前分期。MRI 具备多参数、多平面成像及良好的组织分辨力的特点，在前列腺疾病诊断中的价值被广泛认可。

【诊断要求】 前列腺中央带及外周带显示清晰，对比良好；图像质量好，前列腺及周围区域无呼吸运动或肠道蠕动伪影。

【检查注意事项】 检查前嘱受检者适度充盈膀胱；嘱受检者检查前清洁肠道，避免直肠内容物造成伪影干扰诊断。

【实验目的】 熟悉前列腺 MRI 的解剖结构、生理特点；熟悉前列腺 MRI 检查前准备；掌握前列腺 MRI 检查的适应证。

【实验要求】 掌握前列腺的解剖结构与 MRI 图像特点；掌握前列腺 MRI 检查前准备及检查流程；掌握前列腺 MRI 检查的成像方位、序列和成像参数。

【实验内容】 前列腺 MRI 的检查前准备和正确体位；前列腺 MRI 的扫描方式、序列、参数范围；对比剂注射方案与动态增强扫描各期相的确定。

【实验器材】 同本章第六节（实验一）

【实验方法】 同本章第三节（实验一）。

【实验步骤】

1. 扫描前准备

（1）～（6）见本章第三节实验一。

（7）选择线圈：采用体部相控阵线圈，按设备要求安放线圈。

2. 检查方法

（1）体位：仰卧位，头先进或足先进，双臂上举置于头两侧，人体正中矢状位与检查床面垂直，定位中心线对准耻骨联合上缘上 2cm。

（2）成像方位及扫描范围：①矢状位：平行于前列腺矢状位。②斜冠状位：扫描基线在矢状位图像上与前列腺上下长轴线平行（图 11-18a）。③斜横断位：扫描基线在矢状位像和冠状像上与前列腺上下长轴线垂直（图 11-18b）。扫描范围覆盖膀胱至前列腺区域。

（3）平扫序列：基本序列（T_1WI、T_2WI）采用快速自旋回波序列（FSE/TSE）。T_2WI 序列对于区别外周带与中央带、前列腺癌与前列腺增生鉴别诊断价值很大，并可以添加横断位 DWI 及单体素/多体素 MRS（波谱成像）序列鉴别前列腺增生与前列腺癌。此外，可使用预饱和技术、血液流动补偿技术等成像辅助技术来提高图像质量或加快采集速度。

（4）对比剂注射方案及增强序列：利用高压注射器经肘静脉团注对比剂。采用 3D T_1WI 进行三期动态横断位增强扫描。

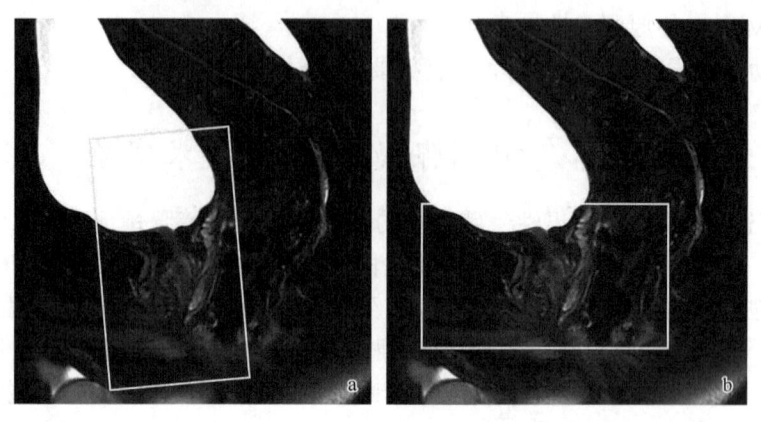

图 11-18 前列腺 MRI 扫描定位图
a. 定斜冠状位示意图；b. 定斜横断位示意图

【实验学时】 2 学时。

【实验总结】 MRI 对鉴别前列腺癌与前列腺增生具有独特优势，其中 T_2WI 序列具有重要价值；前列腺体积较小，需采用薄层扫描，在 MRI 扫描中需保证良好图像信噪比。

【实验报告】 记录前列腺 MRI 检查前准备；记录前列腺 MRI 平扫及增强检查步骤、扫描方式、序列、参数范围；记录前列腺 MRI 常用的功能检查序列。

【实验思考】
1. 前列腺的组织学特点与 MRI 表现的关系。
2. 前列腺 MRI 扫描方法、序列选择的原则及技术要点。
3. 前列腺动脉增强时相如何把握，为何需要延迟时间扫描？

实验三　子宫附件 MRI 检查技术实验

【临床概述】 子宫位于骨盆中央、膀胱与直肠之间，下端接阴道，两侧有输卵管和卵巢，三者统称子宫附件。MRI 是显示女性盆腔（子宫、阴道、卵巢等器官）最好的影像检查技术。矢状位 T_1WI 能清晰地显示子宫与阴道解剖结构；T_2WI 能显示子宫、阴道各层次、区带的解剖以及子宫肌层与内膜病理改变，并显示子宫、阴道与膀胱、直肠的关系。

【诊断要求】 女性盆腔 MRI 最常采用的是横断位和矢状位，前者显示盆腔脏器的前后左右毗邻关系较好，后者显示上下及前后关系较清晰。矢状位显示子宫及阴道最佳。动态 MRI 增强扫描，采用 3D FSPGR T_1WI 序列实现高时间分辨力，可获得较为满意的图像质量，用于观察组织的血供情况，有利于病灶的定性诊断。

【检查注意事项】 检查前嘱受检者适度充盈膀胱，并清洁肠道，避免肠道内容物干扰诊断。已婚已育受检者可提前在阴道内放置阴道栓或棉条，方便定位。

【实验目的】 掌握子宫附件 MRI 检查适应证；熟悉子宫附件 MRI 检查前准备；掌

子宫附件 MRI 扫描技术。

【实验内容】 子宫附件 MRI 扫描前的准备和正确体位；定位像及扫描范围的确定；子宫附件 MRI 的扫描方式、序列、参数范围；动态增强扫描各期相的确定。

【实验器材】 同本章第六节实验一。

【实验方法】 同本章第三节实验一。

【实验步骤】

1. 扫描前准备

（1）～（6）见本章第三节实验一。

（7）选择线圈：采用体部相控阵线圈。

2. 检查方法

（1）体位：仰卧位，头先进或足先进，双臂上举置于头两侧，人体正中矢状位与检查床面垂直，定位中心线对准耻骨联合上缘上 2cm。

（2）成像方位及扫描范围：子宫及阴道病变诊断以横断位、矢状位为主，扫描范围包括子宫、阴道及周围组织；若需判断子宫内膜厚度详细情况，横断位定位应垂直于子宫体（图 11-19）。卵巢及输卵管以横断位、冠状位为主，扫描范围包括盆腔。

（3）平扫序列：基本序列（T_1WI、T_2WI）采用快速自旋回波序列（FSE/TSE）。矢状位及横断位 T_2WI 有利于分辨子宫、阴道各层次、区带的解剖，明确子宫肌层与内膜病理改变。

（4）增强扫描：采用 3D 矢状位脂肪抑制 T_1WI 进行动态增强多期扫描，随即扫描脂肪抑制的横断位、冠状位、矢状位 T_1WI 序列。

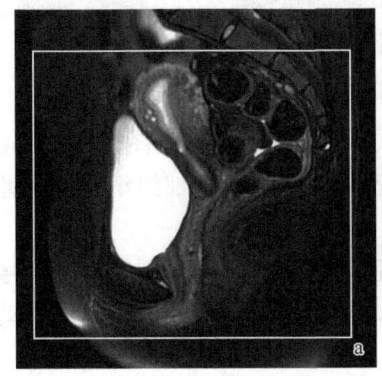

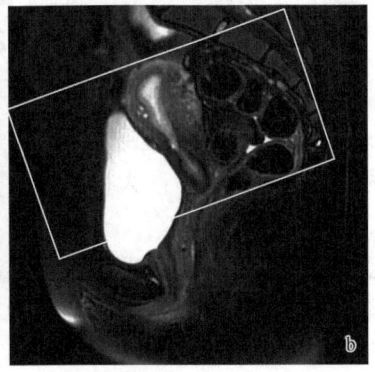

图 11-19 子宫 MRI 横断位定位

a. 标准横断位扫描；b. 与子宫体横断位扫描定位

【实验学时】 2 学时。

【实验总结】 女性子宫附件 MRI 检查的适应证；女性子宫附件 MRI 扫描前准备；选择正确的扫描方式及期相，有利于病变检出及定性。

【实验报告】 记录女性子宫附件 MRI 检查步骤、扫描方式、序列、参数范围；线圈使用注意事项；根据实验观察和记录写出实验报告。

【实验思考】

1. 子宫附件 MRI 扫描前的准备工作。

2. 子宫附件 MRI 扫描的注意事项。
3. 子宫附件的 MRI 扫描方式、常用序列。

实验四　直肠 MRI 检查技术实验

【临床概述】　直肠是消化道位于盆腔下部的一段，全长 10~14cm；在第 3 骶椎前方起自乙状结肠，沿骶尾骨前方下行，穿过盆膈移行于肛管。直肠在矢状位上形成两个明显的弯曲，即骶曲与会阴曲。直肠被疏松结缔组织环绕，形成直肠系膜结构区域，内含淋巴、血管和纤维间隔（图 11-20）。MRI 有利于辨别直肠周围器官，如肛周肌肉、前列腺、阴道受累情况；此外 MRI 可进行大视野扫描，可观察邻近器官的浸润、盆腔内淋巴结转移及骨盆骨质情况。

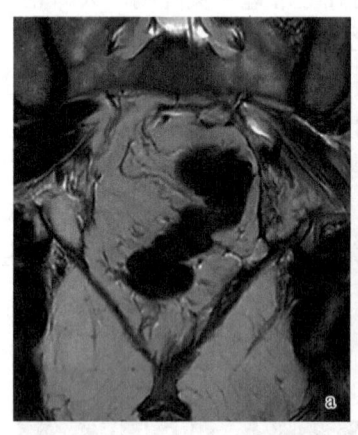

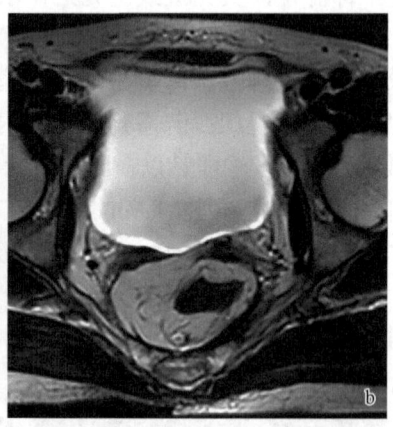

图 11-20　直肠系膜结构区
a. 冠状位；b. 横断位

【诊断要求】　直肠内无明显肠内容物，肠腔清晰；小视野图像上直肠壁结构清晰，与周围直肠系膜结构对比良好；大视野图像显示全部盆腔全部组织，包括骨盆骨质及盆腔内组织器官。

【检查注意事项】　检查前嘱受检者清洁肠道，避免直肠内容物产生信号干扰；适度充盈膀胱；嘱受检者在检查过程中均匀呼吸，整个检查过程中保持体位不动，以免产生运动伪影而影响图像的清晰度。

【实验目的】　掌握直肠 MRI 检查适应证；熟悉直肠 MRI 扫描前准备；掌握直肠 MRI 扫描技术。

【实验内容】　直肠 MRI 扫描前准备和常用体位；直肠 MRI 常用线圈及线圈使用方法；直肠 MRI 的扫描方式、序列、参数范围。

【实验器材】　同本章第六节实验一。

【实验方法】　同本章第三节实验一。

【实验步骤】

1. 扫描前准备

（1）~（6）见本章第三节实验一。

（7）选择线圈：采用体部相控阵线圈或直肠专用线圈。

2. 检查方法

（1）体位：仰卧位，头先进或足先进，双臂上举置于头两侧，人体正中矢状位与检查床面垂直，定位中心线对准耻骨联合中点。

（2）成像方位及扫描范围：矢状位，扫描方向与直肠长轴平行，范围覆盖直肠两侧直肠系膜结构区域。横断位，垂直于直肠长轴，范围覆盖直肠全段。冠状位平行于直肠长轴，范围覆盖前后直肠系膜结构区域。

（3）平扫序列：基本序列（T_1WI、T_2WI）采用快速自旋回波序列（FSE/TSE）。直肠癌诊断需要添加扩散加权序列。直肠 MRI 扫描应采用非脂肪抑制序列，直肠周围高信号脂肪组织与等信号淋巴结形成对比，有利于检出增大的淋巴结；脂肪组织与等信号肠壁肌层形成对比，有利于显示病变浸润。此外，可使用预饱和技术、血液流动补偿技术等辅助成像技术来提高图像质量或加快采集速度。

（4）增强扫描：通常采用三期（动脉期、静脉期、延迟期）动态增强扫描方式。采用快速 T_1WI 序列进行直肠局部多期扫描，随即行大范围盆腔横断位、冠状位、矢状位扫描。

【实验学时】 2 学时。

【实验总结】 直肠的解剖与生理特点对 MRI 扫描影响因素；直肠 MRI 检查线圈选择及线圈使用注意事项；直肠 MRI 定位方式与常用序列。

【实验报告】 记录直肠 MRI 检查适应证；记录直肠 MRI 检查前准备；记录直肠检查步骤、扫描方式、序列、成像参数范围。

【实验思考】

1. 直肠 MRI 扫描前的准备工作。
2. 直肠 MRI 扫描体位及定位。
3. 直肠的 MRI 扫描方式、常用序列。

实验五　盆底肌肉 MRI 检查技术实验

【临床概述】 盆底肌肉指封闭骨盆底的肌肉群，其如一张"吊网"，尿道、膀胱、阴道、子宫、直肠等脏器被这张"网"吊住，从而维持正常位置。盆底肌肉弹性降低将导致"网"内器官无法维持正常位置，并出现相应功能障碍，如大小便失禁，盆底脏器脱垂等。磁共振成像对盆腔器官、肌肉及韧带具有很高的分辨力，可动静态观察盆底肌肉情况，还可辅助诊断盆底功能障碍。

【诊断要求】 横断位与冠状位，盆底肌肉两侧对称；盆底肌肉显示清晰，无明显呼吸伪影及肠内容物伪影；盆底肌肉运动情况显示清楚。

【检查注意事项】 扫描定位注意使两侧肌肉对称，便于双侧对比诊断；盆底肌肉受呼吸影响不大，一般无须采用门控技术，如存在明显呼吸伪影，可对受检者腹部进行适度加压；为提高空间分辨力常采用小视野扫描，应注意施加去卷积技术防止卷褶伪影。

【实验目的】 掌握盆底肌肉 MRI 检查适应证；熟悉盆底肌肉 MRI 扫描前准备；掌握盆底肌肉 MRI 扫描技术与技术要点。

【实验内容】 盆底肌肉 MRI 扫描适应证与扫描前准备和正确体位；盆底肌肉 MRI 扫描使用的线圈；盆底肌肉 MRI 的扫描方式、序列、参数范围。

【实验器材】 同本章第六节实验一。
【实验方法】 同本章第三节实验一。
【实验步骤】
1. 扫描前准备
（1）～（6）见本章第三节。
（7）选择线圈：采用体部相控阵线圈。
2. 检查方法
（1）体位：仰卧位，头先进或足先进，双臂上举置于头两侧，人体正中矢状位与检查床面垂直，定位中心线对准耻骨联合中点。检查时受检者保持体位舒适，双下肢自然伸直，若不能伸直者可垫高双腿。

（2）成像方位及扫描范围：以横断位、冠状位为主。冠状位扫描，确定病灶范围后以横断位进行局部靶扫描。靶扫描层厚及层数根据病灶范围可适当增减。

（3）平扫序列：基本序列（T_1WI、T_2WI）采用快速自旋回波序列（FSE/TSE）（表11-3），必要时可加入扩散加权序列。如需观察肛周的小瘘管，可使用 3D True-FISP（又称 FIESTA、balanced FFE）序列。排便功能障碍可使用单次激励快速自旋回波来进行动态成像，需采集静息期、盆底肌肉最大收缩期和最大拉紧期（使用吸气用力排便）。技师在每个序列开始之前给出指令，受检者按指令进行吸气用力排便动作至少10秒；可多次重复此过程来获得理想效果。

（4）增强扫描：注射对比剂后延迟 25～30s 开始扫描。采用脂肪抑制 $3D-T_1WI$ 进行增强扫描。增强扫描层厚、层间距与平扫一致；或采用薄层图像三方位重建，重建层厚、层间距与平扫一致。

表 11-3 盆底肌肉扫描参数

脉冲序列	TR（ms）	TE（ms）	ETL	FOV（cm）	层厚/层间距（mm）	矩阵
TSE-T_2WI	3500～4000	100～120	10～20	30～40	4～6/1	269×384
TSE-T_1WI	700～900	10～20	2～4	30～40	4～6/1	269×384
3D-T_1WI	5	2		30～40	3～5/0	269×384

【实验学时】 2学时。
【实验总结】 熟悉盆底肌肉解剖；掌握盆底肌肉 MRI 检查流程；根据申请单的信息及临床检查特殊要求制定 MRI 检查方案。
【实验报告】 盆底肌肉 MRI 检查的适应证与检查前准备；记录盆底肌肉 MRI 检查步骤、扫描方式、序列、参数范围；线圈使用注意事项。
【实验思考】
1. 盆底肌肉 MRI 扫描前准备与受检者沟通的注意事项。
2. 盆底肌肉 MRI 扫描注意事项。
3. 盆底肌肉的 MRI 扫描方式、常用序列。

第八节　脊柱与脊髓 MRI 检查技术

实验一　脊柱与脊髓 MRI 检查技术实验

【临床概述】　MRI 对脊柱创伤及椎旁软组织挫伤、肿瘤、炎性病变、结核、退行性改变及先天发育异常具有重要诊断价值，对腰椎间盘突出、韧带损伤、硬膜外血肿诊断及急性与陈旧性骨折鉴别优于其他影像检查技术。MRI 在脊髓创伤、脊髓或脊膜来源肿瘤、脊髓变性、椎管内血管病变诊断中具有独特优势。

【诊断要求】　脊柱及脊髓 MRI 检查中，以矢状位为主，再根据矢状位定位横断位，椎间盘扫描层面平行于相应椎间盘平面；椎体及椎管内病变扫描应对病变部位进行横断位扫描，必要时加扫脂肪抑制序列；脊柱及脊髓 MRI 平扫中，矢状位应加扫脂肪抑制 T_2WI 序列；脊柱、脊髓 MRI 检查常分颈、胸、腰三段检查，可利用图像拼接技术，拼接成全脊柱图像。

【检查注意事项】　椎管内脑脊液和小血管内血液流动导致出现相应运动伪影，因此脊髓 MRI 时应施加流动补偿来减轻流动伪影；脊柱、脊髓 MRI 检查受生理运动影响出现运动伪影，如吞咽、心跳和呼吸，可施加预饱和带进行局部饱和来减轻；颈椎及颈段脊髓检查时，频率选择脂肪抑制技术常出现抑脂效果不均匀现象，应采用 STIR 来改善脂肪抑制效果。

【实验目的】　熟悉脊柱、椎管 MRI 检查的适应证；掌握脊柱、椎管 MRI 检查扫描前准备及检查技术。

【实验内容】　脊柱、椎管 MRI 扫描体位；脊柱、椎管 MRI 扫描方式、序列、参数范围；脊柱、椎管 MRI 扫描的步骤及注意事项。

【实验器材】　磁共振扫描仪、脊柱阵列线圈。

【实验方法】　同本章第三节实验一。

【实验步骤】

1. 扫描前准备

（1）～（6）见本章第三节实验一。

（7）选择线圈：采用体部相控阵线圈。

2. 检查方法

（1）体位：仰卧位，人体正中矢状位与床面中线重合。颈椎扫描将下颌骨下缘中点（甲状软骨隆突处）对准线圈中心。上胸椎扫描以胸骨柄上缘和剑突连线的中点为中心，下胸椎扫描时中心可适当下移。腰骶椎扫描一般将髂嵴上方 2cm 的连线对准线圈中心。胸椎扫描还须对椎体进行定位，扫描范围包含颈 1 椎体的上胸椎定位或含腰 1 椎体的下胸椎定位。

（2）成像方位及扫描范围：脊柱 MRI 扫描以矢状位为主，根据三平面定位像进行定位，在冠状位根据脊柱走行范围确定矢状位范围，覆盖脊柱两侧横突。依据矢状位序列显示的病灶范围确定横断位扫描范围。脊柱侧弯、椎旁脓肿、神经源性肿瘤等情况需加扫冠状位序列。

（3）平扫序列：基本序列（T_1WI、T_2WI）采用快速自旋回波序列（FSE/TSE），矢状位需扫描脂肪抑制的 T_2WI。横断位通常扫描非脂肪抑制的 T_2WI。冠状位可根据病灶情况选择脂肪抑制或非脂肪抑制的 T_2WI。

（4）增强扫描：对比剂采用含钆磁共振对比剂，经肘正中静脉团注。扫描序列为脂肪抑制的横断位、冠状位及矢状位 T_1WI。

【实验学时】 2 学时。

【实验总结】 脊柱、脊髓 MRI 扫描适应范围，脊柱、脊髓 MRI 扫描的正确体位及扫描方式、序列、参数范围。

【实验报告】 脊柱 MRI 扫描的适应证与检查前准备；颈段、胸段、腰段脊柱 MRI 扫描的常用序列与定位方法。

【实验思考】

1. 脊柱、脊髓 MRI 扫描的注意事项。
2. 脊柱、脊髓 MRI 扫描的常用序列。
3. 颈段、胸段、腰段脊柱采用的脂肪抑制有何区别及选择的原则？

实验二 MR 脊髓水成像（MRM）技术实验

【临床概述】 磁共振脊髓水成像技术（MRM）是 MR 水成像技术的一种。MRM 是无创性检查，无须引入外源性对比剂，利用人体内天然存在的脑脊液作为内源性对比剂。MRM 采用了超长 TR 与超长 TE 的重 T_2 加权技术，并施加脂肪抑制技术使周围脂肪组织呈低信号，使流动缓慢的椎管内蛛网膜下腔脑脊液呈明显高信号，并使经椎间孔延伸出去的神经根鞘显示清晰，达到与 X 线椎管造影相近的影像效果。

【诊断要求】 MRM 在颈段、胸段无明显因脑积液流动导致的信号丢失；椎管内蛛网膜下腔及神经根鞘显示清晰，背景组织抑制良好。

【检查注意事项】 MRM 通常在常规脊柱 MRI 扫描后进行；嘱受检者检查前 4～6 小时禁水，检查前排空膀胱，减少肠道内水分及膀胱内尿液对重建图像的影响；脊柱颈段、胸段脑脊液的流速较快，可施加流动补偿减轻信号丢失。

【实验目的】 熟悉 MRM 检查的适应证与检查前准备；掌握 MRM 扫描方法及图像后处理方法。

【实验内容】 MRM 扫描体位及线圈；MRM 扫描方式、序列、参数范围；MRM 扫描的步骤及注意事项。

【实验器材】 磁共振扫描仪；脊柱相控阵线圈。

【实验步骤】

1. 扫描前准备

（1）～（6）见本章第三节实验一。

（7）选择线圈：采用脊柱相控阵线圈，按设备要求安放线圈。

2. 检查方法

（1）体位：仰卧位，身体长轴保持与线圈长轴平行，而且身体正中线置于检查床中心。被检查脊柱部位身体尽可能贴近线圈且设为成像中心。

（2）成像序列、方位及扫描范围：3D MRM 采用脂肪抑制 FSE 作冠状位重 T_2 加权水成像序列，应在矢状位图像上定位，扫描方向平行于椎管，扫描范围包含椎体和椎管。

（3）图像后处理：将采集到的重 T_2 加权图像在工作站软件上进行三维最大密度强度投影重组（3D-MIP）（图 11-21），可对感兴趣区进行旋转观察，以任意角度观察感兴趣区。

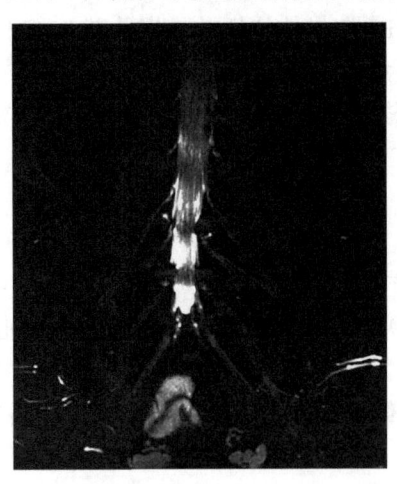

图 11-21　三维最大信号强度投影重组（3D-MIP）

【实验学时】 2 学时。

【实验总结】 MRM 扫描适应范围与检查前准备注意事项；MRM 扫描的常用体位；MRM 扫描方式、方位、序列、参数范围。

【实验报告】 MRM 扫描的适应证与检查前准备；MRM 的常用序列与定位方法、图像后处理技术。

【实验思考】

1. MRM 扫描与常规脊柱 MRI 扫描的相似点与不同点。
2. MRM 的成像序列参数特点与脂肪抑制技术。
3. MRM 图像后处理技术。

第九节　四肢关节与软组织 MRI 检查技术

实验一　肩关节 MRI 检查技术实验

【临床概述】 肩关节是活动较多、活动幅度大、容易损伤的关节，肩袖损伤在肩峰长期撞击造成的慢性损伤中最为常见，其次为关节不稳。大部分肩部慢性疼痛是由肩袖损伤引起，其中 90% 的肩袖损伤为冈上肌及肌腱损伤。MRI 诊断肩关节疾病具有无创、软组织分辨力高、能多平面成像并直观观察肩袖肌腱及其损伤情况，能显示肩袖损伤的部位、范围、程度及残余肩袖组织情况等优势，同时亦提供多组织结构的正常影像，是目前肩关节软组织损伤首选检查方法。

【诊断要求】 图像进行均匀的脂肪抑制，并保持良好信噪比；斜冠状位清晰显示冈上肌肌腱形态与信号，避免魔角效应导致的伪影。

【检查注意事项】 肩关节位于主磁场边缘区域，导致图像信噪比下降，因此要求 MR 设备具有偏中心 FOV 设定功能；肩关节的冠状轴和矢状轴与标准方位轴存在一定的角度，需要调整扫描方位与肩关节的冠状轴和矢状轴平行，以清晰显示关节骨性结构、肌肉、韧带；肩关节紧贴于胸壁侧面，呼吸运动传导至肩关节可能影响图像质量。

【实验目的】 熟悉肩关节 MRI 检查适应证；掌握肩关节 MRI 扫描前准备及技术。

【实验内容】 肩关节 MRI 扫描体位摆放；肩关节 MRI 扫描方式、序列、参数范围；肩关节 MRI 扫描的步骤及注意事项。

【实验器材】 磁共振扫描仪；专用肩关节线圈或包绕式软线圈或体部相控阵线圈。

【实验方法】 同本章第三节实验一。

【实验步骤】

1. 扫描前准备

（1）～（6）见本章第三节实验一。

（7）选择线圈：专用肩关节线圈，包绕式软线圈，体部相控阵线圈。

2. 检查方法

（1）扫描体位：受检者仰卧，脚先进，肩关节置于线圈适当位置。定位光标对准肩关节中心。

（2）平扫：矢状位 T_1WI，横断位 T_1WI，斜冠状位 T_1WI，横断位脂肪抑制 T_2WI、斜冠状位脂肪抑制 T_2WI 及 PDWI（图 11-22）。

（3）增强扫描：采用含钆磁共振对比剂，经肘正中静脉团注。增强扫描序列为脂肪抑制的横断位、冠状位、矢状位 T_1WI。

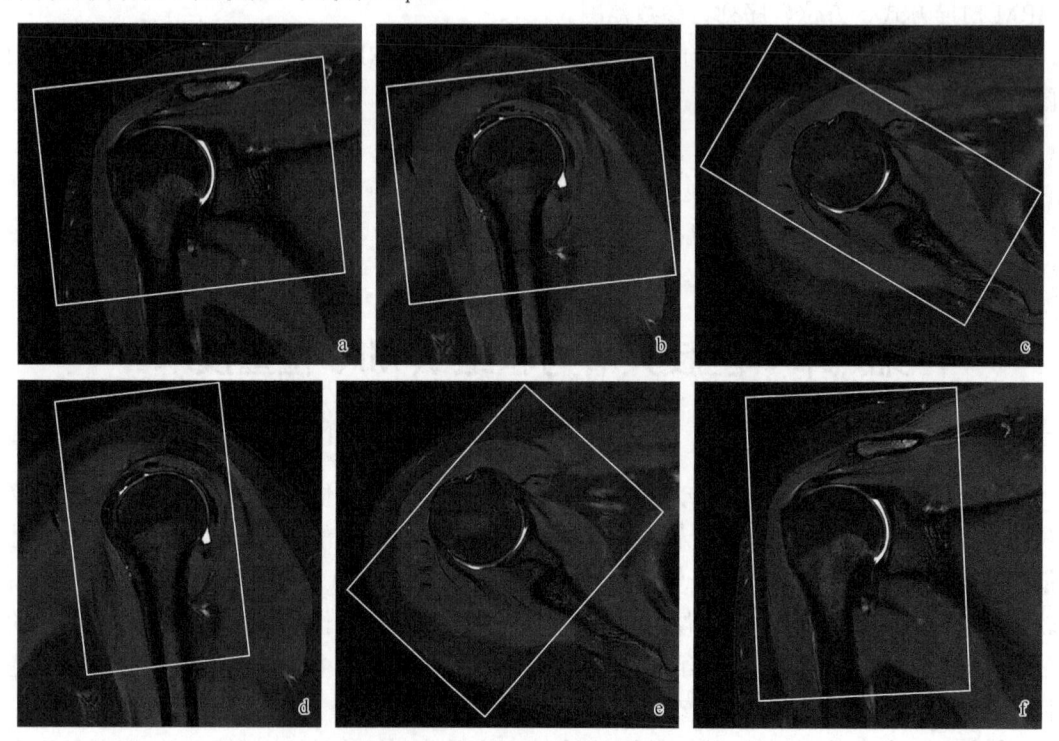

图 11-22 肩关节 MRI 定位示意图

a、b. 横断位定位；c、d. 冠状位定位；e、f. 矢状位定位

【实验学时】 2学时。

【实验总结】 肩关节MRI扫描适应范围；正确选择扫描方式、序列、参数范围，能提高病变检出率。

【实验报告】 根据实验观察和记录写出实验报告。

【实验思考】

1. 肩关节MRI扫描的注意事项。

2. 肩关节MRI扫描的常用序列。

实验二 肘关节MRI检查技术实验

【临床概述】 肘关节病变在临床比较常见，其中大多数为创伤及慢性运动性损伤。MRI诊断肘关节疾病具备无创、多平面、多参数成像和极佳的软组织分辨力等优势，可直接显示组织器官的解剖结构，并可观察肱骨下端和尺骨、桡骨上端的损伤情况，能显示肱尺关节、肱桡关节和桡尺近侧关节及邻近肌肉软组织情况。

【诊断要求】 骨质及周围软组织显示清晰，脂肪抑制均匀，无明显伪影。

【检查注意事项】 若受检者体内存在铁磁性金属植入物，则禁做MRI检查；常规仰卧位扫描时，肘关节位于主磁场的边缘区域，导致图像信噪比下降，因此要求MR设备具有偏中心FOV设定功能；仰卧位时，肘关节的冠状轴和矢状轴与标准方位轴存在一定角度。因此在MRI成像时，需要调整扫描轴线与肘关节的冠状轴和矢状轴平行以显示关节标准断面。

【实验目的】 熟悉肘关节MRI检查适应证；掌握肘关节MRI扫描前准备及扫描技术。

【实验内容】 肘关节MRI扫描体位摆法、扫描方式、扫描步骤及注意事项。

【实验器材】 磁共振扫描仪；柔性线圈或体部相控阵线圈。

【实验方法】 同本章第三节实验一。

【实验步骤】

1. 扫描前准备：

（1）～（6）见本章第三节实验一。

（7）选择线圈：采用柔性线圈或体部相控阵线圈。

（8）体位：仰卧位，掌心向上，线圈包绕患侧肘关节。用固定带固定躯干及患侧上肢。

（9）定位：光标对准线圈中心，偏中心扫描。

2. 检查方法

（1）平扫：三平面定位，矢状位及横断位 T_1WI，脂肪抑制的横断位、矢状位及冠状位 T_2WI，脂肪抑制的矢状位及冠状位 PDWI。

（2）增强扫描：脂肪抑制的横断位、冠状位、矢状位 T_1WI。具体成像参数见表11-4。

（3）对比剂注射方式：采用含钆磁共振对比剂，经健侧肘静脉团注。

表11-4 肘关节MRI扫描参数

脉冲序列	TR（ms）	TE（ms）	ETL	矩阵	FOV（cm）	层厚/层间距（mm）
FSE T_1WI	300～600	10～30	2～4	320×224	102～160	3～4/0.5
FSE T_2WI	3000～6000	80～120	18	320×224	120～160	3～4/0.5

续表

脉冲序列	TR（ms）	TE（ms）	ETL	矩阵	FOV（cm）	层厚/层间距（mm）
T_2WI-fs	3000~6000	80~120	12	320×224	120~160	3~4/0.5
PDWI-fs	4000~5000	10~30	8	256×224	120~160	3~4/0.5
T_1WI-fs+C	300~600	10~30	2~4	288×224	120~160	3~4/0.5

【实验学时】 2学时。
【实验总结】 肘关节MRI检查适应证；正确选择扫描方式、序列、参数。
【实验报告】 根据实验观察和记录写出实验报告。
【实验思考】
1. 肘关节MRI扫描有哪些注意事项？
2. 肘关节MRI扫描常用序列有哪些？

实验三　腕关节MRI检查技术实验

【临床概述】 腕关节损伤是临床常见疾病，以骨折及纤维三角盘损伤多见，以往主要依靠普通X线摄影、CT进行诊断，但价值有限，难以为隐匿性骨折、纤维软骨损伤及软组织损伤提供可靠诊断依据。关节造影及关节镜检查可造成侵入性损伤，限制了其广泛应用。近年来，得益于脂肪抑制，小角度翻转等技术逐渐完善，MRI在骨关节疾病诊断领域具有更大优势。磁共振在腕关节损伤诊断中具有高特异性及敏感性。

【诊断要求】 清晰显示腕关节骨骼、肌肉、肌腱，图像无明显运动及卷褶伪影。

【检查注意事项】 若受检者体内存在有铁磁性金属植入物，则禁做MRI检查。

【实验目的】 熟悉腕关节MRI检查适应证；掌握腕关节MRI扫描技术。

【实验内容】 腕关节MRI扫描体位摆放；腕关节MRI扫描方式、序列、参数范围；腕关节MRI扫描的步骤及注意事项。

【实验器材】 磁共振扫描仪；腕关节专用线圈或柔性线圈。

【实验方法】 同本章第三节实验一。

【实验步骤】

1. 扫描前准备：

（1）~（6）见本章第三节实验一。

（7）选择线圈：采用腕关节专用线圈或柔性线圈，按设备要求安放线圈。

（8）体位：受检者俯卧，受检侧手臂上举，患侧腕关节放置在线圈中，掌心向下，五指并拢并自然伸直。

（9）定位：光标对准线圈中心，偏中心扫描。

2. 检查方法

（1）平扫：三平面定位，矢状位T_1WI及横断位T_1WI，脂肪抑制的横断位、矢状位及冠状位T_2WI，脂肪抑制的矢状位及冠状位PDWI（图11-23）。

（2）增强扫描：采用含钆磁共振对比剂，经肘正中静脉团注。增强扫描序列为脂肪抑制横断位、冠状位、矢状位T_1WI。

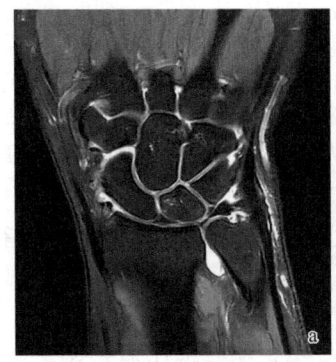

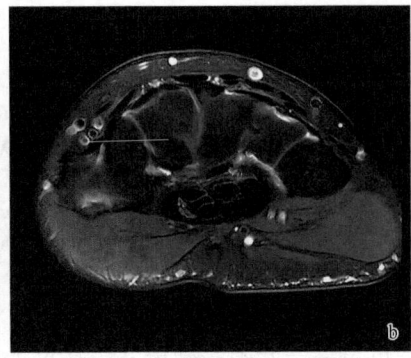

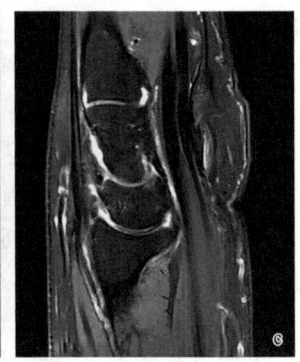

图 11-23 腕关节的 MRI-PDWI 图
a.冠状位；b.横断位；c.矢状位

【实验学时】 2 学时。
【实验总结】 腕关节 MRI 扫描适用范围；正确选择扫描方式、序列、参数、范围。
【实验报告】 根据实验观察和记录写出实验报告。
【实验思考】
1. 腕关节 MRI 扫描有哪些注意事项？
2. 腕关节 MRI 扫描的常用序列及参数有哪些？

实验四　手及手指关节 MRI 检查技术实验

【临床概述】 掌骨，共五块，由桡侧向尺侧，分别称为第 1~5 掌骨，掌骨的近侧端为底接腕骨；远侧端为头接指骨；头底之间的部分为体。第 1 掌骨最短、最粗，第 2 掌骨最长。指骨，是长骨，共 14 块，拇指有 2 块指骨，其余各指都有 3 块，由近侧至远侧依次为近节指骨、中节指骨和远节指骨。每节指骨分为底、体、头三部分。除末节指骨以外，其余各节指骨的关节面呈滑车形式与其远侧指骨的指骨底相关节，称为指骨滑车。远节指骨远侧端掌面膨大粗隆，称为远节指骨粗隆。

【诊断要求】 图像显示腕关节的解剖结构，包括腕骨、尺桡骨茎突、掌骨近端及其附属韧带、肌肉等软组织，腕管结构显示清晰；图像包括尺桡骨远端及掌骨近端结构；图像质量好，无明显运动伪影。

【检查注意事项】 认真阅读检查申请单，了解检查的要求及目的。

【实验目的】 掌握手与手指关节 MRI 扫描解剖及体表定位范围、扫描方法及步骤。

【实验内容】 熟悉手与手指关节解剖；做好手与手指关节 MRI 检查前准备；掌握手与手指关节 MRI 检查流程。

【实验器材】 MRI 扫描仪及后处理工作站，柔性线圈/腕关节专用线圈。

【实验方法】 同本章第三节实验一。

【实验步骤】

1. 扫描前准备

（1）~（6）见本章第三节实验一。

（7）选择线圈：采用柔性线圈/腕关节专用线圈。

（8）体位：受检者俯卧，受检侧手臂上举，患侧腕关节放置在线圈中，掌心向下，五指并拢并自然伸直。

（9）定位：光标对准线圈中心，偏中心扫描。

2. 检查方法

（1）平扫：三平面定位，横轴面 T_2WI-fs，冠状位 PDWI、T_2WI-fs、T_1WI，矢状位 T_2WI-fs、T_1WI。扫描范围包含病变灶。

（2）增强扫描：采用磁共振钆对比剂，经肘正中静脉团注。增强扫描序列为 T_1WI 脂肪抑制横断位、冠状位、矢状位。

【实验学时】 2学时。

【实验总结】 扫描方案以显示关节细微结构及病灶兴趣区为目的，设计小 FOV、薄层、高分辨力扫描。

【实验报告】 手与手指 MRI 扫描的定位原则是什么？

【实验思考】

1. 手与手指关节 MRI 扫描时怎么选择线圈？
2. 影响 MRI 图像质量的因素？

实验五　髋关节及骨盆MRI检查技术实验

【临床概述】 髋关节的 MR 检查技术常用于股骨头坏死、股骨颈骨折、创伤性或风湿性髋关节病变及肿瘤的诊断检查。MRI 成像优势使关节及其周围软组织病变能从三维空间上更准确、清晰地进行定性和定量诊断。

【诊断要求】 髋关节 MRI 检查能正确区分病灶和正常软组织及骨组织。当韧带撕裂时，撕裂部位可出现出血和水肿，在 T_1 加权像上，出血为高或等信号而水肿为低信号；在 T_2 加权图像上，出血和水肿均为高信号。

【检查注意事项】 患侧近髋关节内有铁磁性金属植入物者禁做该检查。

【实验目的】 熟悉髋关节 MRI 检查适应证；掌握髋关节 MRI 扫描前准备及扫描技术。

【实验内容】 髋关节 MRI 扫描的体位；髋关节 MRI 扫描扫描方式、序列、参数范围；髋关节 MRI 扫描的步骤及注意事项。

【实验器材】 磁共振扫描仪、体部相控阵线圈。

【实验方法】 同本章第三节实验一。

【实验步骤】

1. 扫描前准备

（1）～（6）见本章第三节实验一。

（7）选择线圈：采用体部相控阵线圈。

（8）体位：先将体部相控阵线圈正中长轴对准床面中线，受检者取仰卧位，身体长轴与床面长轴一致。双手上举，双足尖接触，足跟分开。

（9）定位：耻骨联合上缘 3 cm 置于线圈中心，定位光标对准线圈中心。

2. 检查方法

（1）平扫：三平面定位，T_1WI 横断位，T_1WI 冠状位；T_2WI 横断位脂肪抑制、T_2WI 冠状位脂肪抑制（图 11-24）。可根据情况加扫冠状位 PDWI；若为了观察单侧髋关节盂唇的情况，可以加扫单侧髋关节斜矢状位及斜冠状位 T_2WI。

（2）增强扫描：脂肪抑制的横断位、冠状位、矢状位 T_1WI。

（3）对比剂注射方式：采用含钆磁共振对比剂，经肘静脉团注。

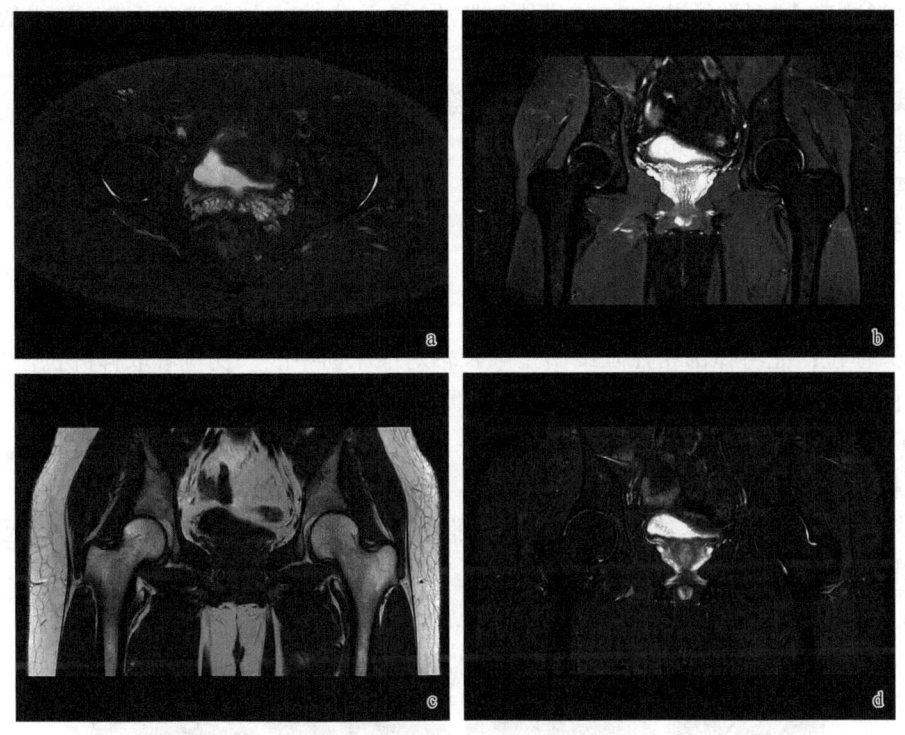

图 11-24　髋关节 MRI 示意图

a. 轴位 T_2WI 脂肪抑制；b. 冠状位 PDWI 脂肪抑制；c. 冠状位 T_1WI；d. 冠状位 T_2WI 脂肪抑制

【实验学时】　2 学时。

【实验总结】　髋关节 MRI 扫描适用范围；正确选择扫描方式、序列、参数范围。

【实验报告】　根据实验观察和记录写出实验报告。

【实验思考】

1. 髋关节 MRI 扫描有哪些注意事项？
2. 髋关节 MRI 扫描的常用序列有哪些？

实验六　骶髂关节 MRI 检查技术实验

【临床概述】　骶髂关节由骶骨与髂骨的耳状面构成，属微动关节。关节面凸凹不平，互相嵌合十分紧密，关节囊坚韧，并有坚强的韧带加固。其中骶髂骨间韧带为主要韧带，位于关节面后上方，连接于对应的骶骨粗隆和髂骨粗隆之间。关节前后还有骶髂前韧带及骶髂后韧带加强。MRI 检查中的斜冠状位扫描可以清晰显示骶骨和髂骨的耳状面。

【诊断要求】　MRI 斜冠状位是骶髂关节扫描中最重要的方位，能清晰显示骶骨和髂骨的耳状面，骶髂骨间等韧带及关节骨等情况，可用于诊断骶骨、髂骨及骶髂骨间等韧带的损伤。

【检查注意事项】 骶髂骨间韧带周边有脂肪和结缔组织的存在,信号强度较高,需避免误诊为韧带内信号异常。

【实验目的】 熟悉骶髂关节 MRI 检查适应证;掌握骶髂关节 MRI 扫描技术。

【实验内容】 骶髂关节 MRI 扫描体位摆放;髂关节 MRI 扫描方式、序列、参数范围;骶髂关节 MRI 扫描的步骤及注意事项。

【实验器材】 磁共振扫描仪;体部相控阵线圈。

【实验方法】 同本章第三节实验一。

【实验步骤】

1. 扫描前准备

(1)~(6) 见本章第三节实验一。

(7) 选择线圈:采用体部相控阵线圈。

(8) 体位:先将体部相控阵线圈正中长轴对准床面中线,受检者取仰卧位,身体长轴与床面长轴一致,双手上举,腹部相控阵线圈上下两片摆放应对齐。

(9) 定位:光标对准线圈中心。

2. 检查方法

(1) 平扫:三平面定位,T_2WI 横断位脂肪抑制,T_1WI 斜冠状位,T_2WI 斜冠状位、T_2WI 斜冠状位脂肪抑制(图 11-25)。

(2) 增强扫描:脂肪抑制横断位、斜冠状位、矢状位 T_1WI。

(3) 对比剂注射方式:采用含钆磁共振对比剂,经肘正中静脉团注。

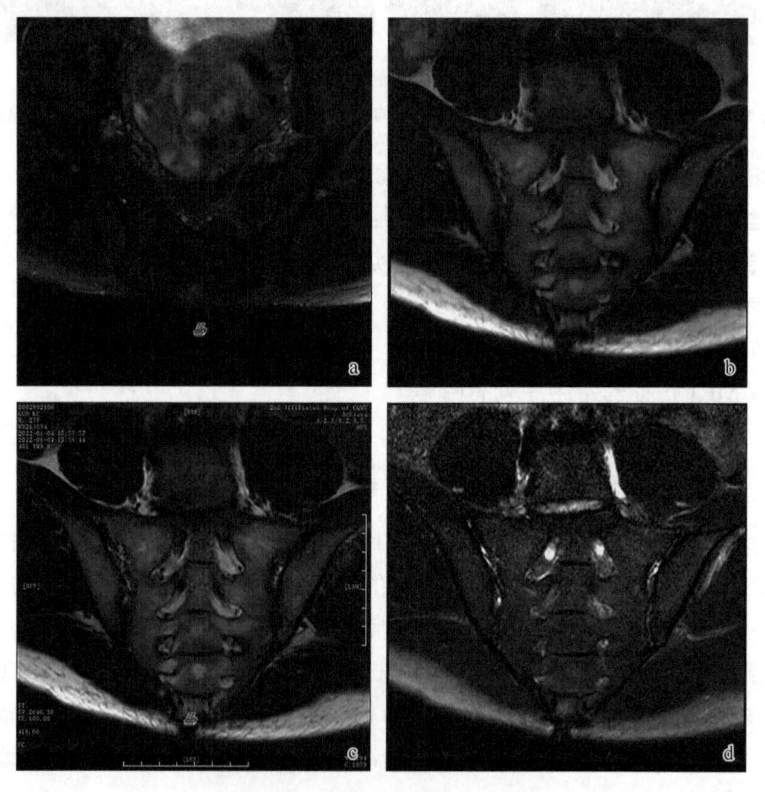

图 11-25 骶髂关节 MRI 示意图

a. 横断位 T_2WI 脂肪抑制;b. 斜冠状位 T_1WI;c. 斜冠状位 T_2WI;d. 斜冠状位 T_2WI 脂肪抑制

【实验学时】 2学时。
【实验总结】 骶髂关节MRI扫描适用范围；正确选择扫描方式、序列、参数。
【实验报告】 根据实验观察和记录写出实验报告。
【实验思考】
1. 骶髂关节MRI扫描有哪些注意事项？
2. 骶髂关节MRI扫描的常用序列有哪些？

实验七　膝关节MRI检查技术实验

【临床概述】 膝关节是人体最大最复杂的关节，是人体重量的重要支撑，容易出现损伤，及早采取正确、恰当的治疗至关重要。MRI检查可以对韧带、半月板及骨质的损伤进行早期判断，为临床早期治疗提供重要参考依据。

【诊断要求】 MRI矢状位图像是膝关节扫描最重要的层面，能清晰显示内、外半月板，前、后交叉韧带及关节软骨情况，并可用于评估其损伤情况。冠状位是诊断内、外侧副韧带病变的主要依据，对于评价前交叉韧带近端和中部断裂亦非常有用，同时可用于辅助诊断半月板和关节软骨病变。横断位是评价髌骨后缘软骨损伤最好的层面，同时也能很好显示各种韧带及肌腱的病变。

【检查注意事项】 前交叉韧带在胫骨附着处的上方有脂肪和结缔组织的存在，信号强度较高，应避免误诊为韧带内信号异常；膝关节损伤容易引起周围软组织肿胀、关节囊积液或积血。

【实验目的】 熟悉膝关节MRI检查的适应证；掌握膝关节MRI扫描前准备及扫描技术。

【实验内容】 膝关节MRI扫描的体位；膝关节MRI扫描的扫描方式、序列、参数范围；膝关节MRI扫描的步骤及注意事项。

【实验器材】 磁共振扫描仪、膝关节线圈或柔性线圈。

【实验方法】 见本章第三节实验一。

【实验步骤】

1. 扫描前准备

（1）～（6）见本章第三节实验一。

（7）选择线圈：采用膝关节线圈或柔性线圈。

（8）体位：受检者仰卧，脚先进，髌骨下缘置于线圈中心。

（9）定位：光标对准线圈中心。

2. 检查方法

（1）平扫：三平面定位，T_1WI斜矢状位、T_2WI斜矢状位脂肪抑制，PDWI（或T_2^*WI）斜矢状位脂肪抑制、T_2WI横断位脂肪抑制、T_2WI冠状位脂肪抑制（图11-26）。

（2）增强扫描：脂肪抑制的横断位、冠状位、矢状位T_1WI。

（3）对比剂注射方式：采用含钆磁共振对比剂，经肘静脉团注。

【实验学时】 2学时。

【实验总结】 膝关节MRI扫描使用范围；正确选择扫描方式、序列、参数范围以及MRI特殊扫描能提高病变检出率。

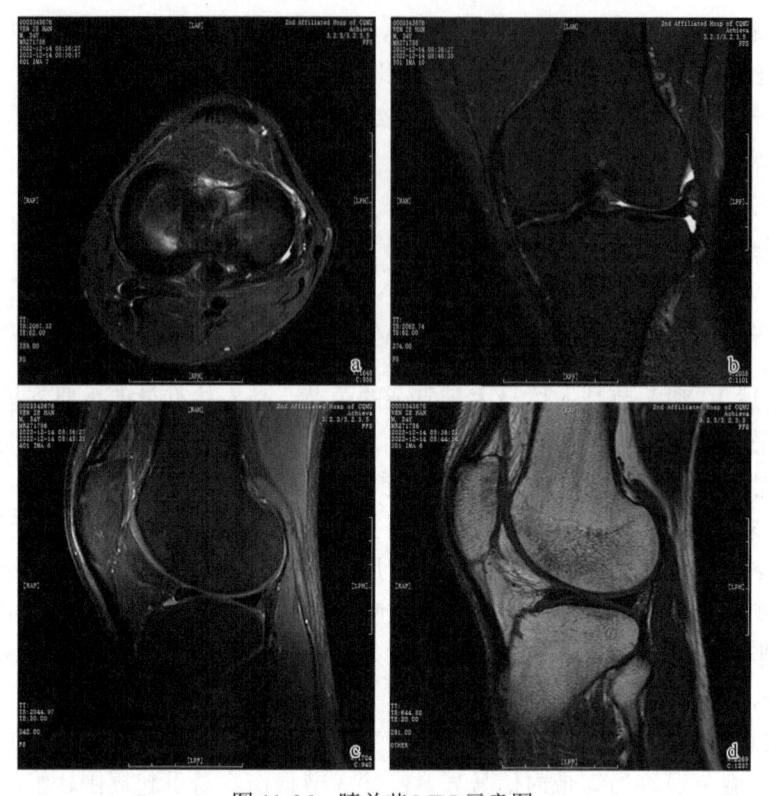

图 11-26　膝关节 MRI 示意图

a. T$_2$WI 横断位脂肪抑制；b. T$_2$WI 冠状位脂肪抑制；c. PDWI 斜矢状位脂肪抑制；d. T$_1$WI 斜矢状位

【实验报告】　根据实验观察和记录写出实验报告。

【实验思考】

1. 膝关节 MRI 扫描时怎样扫描才能更好地显示前后交叉韧带？
2. 膝关节 MRI 扫描的常用序列有哪些？

实验八　踝关节 MRI 检查技术实验

【临床概述】　踝关节作为全身第三大持重关节，运动创伤很常见。过度的强力内翻或外翻，如行走在不平路面，跌下或跑跳时落地不稳，均可引起外侧或内侧韧带损伤、撕脱骨折。如早期治疗不当，韧带过度松弛造成踝关节不稳，易引起关节软骨损伤，发生创伤性关节炎，影响行走功能。MRI 能够清晰显示韧带、关节软骨以及周围关节间隙，为踝关节损伤提供早期、准确全面的评估。

【诊断要求】　踝关节韧带损伤是 MRI 诊断面临的重要问题，主要涉及的是外侧副韧带。由于踝关节的创伤多为内翻内旋性损伤，因此常导致距腓前韧带或/和跟腓韧带断裂，其中单纯距腓前断裂最常见，其次为距腓前韧带和跟腓韧带同时断裂，而距腓后韧带损伤较少见。在现有的 MRI 扫描技术下，距跟腓前韧带通常可以完整的显示在单层横断位图像上，但对于跟腓韧带不管横断位或冠状位图像都不能在单层图像上完整显示，这导致 MRI 诊断能力的下降。而跖屈 40°～50° 的横断位更容易使跟腓韧带在单层图像上完整显示，从而提高 MRI 诊断准确性。所以在踝关节的 MRI 检查中，跖屈 40°～50° 有助于提高诊断准确性。

【检查注意事项】 患侧近踝关节内有铁磁性金属植入物者禁做该检查。

【实验目的】 熟悉踝关节 MRI 检查适应证；掌握踝关节 MRI 扫描前准备及扫描技术。

【实验内容】 踝关节 MRI 扫描的体位；踝关节 MRI 扫描方式、序列、参数范围；踝关节 MRI 扫描的步骤及注意事项。

【实验器材】 磁共振扫描仪；踝关节专用线圈或柔性线圈；网络打印机一台；PACS 或 HIS 终端一台。

【实验方法】 同本章第三节实验一。

【实验步骤】

1. 扫描前准备

（1）～（6）见本章第三节实验一。

（7）选择线圈：采用踝关节专用线圈或柔性线圈。

（8）体位：受检者仰卧，踝关节放置在线圈中，足尖伸入线圈直筒内并稍内旋，内外踝连线中点上 2cm 处置于线圈中心，健侧下肢自然伸直放置于线圈外。

（9）定位：光标对线圈中心。

2. 检查方法

（1）平扫：三平面定位，T_1WI 矢状位、T_1WI 冠状位，T_2WI 矢状位脂肪抑制、T_2WI 横断位脂肪抑制、T_2WI 冠状位脂肪抑制（图 11-27）。

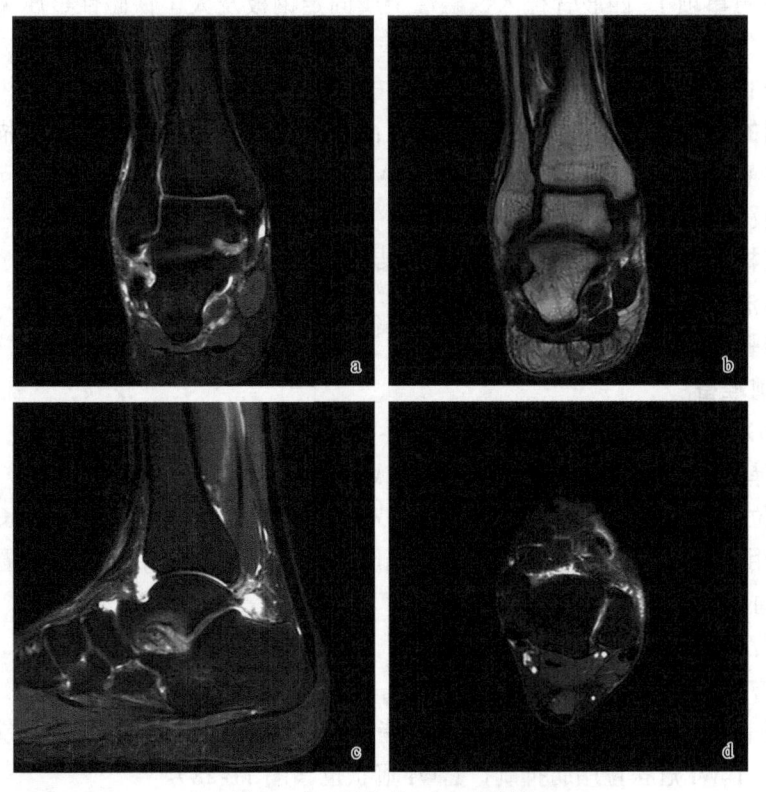

图 11-27 踝关节 MRI 示意图

a. T_2WI 冠状位脂肪抑制；b. T_1WI 冠状位；c. T_2WI 矢状位脂肪抑制；d. T_2WI 横断位脂肪抑制

（2）增强扫描：脂肪抑制的横断位、冠状位、矢状位 T_1WI。

（3）对比剂注射方式：采用含钆磁共振对比剂，经肘正中静脉团注。

【实验学时】 2学时。

【实验总结】 踝关节 MRI 扫描适用范围；MRI 扫描的正确体位有利于病变的最佳显示；正确选择扫描方式、序列、参数、范围以及 MR 特殊扫描能提高病变检出率。

【实验报告】 根据实验观察和记录，写出实验报告。

【实验思考】

1. 踝关节 MRI 扫描有哪些注意事项？
2. 踝关节 MRI 扫描的常用序列有哪些？

实验九　足 MRI 检查技术实验

【临床概述】 足的解剖结构复杂且易受损伤，足部受伤受检者可能在 X 线平片甚至 CT 均无阳性发现，但长期伤足疼痛，行走不便，大多是足部软组织损伤以及韧带损伤，甚至出现功能障碍或畸形。另外，创伤导致足部骨折脱位的受检者都伴有不同程度的韧带损伤。MRI 具有良好的软组织分辨力、多平面成像、无电离辐射等优势，能够清晰地显示肌肉、肌腱等复杂解剖结构。

【诊断要求】 清晰显示骨性、软组织结构和骨髓的细微变化，图像无明显伪影。

【检查注意事项】 四肢骨植入铁磁性金属固定钢板及人工铁磁性金属关节者禁做该检查（钛金属除外）；对于糖尿病足和骨头病变受检者，应选择相应的扫描方位，选择合适的层厚，扫描时包括全病变范围，增加扫描横断位 DWI。

【实验目的】 熟悉足 MRI 检查的适应证；掌握足 MRI 扫描前准备及扫描技术。

【实验内容】 足 MRI 扫描的体位；足 MRI 扫描方式、序列、参数和范围；足 MRI 扫描的步骤及注意事项。

【实验器材】 磁共振扫描仪；足踝关节专用线圈或包绕式柔性线圈。

【实验方法】 同本章第三节实验一。

【实验步骤】

1. 扫描前准备

（1）～（6）见本章第三节实验一。

（7）选择线圈：采用足踝关节专用线圈或包绕式柔性线圈。

（8）体位：受检者取仰卧位，足先进，双手自然放于身体两侧，人体长轴与床面长轴一致。采用柔性线圈进行成像时，应使线圈贴近患侧足，足中心置于线圈中心。健侧下肢自然伸直于线圈外。

（9）定位：光标对准线圈中心。

2. 检查方法

（1）平扫：三平面定位，T_2WI 横断位脂肪抑制，T_1WI 矢状位，T_2WI 或 PDWI 矢状位脂肪抑制、T_2WI 冠状位脂肪抑制、T_1WI 冠状位（图11-28）。

（2）增强扫描：脂肪抑制横断位、冠状位、矢状位 T_1WI。

（3）对比剂注射方式：采用含钆磁共振对比剂，经肘正中静脉团注。

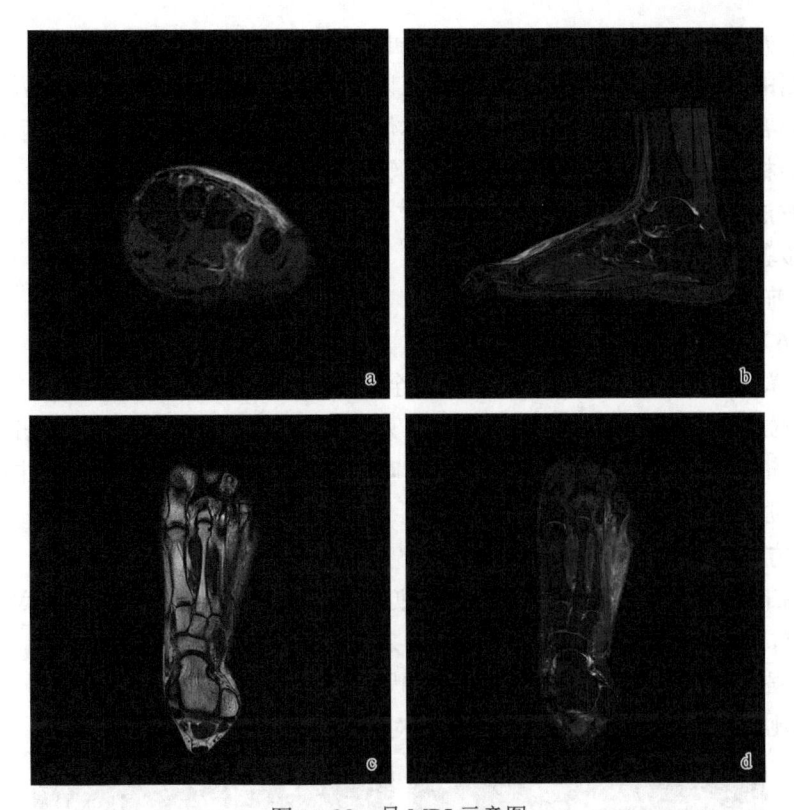

图 11-28　足 MRI 示意图

a. T_2WI 横断位脂肪抑制；b. T_2WI 矢状位脂肪抑制；c. T_1WI 冠状位；d. T_2WI 冠状位脂肪抑制

【实验学时】　2 学时。

【实验总结】　足 MRI 扫描适用范围；正确选择扫描方式、序列、参数、范围以及 MR 特殊扫描能提高病变检出率。

【实验报告】　根据实验观察和记录，写出实验报告。

【实验思考】

1. 足 MRI 扫描有哪些注意事项？

2. 足 MRI 扫描的常用序列有哪些？

实验十　上下肢长骨 MRI 检查技术实验

【临床概述】　四肢骨与软组织病发病率较高、种类多，磁共振成像对于该类病变的诊断具有一定优势。上下肢长骨 MR 成像适用于长骨肌肉及软组织感染性、肿瘤性及骨髓病变；肌肉损伤，如急性肌腱损伤、肌肉出血、骨化性肌炎、肌肉疝形成、肌肉坏死及横纹肌溶解。

【诊断要求】　显示相应长骨及其软组织结构，冠状位及矢状位 FOV 至少包含一个邻近关节；运动伪影、血管搏动伪影不影响诊断。

【检查注意事项】　长骨 MR 成像 T_2WI 采用 STIR 脂肪抑制序列，邻近关节如有损伤，PDWI 可以替代 T_2WI，也可以加扫 T_2^*WI 等序列；上肢扫描时可在胸腔范围内添加饱和带，减轻运动伪影；线圈覆盖股骨不完全时可行上下分段扫描。

【实验目的】 熟悉长骨 MRI 检查的适应证；掌握长骨 MRI 扫描前准备及扫描技术。

【实验内容】 上下肢长骨 MRI 扫描的体位、扫描方式、序列、参数和范围。

【实验器材】 磁共振扫描仪、体部相控阵线圈或全下肢专用多通道线圈。

【实验方法】 同本章第三节实验一。

【实验步骤】

1. 扫描前准备

（1）～（6）见本章第三节实验一。

（7）选择线圈：采用体部相控阵线圈或全下肢专用多通道线圈。

（8）体位：受检者取仰卧位，头先进，人体长轴与床长轴一致。受检者上肢检查时上臂/前臂长轴中点置于线圈中心，下肢检查时大腿/小腿长轴中点置于线圈中心。

（9）定位：光标对准线圈中心。

2. 检查方法

（1）平扫：三平面定位，T_2WI 横断位脂肪抑制，T_2WI 矢状位，T_2WI 矢状位脂肪抑制，T_1WI 冠状位，T_2WI 冠状位脂肪抑制（图 11-29、图 11-30）。

（2）增强扫描：脂肪抑制的横断位、冠状位、矢状位 T_1WI。

（3）对比剂注射方式：采用含钆磁共振对比剂，经肘正中静脉团注。

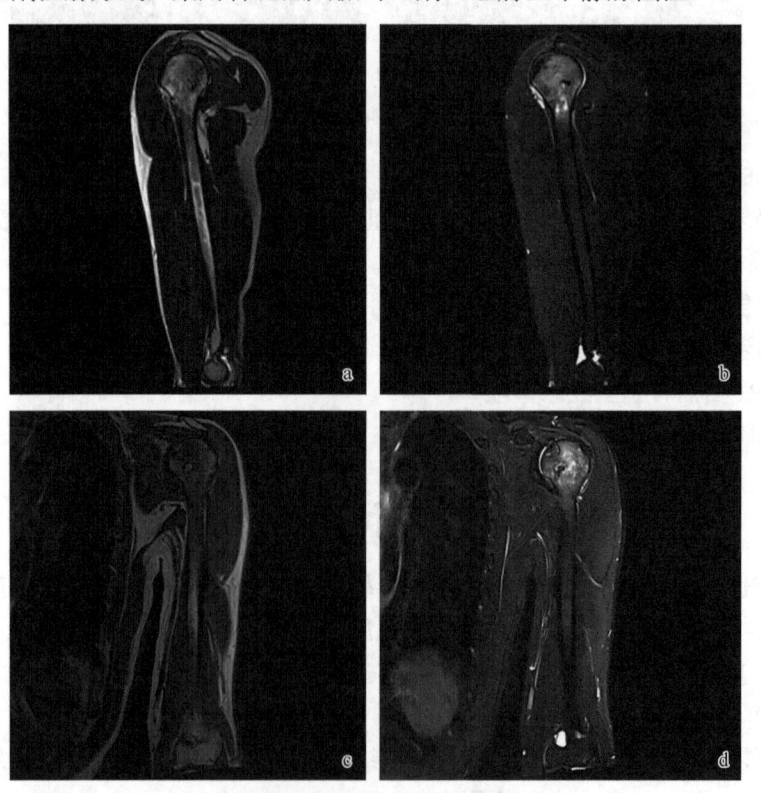

图 11-29 上臂 MRI 示意图

a. T_2WI 矢状位；b. T_2WI 矢状位脂肪抑制；c. T_1WI 冠状位；d. T_2WI 冠状位脂肪抑制

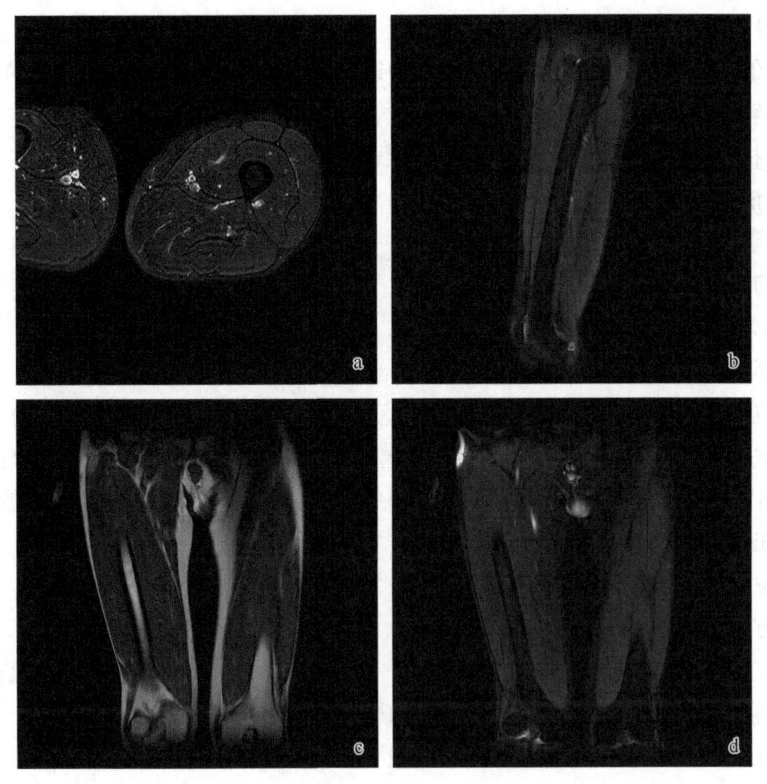

图 11-30 大腿 MRI 示意图

a. T$_2$WI 横断位脂肪抑制；b. T$_2$WI 矢状位脂肪抑制；c. T$_1$WI 冠状位；d. T$_2$WI 冠状位脂肪抑制

【实验学时】 2 学时。

【实验总结】 上下肢长骨 MRI 扫描适用范围；正确选择扫描方式、序列、参数、范围以及 MR 特殊扫描能提高病变检出率。

【实验报告】 根据实验观察和记录写出实验报告。

【实验思考】

1. 上下肢长骨 MRI 扫描有哪些注意事项？
2. 上下肢长骨 MRI 扫描的常用序列有哪些？

第十节 外周神经与外周血管 MRI 检查技术

实验一 臂丛神经 MRI 检查技术实验

【临床概述】 臂丛神经紧邻脊髓和椎动脉，结构复杂，其损伤的诊治一直是现代临床医学的重点和难点。既往临床诊断臂丛神经病变主要依靠病史询问、体格检查和肌电图检查，但均不能提供神经和周围结构的空间信息。臂丛神经 MR 成像已经成为臂丛神经病变有效的影像学检查方法。

【诊断要求】 臂丛神经节前部分位于椎管内，MRI 可清晰显示椎管内神经根丝至脊髓的撕脱、断裂、粘连，以及椎管内或椎间孔区瘢痕化等。

【检查注意事项】 要求受检者摘除所有金属物品。对于骨折受检者，注意检查床移动过程中受检者的安全问题，避免二次伤害。

【实验目的】 熟悉臂丛神经 MRI 检查的适应证、扫描前准备及扫描技术。

【实验内容】 臂丛神经 MRI 扫描的体位、扫描方式、序列、参数范围。

【实验器材】 磁共振扫描仪、头颈联合线圈或脊柱相控阵线圈。

【实验方法】 同本章第三节实验一。

【实验步骤】

1. 扫描前准备

（1）～（6）见本章第三节实验一。

（7）选择线圈：采用头颈联合线圈或多通道脊柱相控阵线圈。

（8）体位：受检者取仰卧位，头先进，双手自然置于身体两侧，保持肩部紧贴线圈，必要时可垫高肩部以减少颈椎曲度，并在局部加以绑带固定。采用头颈联合线圈，必要时结合体部相控阵线圈。定位中心以及线圈中心对准第 6 颈椎椎体。膝后放置软垫，驼背受检者可在臀部放置软垫。

（9）定位：光标对准线圈中心。

2. 检查方法

（1）平扫：三平面定位，T_2WI 矢状位，STIR 横断位、DWI 横断位，T_1WI 冠状位、T_2WI 冠状位脂肪抑制、薄层无间隔 3D-STIR 冠状位。

（2）增强扫描：脂肪抑制的横断位、冠状位、矢状位 T_1WI。

（3）对比剂注射方式：采用含钆磁共振对比剂，经肘静脉团注。

（4）MIP 重建后处理：利用薄层无间隔 3D-STIR 序列进行曲面 MIP 重建可清晰显示臂丛神经（图 11-31）。

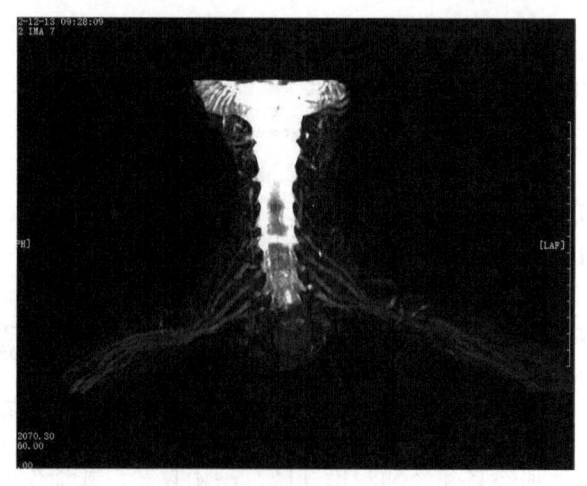

图 11-31 臂丛神经 3D-STIR 序列 MIP 图

【实验学时】 2 学时。

【实验总结】 臂丛神经 MRI 扫描适用范围；正确选择扫描方式、序列、参数、范围以及 MR 特殊扫描能提高病变检出率。

【实验报告】 根据实验观察和记录写出实验报告。

【实验思考】

1. 臂丛神经 MRI 扫描有哪些注意事项？
2. 臂丛神经 MRI 扫描的常用序列有哪些？

实验二　腰骶丛神经的 MRI 检查技术实验

【临床概述】　腰骶部脊神经前支主要分支腰丛和骶丛。腰丛由 T_{12} 脊神经前支部分分支、$L_1\sim L_3$ 脊神经前支及 L_4 部分前支汇合而成，位于腰大肌深面。骶丛由腰骶部（$L_{4\sim 5}$ 前支）、$S_1\sim S_5$ 脊神经及全部尾神经前支组成，位于骶骨及梨状肌前方，髂内动脉后方。腰骶部脊神经走行复杂、分支细小繁多，并且在其走行过程中分支交互形成神经丛。MRI 具有较高软组织分辨力的优势，是显示脊神经的较好选择，为腰骶部疾病的诊断及鉴别诊断提供可靠依据。

【诊断要求】　显示腰丛、骶丛神经根；三维选择性水激励 T_1WI 序列追踪显示神经根走行；三维重 T_2WI 序列提供 MPR 像，显示左右两侧神经根前根、后根二维像；背景抑制 DWI 序列；提供 MIP 及多角度旋转的腰、骶丛神经根三维像。

【检查注意事项】　对于骨折受检者，注意检查床移动过程中受检者的安全问题。

【实验目的】　熟悉腰骶丛神经 MRI 检查的适应证、扫描前准备及扫描技术。

【实验内容】　腰骶丛神经 MRI 扫描的体位、扫描方式、序列、参数和范围。

【实验器材】　磁共振扫描仪、脊柱相控阵线圈或体部相控阵线圈。

【实验方法】　同本章第三节实验一。

【实验步骤】

1. 扫描前准备

（1）～（6）见本章第三节实验一。

（7）体位：受检者取仰卧位，头先进，双手自然置于身体两侧，为减少腰椎曲度可在双膝下方加三角垫并使双膝屈曲，扫描定位中心位于第 3 腰椎椎体。

（8）定位：光标对准线圈中心。

2. 检查方法

（1）平扫：三平面定位，T_2WI 矢状位，STIR 横断位，DWI 横断位，T_1WI 冠状位脂肪抑制、T_2WI 冠状位脂肪抑制、薄层无间隔 3D-STIR 冠状位。

（2）增强扫描：脂肪抑制的横断位、冠状位、矢状位 T_1WI。

（3）对比剂注射方式：采用含钆磁共振对比剂，经肘静脉团注。

（4）MIP 重建后处理：利用薄层无间隔 3D-STIR 序列进行曲面 MIP 重建可清晰显示腰骶丛神经。

【实验学时】　2 学时。

【实验总结】　腰骶丛神经 MRI 适用范围，扫描方式、序列、参数、范围。

【实验报告】　根据实验观察和记录写出实验报告。

【实验思考】

1. 腰骶丛神经 MRI 扫描有哪些注意事项？
2. 腰骶丛神经 MRI 扫描的常用序列有哪些？

实验三　全身血管 MRA 检查技术实验

【临床概述】　血管性疾病对人类健康构成了极大的威胁，血管造影是明确病变部位、性质、范围以及制定手术方案的可靠依据，但通常采用创伤性检查，难以被广大受检者接受。MRI 是一种无创伤、无电离辐射的检查方法，能准确而直观地显示血管受累的性质、范围和程度，与血管造影相比，更易于进行随访。适用于糖尿病受检者、动脉硬化症以及大动脉炎等累及全身血管的疾病。

【诊断要求】　靶血管时相选择准确；血管与背景组织对比度良好；提供各段、各期血管 MIP 重组多角度旋转三维成像和无缝拼接的全身血管影像；根据病变情况，提供病变区域血管局部原始图像或 MPR 重组像。

【检查注意事项】　用于全身血管 MRA 成像的 MR 机型必须具备检查床自动步进位移功能。受检者体位放置总原则是最大可能将全身主要大血管置于基本相同水平面。

【实验目的】　熟悉全身血管 MRA 检查的适应证、扫描前准备及扫描技术。

【实验内容】　全身血管 MRA 扫描的体位；全身血管 MRA 扫描方式、序列、参数、范围。

【实验器材】　磁共振扫描仪，全身一体化表面线圈、体线圈或体线圈加表面线圈的组合。

【实验方法】　同本章第三节实验一。

【实验步骤】

1. 扫描前准备

（1）~（6）见本章第三节实验一。

（7）体位：受检者取仰卧位，头先进。为保证人体大血管尽可能处于同一水平面，受检者适宜采取头部放平，腿部抬高 5cm 至 10cm 的平卧体位，或者使用下肢专用模具架。全身一体化表面线圈是成像的最佳线圈选择，体线圈或者体线圈加表面线圈的组合同样可以获得较理想的图像。

（8）定位：光标对准线圈中心。

2. 检查方法

（1）采用短 TR、短 TE 的 3D 扰相梯度回波序列，对全身血管分为颈胸段、腹盆段、大腿段和小腿段依次进行冠状位成像。

（2）对比剂注射方式：采用含钆磁共振对比剂，剂量为 0.2mmol/kg，利用高压注射器从肘静脉分两个时相注入人体，可用分段采集方法。①一次注射对比剂：首先以 3ml/s 流速，按 0.15~0.2mmol/kg 注射对比剂；再以 0.5ml/s 流速，20ml 滴注对比剂；再以第一次注射对比剂等量、等速注射生理盐水。分四段 3D 块，从头部至下肢足部采集全身血管成像。最后将四段血管影像拼接形成全身全景血管图像。②二次注射对比剂：首先以 3ml/s 流速，按 0.2mmol/kg 注射对比剂，从下胸部到足部分三段采集血管成像数据后；再以 3ml/s 流速，按 0.15mmol/kg 注射对比剂，再从头部至上胸部一段采集血管成像数据，最后亦将四段血管影像拼接形成全身全景血管图像。

【实验学时】　2 学时。

【实验总结】　全身血管 MRA 扫描适用范围；正确选择扫描方式、序列、参数、范围以及 MR 特殊扫描能提高病变组织的检出率。

【实验报告】 根据实验观察和记录写出实验报告。

【实验思考】

1. 全身血管 MRA 扫描有哪些注意事项？
2. 全身血管 MRA 扫描的常用序列有哪些？

第十一节 胎儿胎盘 MRI 检查技术

实验一 胎儿 MRI 检查技术实验

【临床概述】 MRI 在评价胎儿脑、颈、胸和腹部异常方面有极其重要价值，可为产前干预的胎儿检查提供丰富信息。超快速成像序列使胎儿 MRI 检查成为现实，包括 HASTE 与 EPI，采集一个层面用时少于 400 ms，可"冻结"胎儿运动，有助于胎儿评价。目前，胎儿 MRI 为产前诊断的一部分，能提供重要信息，可对诊断的准确性、产前咨询、产前干预和分娩计划具有积极影响。

【诊断要求】 MRI 通过显示神经元移行、脑回结构和髓鞘形成，揭示了脑部发育过程的变化。在心脏大血管方面，相位对比、4D 血流、T_1 mapping 以及 T_2 mapping 等心脏 MRI 新技术可量化分析血管管径、血流流量、心室大小以及心室射血分数。此外，MRI 联合染色体微阵列分析技术、染色体或基因检测技术，及以染色体检查结果为基础的结构畸形评分等研究也有助于精确评估胎儿疾病。

【检查注意事项】 孕期 12 周以前不做胎儿 MRI 检查；须结合胎龄进行胎儿神经系统的 MRI 检查和检查结果判断；在胎儿 MRI 检查中应注意控制 SAR 值（建议＜3w/kg）；胎儿 MRI 检查采用快速成像序列冻结胎动；胎儿 MRI 检查不使用对比剂及镇静剂，禁止要求孕妇长时间屏气。

【实验目的】 熟悉胎儿 MRI 检查的适应证、扫描前准备及扫描技术。

【实验内容】 胎儿 MRI 扫描方式、序列、参数、范围。

【实验器材】 磁共振扫描仪、体部相控阵线圈。

【实验方法】 同本章第三节实验一。

【实验步骤】

1. 扫描前准备

（1）～（6）见本章第三节实验一。

（7）体位：受检者取仰卧位，为了受检者舒适性膝部可用海绵垫垫高，双上臂举过头顶，身体位于检查床正中间。定位将腹部相控阵表面线圈置于盆腔的位置，线圈与受检者之间放置支撑架，线圈中心部位与脐相吻合。

（8）定位：光标对准线圈中心。

2. 检查方法 三平面定位，T_2WI 横断位、T_1WI 横断位、DWI 横断位、T_2WI 矢状位、T_2WI 冠状位压脂（图 11-32）。扫描序列均为快速序列。

【实验学时】 2 学时。

【实验总结】 胎儿 MRI 扫描适用范围；正确选择扫描方式、序列、参数、范围。

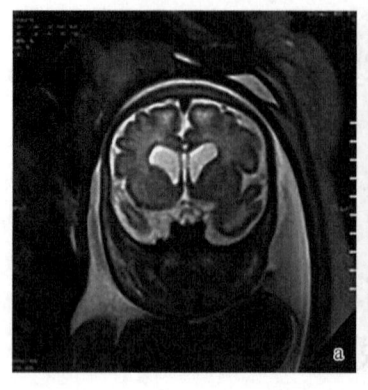

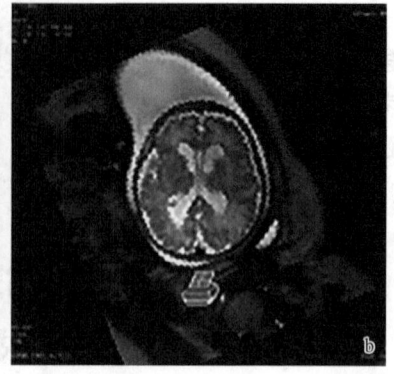

图 11-32 胎儿 T$_2$WI 冠状位和横断位示意图

a. T$_2$WI 冠状位；b. T$_2$WI 横断位

【实验报告】 根据实验观察和记录写出实验报告。

【实验思考】

1. 胎儿 MRI 扫描有哪些注意事项？
2. 胎儿 MRI 扫描的常用序列有哪些？

实验二　胎盘 MRI 检查技术实验

【临床概述】 胎盘是胎儿与母体之间进行物质交换的重要器官，胎盘功能的正常与否，直接关系到胎儿、母体的健康和生命安全。MRI 具有大视野、多平面、多序列、功能成像等优势，在胎盘成熟度、前置胎盘、胎盘植入等胎盘形态结构和位置的诊断方面具有独特优势。

【诊断要求】 MRI 评估子宫肌层变薄、中断，子宫结合带消失，子宫浆膜层低信号消失，肌层内出现胎盘组织信号等直接征象；结合胎盘信号欠均匀，胎盘内多发迂曲扩张血管，子宫局限性膨隆，子宫肌层局限性变薄、中断，子宫下段肿胀等间接征象；判断胎盘植入。

【检查注意事项】 胎盘磁共振检查用快速序列扫描，以 T$_2$WI 为主，T$_1$WI 为辅；由于磁共振的生物效应，应注意控制 SAR 值（建议＜ 3w/kg）；胎盘 MRI 检查不使用对比剂及镇静剂，禁止要求孕妇长时间屏气。

【实验目的】 熟悉胎盘 MRI 检查的适应证；掌握胎盘 MRI 扫描前准备及扫描技术。

【实验内容】 胎盘 MRI 扫描的体位；胎盘 MRI 扫描方式、序列、参数、范围。

【实验器材】 磁共振扫描仪，体部相控阵线圈。

【实验方法】 同本章第三节实验一。

【实验步骤】

1. 扫描前准备

（1）～（6）见本章第三节实验一。

（7）体位：受检者取仰卧位，为了受检者舒适性膝部可用海绵垫垫高，双上臂举过头顶，身体位于检查床正中间。定位将体部相控阵线圈置于盆腔的位置，线圈与受检者之间放置支撑架，线圈中心部位与脐相吻合。

（8）定位：光标对准线圈中心。

2. 检查方法　三平面定位，T_2WI 冠状位、2D FIESTA 冠状位（图 11-33），T_2WI 矢状位、FSPGR T_1WI 矢状位，2D FIESTA 横断位、可选作 DWI 横断位。

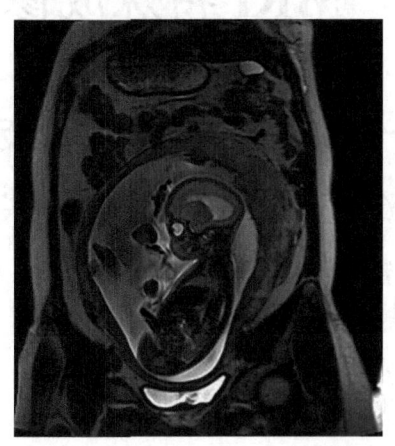

图 11-33　胎盘 2D FIESTA 冠状位

【实验学时】　2 学时。
【实验总结】　胎盘 MRI 扫描适用范围；正确选择扫描方式、序列、参数、范围。
【实验报告】　根据实验观察和记录写出实验报告。
【实验思考】
1. 胎盘 MRI 扫描有哪些注意事项？
2. 胎盘 MRI 扫描的常用序列有哪些？

第十二章 MRI 特殊成像技术实验

第一节 MR 血管检查技术

实验一 MRA 检查技术实验

【临床概述】 磁共振血管成像以无创、图像直观立体、可不使用对比剂等优势愈加受到临床青睐。目前常用磁共振血管成像方法有 TOF-MRA、PC-MRA 以及 CE-MRA。

1. TOF-MRA "流动相关增强"机制,是目前应用最广泛的 MRA 技术。流动相关增强是指未饱和质子群(血液)流入成像层面形成高信号,而层面内静止组织因受多次激励而变饱和,不产生信号。

(1)三维(3D)TOF:3D-TOF-MRA 激励一个厚度为 3~8 cm 的容积,其内包含几十个薄层面。3D-TOF 对容积内任何方向的血流均敏感,所以对迂曲血管显示具有优势,常用于头颅 MRA(图 12-1)。而慢血流在成像容积内停留时间较长,反复接受多个脉冲激励,可能产生饱和而丢失信号,因此不适于慢血流。

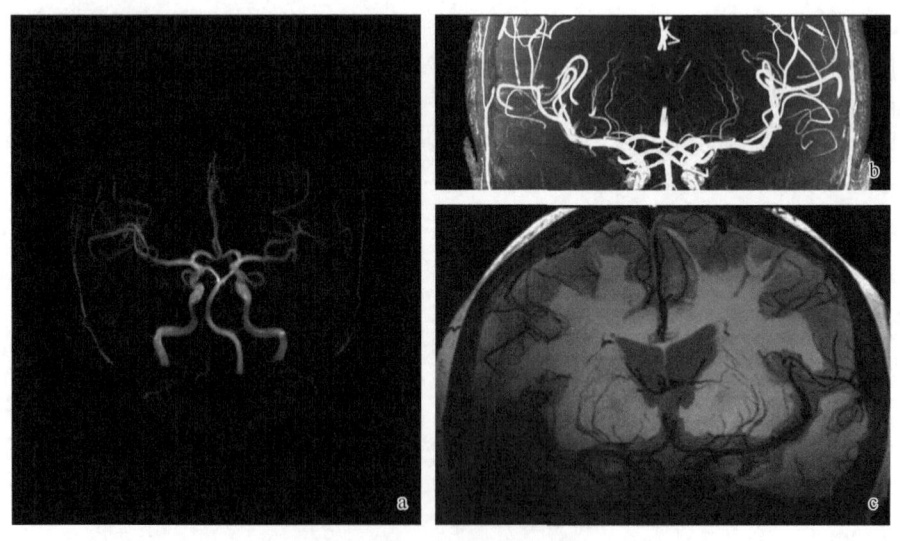

图 12-1 窦纹状动脉血管图
a. 3.0 T MRI TOF-MRA 图;b. 7.0 T MRI TOF-MRA 图;c. T_1 黑血成像
7.0 T MRI TOF-MRA 和 7.0 T MRI 黑血成像技术较 3.0 T MRI TOF-MRA 成像技术显示窦纹状动脉更为清晰

(2)二维(2D)TOF:2D-TOF-MRA 是依次采集一组薄的二维层面,在一个 TR 周期只采集一个层面,在 TR 之间血流只需要穿行一个层面的距离,血流被饱和程度较小,慢血流同样具有良好信号对比,因此可用于慢血流。

2. PC-MRA 法 应用双极梯度对流动编码,即在层面选择与读出梯度之间施加一个双极编码梯度,该梯度由两部分组成,这两部分梯度脉冲的幅度和间期相同,但方向相反。PC-MRA 的图像信号强度代表的是相位差。流动组织的相位偏移与速度成正比、梯度的幅值和间期成正比。通过改变梯度的幅值和间期，使某流速的血流产生的相位差最大，该流速的血流在图像上信号最高。采集前根据所要观察的血液流速选择流速编码值（Venc），在图像上突出显示该流速的血流。

（1）3D-PC-MRA：是最基本的 PC 方法，其优点是能用很小体素采集，可减少体素内失相位并提高对复杂流动和湍流的显示；并可多角度投影。

（2）2D-PC-MRA：是对一个或多个单层面成像，每次只激发一个层面；成像时间短，空间分辨力低，常用于 3D-PC-MRA 的流速预测成像。

（3）电影（cine）PC-MRA：以 2D-PC-MRA 为基础，配合心电或脉搏门控在心动周期的不同时相获得的图像；常用于评价搏动血流和病理流动状态（图 12-2）。

3. 三维（3D）CE-MRA 适用范围广，实用性强，对生理运动区的胸部血管、腹部血管以及搏动性强的四肢血管显示极佳。例如在肢体血管成像中，CE-MRA 能够克服普通 TOF 和 PC 技术成像时间较长、过高评价血管狭窄、搏动伪影明显的缺点，并具有高空间分辨力。

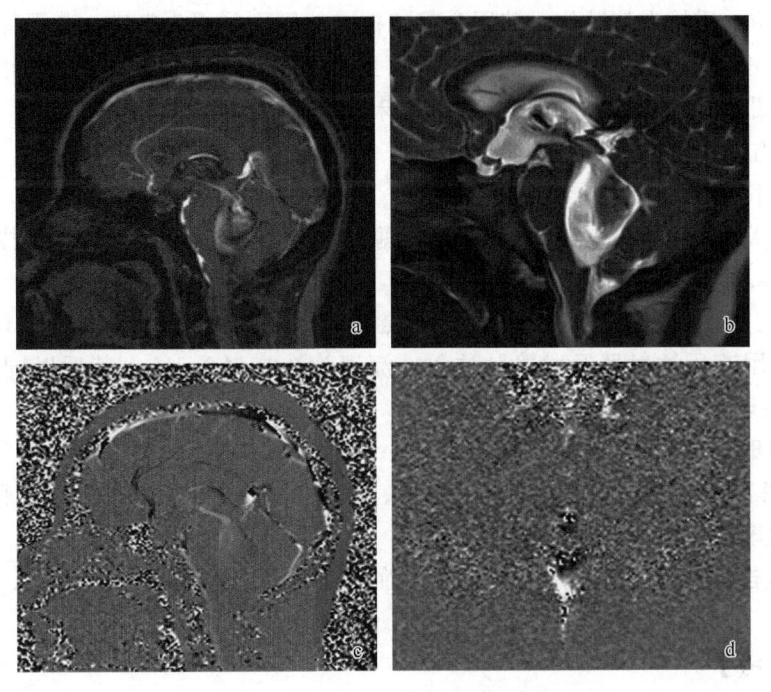

图 12-2 2D-PC 法流体流速图
a. 定位图；b. T$_2$WI 图；c. 矢状位相位图；d. 横断位相位图

【诊断要求】 血管与背景组织要有很好的对比，血管走行连续；3D-TOF 多个块间重叠合理，无明显的信号强弱差异。

【检查注意事项】

1. TOF-MRA 扫描层面一般垂直于血管走行。另外，在 TOF 血管成像中，通过在成像区域远端或近端放置预饱和带，可选择性地对动脉或静脉成像。

2. 2D-TOF 实际扫描中层面之间要有一定重叠，可提高 2D-TOF-MRA 的分辨力，降低了层面间的黑线伪影，使血管显影均匀。

3. CE-MRA 应根据对比剂到达血管的时间来设定最佳数据采集时间,有目的地选择动脉或静脉成像。用于这种动态 CE-MRA 的脉冲序列的扫描时间要求非常短,一般为 7~20s。胸、腹部磁共振血管成像应行屏气扫描。另外,根据不同的临床检查目的和采集技术,CE-MRA 对比剂注射剂量一般为 0.1~0.3 mmol/kg。

【实验目的】 熟悉各种磁共振血管成像技术的原理、特点和适应证;熟悉磁共振血管成像的扫描前准备与扫描技术。

【实验内容】 磁共振血管成像扫描前的准备和正确体位;磁共振血管成像的扫描方式、序列、参数和范围的选择。

【实验器材】 MR 成像系统;图像后处理工作站;头部相控阵线圈、体部相控阵线圈;双管 MR 专用高压注射器。

【实验方法】 同十一章第三节实验一。

【实验步骤】

1. 扫描前准备

(1)~(6) 见第十一章第三节实验一。

(7) 体位:受检者仰卧位,若用头部相控阵线圈则采用头先进,若用体部相控阵线圈则采用足先进,双手置于身体两侧或两臂上举抱头,身体尽量置于床面正中。将检查部位置于线圈中,定位线对准线圈中线,移床至磁体中心。

2. 检查方法

(1) 平扫:三平面定位,3D-TOF-MRA,2D-TOF-MRA,2D-PC-MRA。

(2) CE-MRA 扫描:3D-T_1WI 动态增强薄层扫描。腹部 3D 动态增强扫描的动脉期延时为 13~17s。

(3) 对比剂注射方式:对比剂采用含钆磁共振对比剂,剂量为 0.1~0.3 mmol/kg,采用磁共振专用高压注射器经肘静脉注入,流速为 2.0~4.0 ml/s,其后以同样流速注入 20~30 ml 生理盐水冲洗管内残留对比剂。

【实验学时】 2 学时。

【实验总结】 扫描前准备;TOF-MRA、PC-MRA 和 CE-MRA 的特点和适用范围;3D 动态增强多期扫描时相的正确选择。

【实验报告】 根据实验观察记录磁共振血管成像的检查步骤、扫描方式、序列、参数、范围。

【实验思考】

1. 磁共振血管成像扫描前有何准备工作?
2. 磁共振血管成像扫描的注意事项。
3. 磁共振血管成像扫描的常用方法。

第二节 磁共振扩散加权成像技术

实验一 磁共振扩散加权成像技术实验

【临床概述】 DWI 是目前唯一能够无创性检测活体组织内水分子扩散运动的方法,

可间接了解细胞的密度、功能状态及微观结构的改变，进而反映细胞增殖等级、核浆比等定量信息。DWI 显示急性脑梗死非常敏感，同时对肿瘤的鉴别起着非常重要的作用，已成为常规序列的重要补充。同时 DWI 利用单指数模型中表观扩散系数（apparent diffusion coefficient，ADC）可一定程度量化活体中的水分子扩散运动。

【诊断要求】 磁敏感伪影少，几何变形小，有较好的信号分辨力和较高的空间分辨力。

【检查注意事项】 DWI 扫描时要选择适当的扩散敏感梯度因子（b 值）。随着 b 值增大，水分子扩散对图像信号影响增加，但图像信噪比下降、几何变形增加，且梯度脉冲的周围神经刺激增加。使用高 b 值时要权衡利弊，选择合适的 b 值。

【实验目的】 掌握磁共振扩散成像技术的原理、特点、适应证和图像后处理；熟悉磁共振扩散多 b 值成像的扫描方法和 b 值选择原则。

【实验内容】 磁共振扩散成像扫描前的准备和正确体位；磁共振扩散的扫描方式、序列、参数范围；磁共振扩散多 b 值成像的扫描方法及 b 值选择；磁共振扩散成像的后处理及 ADC 值的测量。

【实验器材】 MRI 成像系统，后处理工作站，头部相控阵线圈、体部相控阵线圈。

【实验方法】 同第十一章第三节实验一。

【实验步骤】

1. 扫描前准备 见第十一章第三节实验一。

2. 检查方法 三平面定位，多 b 值 DWI 序列（或多次不同 b 值的单 b 值 DWI 序列）行头部 DWI 扫描或体部 DWI 扫描；图像后处理及 ADC 值的测量。

【实验学时】 2 学时。

【实验总结】 磁共振扩散成像技术的特点和适应证；b 值的合理选择；磁共振扩散成像技术的图像后处理方法。

【实验报告】 根据实验观察，记录磁共振扩散成像的检查步骤、扫描方式、序列、参数、范围与图像后处理方法。

【实验思考】

1. 磁共振扩散成像扫描前准备工作及注意事项。
2. 磁共振扩散成像、扩散张量成像扫描的常用方法。
3. 低 b 值扩散成像与高 b 值扩散成像各有何特点？

第三节　fMRI 检查技术

实验一　fMRI 检查技术实验

【临床概述】 广义的 fMRI（functional magnetic resonance imaging）包括扩散加权成像（DWI），灌注加权成像（PWI），扩散张量成像（DTI），血氧水平依赖（BOLD）效应的脑功能成像以及磁共振波谱分析（MRS）。脑功能 fMRI 研究最多的为静息态和任务态两种，前者受检者在安静的状态下进行磁共振数据采集，后者则是给予受检者一个任务，在受检者进行任务状态下进行磁共振数据采集，两者均能得到相应状态下的脑回馈信息，依次判断脑部功能状态来判断人的各种功能和躯体以及疾病的联系，从而对生理疾病和心理疾病进行诊断和治疗。

【诊断要求】 了解 fMRI 技术的原理、特点、临床应用及成像效果。

【检查注意事项】 确保即将进行 fMRI 成像的受检者没有磁共振检查禁忌证；调节、检查设备，使设备能完成此次实验。

【实验目的】 掌握 fMRI 技术的原理；了解脑 fMRI 技术的后处理。

【实验内容】 进行 fMRI 序列成像；fMRI 后处理软件的应用。

【实验器材】 MRI 扫描仪及后处理工作站；头部相控阵线圈及辅助设备。

【实验方法】 严格按照设备的要求进行开机，准备好线圈；学生分成两组：一组由老师指导在学生间相互检查，另一组对已有数据进行分析；随后互换。

【实验步骤】

（1）～（6）见第十一章第三节实验一。

（7）选择线圈：头部相控阵线圈。

（8）体位：同相应检查部位一致。

【实验学时】 2 学时。

【实验总结】 静息态 fMRI 的特点；数据分析的步骤和结果。

【实验报告】 fMRI 的原理和相关概念与临床应用。

【实验思考】

1. fMRI 在脑功能皮层定位中的应用？
2. fMRI 在神经外科手术中的应用？

第四节 MR 波谱检查技术

实验一 MR 波谱检查技术实验

【临床概述】 磁共振波谱（magnetic resonance spectroscopy，MRS）是基于氢原子核所处的分子结构不同，在相同磁场下所产生进动频率不同（化学位移），将化合物进行区分的成像技术，通常分为单体素和多体素成像。MRS 无创地显示组织代谢物浓度变化从而反映功能信息，从细胞层面对活体器官组织化合物或代谢物的含量和浓度变化进行不同化学位移采集。^{1}H MRS 为最常用的方法，可对神经元丢失、神经胶质增生、脂肪浸润等组织代谢变化进行定量分析。在脑部和体部的疾病的定量早期诊断、预后及鉴别诊断、疗效评估等方面具有重要价值（图 12-3）。

【诊断要求】 了解 MRS 成像的基本原理、特点、临床应用及成像效果影响因素。

【检查注意事项】 确保即将进行 MRS 成像的受检者没有磁共振检查禁忌证；调节、检查设备，使设备能完成此次实验。

【实验目的】 掌握 MRS 的原理、序列特点和临床应用及后处理方法。

【实验内容】 磁共振波谱成像数据采集；MRS 后处理软件的操作。

【实验器材】 超导型 MRI 成像系统及后处理工作站；头部，颈部和体部线圈。

【实验方法】 同本章第二节实验一。

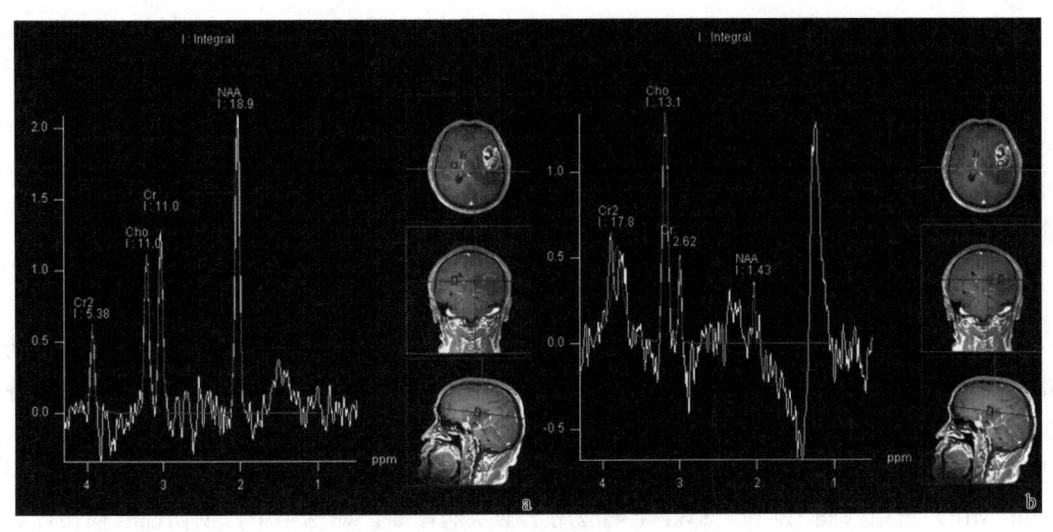

图 12-3　多体素 MRS 胶质瘤成像图

a. 对照侧正常脑组织 MRS 图；b. 脑胶质瘤 MRS 图。由图可见胶质瘤处 Cho 峰升高，NAA 峰显著下降

【实验步骤】

1. 扫描前准备

（1）～（6）见第十一章第三节。

（7）根据检查部位选择相应的线圈，包括头线圈、颈线圈或体部线圈。

（8）体位：同相应检查部位一致。

2. MRS 成像序列的原理和应用　在相同外加磁场作用下，人体中氢质子因所处化学环境不同，核外电子云密度不同和所受屏蔽作用的不同，导致质子进动频率不同。因此，水、NAA（N-乙酰天冬氨酸）、Cr（肌酸）、Cho（胆碱）、脂肪的共振峰位置不同。

在正常组织中，代谢物以特定的浓度存在，当组织发生病变时，代谢物浓度发生改变。磁共振波谱主要测量水氢质子与脂肪氢质子共振峰，两者在 1.5T 场强下频率相差 220 Hz；在这两个峰之间还有多种浓度较低的代谢物所形成的共振峰，如 NAA、Cr、Cho 等，这些代谢物的浓度与水和脂肪相比非常低。MRS 需要通过匀场抑制水和脂肪信号，才能显示这些微弱的共振峰。

MRS 谱线常用参数：①共振峰的共振频率的中心——峰的位置：质子化学位移决定化合物共振峰位置。②共振峰下的面积和共振峰的高度：在磁共振波谱中，共振峰占有的面积与产生信号的质子数目成正比。在研究波谱时，共振峰下的面积比峰的高度更有价值，因为它不受磁场均匀度的影响，对噪声相对不敏感。③半高宽：指共振峰高度一半时吸收峰的宽度，代表波谱分辨力。

【实验学时】　2 学时。

【实验总结】　单体素及多体素 MRS 的序列类型及各自的特点；不同部位 MRS 的定位与成像。

【实验报告】　磁共振波谱成像的原理和相关概念、临床应用情况。

【实验思考】
1. 频率之差表示的化学位移与磁场强度的关系是什么？
2. 匀场技术在 MRS 中的作用有哪些？

第五节　磁敏感加权成像技术

实验一　磁敏感加权成像技术实验

【临床概述】　磁敏感加权成像（susceptibility weighted imaging，SWI）利用局部磁场本身固有性质产生的组织之间内在的磁敏感特性差别形成对比，将处理后的相位信息叠加到磁矩图上，有利于细小静脉以及微小出血的显示。在 SWI 图像中，静脉表现为低信号，由于层厚很小，只有通过三维显示才能显示完整的静脉血管形状，可选择最小密度投影（min MIP）重组（图 12-4）。SWI 早期应用于脑疾病诊断，如脑卒中，创伤性脑损伤，近年来在体部疾病诊断中也显示出优势，如肝硬化铁沉积、前列腺癌、脊髓损伤和椎间盘变性等病变。

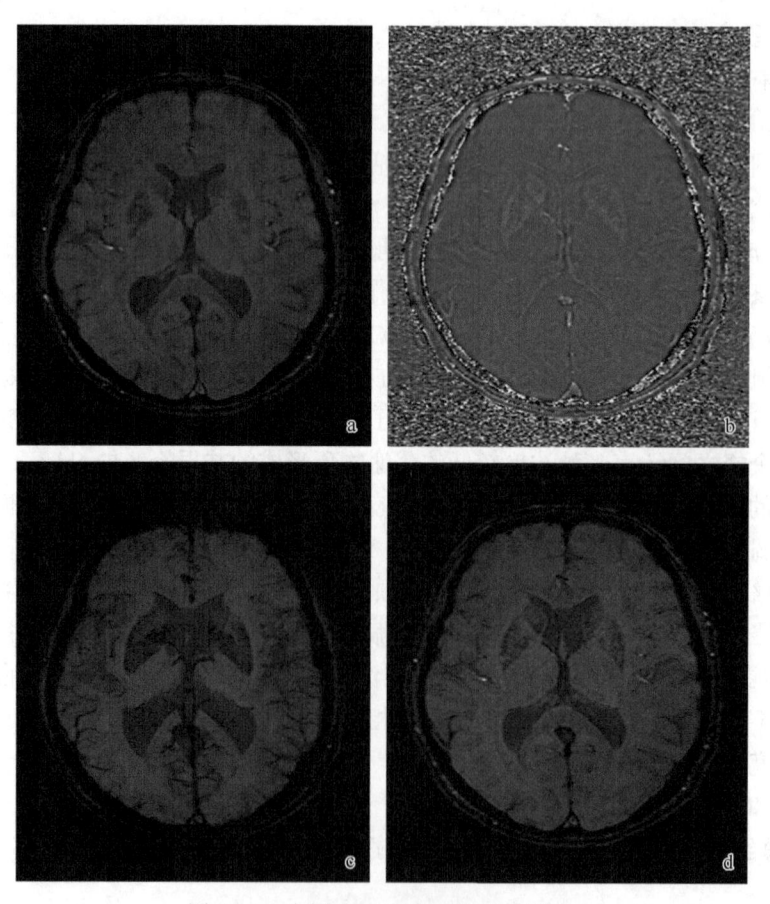

图 12-4　头颅 SWI 观察微静脉异常图
a. 磁矩图；b. 相位图；c. 最小密度投影图：微静脉清晰显示；d. SWI 图

【诊断要求】　了解 SWI 技术的原理、特点、临床应用及影响图像质量的因素。

【检查注意事项】 确保即将进行 SWI 成像的受检者没有磁共振检查禁忌证。

【实验目的】 掌握磁敏感加权成像技术的原理、序列特点和临床应用；了解磁敏感加权成像技术图像后处理。

【实验内容】 扫描磁敏感加权成像技术序列；对磁敏感图像进行图像后处理。

【实验器材】 MR 成像系统及图像后处理工作站、头部和体部及关节线圈。

【实验方法】 同本章第四节实验一。

【实验步骤】

1. 扫描前准备

（1）～（6）见第十一章第三节实验一。

（7）选择与检测部位匹配的线圈。

（8）体位：同相应检查部位一致。

2. 磁敏感加权成像序列的原理和应用 磁敏感加权成像包括相位图和幅度图，二者可以分别加以分析，也可以经后处理进行图像融合。SWI 再通过以下图像处理方法把原始相位图与磁矩图融合产生一个新的磁矩图，以增加磁矩图的对比和增加组织间的磁敏感度差异。首先在进一步处理前先对相位图像进行高通滤波以去除由于空气-组织界面以及主磁场的不均匀性对相位造成的低频扰动，得到校正的相位图。第二步是建立一个新型的相位图，叫作相位蒙片。相位蒙片是用来抑制具有特定相位像素的、对顺磁物质与周围实质和脑脊液相比磁场的增加导致负性相位，为了利用这种负性相位，通过设置所有的相位标准化值在 0 和 ±P 之间产生相位蒙片。

【实验学时】 2 学时。

【实验总结】 常见的磁敏感物质的种类及其对检查的影响；小静脉成像的基本原理。

【实验报告】 磁敏感加权成像的原理和相关概念；磁敏感加权成像技术的优点和局限性。

【实验思考】

1. SWI 可否进行定量分析物质的磁敏感效应？
2. 对比剂能否对磁敏感成像造成影响？

第六节 脂肪抑制检查技术

实验一 脂肪抑制检查技术实验

【临床概述】 MRI 脂肪抑制检查技术主要基于化学位移和 T_1 弛豫时间差别进行成像。常用的脂肪抑制技术有频率选择饱和技术，STIR 技术、频率选择反转脉冲脂肪抑制技术、水激励技术、同反相位技术和基于化学位移的水脂分离技术（图 12-5）等。由于脂肪组织 T_1 弛豫较短，在许多成像序列中呈现高信号，可能掩盖水肿、炎症和肿瘤，影响诊断效能。脂肪抑制技术有着极为重要的价值，不仅可以减少运动伪影、化学位移伪影或其他相关伪影，也可以增加图像的组织对比。

【诊断要求】 了解各种脂肪抑制检查技术的原理、特点及临床应用；了解影响脂肪抑制效果的因素。

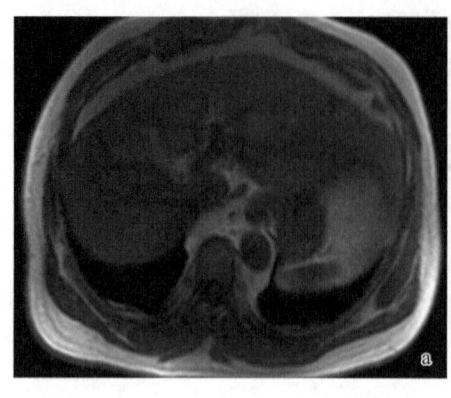

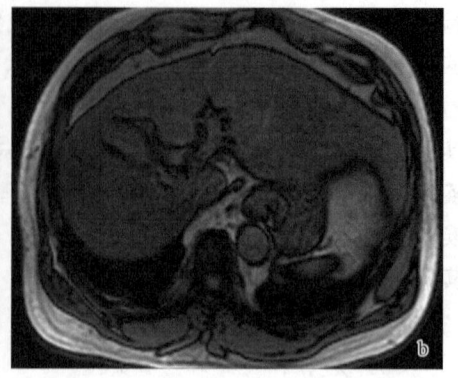

图 12-5　同反相位图

a. 同相位图病灶显示不明显；b. 反相位图清晰显示病灶

【检查注意事项】　确保即将进行脂肪抑制成像的受检者没有磁共振检查禁忌证；去除影响脂肪抑制效果的材料如中药膏药、有金属拉链的衣服等材料。

【实验目的】　掌握各种脂肪抑制成像技术的原理、序列特点和临床应用；掌握影响脂肪抑制效果的因素。

【实验内容】　对各种脂肪抑制成像技术的序列进行成像。对不同脂肪抑制效果的图像进行评价。

【实验器材】　MR 成像系统及图像后处理工作站，依据不同检查部位选用相对应的 MR 线圈。

【实验方法】　同第十一章第三节实验一。

【实验步骤】

1. 扫描前准备

（1）～（6）见第十一章第三节实验一。

（7）选择线圈：依据不同检查部位选用相对应的 MR 线圈。

（8）体位：同相应检查部位一致。

2. 各脂肪抑制成像技术

（1）频率选择饱和法：最常用的脂肪抑制技术之一。具体操作为在扫描序列中选用 fat sat。特点：①高选择性。主要抑制脂肪组织信号，对其他组织的信号影响较小。②可用于多种序列。③场强依赖性较大，在中高场强下使用可取得好的脂肪抑制效果。④对磁场的均匀度要求很高。⑤进行大 FOV 扫描时，视野周边区域脂肪抑制效果较差。⑥增加人体射频能力的吸收。

（2）STIR 技术：常用的脂肪抑制技术之一。

选用 IR 序列，1.5 T，IR 值选 150～180 ms；3.0 T，IR 值选 200～240 ms。特点：①场强依赖性低。②对磁场的均匀度要求较低。③大 FOV 扫描能取得较好的脂肪抑制效果。④信号抑制的选择性较低。

（3）频率选择反转脉冲脂肪抑制技术：一种新的脂肪抑制技术。

具体操作为在扫描序列中选用 SPAIR。特点：①少量增加扫描时间。②一次预脉冲激发即完成三维容积内的脂肪抑制。③几乎不增加射频能量吸收。④对场强的强度和均匀度要求较高。

【实验学时】 2学时。
【实验总结】 磁场强度、均匀性及IR值设定对脂肪抑制效果的影响。
【实验报告】 频率选择饱和法与STIR的原理、特点及意义。
【实验思考】
1. 脂肪抑制技术为什么可以减少运动伪影？
2. 各种脂肪抑制技术在颈部T_2加权像的优缺点？

第七节 门控技术

实验一 门控技术实验

【临床概述】 MRI门控主要包括呼吸门控技术、心电门控技术及外周门控技术。在脉冲序列的每一重复过程中，可以在脏器和/或呼吸循环的相同点收集相同的数据。呼吸门控/触发常用于采集PDWI或T_2WI，其有效TR由呼吸间隔和门控确定。对于既不能屏住呼吸也无法保持一致呼吸特征的严重受检者，应使用呼吸门控/触发来代替呼吸补偿或屏气检查。数据采集通常是在呼吸循环的呼气末期内完成。

外周门控采用光脉传感器来检测受检者的脚趾或手指的血管床中的血液流动变化。光脉冲波形显示血流情况，而不是心电活动。血流峰值出现在波形（R波）峰值处，外周门控在识别出R波到来后开始采集。序列TR取决于受检者心率。MRI门控技术的主要目的就是减少胸腹部成像中的生理性运动伪影。

【诊断要求】 了解各种门控技术的安放和门控触发的设置与安放。

【检查注意事项】 确保即将进行门控安放的受检者没有检查禁忌证。

【实验目的】 了解生理窗内各个门控的显示及其参数的设置；掌握各种门控技术的原理、门控设备的安放和注意事项；了解各门控技术的应用和限制。

【实验内容】 各个门控技术的安放和设置；心电电极安放的方式和注意事项；两种及两种以上门控技术组合的利用；门控技术和序列的配合。

【实验器材】 MR成像系统、心脏专用线圈及图像后处理工作站；门控设备和MRI专用电极片。

【实验方法】 见第十一章第三节实验一。

【实验步骤】

1. 扫描前准备

（1）～（6）见第十一章第三节实验一。

（7）选择线圈：体线圈、矩阵线圈。

（8）体位：受检者仰卧位，头先进，双手置于身体两侧；安放呼吸带，贴上MRI专用电极，连接好心电门控和PP传感器，按设备要求放置线圈。

2. 门控传感器的安放

（1）呼吸门控传感器的安放：将传感器放到受检者上腹或下胸部；使用呼吸绷带固定传感器。

（2）心电门控传感器的安放：严格按照各厂家的要求安放电极（必需用MRI专用电

极）；连接 ECG 电极，心电信号同步到 MRI 系统上。

(3) 周围脉冲控传感器的安放：安放于指尖；扫描期间不应移动手指。

【实验学时】 2学时。

【实验总结】 呼吸门控及周围脉冲传感器的应用；生理信号的显示和设置；受检者的配合直接影响门控触发的图像质量。

【实验报告】 记录各种门控设备的安放步骤和注意事项，以及心电同步的方法。

【实验思考】

1. 各种门控信号能不能用于生命体征的监控和诊断？
2. PP 信号太弱怎么调整？
3. 受检者在磁体外的心电信号好，进入磁体中心后信号很差，如何解决？

第八节 MR 定量分析技术

实验一 MR 灌注加权成像技术实验

【临床概述】 磁共振灌注加权成像（perfusion weighted imaging，PWI）通过评价组织微循环血流动力学情况来无创评价组织的活力和功能，在卒中、肿瘤定性和手术的疗效评价中广泛应用。根据不同的成像原理，PWI 的检查方法主要有两种：

(1) 动脉自旋标记（arterial spin labeling，ASL）：先采用反转脉冲标记动脉血中质子，这些质子经过扫描层面时因被标记而得以检测成像，或先对成像层面施以饱和脉冲，当未饱和质子进入该层面时得以检测成像。

(2) MR 对比剂增强法：当对比剂进入毛细血管床时，组织血管腔内的磁敏感性增加，引起局部磁场的变化，进而引起邻近氢质子共振频率的改变，后者引起质子自旋失相位，导致 T_1、T_2 或 T_2^* 弛豫时间缩短。对比剂在首过期间，主要存在于血管内，血管外极少，血管内外浓度差异大，信号变化受其他因素影响很小，故能反映组织血液灌注的情况。

采用 MR 对比剂增强法 PWI 可得到对比剂通过组织的时间-信号曲线，并由此推算出局部组织的血流灌注情况。其常用定量参数包括：脑血容量（cerebral blood volume，CBV），脑血流量（cerebral blood flow，CBF）、平均通过时间（mean transit time，MTT）和达峰时间（time to peak，TTP）等。CBF、HBV 和 MTT 三者间的关系为 CBF=CBV/MTT（图 12-6）。

磁共振灌注加权成像已广泛应用于中枢神经系统、心脏、乳腺、肺、肾脏及前列腺等部位的疾病诊断。中枢神经系统的应用最为成熟，脑缺血、脑肿瘤及其他颅内和颅外病变的血流动力学研究和临床业务开展比较普遍。心肌灌注研究可发现梗死心肌，区别梗死和梗死后再灌注。

【诊断要求】 PWI 的原始图像要有足够的时间分辨力、空间分辨力和软组织分辨力，无明显伪影和几何变形。

【检查注意事项】 采用对比剂首过法 PWI 要选择适当的扫描方式，并选用对应的后处理方式。

【实验目的】 熟悉 PWI 的适应证；掌握 PWI 扫描前准备及扫描技术。

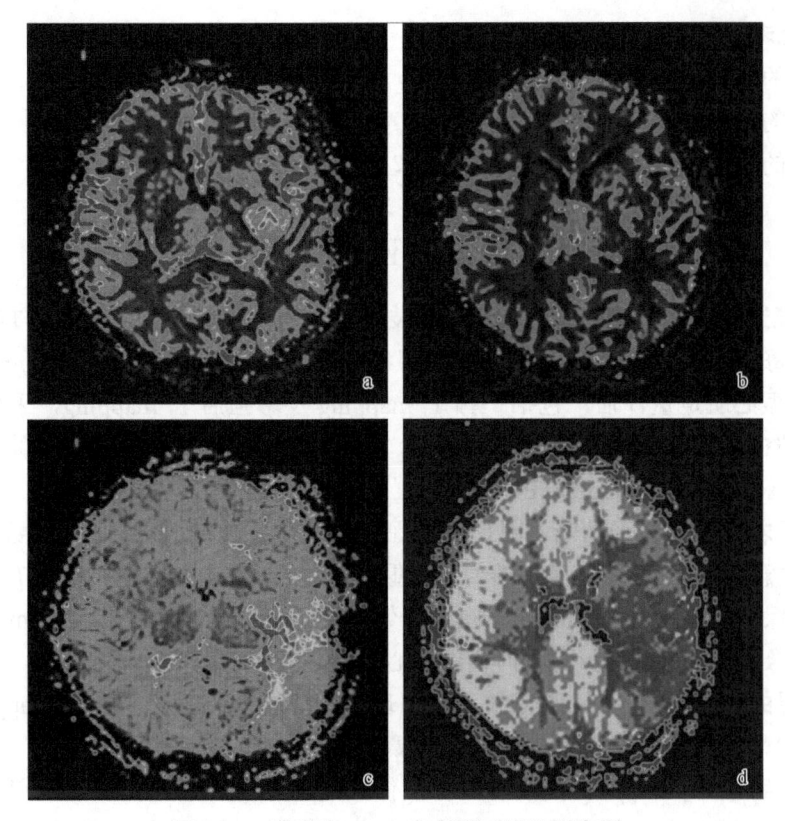

图 12-6 增强法 PWI，左侧颞叶灌注增高图
a. CBV 图；b. CBF 图；c. MTT 图；d. TTP 图

【实验内容】 头颅或腹部 PWI 扫描体位的摆放，PWI 扫描方式、序列、参数和范围，PWI 扫描的步骤及注意事项。

【实验器材】 MR 成像系统及头部相控阵线圈；磁共振专用双管高压注射器。

【实验方法】 同第十一章第三节实验一。

【实验步骤】

1. 扫描前准备

（1）～（6）见第十一章第三节实验一。

（7）体位：头颅 PWI 选用头部相控阵线圈，受检者仰卧位，头先进，双手置于身体两侧，身体正中矢状位对准床面正中，头部置于线圈正中。

2. 检查方法

（1）三平面定位。T_1WI、PWI 序列（40 时相）。

（2）对比剂注射方式：对比剂采用含钆磁共振对比剂，剂量为 0.1 mmol/kg，经肘正中静脉团注，流速为 3～5 ml/s。对比剂注射与 PWI 扫描同步启动。

（3）PWI 后处理及参数测量。

【实验学时】 2 学时。

【实验总结】 PWI 扫描使用范围；PWI 成像扫描、参数、范围。

【实验报告】 根据实验观察和记录写出实验报告。

【实验思考】
1. PWI 的原理是什么？
2. PWI 的扫描方式是什么？
3. PWI 的后处理方法及定量参数的意义？

实验二 T₁ mapping 检查技术实验

【临床概述】 T₁ 值测量即 T₁ mapping 技术是固定序列 TE，改变 TR、TI 或 FA，软件通过计算每个像素的 T₁ 值的一种磁共振组织量化分析技术。目前 T₁ mapping 主要应用于心脏磁共振心肌定量评估，包括平扫 T₁ mapping 及增强后 T₁ mapping，采集过程中需连接心电门控。测得心肌平扫 T₁ 值、增强后 T₁ 值及血细胞比容后，还可计算得到心肌细胞外容积（extracellular volume，ECV）。

【诊断要求】 MR 图像清晰，对比度良好；增强前后 T₁ mapping 序列参数一致。

【检查注意事项】 心脏定量扫描十分注重受检者的呼吸配合；若要进行 T₁ mapping 增强扫描，应保持增强前后 T₁ mapping 序列参数一致，在注入钆对比剂后 12 min 及 25 min 左右进行图像采集；心脏定量扫描时需结合心电门控技术。

【实验目的】 熟悉 T₁ mapping 技术的原理、特征及适应证；掌握 T₁ mapping 技术参数（表 12-1）、检查前准备、扫描技术及图像后处理分析。

【实验内容】 T₁ mapping 扫描前准备及体位摆放方法；划定扫描基线和确定扫描范围；选择 T₁ mapping 的扫描方式、序列并确定成像参数；手动测量心肌组织的 T₁ 值。

【实验器材】 MRI 扫描仪、MRI 图像后处理工作站、体部相控阵线圈或心脏专用相控阵线圈、双筒 MR 专用高压注射器。

【实验方法】 见十一章第三节实验一。

表 12-1 T₁ mapping 主要扫描技术参数

序列	T₁ mapping（MOLLI）	
场强	1.5T	3T
Preparation	Non-selective inversion recovery	Non-selective inversion recovery
Flip angle	35°	35°
Image matrix	192×128	256×180
Acquisition	Single shot SSFP	Single shot SSFP
Bandwidth (Hz/pixel)	1090	1045~1028
Parallel acquisition	SENSE/2	GRAPPA/2
Slice thickness TI increment	8 mm	6 mm
TI increment	80 ms	—
Acquisition window	202 ms	—
Inversion/ saturation	3	3
Acquisition heartbeats	3，3，5	3，3，5
Recovery heartbeats	3，3，1	3，3，1
Acquisition time	17 RR	17 RR

续表

序列	T$_1$ mapping（MOLLI）	
TI/saturation time	100 ms	91 ms
Echo spacing	2.5 ms	2.6~2.7 ms

【实验步骤】

1. 扫描前准备

（1）~（6）见第十一章第三节实验一。

2. 平扫检查

（1）扫描体位：受检者足先进，仰卧位，双上肢置于身体两侧。将心脏置于线圈中心，定位线对准线圈中点，将受检者送入磁体中心。

（2）扫描基线：心脏定量扫描时取心脏短轴位（两腔心位）和长轴位（四腔心位），具体参见心脏 MR 扫描。

（3）扫描范围：心脏短轴位定量扫描时，包括心尖至左心室基底部（即二尖瓣处），具体见心脏 MR 扫描。

3. 增强检查

（1）扫描序列：同平扫 T$_1$ mapping。

（2）对比剂注射方案：在高压注射器中装配钆对比剂和生理盐水。通常，对比剂按 0.2mmol/kg 计算，注射方式推荐采用高压注射器经肘正中静脉团注，对比剂流速为 1.0~1.5ml/s。

4. 图像分析

（1）将扫描图像输入到 MR 图像后处理工作站，在 T$_1$ mapping 专用分析软件上进行图像分析和测量（图 12-7）。

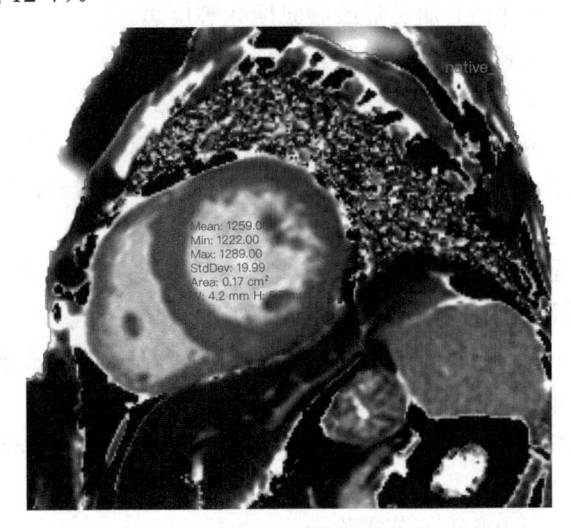

图 12-7 心脏短轴位平扫 T$_1$ mapping 图像

（2）扫描左心室心底段、心中段、心尖段短轴位各 1 层，手动勾画，避开心腔和心外膜外脂肪组织。

（3）采用图像后处理软件，在 T_1 mapping（增强前、后）的伪彩图上（相同位置）勾画感兴趣区并进行数据测量，感兴趣区面积约 50mm²。

【实验学时】 2 学时。

【实验总结】 T_1 mapping 技术可以直接测量组织的 T_1 弛豫时间，实现精准定量；心肌的正常 T_1 值，在磁场强度为 1.5T 时 T_1 值为 950～1140ms，在 3.0T 时为 1050～1500ms。T_1 值延长在多种病理情况下出现；心肌增强后的 T_1 值，较平扫有所减小，但心肌异常区域减小更多。心脏 T_1 mapping 技术图像质量受到诸多因素影响，如受检者心率、心律和屏气效果等。

【实验报告】 根据实验观察记录 T_1 mapping 成像技术的检查步骤、扫描方式、序列、参数和扫描范围。

【实验思考】

1. 心脏 T_1 mapping 扫描前有何准备工作？
2. 简述心脏 T_1 mapping 的临床应用价值。
3. 简述急性心肌梗死 T_1 mapping 图像信号特点。

实验三　T_2 mapping 检查技术实验

【临床概述】 T_2 mapping 测量的是组织的 T_2 值，即横向弛豫时间，它可以提供有关组织水含量、纤维化和炎症程度等信息。测量 T_2 值的金标准是采用多回波自旋回波序列，即在相同的 TR 下，通过多个不同的回波时间（echo time，TE）获取多幅 T_2 加权的图像以得到不同的信号强度值。计算机拟合这些信号强度值生成不同色阶的伪彩图，即为组织的 T_2 弛豫时间图，在此图上勾画感兴趣区以获取 T_2 值。T_2 值反映相应组织的水含量，T_2 mapping 主要用于定量评估心肌炎症或心肌梗死等疾病。

【诊断要求】 图像清晰、对比度良好，无明显伪影。

【检查注意事项】 心脏定量扫描前务必连接呼吸门控和心电门控，扫描过程中使用并行采集技术和局部匀场技术减少磁敏感伪影以提高扫描图像质量；对于配备有心脏专用相控阵线圈时，优先选择心脏专用相控阵线圈。心脏定量扫描时需受检者心律稳定，呼气末屏气扫描。

【实验目的】 熟悉 T_2 mapping 技术的原理、特征及适应证；掌握 T_2 mapping 序列参数（表 12-2）、检查前准备、扫描技术及图像后处理分析。

【实验内容】 T_2 mapping 扫描前准备及体位摆放方法；划定扫描基线及确定扫描范围；选择和设置 T_2 mapping 的扫描方式、序列和参数。

【实验器材】 MRI 扫描仪、MRI 图像后处理工作站、体部相控阵线圈或心脏专用相控阵线圈筒。

【实验方法】 同第十一章第三节实验一。

表 12-2　T_2 mapping 主要扫描技术参数

序列	T_2 mapping	
场强	1.5T	3T
Preparation	Non-selective T_2-preparation	Non-selective T_2-preparation
Flip angle	40°	70°
Image matrix	96×160	176×144
Acquisition	Single shot SSFP	Single shot SSFP
Bandwidth（Hz/pixel）	1488	1093
Parallel acquisition	GRAPPA/2	GRAPPA/2
Slice thickness TI increment	8 mm	6 mm
T_2-prep time	0，24，55（ms）	0，24，55（ms）
Acquisition heartbeats	3	3
Recovery heartbeats	4	4
Acquisition time	7 RR	7 RR
Echo spacing	2.6 ms	2.4 ms

【实验步骤】

1. 扫描前准备

（1）~（6）见第十一章第三节实验一。

2. 检查方法

（1）扫描体位：受检者足先进，仰卧位，双上肢置于身体两侧。将心脏置于线圈中心，定位线对准线圈中点，将受检者送入磁体中心。

（2）扫描基线：心脏定量扫描时取心脏短轴位（两腔心位）和长轴位（四腔心位），具体参见心脏 MR 扫描。

（3）扫描范围：心脏短轴位定量扫描时，包括心尖至左心室基底部（即二尖瓣处），具体参见心脏 MR 扫描。关节定量扫描以感兴趣区为主。

（4）T_2 mapping 序列扫描采用多回波的快速自旋回波序列。

3. 图像分析　将扫描图像输入到 MR 后处理工作站，在 T_2 mapping 专用分析软件上进行图像分析和测量；扫描左心室心底段、心中段、心尖段短轴位各 1 层，手动勾画，不包含心腔和心外膜外脂肪组织；感兴趣区尽量同 T_1 mapping（增强前、后）进行数据测量，大小约 50mm²。

【实验学时】　2 学时。

【实验总结】　T_2 mapping 的成像原理与 T_1 mapping 相似，通过对采集的一系列图像进行拟合得到 T_2 衰减曲线，进而得到 T_2 mapping。正常成年人的 T_2 值，1.5T 的平均值为 52ms，3.0T 的平均值为 46ms，急性心肌梗死、心肌炎、心脏移植排斥反应等引起心肌水肿均会导致 T_2 值的增加。T_2 mapping 通常可用于诊断心脏炎症和心肌水肿。

【实验报告】　记录 T_2 mapping 成像技术的检查步骤、扫描序列、参数和扫描范围。

【实验思考】
1. 心脏 T_2 mapping 成像扫描前有何准备工作？
2. 心脏 T_2 mapping 的临床应用价值？
3. 心肌炎 T_2 mapping 图像信号如何解读？
4. T_2 mapping 技术还可以应用于临床哪些组织和器官？

实验四　定量磁化率检查技术实验（QSM）

【临床概述】　定量磁化率成像（quantitative susceptibility mapping，QSM）信号特点是基于 GRE 序列，在 SWI 的基础上对相位图进行拟合得到局部组织场图，依靠微小的场强变化，利用反卷积方法将磁场进行复杂的由场到源的反演计算，直接绘制定量组织磁化率分布图，可以准确获得每个体素的相对磁化率，实现磁化率的定量测量。QSM 利用定量磁化率成像可以定量分析组织铁含量、钙化和血氧饱和度。

【诊断要求】　图像对比度良好，无明显伪影。

【检查注意事项】　扫描时注意受检者制动，对于精神行为异常受检者应考虑临床镇静处理；轴位基线应平行于 B_0 场，有利于磁敏感的准确性。

【实验目的】　熟悉 QSM 的原理、信号特点及适应证；掌握 QSM 技术的检查前准备、扫描技术及图像后处理分析。

【实验内容】　QSM 扫描前准备；选择和设置 QSM 成像的扫描方式、序列和参数，测量不同脑组织的磁化率。

【实验器材】　MRI 扫描仪，MRI 图像后处理工作站或 QSM 专用图像处理软件，颅脑相控阵线圈。

【实验方法】　见十一章第三节实验一。

【实验步骤】

1. 扫描前准备

（1）~（6）见第十一章第三节实验一。

（7）线圈：选择颅脑相控阵线圈，推荐 32 通道颅脑线圈。

2. 检查方法

（1）扫描体位：同十一章第三节实验一。

（2）扫描基线：平行于前后联合的连线，具体参见颅脑 MR 扫描。

（3）扫描范围：颅顶至颅底，包含颅脑软组织，具体参见颅脑 MR 扫描。

（4）成像参数：用三维 GRE 方法获取的相位和磁矩图像作为输入数据。采用多回波采集进行 QSM 重建，最后回波时间应与特定组织的 T_2^* 值相同或近似，以最大化信噪比，颅脑成像时最后一次 TE 为 30~40ms，回波间隔在 5 ms 以内。

【实验学时】　2 学时。

【实验总结】　QSM 同样利用了相位信息来测量组织的磁化特性，但使用了不同于 SWI 的后处理方法，实现了磁化率的定量测量。目前，QSM 技术已成功应用于铁沉积、血氧饱和度的测量、鉴别出血及钙化等方面。

【实验报告】 记录 QSM 的检查步骤、扫描方式、序列、参数和扫描范围。记录观察脑 QSM 的信号分布特点，测量基底节核团的信号值，分析其成像机制（图 12-8）。

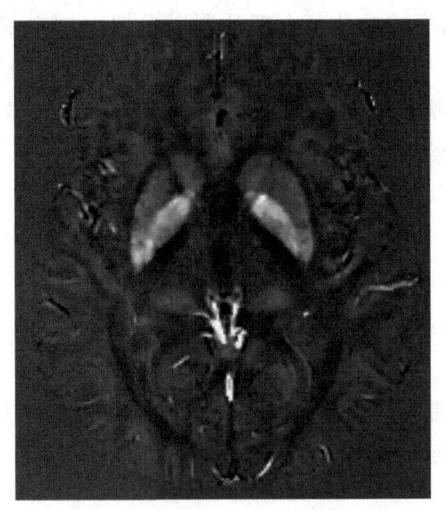

图 12-8 颅脑基底节层面 QSM 图像

【实验思考】
1. QSM 与 SWI 的异同点有哪些？
2. QSM 检查的注意事项有哪些？
3. QSM 图像中高信号和低信号的临床意义是什么？

第九节 MR 弹性检查技术

实验一 MR 弹性检查技术实验

【临床概述】 磁共振弹性成像（magnetic resonance elastography，MRE）通过外部激发装置对感兴趣组织施加连续、动态的剪切波，剪切波在感兴趣组织内传播产生振幅，引起组织微小位移和形变，然后通过 MRI 脉冲序列对组织质点位移进行成像，得到相位图和波形图。经弹性成像处理软件将波形图生成全幅、全定量的彩色编码弹性图，勾画 ROI 得到定量弹性值，从而定量分析感兴趣组织。MRE 作为一种非侵入性定量检测软组织弹性及结构的影像检查手段，可定量分析在体组织的机械性能（硬度）。MRE 最早以及最广泛地被用于肝脏纤维化的诊断分级上。MRE 目前已获得 FDA 的批准，被用于临床检测和诊断。硬件方面，MRE 外部的振动装置已实现最小化和基本自动化，为日常操作提供便利，受检者也无不适感。MRE 的检查时间为 5~10min，易融合到常规磁共振检查流程中。

【诊断要求】 受检者屏气良好，受检组织边缘无"波纹"伪影；波形图、弹力图和幅度图质量良好。

【检查注意事项】 将激发器的前端置于右季肋区并固定，受检者 MRE 扫描前对受检者进行呼气末屏气训练，屏气时长至少 20s。

【实验目的】 熟悉磁共振弹性成像技术的原理及适应证；掌握 MRE 技术的扫描前准备、扫描技术及图像后处理分析。

【实验内容】 MRE 扫描前准备及合理放置激发器；划定基线及确定扫描范围；选择扩散定量成像的扫描方式、序列；幅度图中勾画 ROI，测量组织弹性值。

【实验器材】 MRI 扫描仪、MRI 图像后处理工作站、磁共振弹性成像驱动与激发装置、体部多通道相控阵线圈。

【实验方法】 见十一章第三节实验一。

【实验步骤】

1. 扫描前准备

（1）～（6）见第十一章第三节实验一。

2. 检查方法

（1）扫描体位：被检部位若为肝脏，则将激发器的前端中心置于右季肋区。受检者取仰卧位，足先进，双上肢上举过头且避免交叉。将肝脏置于线圈中心，定位线对准线圈中点。

（2）扫描基线及范围：常规横断面扫描，具体参见肝脏 MR 扫描。

（3）采用二维 SE-EPI-MRE 序列，扫描参数：TR/TE 1000 ms/min full，矩阵 64×64，视野 42 cm×42 cm，层厚 10 mm，层间距 5 mm，层数 7，激励次数 1，带宽 ±250 Hz，驱动器频率 60 Hz，幅度 70%。

3. 图像分析

（1）使用反演算法生成波形图、弹力图和幅度图，不稳定的不可信区域在弹性图形成交叉线区域。

（2）感兴趣区勾画注意：①每层勾画时尽可能大地囊括肝或脾组织；②最小面积为 1.5 cm^2；③避开器官边缘、胆管、血管、杂波区及交叉线覆盖区。最终记录各个感兴趣区测得弹力值的均值。

【实验学时】 2 学时。

【实验总结】 MRE 实现了无创地评估软组织的弹性特性；组织的软硬程度变化和病变的病程以及病理有着密切的联系，很多病变引起的弹性特征改变甚至早于临床表现。MRE 的后处理软件会自动生成波形图、弹性图、彩色弹性图（0～8 kPa）以及置信图覆盖的彩色弹性图。MRE 主要通过测量弹性图的肝脏硬度值评估肝纤维化程度。

【实验报告】 根据实验观察记录磁共振弹性成像技术的检查步骤、扫描方式、序列、参数和扫描范围的设置情况。

【实验思考】

1. 肝脏 MRE 扫描前有何准备工作？
2. 肝脏 MRE 图像质量的影响因素有哪些？
3. 肝脏 MRE 参数图像信号特点如何解读？

第十节　MR 分子检查技术

实验一　MR 分子检查技术实验

【临床概述】 分子影像学是分子生物学和医学影像学高速发展并高度融合的产物，是分子生物学和医学影像学两者各取所长并互相渗透的结晶。

1. MR 分子成像　是借助 MR 成像手段，将传统 MRI 与生物化学、分子生物学等相关学科的技术与原理相结合的重要的分子成像方法。MR 分子成像以组织特异性表达产物作为成像靶点，利用 MR 分子探针在细胞和分子水平了解生物体内生理及病理过程，定性、定量研究基因表达、生物代谢等细胞活动过程。

2. MR 分子探针　是指与靶组织具有较强亲和力，能与体内细胞和组织特异性结合，并产生 MR 信号的对比剂或标志物的分子联合体。由于活体 MRI 敏感性偏低，因此在信号组件磁性材料的选择上一般需要兼顾生物相容性和磁共振信号放大的考虑。

3. MR 分子成像的分类　包括 MR 基因成像、MR 受体-配体成像、MR 干细胞示踪成像、MR 新生血管成像、MR 巨噬细胞成像、MR 凋亡成像、MR "分子开关"成像和 MR 显微成像等。

【诊断要求】 磁共振扫描图像清晰，对比度良好；合理选择成像靶点并与具有 MR 信号放大作用的分子探针充分结合。

【检查注意事项】 根据实际情况和临床需求选择合适的成像靶点；合理借助分子生物及生物化学技术，设计、合成可与靶点特异性结合的分子探针，分子探针必须兼具 MR 信号放大作用。

【实验目的】 掌握 MR 分子成像技术的扫描前准备及扫描技术；熟悉 MR 分子成像技术的原理、特征及适应证。

【实验内容】 MR 分子成像技术扫描前准备及靶向性分子探针的标记；画定扫描基线及确定扫描范围；选择 MR 分子成像的扫描方式、序列。

【实验器材】 MRI 扫描仪、MRI 图像后处理工作站、合适的多通道相控阵线圈、分子显像探针。

【实验方法】 同十一章第三节实验一。

【实验步骤】

1. 扫描前准备

（1）~（6）见第十一章第三节实验一。

（7）体位：受检对象若为实验动物，则取俯卧位，足先进，四肢分别固定且避免交叉。将受检部位置于线圈中间，定位线对准线圈中点。

2. 检查方法　扫描体位、基线及范围同相同部位的普通 MR 扫描。

【实验学时】 2 学时。

【实验总结】 MR 分子影像学的内容包括分子探针和分子成像，合成的分子探针可与选定的靶点特异性地结合，成像则是通过 MR 技术将观察到的信息表现出来；合适的分子探针和扩增方法是分子影像学成像的关键。

【实验报告】 根据实验观察记录MR分子成像扫描技术的检查步骤、扫描方式、序列、参数和扫描范围。

【实验思考】
1. MR分子成像的临床应用价值有哪些？
2. 分子成像对MR设备硬件的要求有哪些？

第十一节 介入MRI技术

实验一 介入MRI技术实验

【临床概述】 介入磁共振成像是指在磁共振成像引导下，通过经皮穿刺途径或通过人体原有孔道，将磁共振成像特制的导管或器械插至病变部位进行诊断性造影和治疗，或获得病理学、细胞学、生理生化学和影像学资料的诊断方法。

1. 介入治疗专用MRI设备 介入磁共振的硬件一般采用开放型磁体的MRI系统。除此之外，进行介入治疗的机器还必须具有床旁扫描控制和监视的功能，图像显示器应位于手术医生便于观察的位置。所用MRI系统每幅图像的成像时间要在秒以下的量级。手术所用器械，如手术刀、穿刺针、导管、麻醉器具、头架等都要符合无磁的要求。

2. 介入MRI系统 ①磁体：ⓐ开放式低场磁共振成像系统；ⓑ开放式中场磁共振成像系统；ⓒ混合式高场磁共振成像系统。②射频发射和接收线圈。③介入器械的示踪：ⓐ器械主动示踪；ⓑ器械被动示踪。

3. 介入MRI的临床应用 介入MRI在神经外科中的应用较多，其常被用来监视神经外科手术的进程和结果，或实时监控引导外科器械，如抽吸设备、活检针、内镜、电极和光导纤维等。另外，介入MRI的临床应用部位还包括乳腺、肝脏、前列腺、子宫、肾脏、输尿管和血管等。

4. 介入MRI的快速成像技术 MR实时成像是在MR快速和超快速成像技术基础上发展起来的，通过超快速梯度回波技术、平面回波成像（EPI）、单激发快速自旋回波技术实现，适应了当今微创外科的要求，使得MR介入成为可能。

5. MRI引导介入治疗的评价 与CT引导的介入手术相比，MRI引导具有如下优势：开放的磁体设计使外科医生具有足够的操作空间；能明确显示和分辨病变相邻区的重要血管结构和神经；有更好的软组织对比度；任意方位成像，可提供多层面图像，并能进行穿刺活检；介入治疗过程中可动态显示被治疗组织的扩散、灌注和温度等功能性改变，有利于监控治疗效果；无放射性损伤。

【诊断要求】 图像清晰，对比度良好，可清晰显示病灶及周围组织。

【检查注意事项】
1. 场强是影响介入MRI成像质量的关键因素，应尽量选择高场强系统。
2. 使用柔性线圈更好地贴近扫描部位。
3. 应注意术中磁共振扫描的图像空间分辨力。
4. 体内含心脏起搏器、颅脑动脉瘤夹和其他与MR设备不兼容的金属植入物时，应作为扫描禁忌证。

【实验目的】 熟悉介入 MRI 技术的原理、特征及适应证；掌握介入 MRI 技术的扫描前准备与扫描技术。

【实验内容】 介入 MRI 技术扫描前准备、扫描方式、序列及扫描范围。

【实验器材】 MRI 扫描仪、MRI 图像后处理工作站、体部相控阵线圈。

【实验方法】 见十一章第三节实验一。

【实验步骤】

1. 扫描前准备

（1）～（6）见第十一章第三节实验一。

（7）体位：受检对象若为实验动物，则取俯卧位，足先进。将受检部位置于线圈中心，定位线对准线圈中点。

2. 平扫检查 扫描体位、基线及范围：根据引导介入的部位不同，方法同普通 MR 扫描。

3. 增强扫描 扫描序列及对比剂注射方案，同十一章第三节实验一。

【实验学时】 2 学时。

【实验总结】 介入 MRI 操作过程中，所用器械和设备要求无磁性。介入 MRI 扫描根据手术目的选择合适超快速成像序列，如 GRE、FLASH、EPI、SSFSE 等，实现实时成像。

【实验报告】 记录介入 MRI 的检查步骤、扫描方式、序列、参数扫描。

【实验思考】

1. 介入 MRI 器械必须是专用材质的原因是什么？

2. 开展介入 MRI 的注意事项有哪些？

3. 介入 MR 的优势与不足是什么？

第十三章 MR图像质量控制

磁共振成像质量参数主要包括两大类：设备质量参数和图像质量参数。设备质量参数直接影响图像质量参数，是图像质量的基础。但图像质量除了取决于设备质量参数外，还与受检者、序列参数设置等相关。另外，磁共振图像易受伪影影响从而导致误诊，因此也属于图像质量控制的范畴。

第一节 MR图像质量评价指标

实验一 图像质量评价指标及其影响因素实验

【临床概述】 图像质量评价指标包括信噪比（signal to noise ratio，SNR）、对比度、对比噪声比、空间分辨力。SNR为组织信号强度与随机背景噪声强度的比值。对比度为两种组织之灰度值差异的对比程度，具体为两种组织信号强度之差与之和的比值，即$C=(S_1-S_2)/(S_1+S_2)$。S_1和S_2分别为两种组织（正常或病变组织）的信号强度。在考虑对比度时，也要注意噪声对图像质量的影响。这种影响可用对比噪声比（C/N）来定量描述。其关系为：$C/N=(S_1-S_2)/(SD_1^2+SD_2^2)^{1/2}$，$SD_1$与$SD_2$分别代表上述两个感兴趣区噪声的标准差。空间分辨力表征了图像对微小病灶或细节的显示能力，可以用单位像素所代表体素的大小表示。

【诊断要求】 选择合适的成像参数，获得高SNR、高对比度及高空间分辨力图像。

【检查注意事项】 注意FOV、层厚不能太大或太小，否则影响空间分辨力或产生伪影；注意层间距不能太小或无层间距，二者均会使层间交叉干扰增加；NEX、TR、TE及接收带宽均需要根据相关序列合理设置。

【实验目的】 掌握主要参数如FOV、层间距、层厚、NEX、TR、TE、接收带宽和射频线圈性能等对MR图像信噪比的影响；掌握MR成像主要参数如TR、TE、翻转角度等对MR图像对比度和对比噪声比的影响；掌握FOV、矩阵、层厚等对MR图像空间分辨力的影响。

【实验内容】 用MRI T_1WI或T_2WI序列对模体进行扫描，观察MR成像主要参数FOV、层厚、NEX、TR、TE、接收带宽和射频线圈性能等对MR图像信噪比、对比度和对比噪声比及空间分辨力的影响。

【实验器材】 磁共振扫描仪、图像后处理工作站、头部相控阵线圈、模体。

【实验方法】 见十一章第三节实验一。

【实验步骤】 将模体放置在头部相控阵线圈中，行轴位MRI T_1WI或T_2WI扫描。主要参数参考标准：FOV为240mm×240mm，矩阵为320×224，层厚为5mm，层间距为1mm，NEX为2，TR为500ms（T_1WI）、4000ms（T_2WI），TE为20ms（T_1WI）、100ms（T_2WI），接收带宽为20kHz，接收线圈为头线圈。

1. 其他参数保持一致的情况下，分别设置三个不同的 FOV，观察其对 MR 图像信噪比的影响。

2. 其他参数保持一致的情况下，分别设置三个不同的 TR，观察其对 MR 图像对比度和对比噪声比的影响。

3. 其他参数保持一致的情况下，分别设置三个不同的矩阵，观察其对 MR 图像空间分辨力的影响。

【实验学时】 2 学时。

【实验总结】 FOV、层厚、NEX、TR、TE、接收带宽等参数改变对图像 SNR、对比度、对比噪声比及空间分辨力等产生协同影响。

【实验报告】 根据实验观察和记录写出实验报告。

【实验思考】

1. NEX、FOV 和层厚对 MR 图像信噪比有何影响？

2. 接收带宽对 MR 图像信噪比有何影响？TR 对 MR 图像 T_1 及 T_2 对比度有何影响？

3. FOV 与矩阵对 MR 图像空间分辨力有何影响？

实验二 扫描时间及其影响因素实验

【临床概述】 扫描时间也称采集时间（acquisition time，TA），是指整个脉冲序列完成信号采集所需要的时间。在不同序列中 TA 的差别很大。

二维 MRI 的采集时间可以按下式计算：TA=TR×n×NEX。式中 TR 为重复时间，NEX 为激励次数，n 为 NEX =1 时 TR 需要重复的次数。对于没有回波链的序列如 SE 序列或 GRE 序列，n 就是相位编码的步级数；对于具有回波链的序列如 FSE 或 EPI 等序列，n 等于相位编码步数级除以回波链长度 ETL。三维 MRI 由于是容积采集，需要增加层面方向的相位编码，因此其采集时间可以按下式计算：TA=TR×n×NEX×S。式中 S 为容积范围的层数，其他同二维采集。

【诊断要求】 选择合适的成像参数，用较短的采集时间获得较高质量的 MR 图像，提高对病变的检出率，同时提高 MR 工作效率。

【检查注意事项】 注意选择合适的成像参数获得合适的采集时间。

【实验目的】 掌握 TR、NEX、ETL、相位编码、矩阵和容积采集的层数等对 MRI 扫描时间的影响。

【实验内容】 使用 FSE T_1WI 或 T_2WI 扫描或 3D T_1WI 容积扫描模体，观察 MRI 主要参数 TR、NEX、ETL、相位编码、矩阵和容积采集的分层数等对 MRI 扫描时间的影响。

【实验器材】 见本章第一节实验一。

【实验方法】 见十一章第三节实验一。

【实验步骤】 将模体放置在头部相控阵线圈中，扫描轴位 SE 或 FSE T_1WI 或 T_2WI。主要参数参考标准：TR 为 500ms（T_1WI）、4000ms（T_2WI），NEX 为 2，矩阵为 320×224，ETL 为 2（T_1WI）、16（T_2WI），TE 为 20ms（SE T_1WI）、100ms（SE T_2WI），层厚为 5mm，层间距为 1mm，射频线圈为头线圈。分别改变 TR、NEX、相位编码数、ETL，

行轴位 T_1WI 或 T_2WI 扫描，观察它们对采集时间的影响。

【实验学时】 2学时。

【实验总结】 MRI扫描时间和信号采集次数NEX、TR及相位编码数 n 成正比，与回波链数目ETL成反比；MRI硬件系统会影响最短回波间隔时间以及最大回波链数目。

【实验报告】 根据实验观察和记录写出实验报告。

【实验思考】

1. 影响采集时间的主要因素有哪些？

2. TR、NEX、ETL、相位编码和容积采集的分层数对MR扫描时间有何影响？

第二节　MR成像参数间相互影响

实验一　MR成像参数及其相互影响实验

【临床概述】 MR成像序列可调整的参数很多，每个参数的调整都会对图像造成影响。深刻理解各种成像序列的原理和特点，结合临床需求，正确调整成像参数，获取有价值的图像。

1. 层数（NS） 指SE序列多回波多层面二维采集时，一个脉冲重复期间最多允许采集的层数，由TR和最大回波时间（TE）决定。计算公式：$NS=TR/(TE_{max}+K)$，K 为额外时间。

2. 层厚 取决于射频的带宽和层面选择梯度场强。层厚主要影响图像的分辨力及信噪比。

3. 层间距 指层面之间的间隔，即不成像的层面。选用一定带宽的射频脉冲激励某一层面时，必然影响邻近层面的信号，为了减小射频脉冲的层间干扰，通常采用如下解决办法：增加层间距，一般要求层间距不小于层厚的20%。但层间距过大，容易漏掉微小病变。因此，如果扫描部位或病变较小，需要层间距为0或取值较小时，应采用层面交替采集法，以克服相邻层间的相互干扰。

4. 接收带宽 指MR系统采集MR信号时所接收的信号频率范围。MR激发脉冲使用的是射频脉冲，其频率范围称为射频带宽或发射带宽。

5. 扫描野（SFOV） 指MRI的实际成像范围，即实施扫描的解剖区域，图像区域在频率编码方向和相位编码方向的实际尺寸。选择FOV时要根据检查部位大小决定。

6. 采集矩阵 指频率编码采样数目与相位编码步级数的乘积。与FOV共同决定了采集像素的大小。在频率编码方向增加采样点，不会增加扫描时间；在相位编码方向增加编码数，则会增加扫描时间。相位编码方向影响采集时间及卷褶伪影的产生；频率编码方向影响最短TR和最小TE；相位编码和频率编码方向可以相互切换。相位编码方向应选择FOV的短轴方向，但需尽量避开在相位编码方向的运动伪影不在主要观察区。

7. 信号平均次数（NSA） 指数据采集的重复次数，即在K空间里每一相位编码步级被重复采样的次数，也称NEX或信号采集次数。

8. 预饱和技术 首先用预饱和90脉冲将运动组织（饱和带区域）的质子纵向磁化矢

量翻转到90°，等静态组织90°脉冲到达时，该矢量再次翻转90°，与采集平面垂直，此时信号为零（饱和带区域无信号）。该技术可用于各种脉冲序列，可以抑制各种运动伪影。饱和带越窄，越靠近感兴趣区，抑制伪影效果越好。

9. 门控技术 包括心电门控、外周门控和呼吸门控。心电门控常用于心脏、大血管检查，明显减少运动伪影；外周门控常用于大血管检查；呼吸门控常用于胸、腹部呼吸运动伪影大的扫描部位。

10. 重复时间（TR） 指脉冲序列执行一次所需要的时间。在 SE 序列中 TR 即指相邻两个激励脉冲中点的时间间隔。

11. 回波时间（TE） 指产生宏观横向磁化矢量的脉冲中点到回波中点的时间间隔。在 SE 序列中 TE 指 90° 脉冲中点到自旋回波中点的时间间隔。

12. 有效回波时间（effective TE） 在 FSE 序列中，一次 90° 脉冲激发后有多个回波产生，分别填充在 K 空间的不同位置，而每个回波的 TE 是不同的，把填充到 K 空间中央的那个回波的时间称为有效 TE。

13. 反转时间（TI） 指从施加 180° 反转预脉冲到施加 90° 脉冲的时间间隔，仅出现在具有 180° 反转预脉冲的序列中。

14. 翻转角（FA） 在射频脉冲的激励下，层面内的宏观磁化矢量偏离静磁场方向的角度。其大小取决于激励射频的强度和作用时间。射频强度越大、作用时间越长，则磁化矢量的翻转角度越大。

15. 回波次数 在常规自旋回波脉冲序列里，90° 脉冲后，使用多次 180° 相位重聚脉冲而产生多个回波，称之多回波 SE 序列。

16. 回波链长度（ETL） 指一次 90° 脉冲激发后所产生和采集的回波数目，该概念出现只在 FSE 序列或 EPI 序列中。

17. 回波间隔时间（ESP） 指回波链中相邻两个回波中点间的时间间隙。ESP 越小，整个回波链采集时间越少，可间接加快采集速度，提高图像的信噪比。

18. 采集时间（TA） 又称扫描时间，是指整个脉冲序列完成信号采集所需要时间。

【诊断要求】 选择合适的成像参数，获得较高质量 MR 图像。

【实验注意事项】 严格按照 MRI 适应证和禁忌证，做好检查前准备。

【实验目的】 掌握 MR 成像参数如 FOV、矩阵、像素、层间距、层厚、层数、层面系数、体素、NEX、TR、TE、TI、接收带宽、ETL 和 TA 等参数之间相互关系及影响。

【实验内容】 使用 SE/FSE/GRE T_1WI 或 T_2WI 或 T_2WI-FLAIR 扫描模体，观察成像视野、矩阵、像素、层间距、层厚、层数、层面系数、体素、平均次数、重复时间、回波时间、反转时间、接收带宽、回波链长度和采集时间等参数之间相互关系及其影响。

【实验器材】 见本章第一节实验一。

【实验方法】 见十一章第三节实验一。

【实验步骤】 将模体放置在头部相控阵线圈中，行轴位 T_1WI 扫描。探讨 MR 成像的层数、层厚、层间距、接收带宽、重复时间、回波时间、信噪比、空间分辨力和噪声的相互影响，主要参数参考标准：层厚为 5 mm，层间距为 1 mm，接收带宽为 20kHz，TR 为 500 ms（T_1WI）、4000 ms（T_2WI）、8000 ms（T_2WI-FLAIR），TE 为 20 ms（T_1WI）、

100 ms（T$_2$WI）、100 ms（FLAIR-T$_2$WI），ETL 为 2（T$_1$WI）、16（T$_2$WI），FOV 为 240 mm×240 mm，矩阵为 320×224，NEX 为 2。

1. 分别改变 TR 及 TE，观察其对 TA 的影响。

2. 设置三个不同的接收带宽，观察接收带宽对层厚、层数、TA 和 SNR 的影响。

3. 设置三个不同的层厚，观察层厚对层间距、SNR 和空间分辨力的影响。

4. 分别设置三个不同的 FOV 及矩阵，观察其对像素、体素、SNR 和空间分辨力的影响。

【实验学时】 2 学时。

【实验总结】 MR 成像参数之间相互制约，相互影响，在临床应用中，我们需要综合考虑各项因素对磁共振图像的影响，在对比度、信噪比、噪声及时间等因素中寻找一个平衡点，合理地调整参数从而得到我们想要的磁共振图像。

【实验报告】 根据实验观察和记录，写出实验报告。

【实验思考】

1. TR、TE、接收带宽对层厚、层数、TA 和 SNR 有何影响？

2. FOV、层厚、矩阵对 MR 图像信噪比和分辨力有何影响？

3. TR、NEX、ETL、相位编码、矩阵和容积采集的分层数等对 TA 有何影响？

第三节 MRI 伪影及其控制

实验一 MRI 伪影及其控制实验

【临床概述】 伪影是指 MR 图像中与实际解剖结构不相符的信号，可表现为图像变形、重叠、缺失、模糊等。伪影可使图像质量下降，掩盖病灶或出现假病灶，导致误诊。因此正确认识伪影及预案对策对于提高 MRI 临床诊断水平非常重要。MRI 的伪影主要分为设备伪影、运动伪影、磁敏感伪影或金属异物伪影等三大类。

1. 设备伪影 是指与 MR 成像设备及 MR 成像固有技术相关的伪影；其主要取决于设备质量、安装调试等因素。

2. 运动伪影 指由于受检者的宏观运动引起的。这些运动可以是自主运动如肢体运动、吞咽等，也可以是非自主运动如心跳、血管搏动。

3. 磁敏感伪影 MR 成像时，两种磁化率差别较大的组织界面上将出现伪影，这种伪影称为磁敏感伪影。

本实验以卷褶伪影、呼吸运动伪影、金属异物伪影为代表进行实验。卷褶伪影是由于被检查的解剖部位的大小超出了视野范围，发生在相位编码上；可通过增大 FOV、切换频率编码与相位编码方向和增加相位编码方向过采样来消除。呼吸运动伪影是胸、腹部 MRI 检查最常见的一种运动伪影，可用呼吸门控、呼吸导航或屏气快速扫描的方法来克服。金属异物会导致局部磁场不均匀，使图像上出现高亮或低暗条状信号或者扭曲变形等。

【诊断要求】 在 MRI 扫描中，应采取各种措施尽量减少伪影，获得清晰图像。

【检查注意事项】 注意 FOV 不能太大，否则图像的空间分辨力低；注意呼吸门控压力管安放，松紧适宜，安放在呼吸幅度最大的位置；注意金属异物体积不能太大，否则有潜在的危险。

【实验目的】 识别伪影类型；掌握消除卷褶伪影、消除呼吸运动伪影的方法。

【实验内容】 使用 MRI T_1WI 或 T_2WI 扫描受检者或水模，观察视野、相位编码和频率编码方向、金属异物及受检者呼吸情况对 MR 图像的影响。

【实验器材】 见本章第一节实验一。

【实验方法】 见十一章第三节实验一。

【实验步骤】

1. 将水模或人体受检者头部放置在头部线圈中，行轴位 T_1WI 或 T_2WI 扫描。主要参数参考标准：FOV 为 240mm×240mm，矩阵为 320×224，TR 为 500ms（T_1WI）、4000ms（T_2WI），TE 为 20ms（T_1WI）、100ms（T_2WI），NEX 为 2，层厚为 5mm，层间距为 1mm。

（1）改变 FOV，设置 3 个不同的 FOV，观察 FOV 对 MRI 图像卷褶伪影的影响。

（2）改变相位编码和频率编码方向，扫描 T_1WI 或 T_2WI，FOV 为 160mm×160mm、矩阵为 320×224，观察卷褶伪影出现的方向。

2. 将口罩、发夹固定在水模或受检者头部，T_1WI 或 T_2WI 扫描，主要参数参考标准同第十一章第一节实验一。观察水模或人体表面含金属钢丝的口罩、发夹等金属异物对图像的影响。

3. 将受检者放置在腹部线圈中，安放好呼吸门控。

（1）对人体受检者腹部扫描 Ax fs T_2WI 序列，使用和不使用呼吸门控各扫描一次，比较成像效果和伪影情况。

（2）用 GRE-T_1WI 屏气序列扫描分别采用呼气末、吸气末屏气扫描和不屏气扫描，比较成像效果和伪影情况，记录实验结果。

【实验学时】 2 学时。

【实验总结】 MRI 产生伪影的原因很多，伪影表现各不相同，正确认识伪影的形成原因及图像特征才能有效地限制、抑制，甚至消除伪影。

【实验报告】 根据实验观察和记录写出实验报告。

【实验思考】

1. MRI 伪影的定义与分类？
2. 消除卷褶伪影的对策有哪些？
3. 呼吸门控的压力感受器应怎样安放？

第十四章　超声成像基础

第一节　超声设备结构及仪器调节

实验一　超声设备结构及仪器调节实验

【临床概述】 超声设备结构主要包括主机、探头、显示器和操作面板。超声医生通过仪器调节可以进一步优化图像，使图像更清晰，根据图像进行诊断。

【诊断要求】 掌握超声仪的主要结构，探头的不同形状和用途；掌握仪器的调节，完成图像的优化及常规的测量。

【检查注意事项】 养成爱护仪器的意识，操作仪器动作要轻柔；一定要遵守开机和关机的顺序，使用完仪器后，要用软纸擦净探头上的耦合剂。

【实验目的】 掌握超声仪的类型及主要结构；熟悉选择不同探头的条件；掌握检查条件的简单设置、仪器调节及开关机。

【实验器材】 彩色多普勒超声仪、各类型探头、稳压电源。

【实验方法】 向学生介绍超声仪器的类型及其主要结构，并向学生讲解探头的种类和功能，演示超声仪器调节，开机、关机的顺序和注意事项。

【实验步骤与内容】

1. 超声仪器的类型及设备结构　①目前常见的超声仪器类型包括：ⓐB型超声诊断仪：声像图为直观的二维灰阶断面图像；ⓑ彩色多普勒超声仪：在B型超声的基础上叠加彩色多普勒血流信号，可直观显示血管形态并检测血流方向、速度和性质（湍流或层流）等。②向学生介绍彩色多普勒超声仪大体结构，要求学生能够识别：主机、探头、显示器、操作面板。

2. 探头的种类、功能和频率　①探头的种类：凸阵探头、相控阵探头、线阵探头、穿刺探头及腔内探头。②探头因其形状及频率不同，具备不同的功能。通常根据检查部位选择相应的探头，较浅的部位选择高频探头，较深的部位一般选择低频探头。凸阵探头主要用于经腹超声检查，探头频率1～5MHz；相控阵探头主要用于心脏超声检查，探头频率2～5MHz；线阵探头主要用于周围血管、浅表组织器官的超声检查，探头频率3～12MHz；穿刺探头用于定位及引导穿刺，探头频率5～13MHz；腔内探头频率一般为6MHz左右。

3. 开关机及注意事项　①开关机：在电压稳定在220伏时，打开或关闭超声仪上的电源开关，根据开关机程序提示操作。②注意事项：为了避免突然停电发生非法关机，超声仪最好连接稳压电源。

4. 超声仪器的调节　①增益、聚焦的选择与调节：增益主要包括总增益、分段增益及抑制。总增益调节整个图像总的信号放大程度。分段增益则将整个图像从近场至远场或从左至右分为若干区域进行分别调整。而抑制功能可以滤掉比选定标准低的信号和噪声。

总增益过强，噪声和伪像的干扰强，图像不清晰；总增益过低，则会遗漏部分图像信息。抑制调节过高会丢失一些有用信号，过低则无法消除干扰信号，合适的抑制调节会使图像具有更好的信噪比。聚焦的目的是使探头发射的声束在聚焦区内变窄，以提高横向分辨力，改善图像质量。一般检查活动的器官（如心脏）时，选择单段聚焦；检查静止的器官时，选择双段或多段聚焦。聚焦区域选择检查的感兴趣区时，应选择合适的焦点数量，焦点数量过多可能影响图像帧频。②动态范围、组织谐波成像及输出功率的调节：通常超声仪固有的动态范围（dynamic range，DR）在100~170dB，显示器的DR在25~30dB，人视觉的DR约为20dB。仪器的固有DR无法调节，但显示器的DR是可调节的。DR越大，图像越平滑；DR越小，图像对比度越大。组织谐波成像可消除近场伪像、旁瓣干扰和部分容积效应，增强组织对比度，并提高深部组织回声信息量。输出功率的调节决定了探头发射超声波的总能量。输出功率增加，穿透力增加，图像信噪比提高，图像更亮。

【实验学时】 2学时。

【实验总结】 通过了解、认识超声诊断仪的类型和设备结构，有助于检查时仪器的选择和操作；根据不同的检查部位和深度选择不同的探头类型和频率，通过适当调节仪器的检查深度、增益、聚焦、动态范围、输出功率等条件，可以使图像质量达到最佳。

【实验报告】 画出超声诊断仪的大体结构并进行标注说明；写出探头的种类和不同探头适合哪些部位的检查。

【实验思考】 常用的超声仪器类型有哪些？探头有哪些不同的种类？如何根据检查部位和深度不同选择适合的探头？如何调节显像深度和增益？

第二节 超声检查方法及图像特点

实验一 超声检查方法及图像特点实验

【临床概述】 掌握常规超声检查方法及超声图像特点；明确不同超声声像图与器官、组织病理变化的相关性，为超声诊疗奠定基础。

【诊断要求】 掌握超声横切面、纵切面、冠状切面相关的解剖方位及扫查方式，训练学生完成扫查，并能够对典型的超声声像图进行识别、对常见病变进行图像分析、明确其对应的病理基础。

【检查注意事项】 不使用仪器时，或同学之间交换使用仪器时，要把探头放到探头架上以免滑落；在进行超声扫查时要明确探头标记和人体纵轴、横轴的关系。

【实验目的】 掌握超声检查时常见切面的探头放置方向与显示器上图像方位关系；掌握超声声像图的特点及超声成像病理基础。

【实验器材】 彩色多普勒超声仪、各类型超声探头、稳压电源、检查床、耦合剂、卫生纸。

【实验方法】 利用真人演示受检者体位、探头放置的位置和方向、受检者的解剖方位与显示器上图像的方位关系，同时介绍常见切面的扫查方式；学生之间相互练习，完成超声切面的扫查,并观察对应的超声图像特征;对声像图进行解读,并明确声像图与病理变化的对应关系。

【实验步骤与内容】

1. 受检者的解剖方位与显示器上图像的方位关系

(1) 纵切面(矢状面)(图 14-1):探头标记放置于检查区域的 12 点钟方向,图像左侧为检查区域的上方(头侧),图像右侧为检查区域的下方(足侧),图像上方及下方对应检查区域的前方和后方。

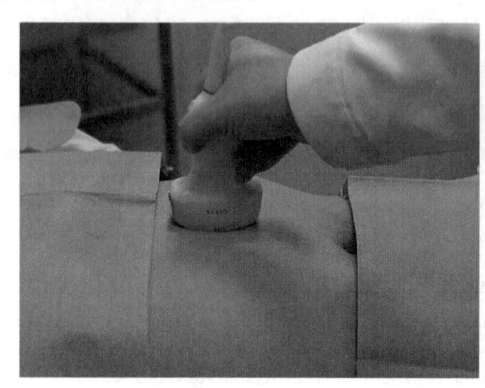

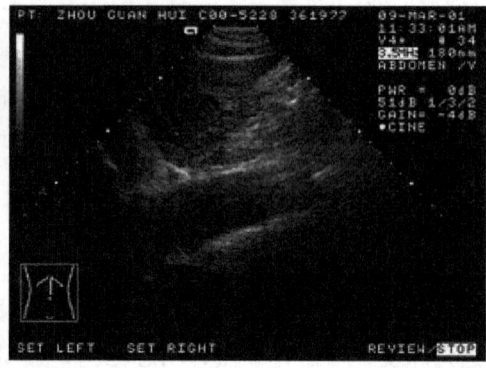

图 14-1 超声纵切面示意图

(2) 冠状切面(图 14-2):探头标记放置于检查区域的 12 点钟方向,图像上显示的左侧为检查区域的上方(头侧),图像上显示的右侧为检查区域的下方(足侧),探头若放置于受检者左侧,则图像上方为检查区域左侧,下方为检查区域右侧。

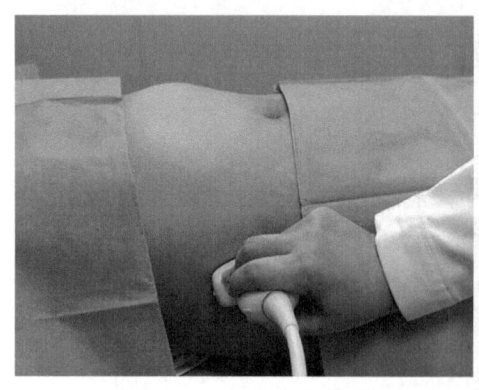

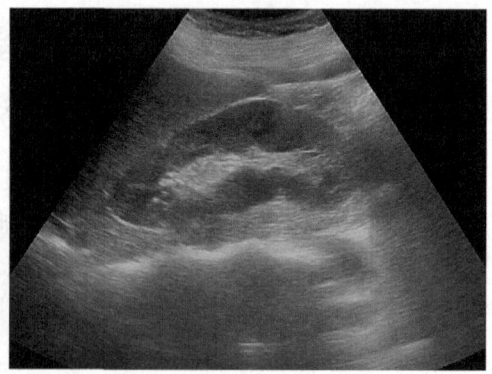

图 14-2 超声冠状切面示意图

(3) 横切面(图 14-3):探头标记置于检查区域的 9 点钟方向,当进行体表前面和后面扫查时,检查区域的右侧位于显示屏图像的左侧,图像上方和下方对应检查区域的前面和后面,图像左侧和右侧对应检查区域的右侧和左侧。

2. 超声声像图的描述及图像分析方法

(1) 声像图上回声分类、概念以及其对应的结构:①高/强回声指组织或器官的回声比周围组织或正常组织更高,例如结石、钙化、骨骼、纤维化、气体、肾窦等。②等回声指组织结构的回声强度相等,肝、脾等实质性脏器。③低/弱回声指图像某部分回声比周围或正常组织低,例如肾髓质、淋巴结等。④无回声指图像某部分没有回声,多代表均匀液体，如正常充盈的胆囊或膀胱等。

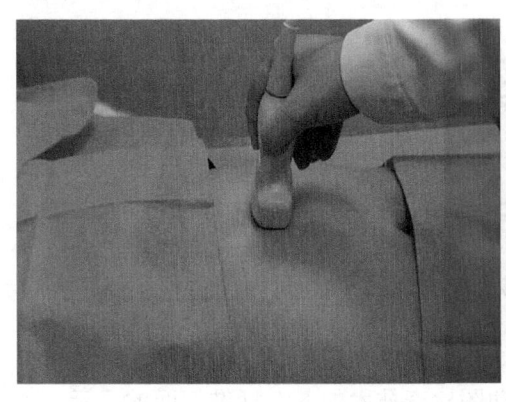

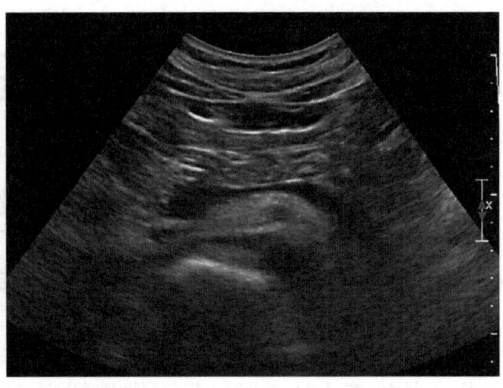

图 14-3 超声横切面示意图

（2）回声描述。①声像图上回声分布描述：均匀/不均匀。②形态的描述：点状回声/斑状回声/团块状回声/带状回声/环状回声/其他形状的回声等。③某些特殊征象描述：对病灶形象化命名，例如"靶环征""驼峰征""双筒枪征""平行管征""彗星尾征""假肾征"等。

（3）图像分析方法。①针对弥漫性病变，ⓐ外形：脏器的外形是否有肿大或缩小，有无形态失常；ⓑ包膜或边缘回声：局部边缘是否有膨出或者隆凸；ⓒ背景回声强弱及分布均匀程度。②针对局限性病变，ⓐ定位病变的解剖层次，例如肝脏等内部脏器需要定位到具体的分叶分段，浅表部位的病变则需要定位到皮肤、皮下层或肌层等；ⓑ病变的形态：团状、带状、条状等；ⓒ边界和边缘回声：边界回声是否完整、光滑或粗糙，形态是否规则或不规则等；ⓓ内部结构特征：结构是否正常、内部结构是否消失、内部成分为囊性、实性或混合性等；ⓔ后方回声及周围回声强度：后方回声是否增强、衰减，是否伴声影，周边回声均匀性增强或强弱不均等；ⓕ内部血流：无血流、有血流（丰富、不丰富）、血流频谱等；ⓖ与周边关系：分界是否清晰、是否存在侵犯等；ⓗ量化分析：病灶的数量、范围、大小等。

【实验学时】 2 学时。

【实验总结】 学生之间进行相互练习，包括模拟受检者体位姿势、探头放置的位置和方向与显示器上图像的方位关系；显示超声切面图，观察图像上的各种超声声像图，有助于进一步理解超声声像图的含义。

【实验报告】 画出一个纵切面，包括肝左叶长轴切面和腹主动脉长轴切面；画出一个横切面，包括胰腺的横切面以及周围的脾静脉、肠系膜上动脉、腹主动脉及下腔静脉。

【实验思考】 进行纵切面、横切面检查时，显示器上左右、上下对应人体组织的关系是什么？如果受检者因扪及"背部包块"进行超声检查，请对病灶部位、图像特点进行分析？超声检查可应用于哪些方面的诊断？

# 第十五章　超声检查技术

第一节　经胸常规超声心动图检查技术

实验一　经胸常规超声心动图检查技术实验

【临床概述】　超声心动图是研究心脏各结构的形态、走向、空间关系、活动情况及血流状态的检查方法，通过经胸常规超声心动图检查技术的各个标准切面的显示，可以检查出大部分心脏结构异常。

【诊断要求】　了解心脏形态、投影、方位、心脏各个腔室及瓣膜、与心室、心房相连接的血管、心脏超声检查方法及标准切面。

【检查注意事项】　经胸超声心动图常用低频探头（2～4MHz）；常见的成像模式包括 M 型、二维、彩色多普勒、脉冲波多普勒、连续波多普勒、组织多普勒；检查时探头应握于拇指与食指、中指间，手指移至探头末端，小指放在受检者胸壁上以固定探头。检查时受检者取左侧卧位使心脏偏向侧面，适度施压使探头充分接触检查面；选择能够获取合适亮度且清晰图像的声窗；彩色多普勒模式时，默认 Nyquist 极限为 50～60cm/s。

【实验目的】　掌握正常心脏解剖结构；掌握常见成像模式的操作方法；掌握经胸常规超声心动图检查技术常见检查切面、显示结构及主要特征。

【实验器材】　彩色多普勒超声诊断仪、相控阵超声探头、机械扇形扫描探头、检查床、耦合剂、卫生纸。

【实验方法】　学生相互检查（每 4～6 人一组），完成心脏标准切面、要求部位及结构的显示。

【实验步骤与内容】

1. 检查前准备　①一般无须特殊准备，临床上对儿童及配合差的受检者，可根据情况给予适当的镇静剂。②仪器的调节：如探头频率选择，成人一般用 2.0～3.5MHz，儿童 5.0～8.0MHz；深度调节，成人 16～18cm，儿童 6～10cm。

2. 常见心脏切面显示及超声内容

（1）胸骨旁长轴切面。第三或第四肋间隙，探头标志点指向受检者右肩方向，探头尽量靠近胸骨，但应避免置于胸骨上，探头向上方移动可显示主动脉根部。①二维超声：显示左心房、左心室、左室流出道、右心室、升主动脉、二尖瓣和主动脉瓣。该切面可以测量左室大小及室间隔厚度（图 15-1）。②彩色多普勒超声：评价偏心性反流、室间隔缺损及主动脉瓣反流程度（图 15-2a）。③M 型超声：左心室中部水平可观察前室间隔及下侧壁，可观察二尖瓣、主动脉瓣结构及瓣叶运动情况（图 15-2b）。

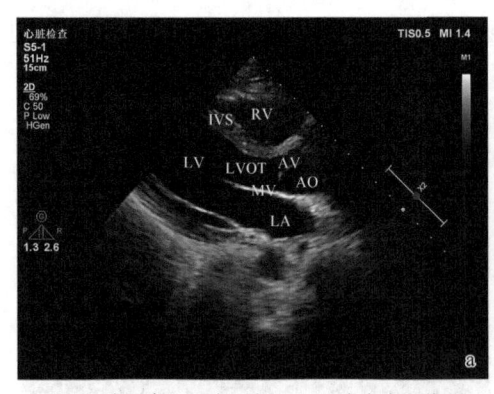

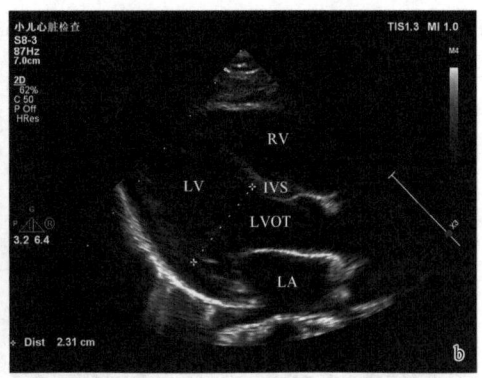

LA. 左心房；LV. 左心室；LVOT. 左室流出道；AO. 升主动脉；MV. 二尖瓣；AV. 主动脉瓣；IVS. 室间隔

图 15-1　胸骨旁长轴切面 1

a. 显示结构；b. 该切面测量左心室大小

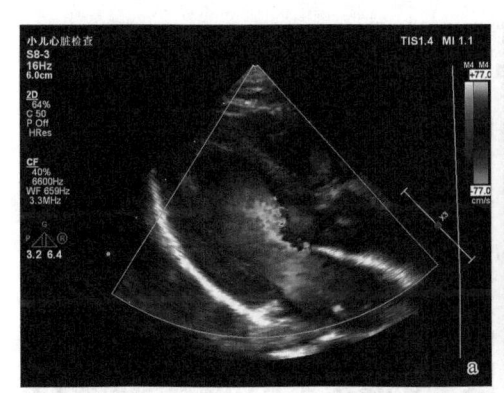

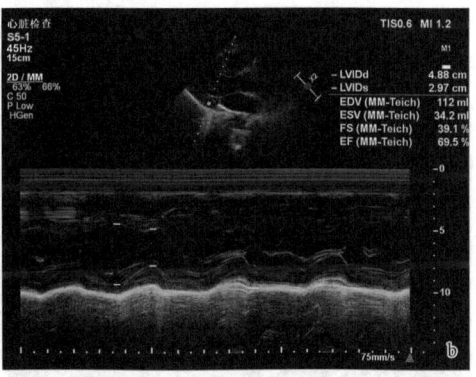

图 15-2　胸骨旁长轴切面 2

a. 彩色多普勒超声显像；b. M 型超声测量心功能

（2）右心室流入道切面。在胸骨旁长轴切面位置上将探头尾部向受检者左肩方向倾斜，扫查平面逐渐向前方移动直至三尖瓣出现。①二维超声：显示右心房、右心室、下腔静脉、冠状静脉窦、三尖瓣。②彩色多普勒超声：彩色取样框包含右心房、右心室及三尖瓣。③频谱多普勒超声：观察三尖瓣反流，取样线置于反流最窄处。

（3）胸骨旁短轴切面。胸骨旁长轴切面位置上将探头顺时针旋转 90°，探头尾部略朝向右肩方向倾斜可获得接近心尖的切面，背离右肩方向倾斜可获得接近基底部的切面。①二维超声：主动脉瓣水平显示左心房、右心房、右心室、右室流出道、主肺动脉、主动脉瓣、三尖瓣、肺动脉瓣。二尖瓣水平显示右心房及右心室、二尖瓣。乳头肌水平显示左心室及右心室（图 15-3a）。②彩色多普勒超声：主动脉瓣水平彩色取样框包括主动脉瓣、右室流出道、肺动脉瓣、主肺动脉、右心房、三尖瓣及房间隔等。二尖瓣水平取样框包括二尖瓣（图 15-3b）。

（4）心尖四腔心切面。探头置于心尖冲动最强处附近，探头尾部向背离受检者右肩方向倾斜。①二维超声：显示左心房、右心房、左心室、右心室、肺静脉、二尖瓣、三尖瓣（图 15-4a）。②彩色多普勒超声：二尖瓣水平取样框应包含左心房、二尖瓣、左室流出道；三尖瓣水平取样框应包含右心房、三尖瓣、右心室、房间隔及室间隔。观察三尖瓣、二尖瓣是否存在狭窄、闭合异常及是否存在反流等（图15-4b）。③频谱多普勒超声：二尖瓣水平取样线置于瓣环水平。

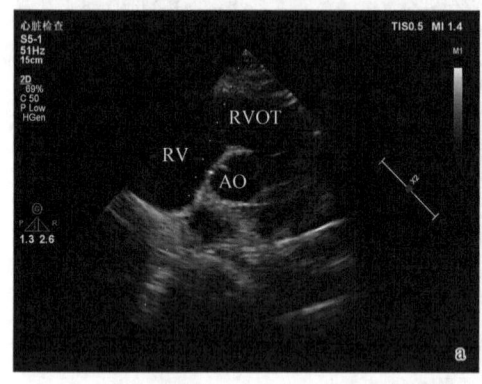

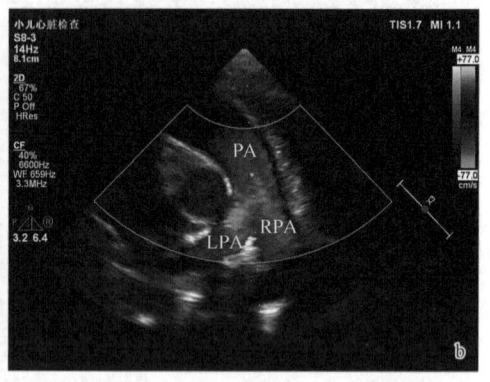

RV. 右心室；RVOT. 右室流出道；AO. 主动脉横断面　　　PA. 主肺动脉；RPA. 右肺动脉；LPA. 左肺动脉

图 15-3　胸骨旁短轴切面

a. 二维超声图像；b. 彩色多普勒超声显示肺动脉分叉

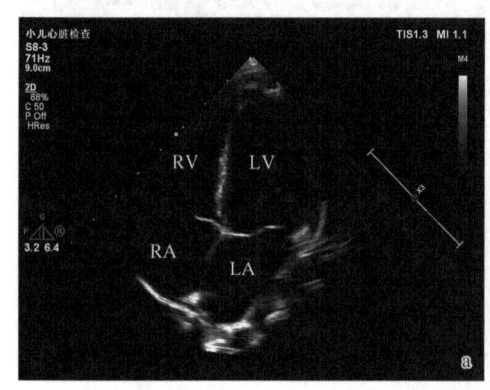

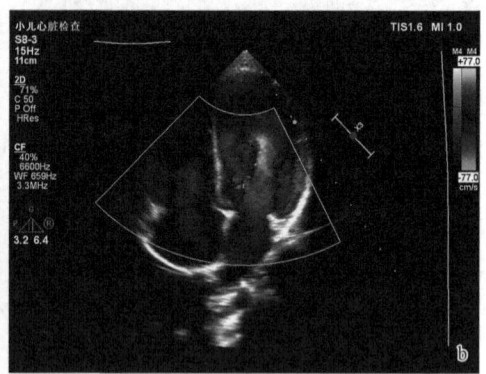

LA. 左心房；LV. 左心室；RA. 右心房；RV. 右心室

图 15-4　心尖四腔心切面

a. 二维超声图像；b. 彩色多普勒超声显示二尖瓣、三尖瓣水平血流

（5）心尖五腔心切面。探头尾部由心尖四腔心切面位置向受检者左腰部倾斜。①二维超声：显示左心房、右心房、左心室、左室流出道、右心室、主动脉、二尖瓣、三尖瓣、主动脉瓣。②彩色多普勒超声：彩色取样框应包含主动脉瓣。

（6）心尖两腔心切面。探头从心尖四腔心切面位置逆时针旋转约30°。①二维超声：显示左心房、左心室、二尖瓣。②彩色多普勒超声：彩色取样框应包含左心房、二尖瓣、左室流入道。

（7）心尖长轴切面。探头从心尖两腔心切面位置逆时针旋转约30°。①二维超声：显示左心房、左心室、主动脉、主动脉瓣、二尖瓣。②彩色多普勒超声：二尖瓣及主动脉瓣水平彩色取样框应包含室间隔、主动脉瓣、二尖瓣。

（8）剑突下冠状切面。受检者平卧位，探头置于剑突下两指处以45°向上适度加压，探头指向受检者左肩方向。①二维超声：显示左心房、右心房、左心室、右心室、二尖瓣、三尖瓣。②彩色多普勒超声：二尖瓣水平取样框包含左心室、二尖瓣；三尖瓣水平取样框包含右心房、三尖瓣。

（9）剑突下矢状切面。探头垂直于受检者身体，由冠状切面旋转探头至标志点指向受检者头部，探头尾部稍向受检者左侧倾斜可观察腹主动脉。①二维超声：显示右心房、下腔静脉、肝静脉、降主动脉。②彩色多普勒超声：显示下腔静脉及肝静脉，观察降主动脉内湍流情况。

（10）胸骨上窝切面。充分舒展颈部，探头置于胸骨上窝处，探头标志点指向受检者头部，探头尾部向受检者头部略倾斜。①二维超声：显示左心房、主动脉弓、头臂干、左颈总动脉、左锁骨下动脉、右肺动脉。②彩色多普勒超声：主动脉弓分支取样框应包括全部的主动脉弓分支。

【实验学时】 2学时。

【实验总结】 仪器的调节、探头的放置水平等将影响标准切面的显示及图像质量；标准切面的扫查、规范的测量等将减少所测实验参数的误差。

【实验报告】 完成上述各个切面的显示，并完成心功能的测量、心腔大小的测量，留存图像。

【实验思考】 正常心脏M型超声心动图曲线上，胸骨旁长轴切面的解剖结构，从前至后有哪些？二维切面上怎样显示左室各室壁？

第二节　腹部超声检查技术

实验一　腹部超声检查技术实验

【临床概述】 本实验主要包括正常人肝、胆、胰、脾、肾、膀胱、前列腺等器官的检查技术、测量方法和正常结构的超声图像特征。

【诊断要求】 了解腹部器官超声检查适应证及超声图像特征，初步能对正常人进行常规腹部超声检查。

【检查注意事项】 检查肝、胆、胰、脾时，受检者须空腹8小时以上，前1天晚上以清淡饮食为宜。前3天避免胃肠钡餐和胆道X线造影检查。对已做胃镜、结肠镜检查者最好两天后再做超声检查。检查输尿管、膀胱、前列腺时，应适度充盈膀胱。

【实验目的】 熟悉仪器使用和受检者的检查前准备；掌握腹部器官超声检查技术、正常超声图像表现和测量方法。

【实验器材】 彩色多普勒超声诊断仪、2～5MHz凸阵超声探头、超声专用耦合剂、卫生纸等。

【实验方法】 学生（受检者）相互检查（每5～6人一组）；检查中熟悉腹部超声检查步骤、方法及正常超声图像表现，并按各器官要求测量其大小。

【实验步骤及内容】

1. 检查前准备：见实验注意事项。
2. 肝、胆、胰、脾、肾、膀胱、前列腺超声扫查方法及正常声像图表现。

（1）肝脏扫查顺序、超声切面和测量：①受检者仰卧位，探头置于剑突下，行肝左叶纵切面扫查，向左连续滑行并侧动探头，以左外叶回声消失为止，再向右滑行并侧动探头，以显示肺脏左叶和部分右叶。以通过腹主动脉左叶纵切面前后缘最宽处的肝包膜测量其厚度，以上下缘包膜处与人体中线平行测量其长度。再将探头横或斜置于剑突下连续行肝左叶横切面或斜切面扫查。②连续滑行探头于右肋缘下，声束指向右上后方，显示第一肝门结构（门静脉主干横切面和左右支纵切面）。再稍向上扫查，可显示三条肝静脉汇入下腔静脉（inferior vena cava，IVC），即第二肝门。于右锁骨中线肋缘下肝右静脉和肝中静脉汇入IVC斜切面测量肝右叶最大斜径，再于右肋缘下行连续纵切面扫查。在第一肝门纵切面距肝门1～2cm处测量门静脉主干内径。③探头置于右侧第五肋间（仰卧或左侧卧位），自上而下逐肋间扫查肝右叶至肋缘。④肝脏的扫查常在不同体位进行，例如可让受检者抬高手臂置于头部以增加肋间隙，而受检者位于左侧卧位时可更多暴露肝脏上份，无论何种扫查方式，各切面应相互覆盖。

肝正常超声表现如下。①二维超声：肝包膜呈线状强回声，下缘和外缘呈锐角；实质呈均匀细小的中等点状回声（图15-5）；肝右叶最大斜径约10～14cm，左叶厚度和长度分别不超过6cm及9cm；门静脉管壁回声较强、较厚，主干内径约1～1.2cm，可追踪至三级分支；肝静脉管壁薄，内径约0.5～1.0cm（图15-5a）；肝内胆管与门静脉伴行，约为伴行门静脉的1/3。②彩色多普勒和频谱多普勒超声：肝静脉显示为离肝蓝色血流，频谱呈三相波型；门静脉主干显示为入肝的红色血流，频谱呈双小峰，或持续性频谱（图15-5b），但随心动周期和呼吸起伏；肝动脉有时可在门静脉主干旁显示，呈搏动性血流频谱。

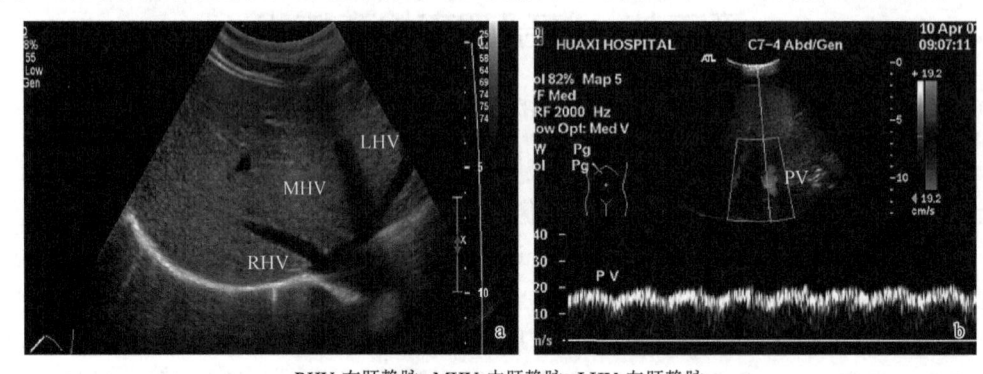

RHV. 右肝静脉；MHV. 中肝静脉；LHV. 左肝静脉

图15-5　右肋下切面显示肝脏及肝内血管

a. 肝脏及肝静脉；b. 门静脉频谱示意图

（2）胆道系统扫查切面和测量方法：①探头置于右上腹腹直肌外缘，行纵切面扫查，显示胆囊纵切面。可在最大纵切面测量其长径、前后径和囊壁厚度。②探头长轴与肋弓接近平行，行右肋缘下斜切面扫查，可显示门静脉右前支、右后支、右肝管和胆囊。③探头置于右侧第6～9肋间斜切（受检者可左侧卧位），可显示胆囊、门静脉右支及其伴行的右肝管。④探头长轴与右肋弓接近垂直行右上腹正中旁斜纵切面扫查，可显示胆总管（common bile duct，CBD）纵切面图像，可在此测量其内径。⑤探头置于剑突下行横（或斜横）切面扫查，可显示左肝管及门静脉左支横部、矢状部和内外侧支的"工"字形结构。⑥在进行胆道系统检查时一般采用两种体位：仰卧位和左侧卧位。受检者卧位检查有助于改善图像质量，并有助于观察胆囊结石的活动度，同时左侧卧位可以更好地显示肝门部门静脉和胆管长轴。扫查时注意使用彩色多普勒和频谱多普勒，有助于区分肝内、外胆管和血管,以及辨别实性肿瘤与无血供肿瘤。

胆道系统正常超声表现如下。①胆囊:纵切面呈梨形或长茄形,横切面呈圆形或椭圆形(图15-6a)。胆囊腔内呈无回声,后方回声增强。②肝内胆管:左右肝管位于门静脉左右支的前方。③肝外胆管:包括肝总管及胆总管,上段与门静脉平行,形成双管结构,易于显示(图15-6b);下段可通过加压探头或饮水等更利于显示。

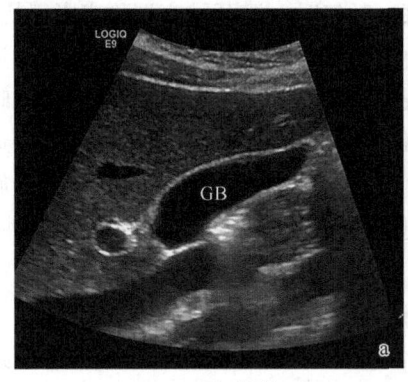

GB. 胆囊　　　　　　　　　HA. 肝动脉;CBD. 胆总管;PV. 门静脉

图15-6　右肋缘下斜纵切面显示胆囊及肝门部胆管

a. 胆囊声像图;b. 肝门部胆管及周围结构

(3)胰腺扫查切面和测量方法:①探头置于剑突下,向左上倾斜15°~30°,然后向下缓慢移动探头,进行连续斜行扫查,可显示胰腺长轴切面。脾静脉是识别胰腺的标志(图15-7)。在下腔静脉前方测量胰头厚度(前后径),在腹主动脉(或肠系膜上动脉)前方测量胰体厚度,在腹主动脉或脊柱左侧缘测量胰尾厚度(切线测量法)。②探头置于剑突下右侧,向左侧连续滑行进行纵切扫查,可显示胰头、胰颈、胰体和部分胰尾短轴切面。胰腺常规检查体位为仰卧位,通过轻微倾斜角度并调整探头位置进行扫查。

胰腺正常超声表现:胰腺在横切面多显示为月牙形结构,有时也可能呈马蹄形、哑铃形或逗号形。胰头稍膨大呈卵圆形,左下方突出结构为钩突,胰头正常值2~3.5cm,胰体正常值2~3cm,胰尾正常值1~2cm。胰腺实质呈细小均质的点状回声,较肝实质回声稍高,但弱于肾窦回声。正常人主胰管在超声图像上显示为横贯胰体的两条平行线样高回声,一般不显示或内径小于2mm,并向胰尾部逐渐变细。

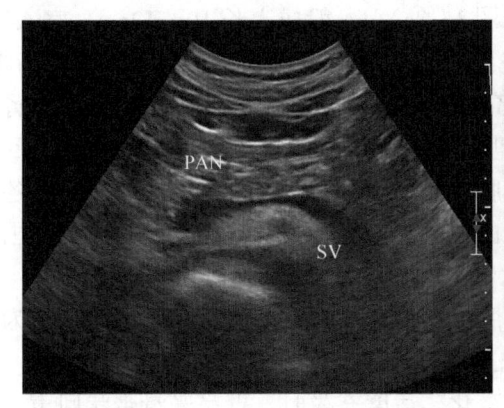

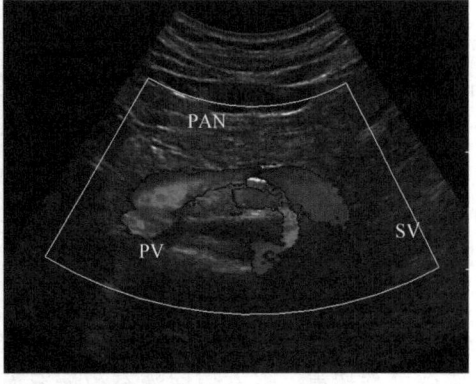

PAN. 胰腺;PV. 门静脉;SV. 脾静脉

图15-7　横切面显示正常胰腺、门静脉和脾静脉

（4）脾脏扫查切面和测量方法：①受检者右侧卧位（45°～90°）或仰卧位，探头置于左侧第8～11肋间，可获取脾脏长轴斜切面。②仰卧位或右侧卧位，探头置于左腋后线至左腋中线，显示脾脏的冠状切面。在最大切面测量其最大长径（内上缘至外下缘间的距离），在前倾冠状切面测量其厚径（膈面弧度的切线到脾门处的距离）。③在脾脏增大或显示脾门结构与周围的关系时，采用左肋下斜切面。检查过程中可嘱受检者改变呼吸状态来优化图像视窗，例如深吸气时，膈肌下降，脾脏远离胸廓；呼气时可避开肺底消除声影干扰。

正常超声表现如下。①二维超声：肋间长轴切面可呈半月形，冠状切面可呈近似三角形。在95%的成年人中，脾脏长度应小于13cm，厚度小于4cm。脾脏轮廓清晰，表面光滑整齐，膈面向外凸起，脏面凹陷，其中部为脾门。脾脏回声与肝脏回声相近，呈中～低水平的均匀细小点状回声，但比肾脏回声稍高。②彩色多普勒和频谱多普勒：在脾门处应看到脾动脉的分支及脾静脉的汇合，通常脾动脉血流呈红色，为搏动性频谱；脾门处脾静脉血流呈蓝色，为连续性频谱。

（5）肾、输尿管、膀胱和前列腺的扫查切面和测量方法

肾脏：①受检者仰卧位，行冠状切面扫查，右肾以肝为声窗，左肾以脾为声窗。②侧卧位经侧腰部行冠状切面及横切面扫查，左侧卧位时检查右肾，右侧卧位时检查左肾。③受检者俯卧位，对肾进行纵切面及横切面扫查。在上述最大纵切面或冠状切面上测量肾脏长度或厚度，最大横切面测量肾脏宽度和厚度。肾脏应至少在两个相互垂直的切面上成像，并且应注意由于呼吸运动未能完整显示肾脏的长轴导致肾脏大小被低估或高估。

输尿管：正常人不易探及。如有扩张，可采用多体位、多切面追踪肾盂、输尿管至膀胱。①受检者仰卧位，对肾脏行冠状切面扫查，加压肾门，观察肾盂与输尿管连接处，沿着前腹壁自上而下扫查。②侧卧位时先显示肾脏长轴及肾门结构，沿着输尿管自上而下纵切面扫查。③俯卧位检查同样需先显示肾脏的长轴及肾门结构，沿腰大肌走行逐段扫查双侧输尿管，但该体位不能显示输尿管中下段。

膀胱：探头置于耻骨联合上方，做多切面的扫查。通常采用仰卧位经腹扫查，必要时可让受检者转至斜卧或侧卧位进行检查。

前列腺：适度充盈膀胱，多切面扫查。在最大（斜）横切面上测量横径，在纵切面上测量长径（前列腺底部到尖部的距离）和厚径（与长径垂直）。

（6）正常超声表现

肾脏二维超声：肾脏纵切面呈椭圆形（图15-8a）；一般成人长10～12cm，宽4.5～5.5cm，厚4～5cm，两侧肾脏的长度大小差别通常在2cm内。肾脏的包膜光滑、清晰，呈高回声；肾窦位于肾中央，呈长椭圆形的高回声区（强度高于胰腺回声），宽度占肾的1/3～1/2；包膜和肾间为低回声的肾实质，即肾皮质和肾髓质，肾锥体回声较肾皮质回声低。彩色多普勒超声能显示主肾动脉、段动脉、叶间动脉（图15-8b）、弓形动脉及各段伴行静脉；频谱多普勒超声可测量各级动脉的血流参数，正常肾动脉阻力指数的范围为（0.58～0.64）±0.05，若大于0.7时需要注意肾脏病变。

输尿管二维超声：正常情况下不显示，膀胱高度充盈时，输尿管中下段可显示为小于5mm的细线状结构。输尿管开口处在膀胱三角区有轻微的隆起。

膀胱二维超声：形态随尿液充盈情况而变化。适度充盈时，壁呈光滑带状回声，厚度小于3mm；空虚时，壁厚度可达到5mm。如果膀胱空虚和部分充盈时，膀胱壁厚度大

于 6mm，应视为病变。膀胱体积计算公式为：左右径（cm）× 前后径（cm）× 上下径（cm）×0.52，正常情况下残余尿量应少于 10 ml。

前列腺二维超声：横切面呈倒置的栗子形，纵切面呈椭圆形或慈姑形；宽、长和厚径分别约为 4cm、3cm、2cm；包膜完整光滑；内部回声呈低回声，分布均匀。在前列腺后方可见对称性长条状的精囊腺。

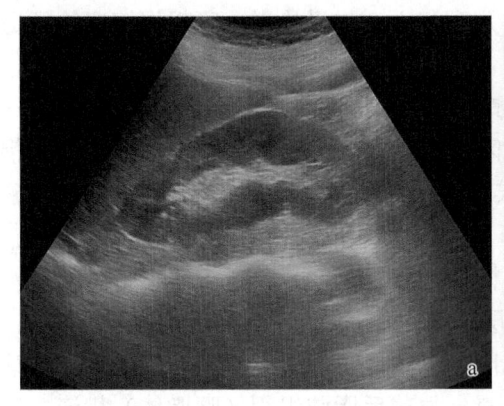

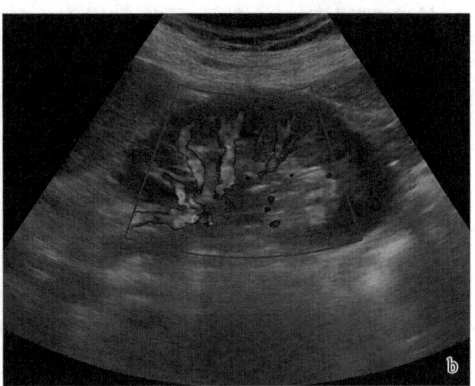

图 15-8 冠状面显示双侧肾脏
a. 右肾长轴切面；b. 左肾长轴切面血流图

【实验学时】 2 学时。

【实验总结】 受检者检查前准备、体位的变化和多切面的扫查是不可缺少的；熟悉器官的正常解剖结构、声像图以及左右对比检查对疾病的诊断十分重要。

【实验报告】 画出肝脏右肋缘下第一肝门、第二肝门斜切面示意图，标明各解剖结构并显示肝脏右叶最大斜径的测量方法；画出胰腺二维长轴切面及其与周围器官、血管关系的示意图，并标明各解剖结构。

【实验思考】 怎样显示肝脏各个标准切面和测量肝脏的大小？描述正常胆道系统二维声像图表现？肾脏、膀胱、前列腺扫查的基本切面有哪些？

第三节　正常浅表器官超声检查技术

实验一　正常浅表器官超声检查技术实验

【临床概述】 本实验主要介绍正常人眼、甲状腺和甲状旁腺、乳腺、阴囊的正常解剖结构、超声检查技术、正常超声表现和测量方法。

【诊断要求】 了解临床检查的适应证；初步能对正常人进行眼、甲状腺和甲状旁腺、乳腺、阴囊进行常规超声检查。

【检查注意事项】 检查眼部、阴囊时可用一次性清洁薄塑料袋包裹探头（探头表面涂上足够的耦合剂），以防止交叉感染。检查甲状腺时，颈后垫一小枕，头部后仰，充分暴露颈前区。

【实验目的】 熟悉检查浅表器官超声仪器检查条件、探头的选择；掌握正常眼、甲状腺和甲状旁腺、乳腺、阴囊的超声检查技术、正常超声表现和测量方法。

【实验器材】 高频线阵探头（5～10MHz）、凸阵探头（2～5MHz）、超声专用耦合剂、清洁卫生纸、一次性使用的清洁薄塑料袋等。

【实验方法】 学生相互检查（每5～6人一组），熟悉适用于各浅表器官检查的超声仪器、检查条件、探头的选择、仪器的调节方法及正常超声表现。记录测量数据，按各浅表器官要求测量大小及血流动力学参数等。

【实验步骤及内容】

1. 检查前准备 一般无须特殊准备，对儿童和不合作受检者，可根据情况给予适量镇静剂，充分暴露甲状腺、乳腺、阴囊。

2. 眼、甲状腺和甲状旁腺、乳腺、阴囊超声检查技术、测量方法及正常声像图

（1）眼部扫查方法：受检者仰卧位，轻闭双眼，探头轻置于眼睑上（可用消毒耦合剂），行横切面、纵切面及斜切面扫查。临床上还有特殊的扫查方法如后运动试验、磁性实验和压迫实验等。

正常声像图及测量方法。①二维超声：横切面扫查时，最前方为眼睑带状回声，紧邻后方角膜呈细带状回声（有时二者融为一层结构回声）；前房为半球形的无回声区；虹膜可显示为对称性的带状回声，中央为瞳孔区；晶状体呈类椭圆形的中强回声；玻璃体呈无回声区；眼球壁表现为类圆形带状强回声，与球后脂肪组织（眶脂体）相连。后者中部的带状弱回声为视神经。此切面可测量眼球前后轴径（角膜前面中心至视神经颞侧缘）、晶状体厚度（前囊中点至后囊内侧）、玻璃体前后径（晶状体后囊内侧面至视神经颞侧缘）等参数。②彩色多普勒超声在视神经内可探查到视网膜中央动、静脉血流信号，呈红～蓝相间；频谱多普勒超声取样容积置于球后2～3mm处，可探及视网膜中央动脉血流频谱，呈三峰双切迹（图15-9）。在视神经两侧还可探及眼动脉和睫状后动脉血流频谱。三条血管血流频谱与颈内动脉类似。

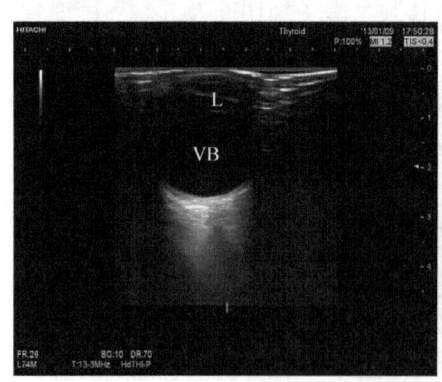

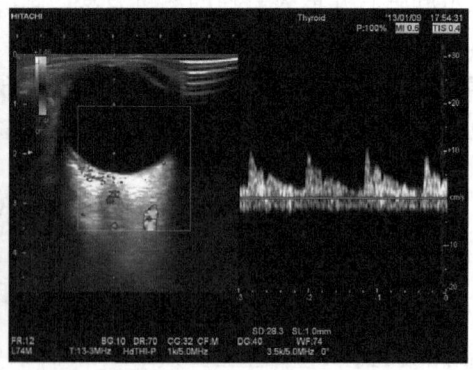

L. 晶状体；VB. 玻璃体

图15-9 眼水平横切面图及血流图（视网膜中央动脉的频谱图）

（2）甲状腺和甲状旁腺检查技术、超声表现和测量方法：选择高频线阵探头对甲状腺及甲状旁腺进行扫查。将探头横置于颈前正中、甲状软骨下方，从上向下滑行扫查，直至甲状腺下极消失为止；分别对左、右叶和峡部进行横切面扫查，并测量其左右径和前后径。转动探头90°纵切面扫查甲状腺左右叶（可由外向内或由内向外）和峡部，并测量其上下径。甲状旁腺扫查模式与甲状腺相同，只是重点扫查区域位于甲状腺后方和颈长肌之间。

正常超声声像图：①甲状腺在颈前正中横切面时呈马蹄形或蝶形（图15-10a），颈侧区纵切面呈上窄下宽的锥形。甲状腺被膜为薄层高回声带，光滑整齐；实质回声密集均匀，与颌下腺回声相似,高于颈部带状肌层回声。彩色多普勒超声显示为点状、短棒状或条状血流信号(图 15-10b);频谱多普勒超声可检测甲状腺上下动脉或静脉血流频谱。②正常甲状旁腺一般难以显示,当甲状旁腺发生病变时,例如甲状旁腺腺瘤或甲状旁腺增生时,可在甲状腺深面区域探及圆形或椭圆形、边界光滑、整齐、内部均匀的低回声结节。

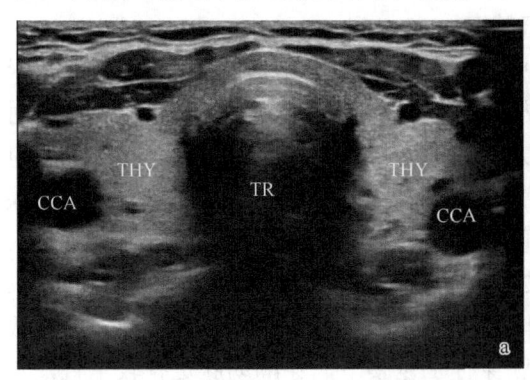

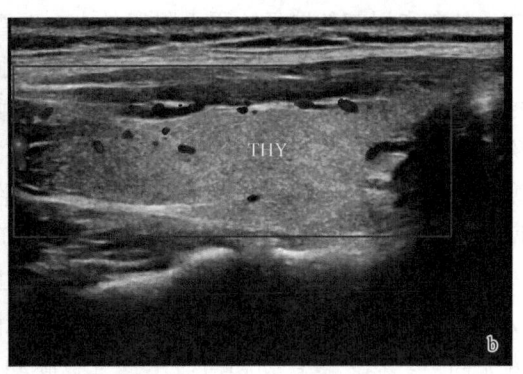

THY. 甲状腺;TR. 气管;CCA. 颈总动脉

图 15-10 正常甲状腺声像图

a. 甲状腺横切面二维声像图;b. 甲状腺纵切面血流图

(3)乳腺检查技术及测量方法:选择高分辨力、中心频率至少为 12MHz 或更高的线阵宽频带的探头进行检查。受检者呈仰卧位,常用的扫查方式为放射状(以乳头为中心,沿导管长轴由内向外滑动扫查)和反放射状扫查,各扫查切面均要相互覆盖。同时在检查时可对乳腺相同区域进行对比检查,一般在外上象限测量腺体层厚度(最大前后径),在乳头下方主导管长轴测量其宽度。若发现病变,采用时钟表盘式定位法。最后扫查双侧腋窝淋巴结。

正常声像图:皮肤为一条平直带状稍高回声,皮下脂肪层表现为等回声或低回声及穿行其间的线状高回声(Cooper 韧带);一般认为腺体层小叶和导管呈低回声,脂肪、纤维组织呈高回声(图 15-11),成年人的乳腺腺体层厚度和回声与年龄、腺体分布、纤维和脂肪的成分比例及是否哺乳有关;乳腺后间隙位于乳腺后筋膜和胸大肌之间,呈线状或带状低回声;胸壁肌层(包括胸大肌和胸小肌)呈条纹状低回声到高回声。

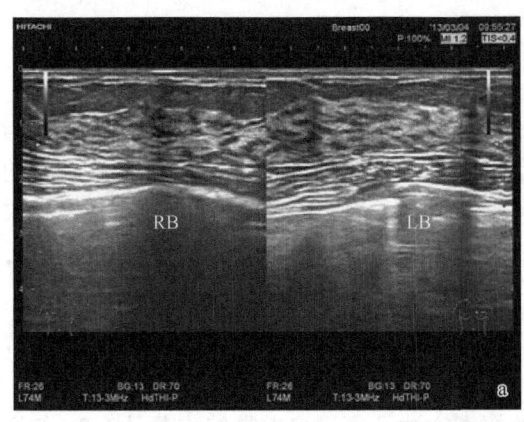

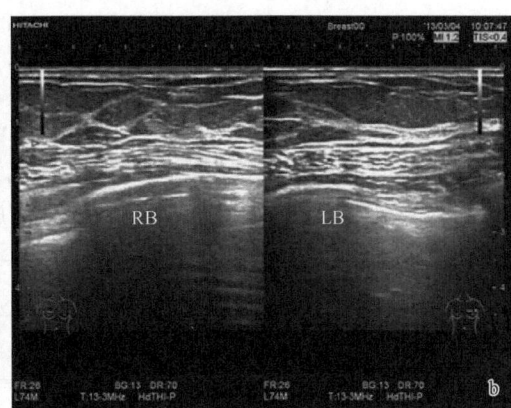

RB. 右侧乳腺;LB. 左侧乳腺

图 15-11 双侧对比的乳腺二维声像图

a. 青年女性;b. 老年女性

（4）阴囊检查技术及测量方法：使用超过 10MHz 的高频线阵探头扫查。受检者仰卧位，充分暴露外阴部，用手将阴茎贴于下腹壁。阴囊后方可垫以纸巾。可用一次性的清洁薄塑料袋包裹探头，行纵切面、横切面及斜切面扫查睾丸、附睾；于最大纵、横切面分别测量睾丸长径、前后径（厚径）和左右径（宽径）；于附睾最大纵切面，分别测量头部、体部和尾部的厚径；再于附睾外上方探查精索。

正常二维超声：阴囊壁呈厚薄均匀的稍强回声，厚度 2～8mm，阴囊壁厚度取决于提睾肌是否处于收缩状态。部分睾丸鞘膜腔内可见到少量液体（无回声区）。睾丸双侧对称，纵切面呈卵圆形，横切面近圆形。成年人长 3～5cm，前后径和左右径 2～3cm，包膜光滑、整齐。实质回声呈中等点状回声（图 15-12a）。附睾位于睾丸后外侧，纵切面头尾部膨大，体部细小，头部呈新月形或三角形；附睾回声与睾丸相似或略低于睾丸回声。一般头部前后径 1.0～1.2cm、体部前后径 0.2～0.4cm、尾部前后径 0.2～0.5cm。精索纵切面呈条索状，内可见数条管状结构。睾丸附件多呈卵圆形，内部多呈中等回声，少数为无回声。彩色多普勒超声显示睾丸包膜动脉穿行于包膜下，穿隔动脉走行较平直，左右睾丸血供相当（图 15-12b）。睾丸动脉及各级分支频谱波形表现为高速低阻，平均阻力指数范围约 0.48～0.75。附睾内可见稀疏点状或短条状血流。平静呼吸时蔓状静脉丛不易显示，Valsalva 动作时可见少量血液反流，持续时间通常小于 1 秒。

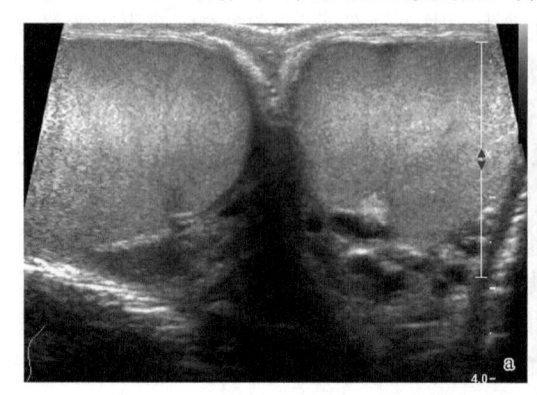

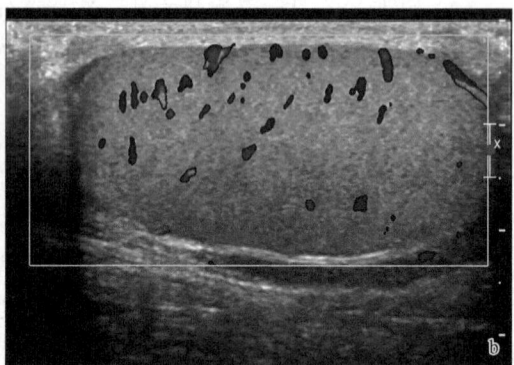

图 15-12 正常睾丸及血流
a. 左右睾丸二维横切面图；b. 左侧睾丸纵切面血流图

【实验学时】 2 学时。

【实验总结】 检查眼部时，为避免细小病变漏诊，可将增益调至较高或最高水平。检查甲状腺时，注意颈部淋巴结、肌肉、气管、食管、颈动脉、颈静脉及其他软组织的扫查；检查乳腺时，一般左右对比，应观察脂肪层、Cooper 韧带等是否存在异常；临床上还应注意问诊和触诊，并结合其他影像资料；对于精索静脉曲张、疝等可增加立位检查，能提高病变的检出率。

【实验报告】 描述正常眼部、甲状腺、乳腺（以外上象限为例）超声声像图表现，并画出示意图；描述正常睾丸、附睾纵切面声像图并画出示意图。

【实验思考】 正常眼部视网膜中央动脉的探查方法及频谱多普勒特点是什么？怎样测量甲状腺的大小？乳腺的扫查方法有哪些？

第四节 血管超声检查技术

实验一 血管超声检查技术实验

【临床概述】 本实验介绍常规超声对正常人颈部、腹部和四肢外周血管的检查技术、测量方法和正常超声表现。

【诊断要求】 了解检查的适应证；初步能对正常人的颈部、腹部和四肢外周血管进行超声检查。

【检查注意事项】 检查腹部、盆腔血管时，受检者须空腹8小时以上。

【实验目的】 了解颈部、腹部与四肢血管检查的适应证；熟悉颈部、腹部与四肢血管检查的超声仪器及其调节、探头的选择等；掌握颈部、腹部与四肢血管超声检查技术、测量方法和正常超声表现。

【实验器材】 与本章第三节实验一的器材基本相同。

【实验方法】 学生自己相互检查（每5~6人一组）。熟悉正常人颈部、腹部与四肢血管解剖结构及二维超声图像；认识正常人各部位血管（动静脉）彩色血流显像及多普勒频谱特征；记录测量数据：按各部位要求测量血管内径、血流速度、搏动指数、阻力指数等。

【实验步骤与内容】

1. 检查前准备 ①检查颈部血管时，受检者仰卧位，头后仰，充分暴露颈部。一般用高频探头。②检查腹部血管时，受检者仰卧位，暴露腹部，一般使用凸阵探头。③检查肢体血管时，受检者一般采用仰卧位，充分暴露受检者肢体。室温不低于20℃，一般用高频探头。

2. 颈部血管、腹部血管、四肢血管正常解剖，超声检查技术、测量方法及正常声像图

（1）颈部血管检查技术和测量方法：探头横置于一侧颈根部，右侧自头臂干分叉处、左侧从主动脉弓起始处开始扫查，连续横切面观察颈总动脉（common carotid artery，CCA）及其分叉处、颈内动脉（internal carotid artery，ICA）和颈外动脉（external carotid artery，ECA）。然后纵切面扫查观察血管壁三层结构，并注意颈内、外动脉的鉴别。一般在颈内、外动脉分叉水平上下1~1.5cm处测量血管的内径和内-中膜厚度（intima-media thickness，IMT）。纵切面扫查CCA后，探头外移并侧动，显示椎动脉（椎前段、横突段、寰椎段），注意椎动脉（vertebral artery，VA）起始段的显示。从头臂干上行或从CCA下行观察左右锁骨下动脉，观察左侧锁骨下动脉起始段可用凸阵探头。横切面扫查CCA时，其外前方椭圆形无回声区为颈内静脉。

正常声像图表现：正常颈动脉纵切面管壁为两条平行光带，管壁由内膜、中膜及外膜组成。正常血管内膜呈细线样光滑等回声，中膜为低回声带，外膜为强回声带（图15-13），IMT<1.0mm。CCA向上走行分为ICA和ECA，一般ICA位于ECA的后外方。不同的颈动脉频谱多普勒超声表现有所差异：ICA供应颅内血流，阻力较小，表现为收缩期缓慢上升和下降、舒张期缓慢下降的低阻力、连续的三峰频谱。而ECA分支较多，提供面部血流，因此阻力较高，表现为收缩期快速上升、舒张期快速下降的高阻力型频谱。VA根据走行分为椎前段、横突段、寰椎段和颅内段，由于横突段走行于椎体横突内，因此

长轴切面彩色多普勒表现为强弱交替、有规律的节段性血流充盈，VA 的血流频谱特征与 ICA 相似，呈低阻力型频谱。正常颈内静脉（internal jugular vein，IJV）管壁回声低而薄，为一层清晰的光带，使用探头稍加压即可闭合，并且随呼吸运动管腔大小可见变化。彩色多普勒表现为显示管腔内血流信号充盈，频谱多普勒超声表现为向心方向双峰型，近心段可出现三峰型频谱，受呼吸影响较大，可持续全心动周期（图 15-14）。

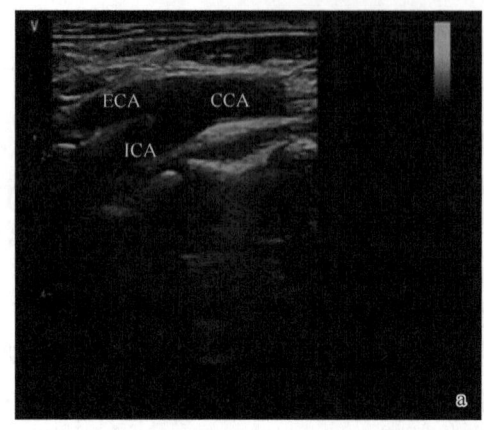

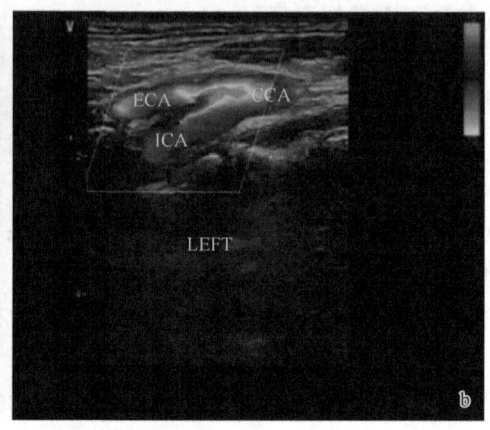

ECA. 颈外动脉；ICA. 颈内动脉；CCA. 颈总动脉

图 15-13　正常人颈动脉声像图

a. 正常颈动脉二维声像图；b. 正常颈动脉血流图

ICA. 颈内动脉；IJV. 颈内静脉

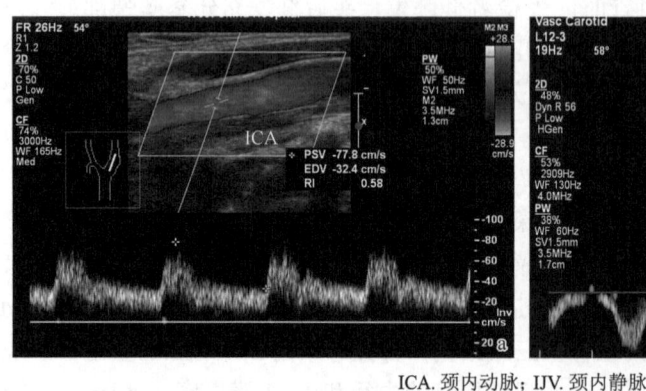

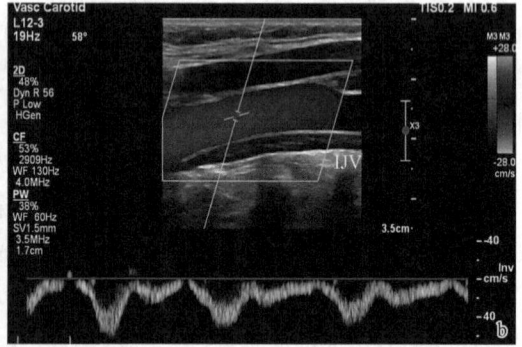

图 15-14　正常人颈动静脉血流频谱

a. 左侧颈内动脉频谱；b. 右侧颈内静脉频谱

（2）腹部血管检查技术和测量方法：①腹主动脉（abdominal aorta，AO）和下腔静脉（inferior vena cava，IVC）：受检者仰卧位，置探头于剑突与脐之间，进行连续横切面扫查。脊柱左前方圆形无回声区为 AO 横切面，右前方椭圆形无回声区为 IVC 横切面，再纵切面扫查 AO、IVC 的全程。AO 近段为胸骨下端（膈肌平面）至肠系膜上动脉（superior mesenteric artery，SMA）起始处，中段为 SMA 至肾动脉（renal artery，RA）水平，下段为 RA 至 AO 分叉处；IVC 上段（肝段）为肝静脉（hepatic vein，HV）汇入处以上部分，中段为 HV 与肾静脉（renal vein，RV）汇入处之间的部分，下段为 RV 汇入处以下部分。②髂血管（iliac vessels）：于脐下，扫查平面与腹正中线呈角 25°～35°，从 AO 的分叉处或 IVC 的汇入处开始追踪左右髂总动、静脉的长轴，向腹股沟方向追踪扫查髂内外动静脉。

③腹腔干（celiac trunk，CT）和SMA：上腹部纵、横切面扫查AO时，于胰腺上缘水平可显示CT起源和分支（肝总动脉、脾动脉）。距CT约1cm，可显示SMA的主干，与AO的夹角一般不超过30°。④RA、RV：纵切面显示SMA后转为横切面，在其下方1~2cm处由AO两侧发出左肾动脉（left renal artery，LRA）、右肾动脉（right renal artery，RRA），变化体位、侧动探头可追踪RA主干。探头横置于右前腹肋间或肋下，受检者深吸气后屏气，在肝后方可寻找右肾静脉（right renal vein，RRV）和IVC。上腹部横切时，在AO和SMA夹角之间可探查到左肾静脉（left renal vein，LRV）穿行其中（图15-15）。在上述静脉后方亦可寻找到RA。可于RA起始部测量内径。

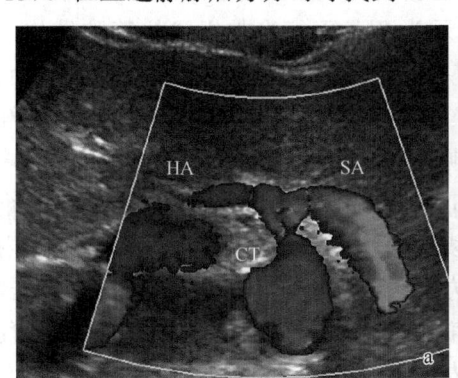

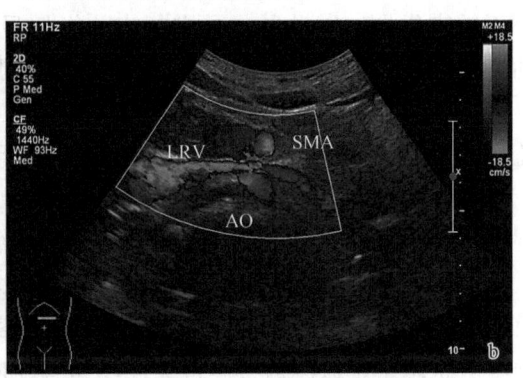

CT.腹腔干；HA.肝动脉；SA.脾动脉；AO.腹主动脉；SMA.肠系膜上动脉；LRV.左肾静脉

图15-15　正常腹部血管声像图

a.腹腔干及其分支；b.左肾静脉及周边血管

正常超声表现。①腹部动脉二维超声：AO纵切面呈管状无回声区，横切面为圆形无回声区，壁可显示为三层结构，平均管径1.5~2.5cm，随着腹主动脉向下走行，管径逐渐变细。从剑突向下移动横切面扫查，出现腹主动脉第一分支CT，CT也表现为无回声管状结构，在适当的平面，图像可呈现为海鸥伸展的翅膀样形状，CT继续向下为SMA，SMA为圆形无回声结构，周边被肠系膜及脂肪所形成的高回声环绕，CT和SMA内径分别为0.66±0.17cm、0.64±0.14cm。双侧RA与AO图像形似剥开皮的香蕉结构，RA内径0.4~0.7cm。AO末端延续为圆形无回声的髂动脉。彩色多普勒超声：腹主动脉及其分支管腔内血流信号充盈，色彩明亮，有搏动性。频谱多普勒超声：近端腹主动脉频谱特点为收缩期快速上升支、尖锐的收缩峰以及舒张期正向血流。肾动脉远端的腹主动脉由于腰动脉和下肢循环血管阻力增高，表现为稍低的流速和三相血流模式。②腹部静脉二维超声：IVC纵切面呈条状无回声区，横切面为扁平状或椭圆形无回声区，壁呈细线状回声，IVC内径0.9~1.3cm。左、中、右肝静脉一起汇入下腔静脉，可出现"兔儿征"。频谱多普勒超声：腹部静脉受呼吸和心动周期的双重影响，IVC近心段及HV呈三相型（负向S、D峰，反向A峰）或多相型频谱；IVC远心段、RV和髂静脉常表现为连续性频谱。门静脉系统的超声图像在腹部超声检查实验技术中有相关介绍。

（3）四肢血管扫查方法。①上肢血管：仰卧位，从胸骨上窝或锁骨上下窝开始扫查头臂干、双侧锁骨下动静脉。上肢外展、外旋，掌心向上，在腋窝处找到腋动脉横切面，然后纵行从锁骨下动脉、腋动脉起始部向远端扫查至肱动脉。在桡骨尺侧缘扫查桡动脉，在前臂内侧扫查尺动脉。相应静脉与之伴行，扫查时可采用横切面间断加压法。②下肢血管：仰卧位，受检者大腿稍外展、外旋，在腹股沟区找到股动脉横切面，然后沿大腿内侧纵行扫查股总、股深、股浅动静脉及大隐静脉汇入端。在腘窝横切面找到腘血管，转动探头做纵切面扫查，并注意小隐静脉汇入端。在小腿外侧上段、腓骨小头内侧与胫骨外侧髁表面结节间由上向下扫查胫前动静脉直至两踝连线的中点。从小腿前内侧扫查胫后和腓血管时，胫后动静脉于纵切面时位于前方，腓动静脉位于后方；俯卧位时，在小腿后内侧向下行至内踝后缘与跟腱内缘间扫查胫后动静脉，在小腿后方上段正中和下段偏外侧扫查腓动静脉。于两踝中点与第1、2趾骨的连线上扫查足背动脉。小腿血管可从上至下扫查，亦可逆行追踪。注意上述各段血管扫查时须相互衔接、覆盖，以防遗漏。

正常声像图。①动脉：二维超声，纵切显示为两条平行光带组成的管腔结构，较大的动脉可显示管壁的内膜、中膜和外膜；内膜光滑、菲薄、连续性好，中膜为低回声带，外膜为强回声带；横切呈圆形，有搏动性。彩色多普勒超声可显示动脉管腔内红色或蓝色的血流信号充盈。频谱多普勒超声常表现为三相波形，即收缩期快速上升尖峰曲线，舒张早期快速下降反向曲线，舒张晚期正向低速小波（图15-16b）。②静脉：二维超声，静脉管壁薄，内壁光滑，呈中等回声，连续性好，管腔内血流呈无回声。静脉内径多大于伴行动脉，Valsalva动作（深吸气然后用力屏气）后管径增大，加压可使管腔压瘪。彩色多普勒超声，四肢静脉显示为向心性血流信号，呈单一红色或蓝色，充填整个管腔。平静呼吸状态下，血流信号呈持续性，当胸腔内压力改变时，例如吸气、屏气等，血流信号可出现暂时的中断，部分受检者甚至可出现反向血流。频谱多普勒超声正常四肢静脉为向心性连续性血流，曲线宽，随呼吸运动或挤压肢体等变化，具有自发性、期相性和血流方向单一等特点（图15-16a）。

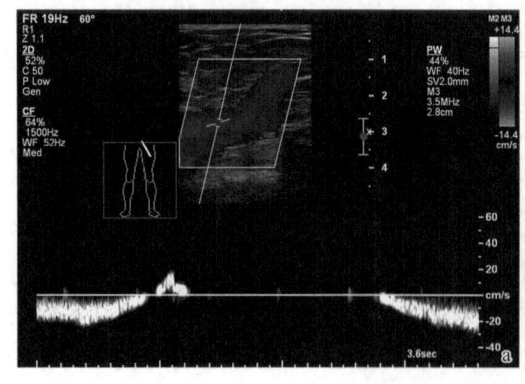

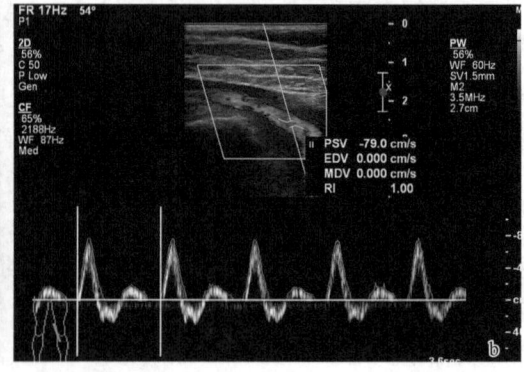

图 15-16 正常人下肢动静脉频谱
a. 左侧股总静脉频谱；b. 左侧腘动脉频谱

【实验学时】 2学时。

【实验总结】 仪器的优劣和仪器参数的设置、调节等将影响图像质量；受检者的正确体位、标准切面的扫查、规范的测量等将减少所测参数的误差；检查同一血管可纵横两个切面对比观察，注意血管探查的连续性。

【实验报告】 根据实验观察和记录写出实验报告（以颈血管为例，报告颈部血管的内径、内中膜厚度和血流动力学参数）。

【实验思考】 怎样鉴别正常人颈内动脉、颈外动脉？如何探查腹主动脉、下腔静脉及肾动静脉？简述下肢血管的检查方法和正常超声表现？

第五节　妇科超声检查技术

实验一　经腹妇科超声检查技术实验

【临床概述】　经腹妇科超声检查以充盈的膀胱作为声窗观察子宫、卵巢、附件区等盆腔器官病变。

【诊断要求】　通过了解经腹妇科超声检查前准备、检查适应证，完成子宫、卵巢、双侧附件区及盆腔超声检查。

【检查注意事项】　主要适用于青少年女性、无性生活史、早孕及有经阴道超声检查禁忌证受检者，检查前要求受检者充盈膀胱以完整显示子宫。双侧卵巢、卵泡及附件区的显示，需以膀胱作为声窗，双侧髂内静脉可作为附件的定位标志，在显示子宫宫角的基础上，沿输卵管走行区域探查卵巢。检查时需根据子宫、卵巢的大小、位置、卵泡有无等调整扫查角度，避免图像显示不清。

【实验目的】　掌握子宫大体构成、子宫内膜、双侧附件区及与髂内静脉关系等；掌握经腹妇科超声检查适应证及禁忌证；掌握清晰显示子宫、双侧附件区的扫查手法；掌握子宫常见的位置及超声图像表现；掌握子宫标准切面的显示及子宫大小的测量；掌握卵巢，特别是卵泡的测量方法。

【实验器材】　彩色多普勒超声诊断仪、低频凸阵超声探头、检查床、耦合剂、卫生纸、纸杯、饮用水等。

【实验方法】　学生相互检查（每4～6人一组）；检查中，正确定位子宫及双侧卵巢，显示子宫正中矢状切面、短轴切面，完整显示双侧卵巢；记录子宫位置、大小、内膜厚度、卵巢大小、卵泡个数及大小、病变部位等。

【实验步骤与内容】

1. 检查前准备　见实验注意事项。

2. 检查方法、检查内容及超声表现、相关数据测量

（1）正中矢状切面：宫颈管、宫颈内口、完整的宫腔线于同一水平显示，此切面为子宫正中矢状切面，观察结构包括：子宫形态、大小、位置、子宫肌层、宫腔及内膜（图15-17，彩图扫描本书二维码）。

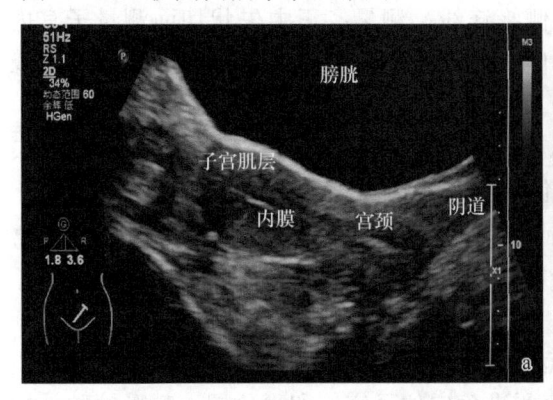

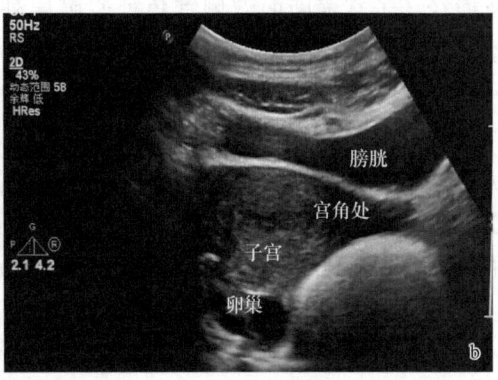

图15-17　经腹超声显示子宫

a.正中矢状切面（箭头间为双层子宫内膜）；b.子宫短轴切面（可在该切面测量子宫横径）

子宫由宫底、宫体及宫颈构成，子宫中间的肌层构成了子宫体的大部分，正常成年女性子宫肌层超声表现为均匀低回声。内膜随月经周期变化而呈现不同的超声表现，增殖早期内膜表现为基底层高回声、功能层低回声、宫腔线高回声的"三线征"。子宫位置变化与子宫韧带（宫颈横韧带、宫骶韧带、圆韧带）、子宫毗邻结构密切相关，上述韧带将子宫固定，保持前屈位。子宫常见的位置表现为前倾前屈位（图 15-18a），也可表现为后倾、后屈、右屈、右移、左屈、左倒、脱垂等。

以子宫正中矢状切面为轴点，沿子宫宫角及圆韧带走行区域向髂血管方向倾斜探头，定位卵巢及附件区，观察结构包括：卵巢大小、卵泡个数及大小、输卵管、附件占位性病变等。青春期卵巢呈杏仁状，正常卵巢长 2.5～5.0cm，宽 1.5～3.0cm，厚 0.6～2.2cm，一般以体积评估卵巢大小，卵巢体积计算方法为：长×宽×厚×0.523。卵巢由实质及髓质构成，实质内含大量始基卵泡，超声通常难以区分卵巢实质与髓质，正常卵巢超声表现为低回声团块，团块内大小不等的无回声则为卵泡（图 15-18b）。

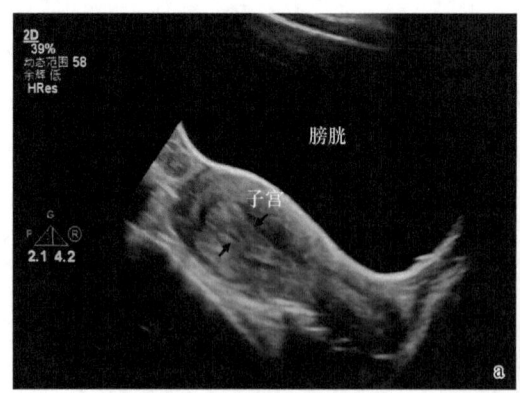

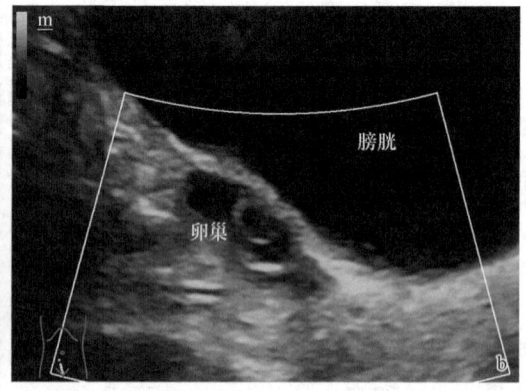

图 15-18 经腹超声显示子宫及卵巢
a. 经腹超声显示前位子宫（箭头间为双层子宫内膜）；b. 经腹超声显示卵巢

输卵管分为间质部、峡部、壶腹部及输卵管漏斗部。经腹妇科超声检查时，正常的输卵管回声超声难以识别。

数据测量：子宫测量包括前后径（正中矢状切面前壁浆膜层外侧缘至后壁浆膜层外侧缘距离，与宫腔线垂直）、长径（正中矢状切面宫底宫腔至宫颈内口距离）（图 15-19a）及横径（子宫横断面双侧宫角处浆膜层外侧缘连线）测量；正中矢状切面测量子宫内膜厚度。卵巢测量时游标需放置于卵巢外侧缘，卵泡测量游标置于卵泡无回声内侧缘（图 15-19b）。

（2）短轴切面：显示正中矢状切面后，探头原地以轴线逆时针旋转，显示与正中矢状切面垂直切面，即为短轴切面，观察结构包括：子宫双侧宫角、子宫肌层、宫腔及内膜。显示短轴切面后，探头沿宫角外侧走行可显示卵巢横断面。数据测量：短轴切面双侧宫角处浆膜层外侧缘连线为子宫横径，探头沿宫角外侧走行显示卵巢后测量卵巢横径。

【实验学时】 2 学时。

【实验总结】 经腹妇科超声检查扫查范围广，但图像分辨力较低且检查受膀胱充盈程度、肠管等影响较大，经腹妇科超声检查需准确定位子宫、卵巢位置，熟悉盆腔结构有助于扫查手法的调整；标准显示正中矢状切面可以保证子宫前后径、长径、内膜厚度等测量的准确性，短轴切面可以辅助诊断子宫发育畸形及宫腔形态异常等。

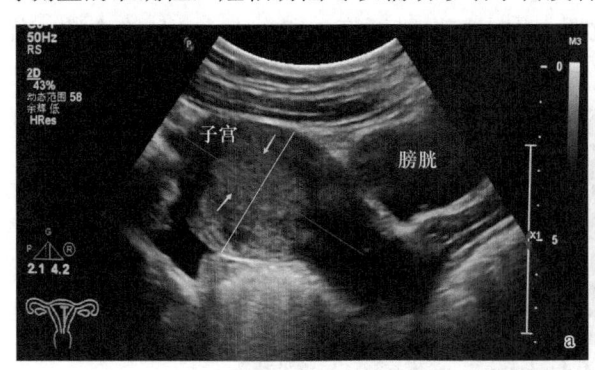

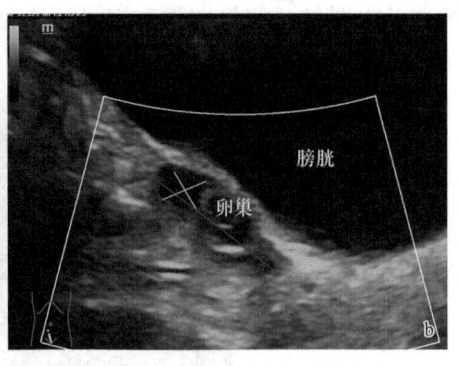

图 15-19 经腹超声测量

a. 经腹超声测量子宫及内膜厚度（长实线为子宫长径，较短实线为子宫前后径，箭头间为双层子宫内膜厚度）；
b. 经腹超声测量卵巢及卵泡（长实线及垂直交叉的实线为卵巢长径及前后径，短实线十字相交的为卵泡大小）

【实验报告】 显示子宫正中矢状切面及短轴切面、卵巢长轴并留存图像，测量子宫前后径、长径、横径、内膜厚度、卵巢及卵泡大小并留存测量图像。

【实验思考】 子宫正中矢状切面如何定义？子宫大小的超声测量方法。卵巢及卵泡的超声测量方法。

实验二 经阴道妇科超声检查技术实验

【临床概述】 经阴道妇科超声检查采用圆形凸阵探头经阴道置入受检者阴道后穹隆进行子宫、附件及盆腔扫查，可用于绝大多数妇科疾病和早期妊娠的诊断。

【诊断要求】 通过了解经阴道妇科超声检查前准备、检查适应证、检查方法，完成子宫、卵巢、双侧附件区的超声检查。

【检查注意事项】 当男性超声技师或医师进行阴道超声检查时，应有女性医务工作者陪同。了解受检者是否有性生活史，是否存在阴道流血、阴道畸形、传染病或其他检查受限因素等。受检者检查前需排空膀胱。阴道超声检查前，需在探头上套上隔离套或者避孕套，避免交叉感染，确保隔离套与探头之间无气体，需在探头与隔离套之间涂抹耦合剂。使用隔离套或者避孕套动作轻柔，避免破裂或脱落。经阴道超声检查图像方位与经腹检查方位存在差异，经阴道时，图像的底部指向受检者头端（上方），图像顶部指向受检者的足侧（下方），左侧指向受检者的腹侧（前方），图像右侧指向受检者背侧（后方）（图 15-20）。

【实验目的】 掌握子宫、双侧附件区定位方法等；掌握阴道妇科超声检查适应证及禁忌证；掌握阴道超声检查方向；掌握阴道超声检查标准切面、子宫、卵巢、输卵管超声图像表现及测量方法。

【实验器材】 彩色多普勒超声诊断仪、阴道超声探头、特制检查床或者妇科检查台、实验用人体模具、消毒耦合剂、避孕套或隔离套、一次性手套、卫生纸、消毒湿巾。

【实验方法】 使用专用人体模具或者志愿者进行检查（每2~4人一组）；实验人员完成探头的选择、仪器调节、隔离套的正确使用及探头置入阴道方法。探头置入阴道后穹隆后，调整探头深度及角度，显示子宫正中矢状切面、短轴切面，完整显示双侧卵巢，留存动态图像及测量图像；记录子宫位置、大小、内膜厚度、卵巢大小、卵泡个数、优势卵泡大小、病变部位等。

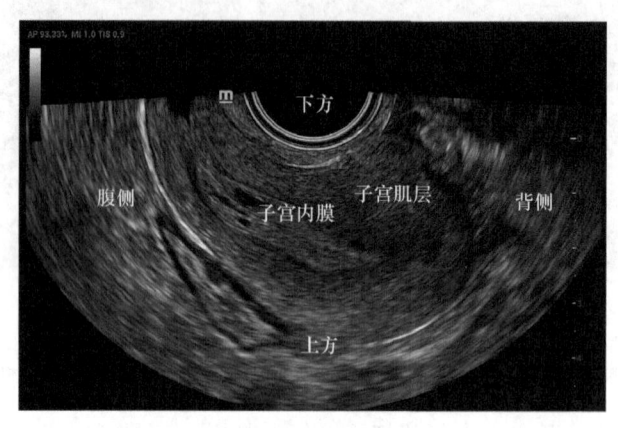

图 15-20　经阴道超声检查图像方位示意图

【实验步骤与内容】

1. 检查前准备　见实验注意事项。

2. 检查方法、检查内容及超声表现、相关数据测量　①前后成角扫查（从腹部向背部）：探头置入阴道后穹隆后，前后成角扫查有助于显示子宫正中矢状切面，观察结构包括子宫形态、大小、位置、子宫肌层、宫腔及内膜（图15-21a）。阴道超声探头与其他探头一致，均有一个凹陷或凸起部分指示方向。矢状切面扫查时，探头方向标识应指向受检者头端，冠状切面扫查时逆时针旋转探头（朝向受检者右侧）。②侧面扫查（从一侧向另一侧）：可充分显示子宫中线至左侧或右侧、子宫角、同侧卵巢、输卵管以及盆腔内其他结构及器官。③增加扫查深度（推拉探头）：通过渐进式地改变阴道探头位置而改变检查深度，有助于检查者将感兴趣的器官或组织置于检查窗中央。④旋转：将探头逆时针旋转90°后可显示半冠状面或斜横切面图像（图15-21b）。⑤双手检查：检查者将空闲手置于受检查者骨盆区域，并在感兴趣区轻柔地施加压力可将位置较高的卵巢、附件区病变推挤至扫查范围内。⑥经阴道妇科超声检查应从宫颈开始，随深度增加显示阴道、宫颈外口、宫颈管、宫颈内口、子宫宫腔及内膜、子宫肌层及浆膜层等，用同样的方法在横切面与纵切面显示卵巢。⑦矢状切面与冠状切面显示宫颈，阴道为宫颈识别标志，宫颈超声表现为两侧低回声的宫颈肌层、稍强回声的宫颈内膜。⑧矢状切面及横切面测量子宫三个径线（图15-22a）及内膜厚度（图15-22b）。⑨正中矢状切面探头逆时针旋转90°沿宫角向外侧定位卵巢及附件区（图15-23a）。⑩正常卵巢超声表现为低回声内可见无回声卵泡结构，卵巢大小测量、卵泡识别及测量、常见卵巢病变的表现与经腹超声检查一致（图15-23b）。正常输卵管超声难以显示，输卵管积液时，阴道超声表现为位于卵巢旁的漏斗状或腊肠样结构，内部表现为无回声（图15-24）。

【实验学时】　2学时。

【实验总结】　经阴道妇科超声检查适用于多数妇科疾病诊断，可以更加清晰显示子宫、宫腔、内膜、输卵管及卵巢；经阴道妇科超声检查图像分辨率高；经阴道超声检查最佳扫查切面依检查者经验而定，受扫查手法影响较大。

第十五章 超声检查技术 · 291 ·

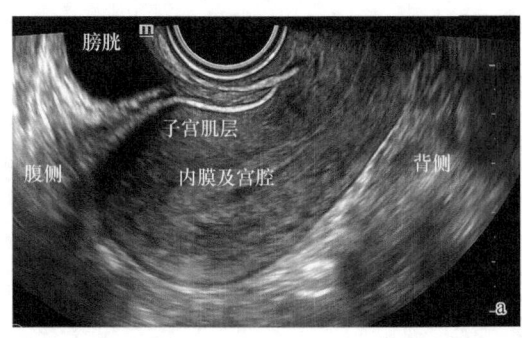

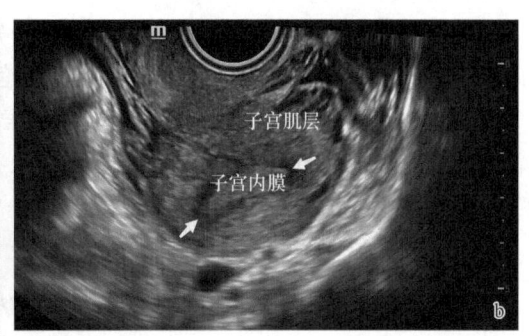

图 15-21 经阴道超声检查
a. 正中矢状切面显示结构包括子宫肌层、内膜及宫腔；b. 子宫短轴切面（箭头所示为双侧宫角）

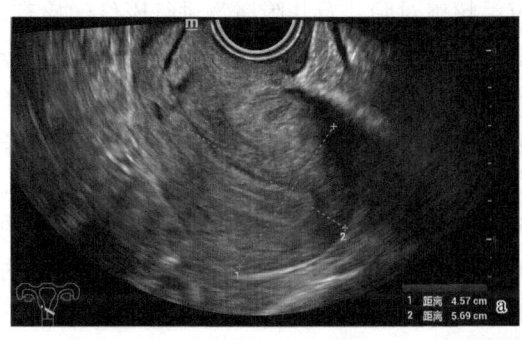

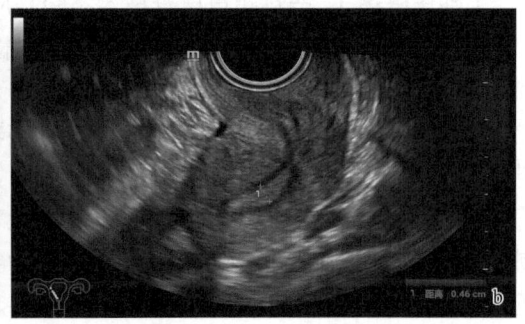

图 15-22 经阴道超声测量子宫及内膜
a. 正中矢状切面测量子宫前后径及长径；b. 子宫内膜厚度测量

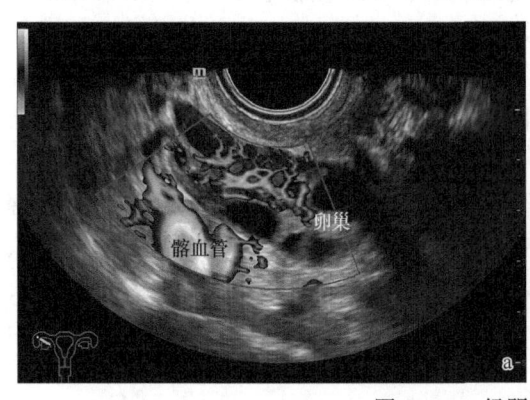

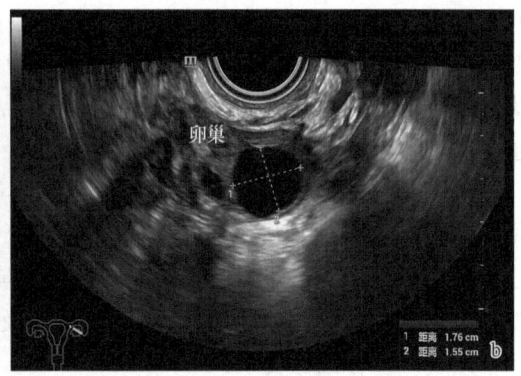

图 15-23 经阴道超声显示卵巢
a. 卵巢通常位于髂血管内侧；b. 卵泡大小的测量

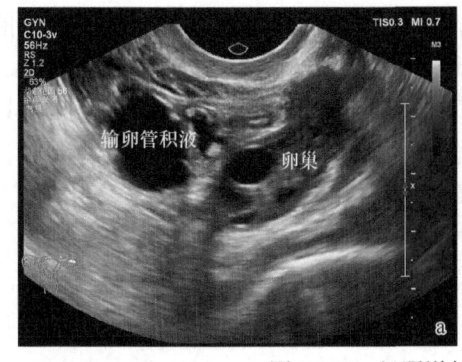

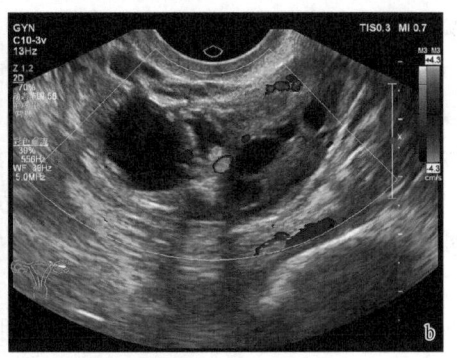

图 15-24 经阴道超声显示输卵管积液

【实验报告】 显示子宫正中矢状切面及短轴切面、卵巢长轴并留存图像,测量子宫前后径、长径、横径、内膜厚度、卵巢及卵泡大小并留存测量图像。

【实验思考】 经阴道超声检查显示子宫正中矢状切面后,如何判断子宫前壁、后壁及侧壁?经阴道超声检查显示子宫正中矢状切面后,如何判断子宫位置,如前位、后位等?

第六节 产科超声检查技术

实验一 产科超声检查技术实验

【临床概述】 产科超声检查技术实验是应用超声对胎儿及其附属物进行影像学检查,包括早孕期超声检查(包括胎儿颈部透明层检查)、中晚孕期超声检查(包括Ⅰ~Ⅳ级产前超声检查)。

【诊断要求】 通过产科超声检查技术实验,完成早孕期胚胎评估、中晚孕期胎儿超声检查。

【检查注意事项】 如果以胎儿作为实验对象,需在经卫生行政部门许可的医疗机构或医疗保健机构内进行,否则可以模具作为实验对象。进行Ⅱ级或以下产科超声检查的医生必须取得执业医师资格。进行Ⅲ级产科超声检查的医生还需获得产前超声诊断系统培训资格证书。进行产科超声检查需熟练掌握胎儿发育各阶段器官的正常超声图像特征。早孕期超声检查时,需要证实宫内妊娠、孕囊位置、孕囊及胚胎个数、了解胚胎或者胎儿是否存活、宫腔内是否积血,排除异位妊娠,观察孕妇子宫附件占位性病变等。早孕期超声检查时,因彩色多普勒对胚胎影响尚不明确,尽量不使用上述实验技术,确实需要借助上述方法时,切勿长时间将探头放于同一位置。11~13^{+6}孕周行胎儿颈部透明层超声检查时,注意区分皮肤及羊膜。

【实验目的】 掌握经腹或经阴道进行早孕期、中晚孕期产科超声检查适应证;掌握早孕期、NT检查、中晚孕期产科超声检查标准切面及观察内容;掌握早孕期子宫、孕囊、胚胎长、顶臀长、NT测量方法;掌握中晚孕期胎儿生物学指标(双顶径、头围、腹围、股骨长),附属物(胎盘、羊水、脐血流)及其他常见部位等测量方法;掌握早孕期、中晚孕期超声留存图像要求。

【实验内容】 一般早孕期产科超声检查技术。NT超声检查技术。中、晚孕期产科超声检查技术。

【实验器材】 彩色多普勒超声诊断仪、高分辨力凸阵超声探头、产前检查知情同意书等、检查床、检查用模具、耦合剂、卫生纸。

【实验方法】 有条件的院校借助模具练习(每4~6人一组);不具备相应模具的院校,由指导教师演示讲解。演示讲解后,由教师指导学生进行扫查,按实验要求、注意事项、实验目的,完成标准切面、要求部位及结构的显示,完成实验步骤及内容。

【实验步骤与内容】

1. 检查前准备 ①一般早孕超声检查,经腹部超声检查时受检者需充盈膀胱,经阴道超声检查时受检者需排空膀胱。中、晚孕期超声检查时,一般不需要特殊的检查前准备。

②明确产科超声检查分类及检查时机，3个重要检查时间段为 11～13^{+6} 孕周、20～24 孕周、28～34 孕周。③ NT 超声检查时若孕周不详，可通过测量胎儿顶臀长确认是否适宜进行 NT 检查，适宜的胎儿顶臀长为 4.5～8.4cm。

2. 检查方法、检查内容及超声表现、图像留存要求及相关数据测量

（1）一般早孕期产科超声检查技术

1）检查方法：一般早孕期超声检查通常指妊娠的前 6～8 周超声检查，显示子宫正中矢状切面，观察孕囊与子宫颈关系（图 15-25a）；探头逆时针旋转 90°，显示子宫横切面，观察孕囊与双侧宫角关系（图 15-25b）。

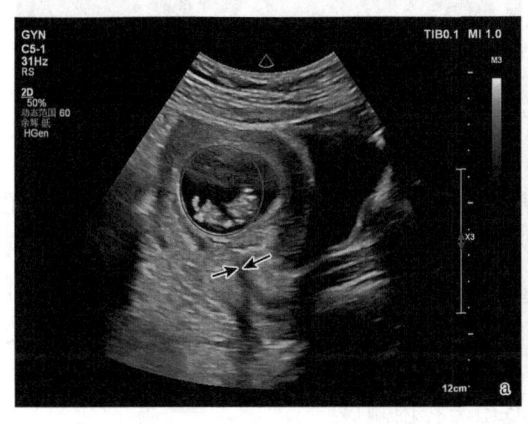

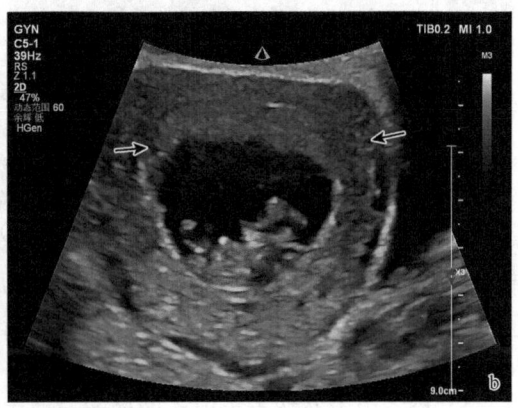

图 15-25　早孕期产科超声检查
a. 正中矢状切面明确孕囊与宫颈内口关系（箭头间为宫颈内口，圆圈为孕囊）；
b. 子宫横断面显示孕囊与宫角关系（箭头所示为双侧宫角）

2）检查内容及超声表现、图像留存要求及相关数据测量：孕 5～6 周时，正常的孕囊通常位于子宫内膜一侧，被两层蜕膜包绕，呈"双环征"。观察孕囊位置，正常孕囊位置位于宫颈内口上方、宫腔中上方，正中矢状切面可完整显示孕囊最长径线。若孕囊偏离正中或未位于宫腔内，则需扫查双侧宫角、宫颈、双侧附件区，排除宫角及异位妊娠可能。另外需要观察孕囊数目（是否为多胎妊娠）（图 15-26）、孕囊形态及大小、胚胎大小及胎心评估。测量孕囊及卵黄囊大小时，显示最大径线，测量游标置于内壁与内壁之间（图 15-27a）；测量胚胎长度时，调整探头角度显示胚胎最长径线进行测量（图 15-27b）；胎心评估时，固定探头于胎心搏动最强处行 M 型超声心动图或频谱多普勒测量胎心率。

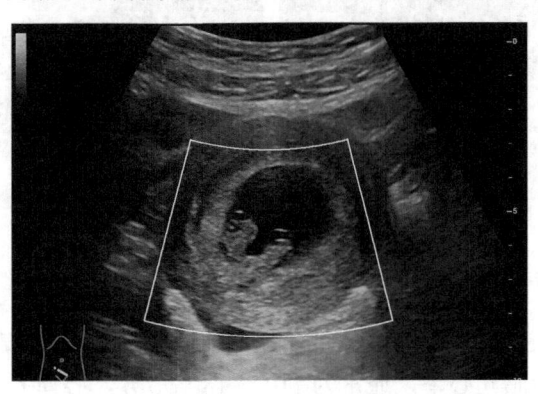

图 15-26　超声显示单孕囊双胎芽图像

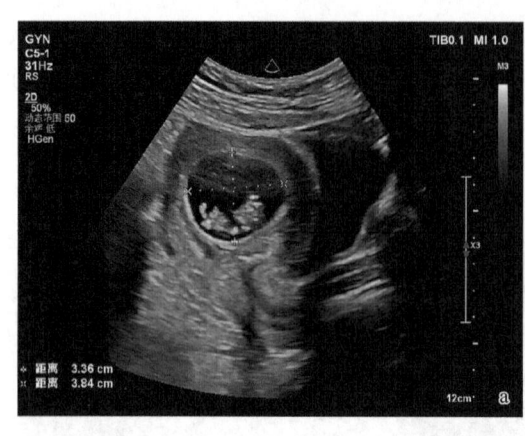

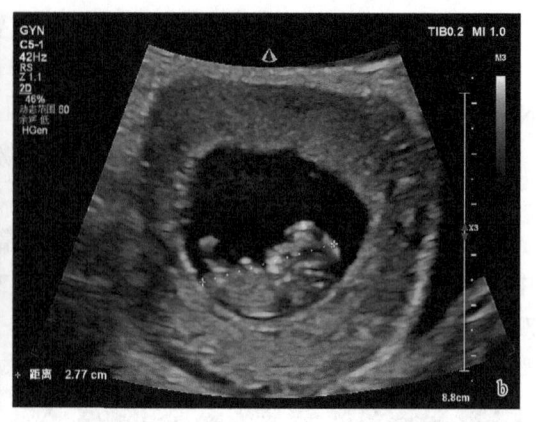

图15-27 超声测量孕囊（a）及胚胎大小（b）

（2）NT超声检查技术

1）检查方法及适应证：NT超声检查通常在11~13^{+6}孕周进行，适合所有孕妇，尤其有以下适应证的受检者：孕妇年龄＜18岁或＞35岁，夫妇一方是染色体平衡异位携带者，孕妇染色体异常，孕妇患有贫血、糖尿病、原发性高血压、严重营养障碍等疾病，孕妇吸烟酗酒，孕早期有X线照射史或病毒感染史，有异常胎儿妊娠史、遗传病家族史及试管婴儿等。

2）检查内容及超声表现、图像留存要求及相关数据测量

A. 胎儿数目及多胎绒毛膜性和羊膜性：明确胎儿数目及绒毛膜性质，早孕期宫内两个孕囊，NT检查时胎儿间可见两层绒毛膜，隔膜较厚，隔膜与胎盘连接处呈"λ"征（图15-28a），为双绒毛膜双羊膜囊双胎；若早孕期宫内有一个孕囊，两个胚胎，NT检查时仅见一层绒毛膜，胎儿间隔膜纤细，隔膜与胎盘连接处呈"T"征（图15-28b），为单绒毛膜双羊膜囊双胎；若早孕期宫内有一个孕囊，两个胚胎，NT检查时胎儿间未见隔膜，为单绒毛膜单羊膜囊双胎。

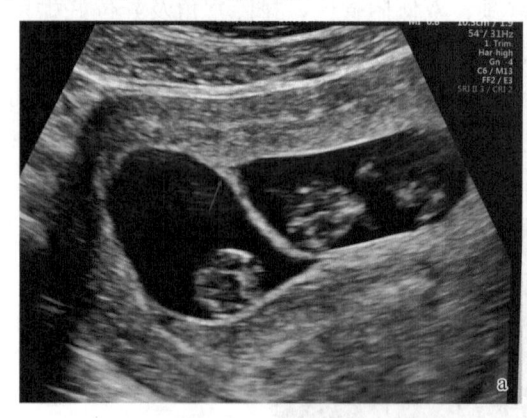

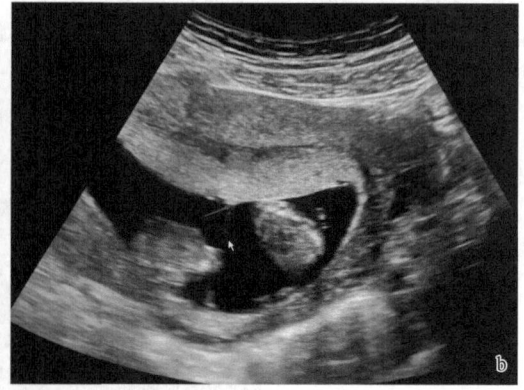

图15-28 超声显示双胎妊娠时胎儿间隔膜回声
a.箭头所示为"λ"征；b.箭头所示为纤细的隔膜回声，表现为"T"征

B. 胎心搏动：确定胎儿数目及绒毛膜性羊膜性后，判断胎儿是否存活，M型超声心动图或频谱多普勒测量胎儿心率，通常为110~180次/分，心律齐。

C. 正中矢状切面（图15-29）：顶臀长及NT测量标准平面，显示胎儿鼻骨、腭、下

颌骨、颈项透明层、丘脑、中脑、脑干、延髓。NT 是一层起始于胎儿头部的背侧、止于胎儿脊柱某个节点的薄膜内的封闭性透声区域。

D. 胎儿顶臀长及 NT 测量：测量顶臀长时胎儿尽量为自然屈曲体位，避免同时显示肢体。胎儿正中矢状切面放大图像，只包括胎儿头部、颈部及上胸部，清晰显示 NT 的边缘，游标尺放置颈部区域的内侧缘，水平横臂须与内侧缘紧贴，在最宽处测量垂直于胎儿长轴的距离（图 15-30）。

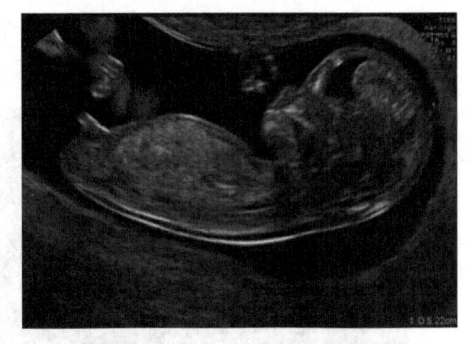

图 15-29　胎儿正中矢状切面

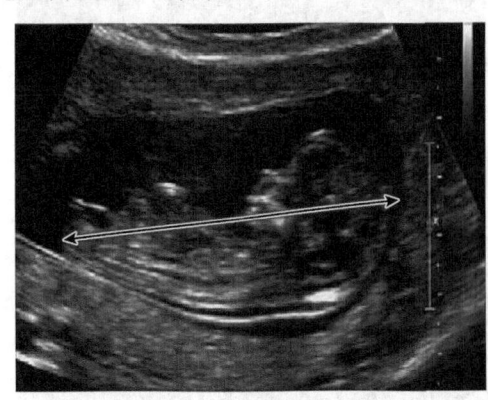

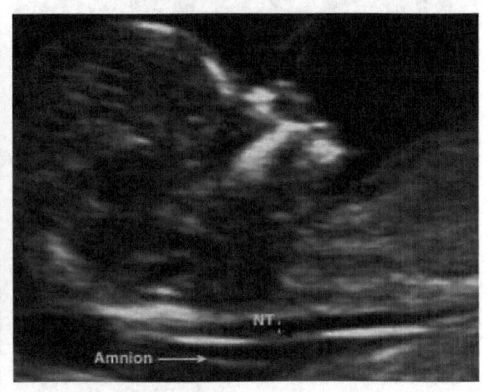

图 15-30　正中矢状切面测量胎儿顶臀长及 NT

E. 胎儿结构：NT 检查时，除常规测量胎儿顶臀长估算胎儿孕周及预产期，完成 NT 测量外，同时需要完成常见早孕期胎儿结构异常的筛查。包括无脑儿、脑膨出、露脑畸形、全前脑、严重的胸腹壁裂、肢体缺如、单腔心等。

F. 胎儿附属物评估。

（3）中、晚孕期产科超声检查技术：中孕期一般是指妊娠 13～27 周，晚孕妊娠一般是指妊娠 28～40 周。明确胎先露，探头沿胎先露向宫底方向扫查，确定胎方位，完成胎儿生物学指标、胎盘、羊水及胎儿脐动脉血流频谱的测量，完成胎儿颅脑、颜面部、胸腹部、心脏、脊柱、四肢等结构的畸形筛查。

1）Ⅰ级产科超声检查技术

A. 检查适应证：适合估测孕周、评估胎儿大小、确定胎方位、胎动消失、怀疑羊水量异常、胎头倒转术前、胎膜早破、胎盘位置及胎盘成熟度评估。

B. 检查内容：胎儿数目、胎方位、测量胎心率、胎儿生物学测量及胎儿附属物评估。①双顶径测量平面：显示透明隔腔与丘脑平面，完整显示胎儿颅骨环，测量靠近探头侧的颅骨外侧缘至对侧颅骨内侧缘的距离。②头围测量（图 15-31a）：头围测量平面与双顶径平面相同，测量径线与颅骨环重合。③腹围测量（图 15-31b）：与腹部大血管相垂直的断面测量腹围，显示胃泡、脐静脉、脊柱、腹部大血管，在胎儿腹壁至脊柱的前 1/4～1/3 处可显示肝内脐静脉；测量腹围时，腹部横断面略呈椭圆形。④股骨测量（图 15-32）：显示股骨长轴，显示两侧骨骺端，测量高回声部分的长度，不测量软骨部分。应尽量使接近探头侧（母体腹壁侧）股骨呈直线状态。

C. 留存的超声图像包括：丘脑水平横切面、上腹部横切面（腹围测量切面）、股骨长轴切面、测量胎儿心率图像。

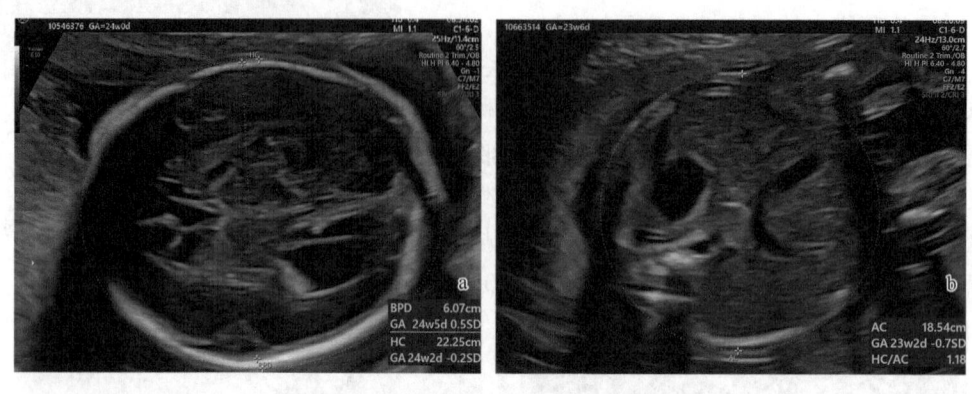

图 15-31　胎儿双顶径、头围及腹围测量

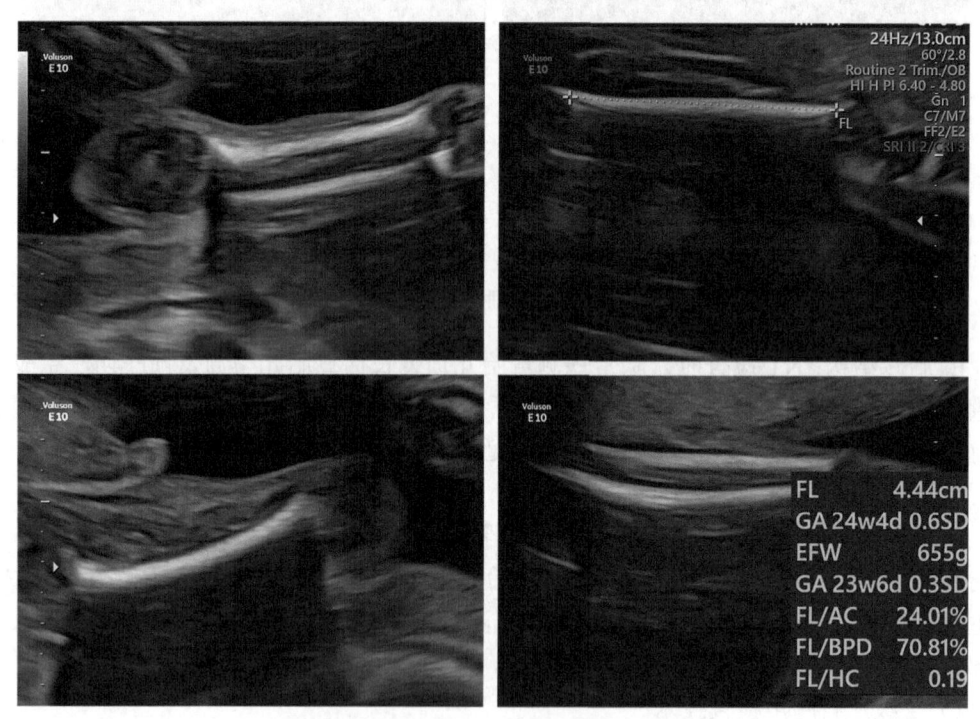

图 15-32　胎儿股骨长测量

2）Ⅱ级产科超声检查技术

A. 检查适应证：适合所有孕妇。

B. 检查内容：胎儿数目、胎方位、观察并测量胎儿心率，胎儿生物学测量。①胎儿头颅：观察颅骨强回声环、大脑半球、脑中线、侧脑室、颅后窝池。②胎儿心脏：显示并观察四腔心切面。③胎儿脊柱：显示脊柱矢状切面、冠状切面及横切面。④胎儿腹部：观察腹壁、肝、胃、双肾、膀胱、脐带的腹壁入口。⑤胎儿四肢长骨。初步筛查九大畸形：无脑畸形、无叶型前脑无裂畸形（简称无叶全前脑）、严重脑膜脑膨出、严重开放性脊柱裂伴脊髓脊膜膨出、单心室、单一大动脉、双肾缺如、严重胸腹壁缺损并内脏外翻、四肢严重短小的致死性骨发育不良。

C. 留存的超声图像包括：丘脑水平横切面、小脑水平横切面、四腔心切面、上腹部横切面（腹围测量切面）、脐带腹壁入口的腹部横切面、膀胱水平横切面、双肾横切面、脊柱矢状切面、股骨长轴切面、孕妇宫颈管矢状切面等。

3）系统产前超声检查技术（Ⅲ级）

A. 检查适应证：适合所有孕妇，尤其适合有以下适应证的孕妇：①产前超声检查发现或疑诊胎儿畸形，②有胎儿畸形高危因素者。

B. 检查内容：胎儿数目、胎方位、观察并测量胎儿心率、完成胎儿生物学测量。①胎儿头颅（图15-33）：观察颅骨强回声环、大脑半球、脑中线、侧脑室、丘脑、小脑半球、小脑蚓部、颅后窝池。主要切面为侧脑室切面，观察脑室系统异常，如脑积水等；丘脑切面；小脑切面。②胎儿颜面部（图15-34）：包括眼眶、鼻部及唇部。主要切面为颜面部矢状切面及冠状面，显示鼻唇部，冠状面可显示颜面部横切面；颜面部斜冠状面：显示胎儿鼻孔；眼眶水平切面。③胎儿颈部：观察胎儿颈部有无包块、皮肤水肿，可显示有无颈部淋巴水囊瘤、畸胎瘤等。④胎儿胸部：观察胎儿双肺（肺囊腺瘤、隔离肺等）、心脏位置、心胸比。⑤胎儿心脏：显示并观察四腔心切面（图15-35a）、五腔心切面、三血管切面（图15-35b）、三血管气管切面、左心室流出道切面（图15-36a）、右心室流出道切面、上下腔静脉、大动脉短轴切面、肺动脉分叉（图15-36b）、动脉导管弓（图15-37a）、主动脉弓（图15-37b）、肺静脉汇入处等，明确下腔静脉和腹部降主动脉位置、心尖指向、心脏的位置、心脏的大小、心脏中线、心脏的左右差异、胸主动脉的位置、室间隔和主动脉前壁的连接、肺动脉、主动脉、上腔静脉的大小和排列、大血管分叉等。彩色多普勒超声诊断肺静脉走行、房室瓣反流、室间隔缺损、主动脉弓及动脉导管血流方向。⑥胎儿腹部：观察腹壁、肝、胃、双肾、膀胱、脐带腹壁入口，观察有无胃泡、腹腔内有无囊性肿物、肠管扩张、腹水，有无脐疝、腹裂等，有无胆囊及胆囊位置、肾上腺区有无占位、肾脏及输尿管是否存在畸形、膀胱大小是否正常等。⑦胎儿脊柱（图15-38）：通过矢状切面、冠状切面及横断面观察脊柱，确认脊髓圆锥位置，观察脊椎排列是否紊乱、有无肿瘤性病变等。⑧胎儿四肢：观察双侧肱骨、尺骨、桡骨、股骨、胫腓骨，检查有无四肢短小、挛缩、骨折、骨化不全等。

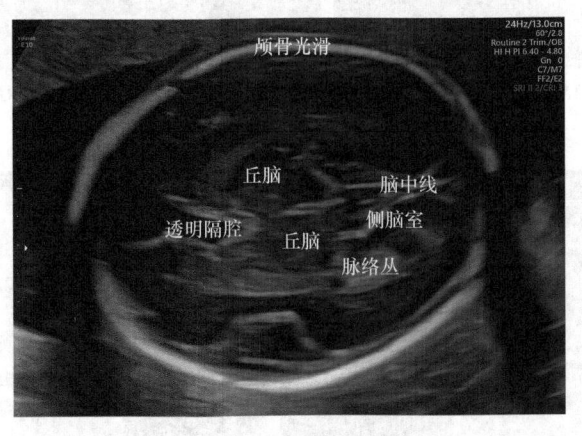

图15-33 胎儿颅内结构

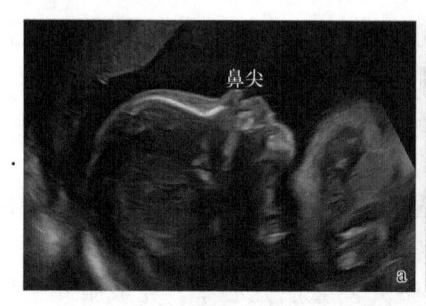

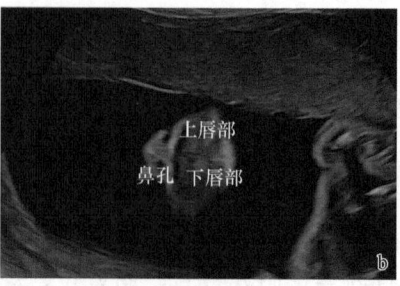

图 15-34　胎儿颜面部正中矢状切面及横切面

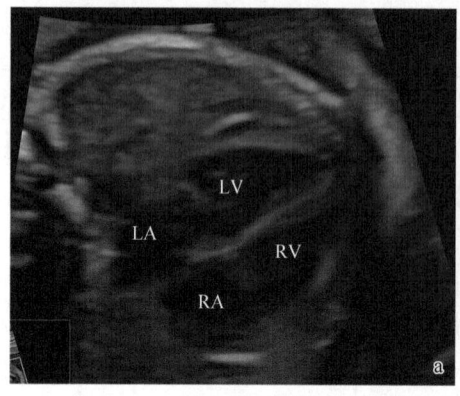

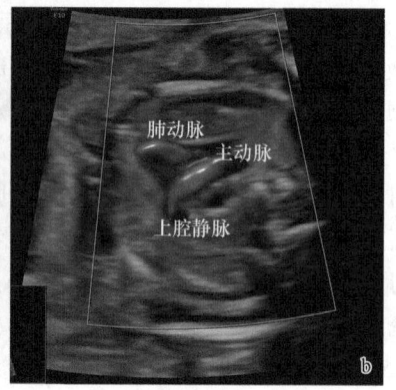

LA：左心房；LV：左心室；RV：右心室；RA：右心房
图 15-35　胎儿四腔心切面及三血管切面

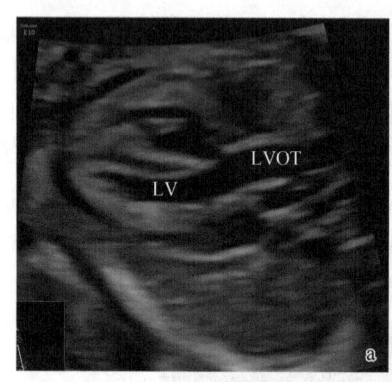

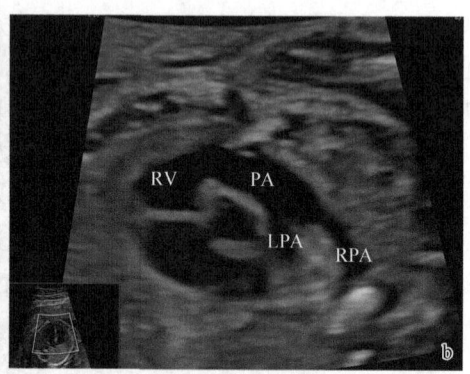

LV：左心室；LVOT：左室流出道；RV：右心室；PA：肺动脉；LPA：左肺动脉；RPA：右肺动脉
图 15-36　胎儿左室流出道及肺动脉分叉处切面

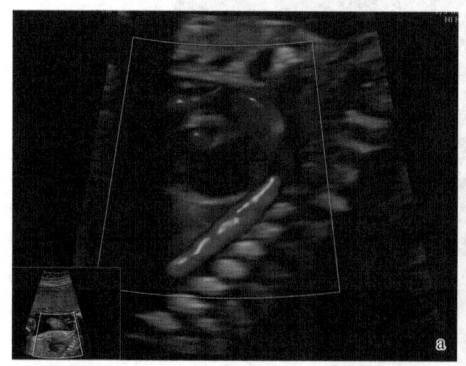

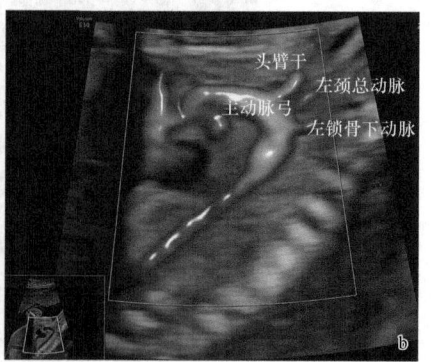

图 15-37　胎儿动脉导管弓及主动脉弓切面

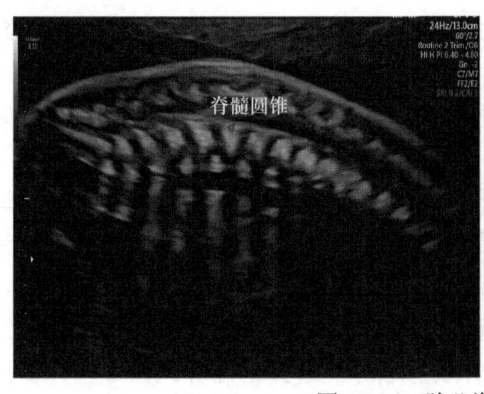

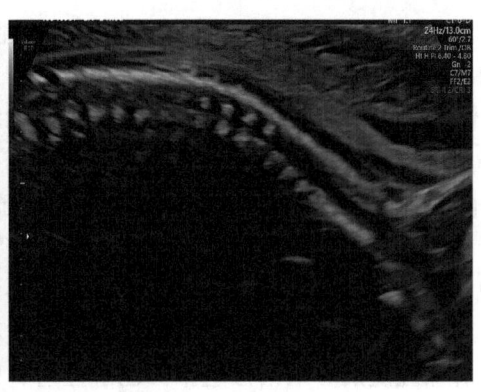

图 15-38 胎儿脊柱正中矢状切面

C. 留存的超声图像包括：丘脑水平横切面、侧脑室水平横切面、小脑水平横切面、鼻唇冠状切面、双眼球水平横切面、四腔心切面、左心室流出道切面、右心室流出道切面、上腹部横切面、脐带腹壁入口的腹部横切面、脐动脉水平膀胱横切面、双肾横切面、脊柱矢状切面、肱骨、尺桡骨、股骨及胫腓骨长轴切面、孕妇宫颈管矢状切面、测量胎儿心率图像。

4）Ⅳ级产前超声检查：①检查适应证：针对胎儿、孕妇特殊问题进行特定目的的检查，如胎儿超声心动图检查、胎儿神经系统检查、胎儿肢体检查、胎儿颜面部检查等。一般产前超声检查、常规产前超声检查、系统产前超声检查发现或疑诊胎儿异常、有胎儿异常的高危因素、母体生化检验异常等均可进行针对性产前超声检查。②检查内容根据特定部位，按标准切面对特定部位进行详细的检查。

【实验学时】 2学时。

【实验总结】 早孕期超声检查时需要明确宫内妊娠。虽然诊断性超声检查对人体没有明显的副作用，但早孕期超声检查时，对声波强度和检查时间仍要遵循ALARA原则，即尽可能检查最小剂量原则、尽可能采用最小的辐射强度和最短的检查时间。NT超声检查、中、晚孕产科超声检查时，标准切面的准确显示，对于胎儿顶臀长、生物学指标（双顶径、头围、腹围、股骨长）、NT值、正常结构观察、畸形筛查等至关重要。

【实验报告】 早孕期超声检查时，显示子宫正中矢状切面孕囊正常位置并留存图像；测量子宫前后径、孕囊前后径、长径、横径，并留存测量图像；NT超声检查时，显示标准正中矢状切面，完成顶臀长及NT测量；中、晚孕超声检查时，完成胎儿头颅、颜面部、胸腹部、颈部、脊柱、心脏、四肢长骨等部位标准切面的显示；完成胎儿生物学指标、胎盘、羊水及脐血流的测量。

【实验思考】 早孕期超声检查时，如何明确宫内妊娠？早孕期超声检查时，孕囊大小、胚胎大小测量时须注意哪些事项？NT超声检查时，如何区分胎儿颈部皮肤与羊膜？常规产科超声检查时，需要筛查出的九大畸形包括哪些？

第七节 其他超声检查技术

实验一 介入性超声检查技术实验

【临床概述】 介入性超声是在实时超声的监测或引导下，完成各种器官肿块的穿刺活检、胎儿羊膜腔穿刺、盆腹腔抽吸等诊断性介入技术，插管、药物注入、术中超声监测、宫内减胎术、肌骨介入等治疗性介入技术。

【诊断要求】 了解常见介入性超声技术种类、适应证、技术原则、操作流程及路径选择。

【检查注意事项】 介入性超声技术属于有创性操作，操作开始前需明确检查适应证。进行介入性超声技术时需要进行严格培训。行穿刺时嘱受检者屏气不动，尤其注意避免咳嗽和急剧的呼吸动作。当针尖显示不清时，可稍调整探头角度清晰显示针尖，此外，可根据测量的深度进针。盆腹腔、胸腔积液或脓肿进行穿刺时，应避免损伤周围脏器。肿瘤性疾病介入治疗包括：乙醇注射、射频消融等，选择上述介入治疗前，需严格把握适应证及禁忌证。超声引导下羊膜腔穿刺时，应避开胎儿颜面部、肢体、脐带等部位，选择羊水量较深的部位进行穿刺，另外穿刺点尽量位于孕妇脐部正中范围内，避开孕妇宫底及膀胱部位。行超声引导下宫内减胎术时，需要对受检者的胎儿数量、胎儿生存能力、胎儿之间的相互关系以及与宫颈内口的位置关系进行全面评估。

【实验目的】 掌握常见介入性超声技术种类、适应证等。掌握超声引导下穿刺活检、积液穿刺引流、肿瘤性疾病介入治疗、羊膜腔穿刺术等的适应证及禁忌证、实验设备及术前准备、操作方法。

【实验器材】 彩色多普勒超声诊断仪、高分辨力扇扫、线阵、凸阵超声探头；穿刺用模具或动物肝脏等；穿刺针、引导针、组织活检针、导丝、导管、导管针、扩张管、引流管、治疗用乙醇、激光仪、射频消融针具等；碘伏、无菌铺巾、穿刺包、外科手套、麻醉药等；耦合剂、卫生纸。

【实验方法】 有条件的院校借助模具练习（每4~6人一组），不具备相应模具的院校，可借助动物肝脏等实质性脏器进行操作，由指导教师演示讲解。

【实验步骤与内容】

1. 实验前准备 ①有可疑出血倾向的受检者，术前查血小板计数及出、凝血时间；②输血免疫全套检查；③麻醉评估，是否存在药物过敏等，必要时禁食8~12h；④穿刺操作前充分暴露穿刺部位，消毒铺巾。

2. 常见介入性超声技术适应证及禁忌证、操作方法

（1）超声引导下穿刺活检。①适应证及禁忌证：临床各种影像学检查疑有占位性病变需明确性质者，原则上皆可实施。出血倾向、大量腹水、动脉瘤、嗜铬细胞瘤以及位于肝脏表面的肝脏海绵状血管瘤不宜穿刺。②操作方法：先用超声探头扫查病变部位并确定穿刺点，穿刺区域常规消毒铺巾，超声探头套上无菌套再次确定靶目标及皮肤进针点，测量皮肤至穿刺取样点距离。局麻后，当超声屏幕上目标显示最清晰时，固定探头角度，把引导针沿探头引导槽刺入皮肤，然后将穿刺针从引导针内刺入，同时在超声屏幕上监视穿刺针进入，直至进入病灶内的预定穿刺点。

（2）超声引导下盆腹腔积液或积脓穿刺抽吸及置管引流。①适应证及禁忌证：盆腹腔液体少、邻近重要器官或盆腹腔肿瘤，应避免穿刺引流。②操作方法：超声检查确定积液或脓肿位置、液体深度及范围、邻近脏器后可实施超声引导穿刺，操作步骤同前。

（3）肿瘤性疾病超声介入治疗：术前完善检查、准确评估病情，并选出具有适应证的受检者，这一步骤十分必要。肝癌介入治疗一般针对肿块直径小于5cm的单发结节，且无门静脉广泛侵犯；甲状腺结节超声引导下射频消融通常选择肿瘤直径小于4cm，并且排除恶性肿瘤受检者。

（4）超声引导下羊膜腔穿刺术。羊膜腔穿刺术是从妊娠子宫获得存活胎儿的细胞或细胞产物进行产前诊断、进行宫内胎儿治疗最常见的临床技术。①适应证：35岁以后与孕妇年龄相关的染色体异常风险增加，需要进行遗传性羊膜腔穿刺术，最佳时间为妊娠14～20周。②操作方法：术前几天或1周内进行羊膜腔穿刺术前的超声评估，操作时选择羊膜腔穿刺的最佳穿刺点。在手术穿刺点处消毒铺巾，超声探头涂上耦合剂，套上无菌保护套。在超声监测下，将脊髓穿刺针穿入羊膜囊，针尖在超声屏幕上表现为一个亮点，超声显示针尖位于羊膜腔内后，操作者拔出针芯，看到羊水出现后表示穿刺成功。

（5）宫内胎儿治疗：常见的宫内胎儿治疗为多胎妊娠减胎术，目的是减少胚胎的数量，以提高其余胚胎的存活率。手术一般在妊娠8周后进行。操作方法如下，减胎术之前，行超声检查，评估绒毛膜囊情况、胎儿数量、胎儿之间的相互关系、羊水、胎盘位置以及孕囊与宫颈内口位置关系，通常不选择孕囊位置最低的胎儿进行减胎。选定目标胎儿后，按羊膜腔穿刺术的方法进行最佳穿刺点的确定。在超声监测下，将穿刺针在纵切面上穿入胎儿胸部，缓慢注射7ml 10%的氯化钾，仔细观察胎儿心脏活动至少2min。

（6）超声引导下关节腔介入术。①靶目标选择：首先检查关节隐窝有无病变，若关节隐窝积液扩张，则可作为关节腔操作的理想靶目标。②操作方法：超声引导下操作的第一步是调整受检者的体位并选择探头。在肘、腕、手、膝、踝等部位进行操作时，采用大于10MHz的线阵探头，肢体远端部位采用较小的足印状探头，病变部位较小时，可借助超声耦合垫。确定靶目标、穿刺方法及选择好探头后，进行皮肤标记，消毒方法及探头套无菌套的方法同前。穿刺针从标记处穿刺进入皮肤，探头置于穿刺针拟经过路径的上方，清晰显示强回声的穿刺针。

【实验学时】 2学时。

【实验总结】 介入性超声技术涉及的操作方法、部位、适应证及禁忌证复杂，操作难度大，要求操作者掌握各部位的解剖结构、适应证及禁忌证、操作流程等。介入性超声技术在超声监测下进行，定位准确，具有动态实时的优势。

【实验报告】 术前超声评估内容，包括靶目标的确定、异常结构的超声图像等均留存动态图像。介入性超声技术实验报告以模具或者动物组织为对象进行模拟操作，采用录制视频的方式，记录穿刺目标、超声引导方法及穿刺流程。

【实验思考】 常见的超声介入技术包括哪些？超声引导下腹腔积液引流术首选的穿刺点是哪里？超声引导下羊膜腔穿刺术定位过程中的注意事项有哪些？

实验二 超声造影检查技术实验

【临床概述】 超声造影技术的物理基础是利用血液中超声造影剂气体微泡在声场中的非线性效应和所产生的强烈背向散射来获得对比增强图像。

【诊断要求】 了解超声造影设备要求、检查条件的设定、检查准备及要求、检查适应证及禁忌证、不良事件处理、图像采集要求及图像识别。

【检查注意事项】 进行超声造影时需建立静脉通道。超声造影主要采用低机械指数实时成像的方法。超声造影剂通过呼吸代谢，因此进行超声造影前，受检者须进行肺功能检查。对造影剂过敏、近期急性冠脉综合征或临床不稳定性缺血性心脏病受检者、重度肺动脉高压受检者、未控制的系统高血压受检者或急性呼吸窘迫综合征受检者、孕妇或哺乳期受检者为超声造影检查禁忌证。

【实验目的】 掌握超声造影检查准备及要求。掌握常见部位超声造影适应证、检查方法及观察内容。

【实验器材】 超声诊断仪、依据检查部位配备各种探头、超声造影剂、检查床、20G套管针、医用手套、碘伏、棉签、耦合剂、卫生纸。

【实验方法】 有条件的院校借助模具练习（每4～6人一组），不具备相应模具的院校，由指导教师演示讲解。

【实验步骤与内容】
常见部位超声造影检查适应证、检查方法及观察内容

（1）浅表器官及腹腔脏器超声造影：适应证为病变性质的超声诊断与鉴别、非手术治疗的疗效评估等。检查方法：选择可疑病灶最大切面和血流最丰富切面，切换至超声造影模式。保持探头位置及受检者体位不变，经外周静脉快速推注造影剂，连续实时观察病变的动态灌注过程并进行图像存储。观察内容为：超声造影时相（动脉期、静脉期、延迟期），增强水平（高增强、等增强、低增强、无增强），增强方式（向心性、离心性、弥漫性等），造影剂分布特征（均匀、不均匀）等。

（2）心脏超声造影：包括左心及右心超声造影，左心腔声学造影评价左室容量和射血分数、左室心尖肥厚、心肌致密化不全、心尖血栓、左室心尖室壁瘤等。检查方法：配备造影剂2ml，团注造影剂0.5～1ml，剩余的造影剂在2～5分钟内缓慢推注，随后用5ml生理盐水缓慢推入（大于20秒）。图像采集以动态图像为主，采集心尖四腔心、两腔心、三腔心以及乳头肌短轴切面动态图像。右心腔声学造影适应证包括：卵圆孔未闭右向左分流及分流量的诊断和评估、卵圆孔未闭封堵术后是否存在残余分流的评估、肺动静脉瘘的诊断、永存左上腔静脉和单纯性管状静脉窦扩张的鉴别诊断、房间隔室间隔缺损等先天性心脏病术后是否存在右向左残余分流的评估等。检查方法：振荡无菌生理盐水造影剂，其产生的气泡直径较大，不能进入肺微循环。

（3）经非血管腔超声造影：包括排泄性超声尿路造影、引流管显像、胆道腔内造影、输卵管超声造影等。

【实验学时】 2学时。

【实验总结】 常见的超声造影技术可用以鉴别诊断占位性病变囊实性及良恶性；心脏及血管超声造影，利用造影剂对比增强优势，可清晰显示心内分流、瓣膜、流出道及血管腔是否存在狭窄、是否有憩室等。

【实验报告】 选取浅表器官或腹腔脏器声学造影受检者进行常规超声评估，留存图像，选取可疑病变部位，按超声造影要求调节仪器，切换至超声造影模式。

【实验思考】 常用超声造影剂的配制方法及用量要求是什么？超声造影过程中，探头是否可以移动，移动后是否会对留存的图像及观察内容有影响？

实验三　超声容积成像检查技术实验

【临床概述】　容积超声概括了三维及四维成像，容积成像能够获取完整的数据容量，而不是获取和存储单个图像。

【诊断要求】　选取浅表器官、腹部脏器、心脏或胎儿等任一部位完成三维、四维容积成像。

【检查注意事项】　三维超声成像常用的方法为使用机械容积探头获得容积数据，操作者选定目标后，固定容积探头不动，探头外壳内的电机进行自动扫描。获取高分辨率容积图像时，需要调整容积角度、获取速度及优化二维图像等。容积数据获取后，系统自动进行三维多平面重建，操作者需要在 A、B、C 三个平面进行调节，获得理想的重建图像。

【实验目的】　掌握三维、四维超声成像技术适应证；掌握获取三维、四维超声图像的基本步骤。

【实验器材】　彩色多普勒超声诊断仪、容积超声探头、检查床、耦合剂及卫生纸。

【实验方法】　学生之间互相进行操作练习（每 4～6 人一组）。选取腹腔脏器完成容积成像条件的选择、机器的调节及容积图像的获取。

【实验步骤与内容】　优化二维图像参数；选取感兴趣区域、调整容积角度、选择质量设置、嘱受检者屏住呼吸、激活三维模式、获取容积数据后，得到多平面重建图像（图 15-39）。

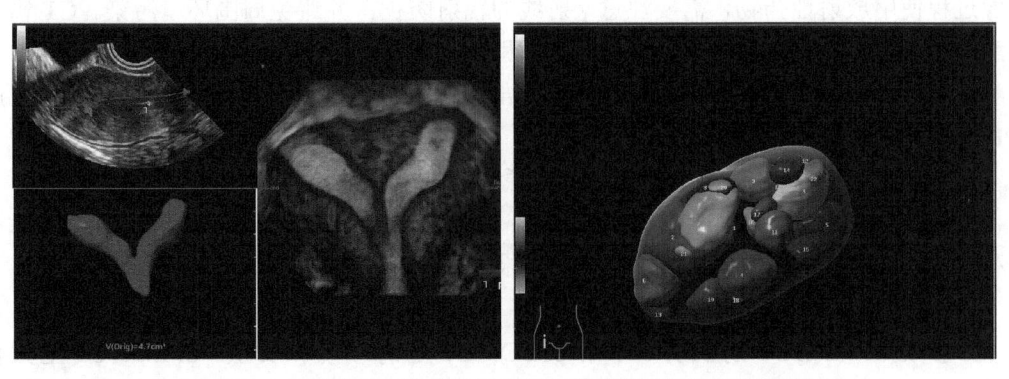

图 15-39　子宫宫腔三维重建及卵泡三维成像（左图为纵隔子宫）

【实验学时】　2 学时。

【实验总结】　容积超声是一系列二维图像的获取和储存；三维和四维数据的图像质量取决于二维图像。成像包括断层成像技术、渲染成像技术、表面成像技术等，根据观察对象不同可以选择不同的成像技术。

【实验报告】　留存容积数据及重建图像，完成心脏、胎儿或者子宫附件等至少一个部位的三维成像。

【实验思考】　常见的三维成像模式有哪些？上述成像模式通常用于哪些部位的图像重建？

第十六章 核医学成像基础

第一节 核医学成像设备

实验一 SPECT/CT 成像设备实验

【临床概述】 SPECT/CT 是将 SPECT 和 CT 这两种设备安装在同一个机架上，两种显像技术的定位坐标系统相互校准，在两次扫描期间患者处于同一个检查床上且保持体位不变，可以防止因患者移位产生误差，在一定程度上也解决了时间配准的问题。通过 SPECT/CT 图像融合技术，可以将 SPECT 灵敏反映体内组织器官生理、生化和功能的变化与 CT 提供的精确解剖结构信息相结合，真正实现了功能、代谢、生化影像与解剖结构影像的实时融合，为临床提供全面、客观、准确的诊断依据。CT 提供的图像数据还可用于 SPECT 的衰减校正，从而提高 SPECT 的图像质量。

【诊断要求】 掌握 SPECT/CT 的主要构成和工作原理。

【检查注意事项】 SPECT/CT 不带放射性核素，不运行时无需辐射防护。SPECT/CT 成像过程使用放射性药物，需要注意 γ 射线的辐射防护，并避免周围环境污染。CT 需要注意 X 射线的辐射防护。SPECT/CT 运行过程中应避免碰触探头。

【实验目的】 掌握 SPECT/CT 的基本结构，各组成部分的作用及工作原理。了解 SPECT/CT 的图像采集和图像重建方法。

【实验器材】 SPECT/CT 1 台；稳压电源（UPS）；图像处理系统；图文报告系统。

【实验方法】 通过学习检查过程，掌握 SPECT/CT 的基本结构、工作流程、注意事项和成像原理。了解图像采集、图像处理、报告系统和 PACS 系统的基本流程。

【实验步骤与内容】

1. 参观 SPECT/CT 的机房 了解 SPECT/CT 室的环境和要求。SPECT/CT 室大体分机房和控制室。机房内主要有稳压器和 UPS，为 SPECT/CT 的运行提供稳压电源。SPECT/CT 主要由机架、机身、检查床等构成。机架主要起支撑作用，同时装有各种取样线路，是电子线路的通道；机身主要是采集系统，其核心组成是探头。计算机是 CT 的"心脏"，决定 CT 的性能。检查床是图像采集过程患者躺卧的平台。

2. 参观 SPECT/CT 的基本结构 由于 SPECT/CT 是将 SPECT 和 CT 这两种设备安装在同一个机架上，所以 SPECT/CT 的基本结构由 SPECT 的基本结构和 CT 的基本结构两部分组成。

（1）SPECT 的基本结构：SPECT 由硬件系统及软件系统组成。硬件系统是由探头、电子线路部分、机架、扫描床及计算机组成，软件系统由采集软件、校正软件、图像处理软件及显示软件等组成。

1）准直器：准直器位于晶体之前，主要由铅和钨合金制成。准直器的作用是限制散射光子，允许特定方向的 γ 光子和晶体发生作用，其性能很大程度上决定了探头的性能。

常用的准直器类型有：通用型、高能型、高分辨型等。

2）晶体：晶体的作用是把由准直器进入的射线能量转换成荧光光子，荧光光子被光电倍增管光阴极吸收后转换成电子，并经数次的成倍放大，形成电压增加的电脉冲信号。目前，临床 SPECT 的晶体为碘化钠（NaI）晶体。

3）光电倍增管：光电倍增管形状多样，呈圆形、正方形、六角形。均匀排列在晶体后面，紧贴着晶体。当射线进入晶体后，与晶体相互作用产生的信号可被该部位一个或多个光电倍增管吸收，转变成电压信号输出。光电倍增管数量的多少与定位的准确性有关。数量多可增大显像的空间分辨力，增加定位的准确性。

4）脉冲幅度分析器、信号分析和数据处理系统：脉冲幅度分析器的作用是选择记录从晶体和光电倍增管送来的电脉冲信号。信号分析和数据处理系统对信号进行一定程度放大，或对采集到的数据进行均匀性校正。

（2）CT 机的基本结构：CT 机的基本结构主要由扫描部分、计算机系统、图像显示和存储系统三部分组成。

1）扫描部分：由 X 线管、探测器和扫描架组成，用于对检查部位进行扫描。

2）计算机系统：将扫描收集到的信息数据进行存储运算。

3）图像显示和存储系统：将计算机处理、重建的图像显示在显示器（影屏）上，并用照相机将图像摄于照片上，数据也可存储于磁盘或光盘中。

CT 成像扫描方式不同，有旋转式和固定式。X 线管采用 CT 专用 X 线管，热容量较大。探测器用高转换率的探测器，其数目少则几百，多则上千，目的是获得更多的信息量。计算机是 CT 的"心脏"，决定 CT 的性能。计算机有多台微处理机，使 CT 可同时执行多种功能运转，例如同时执行图像重建、存储与照相等。普通 CT 装置将逐步由螺旋 CT 或多层螺旋 CT 装置所取代。

3. SPECT 的工作原理 引入人体的放射性药物发射出 γ 射线，经过准直器准直后，打在 NaI 晶体上产生闪烁光，闪烁光经过光电倍增管光阴极吸收，转变为电子信号，产生不同的响应，包括位置信号和能量信号，确定一个启辉位置，表现为显示器上显示一个闪烁点，众多的闪烁点即可形成一幅图像。利用滤波反射投影方法，借助计算机处理系统可以从一系列投影影像重建横向断层图像，其三维信息再经图像重建组合获得矢状面、冠状面和任意斜位方向的断层图像。

【实验学时】 2 学时。

【实验总结】 SPECT/CT 是集 SPECT 和 CT 为一体的解剖功能显像设备，二者的显像原理和作用不同，学习者要掌握 SPECT 和 CT 的主要构成和工作原理。根据显像目的和显像要求、使用的放射性核素种类的不同，正确选择准直器、采集条件和采集时间。

【实验报告】 阐述简单的 SPECT/CT 工作原理图。

【实验思考题】 SPECT/CT 的基本结构，SPECT 和 CT 仪器的工作原理。

实验二 PET/CT 成像设备实验

【临床概述】 PET/CT 是把 PET 与 CT 有机结合形成的一种新设备。PET/CT 的产生是医学影像技术的又一次革命，它能将体内功能及解剖信息同时显示。

【诊断要求】 掌握核医学成像设备 PET/CT 的主要构成和工作原理。

【检查注意事项】 同本节的实验一"SPECT/CT 成像设备实验"的"检查注意事项"。

【实验目的】 掌握 PET/CT 的基本结构，各组成部分的作用及工作原理。

【实验器材】 PET/CT 1 台、稳压器、UPS、图像处理系统、图文报告系统。

【实验方法】 通过参观学习检查过程，掌握 PET/CT 的基本结构及成像原理；熟悉 PET/CT 工作流程和注意事项；了解 PET/CT 图像采集和图像处理，报告系统和 PACS 系统的基本流程。

【实验步骤与内容】

1. 参观 PET/CT 的机房 了解 PET/CT 室的环境和要求。PET/CT 室大体分机房和控制室。机房内主要有稳压器和 UPS，为 PET/CT 的运行提供稳压电源。PET/CT 主要由机架、机身、检查床等构成。机架主要起支撑作用，同时装有各种取样线路，是电子线路的通道；机身主要是采集系统，其核心组成是探头。计算机是 CT 的"心脏"，决定 CT 的性能。检查床是图像采集过程受检者躺卧的平台。

2. 参观 PET/CT 的基本结构 PET/CT 由 PET 和 CT 两部分组成，两者组合在同一个机架内，CT 位于 PET 的前方，后配 PET/CT 融合对位工作站。完成 CT 及 PET 扫描之后，PET/CT 融合工作站可分别重建 CT 和 PET 的断层图像以及两者的融合图像。

（1）PET 主要由扫描机架、主机柜、操作控制台和检查床等几部分组成。①机架是最大的部件，内部装有透射源、隔板、激光定位器、探测器环（称之为探头）、探测器电子线路、符合线路、分拣器、移动（透射源、隔板和床）控制系统等线路组成。它的主要功能是采集数据。②主机柜主要由 CPU、输入输出系统和内、外存储系统等构成。主要功能是数据存储、处理和图像重建。③操作控制台主要由一台计算机和软件系统组成。它的主要作用是整个检查过程的指挥控制图像显示和分析等。操作控制台放置在操作室内。④决定 PET 性能好坏的最关键部件是探头。

（2）CT 机的基本结构：同本节实验一"SPECT/CT 成像设备实验"的"CT 机的基本结构"。

3. PET/CT 的工作原理 PET/CT 的探头由分离的 PET 探头和 CT 探头组成，CT 探头在前，PET 探头在后。有的设备将 PET 探头和 CT 探头装在同一机架上（如西门子的 Biograph HS/HR 和 G.E. 的 Discover ST/LS）；有的设备则将 PET 探头和 CT 探头分别装在不同的机架上，使之能单独移动（如 PHILIPS 的 Gemini）。

PET/CT 是先进行 CT 扫描，然后检查床自动移动到 PET 视野，进行 PET 扫描。把 CT 扫描得到的图像和 PET 扫描得到的图像通过软件融合在一起，获得 PET/CT 图像。PET/CT 也可以单独进行 PET 扫描和 CT 扫描。

PET 显像原理：将发射正电子核素引入体内，其发射的正电子经湮灭辐射转换成能量相同、方向相反的两个 γ 光子射至体外，由 PET 的探测器采集，经计算机重建而成断层图像，显示正电子核素在体内的分布情况。正电子探测与单光子探测的最大区别是单光子探测时，需要重金属制成的准直器排除不适于成像的光子，而正电子探测采用符合电子准直方式，无须使用准直器。正电子湮灭辐射中产生的两个 γ 光子几乎同时击中探头中对称位置的两个探测器，每个探测器接收到光子后产生一个电脉冲，电脉冲信号输入到符合线路进行符合甄别，挑选真符合事件。这种利用湮灭辐射的特点和两个相对探测器输出脉冲的符合来确定闪烁事件位置的方法称为电子准直，这种探测方式则称为符合探测。

【实验学时】 2学时。

【实验总结】 PET/CT由PET和CT两部分组成。PET设备结构主要由扫描机架、主机柜、操作控制台和检查床等几部分组成，决定PET性能好坏的最关键部件是探头。

【实验报告】 阐述PET/CT工作原理。

【实验思考题】 PET/CT的基本结构由哪几部分组成及PET/CT的工作原理是什么？

第二节 核医学图像质量控制

实验一 核医学图像质量控制实验

【临床概述】 核医学显像质量控制（quality control，QC）和质量保证（quality assurance，QA）的概念：质量保证是确保某个项目的准确无误所采取的一系列措施手段；质量控制是针对某一个具体事件或环节，为使其处于最佳运行状态所采用的具体方法。核医学设备与成像的质量控制，大致可以划分为两个部分：其一，性能指标测试，目的是确认测定指标是否符合出厂指标以及仪器的工作状态；其二，常规维护与预防维护，目的是保证仪器在良好的状态下运行以及避免可能会出现的问题。对γ照相机和SPECT而言，质量控制项目主要是空间分辨力、均匀性、平面灵敏度、断层灵敏度、分辨率、空间线性、旋转中心等；SPECT的质控内容主要为空间分辨力、散射测量、灵敏度、均匀性、衰减校正等；本实验主要介绍SPECT的质量控制实验。

【诊断要求】 掌握SPECT的质量控制项目如空间分辨力、均匀性、灵敏度、分辨率、线性等概念和临床检测方法。

【检查注意事项】 制备合理的放射性源和各种质量控制模型。质量控制检测方法，了解质量控制的计算方法。

【实验目的】 通过学习各种放射性源和质量控制模型的制备，掌握质量控制的概念和检测方法。

【实验方法】 操作常见的SPECT的质控项目参数：断层均匀性、旋转中心、空间分辨力、断层厚度、断层灵敏度和总灵敏度、对比度。

【实验器材】 γ照相机或SPECT；活度计；^{99}Mo-^{99m}Tc发生器；^{131}I点源。

【实验步骤与内容】

1. 放射源和模型的制作

（1）放射性点源：点源主要用于测试断层旋转中心漂移，可由^{99m}Tc或^{57}Co制成，直径应小于2mm。

（2）断层模型：断层模型用于测试SPECT断层总体性能。使用时，向模型内注入充分均匀的^{99m}Tc液体，放入插件，其中插件部分用于测试断层分辨率、线性对比度、1：3均匀溶液，部分用于测试断层均匀性。

2. 旋转中心漂移的测试 SPECT的旋转中心是一个虚设的机械点，它位于旋转轴上，它应是机械坐标系统、γ照相机探头电子坐标和计算机图像重建坐标共同的重合点。任何不重合表现为旋转轴倾斜和旋转中心漂移。对旋转中心漂移与否有多种方法进行测量：

一种是观察点源的正弦曲线，将一点源置于旋转中心 10~15cm 的距离，然后沿 360° 轨道采集 32 帧图像，用重心法确定图像中点源的 X、Y 位置。用直角坐标画点源位置-角度关系曲线应为一正弦曲线。正弦曲线不连续，中线偏移均表示旋转中心有漂移。Y 坐标与角度的关系曲线应为一直线，距离平均值的差异表示旋转轴倾斜的情况；另一种是测量点源在两个 180° 位置上的距离差。如果旋转中心无漂移，则对应两点所测的距离应相等，漂移越大，两者相差就越大。

（1）测试条件及设备：20% 光电峰对称窗，使用仪器所提供的各种探头校正技术。装上低能通用型或低能高分辨型准直器、点源。

（2）测试步骤

使用被测试 SPECT 系统提供的旋转中心漂移测试软件；如果被测试系统没有提供旋转中心漂移测试软件，按下列步骤进行：①探头面置于水平位置（0°），旋转半径为 25cm。②点源置于过旋转轴的水平面上（可放在断层床面），在 X 方向（床的左右方向）上距旋转轴 5cm，在 Y 方向（床的头脚方向）上与视野中心平齐。③使用 256×256 矩阵（或 128×128 矩阵，ZOOM=2）采集点源图像，采集计数 10k。④转动探头到 180°，采集第 2 幅点源图像。探头面置于垂直位置（90°），点源置于过旋转轴的垂直面上，距旋转轴 5cm。按水平面时的条件采集点源图像。⑤转动探头到 270°，采集第 4 幅点源图像。

计算和分析：被测试系统没有提供测试软件，按下列步骤进行：①计算第 1、2 幅点源图像的点源 X 方向重心坐标：$COGx_{1,2}=[\Sigma\Sigma x MATRIX(x, y)]/[\Sigma\Sigma MATRIX(x, y)]$。②计算：$COR_{0°\sim180°}=[(COGx_1+COGx_2)/2]-N/2$，式中 $N/2$ 为采集矩阵的中心坐标。③按步骤 1 相同方法计算第 3、4 幅点源图像的 X 方向重心坐标 $COGx_{3,4}$。④按步骤 2 相同方法计算 $COR_{90°\sim270°}$。⑤计算 $COR_{0°\sim180°}$ 和 $COR_{90°\sim270°}$ 的平均值得到旋转中心漂移 COR。⑥按所用矩阵的像素尺寸，将 COR 单位换算为 mm。

3. 空间分辨力测试

SPECT 的空间分辨力是指断层面内的空间分辨力。可用线源扩展函数半高宽（FWHM）表示。

（1）测试条件及设备：20% 光电峰对称窗，使用仪器所提供的各种探头校正技术。装上低能通用型或低能高分辨准直器、点源。

（2）测试步骤：模型为圆柱形模型加线源，模型内充水，线源内 ^{99m}Tc 溶液，活度要求不大于 29k CPM。线源共 3 根，1 根与旋转轴重合，另 2 根分别距离旋转轴 7.5cm，相距 90°，旋转半径 15cm，采集矩阵 128×128，ZOOM 为 2，重建厚度 10mm，沿 X、Y 两个方向分别计算线源扩展函数的半高宽，所得即为 SPECT 断层面内的空间分辨力。

4. 总体性能

断层均匀性：SPECT 断层均匀性通常较 γ 照相机差。主要原因有三方面：构成断层图像的原始信息量低，统计噪声高；探头旋转造成均匀性变化；重建过程对非均匀性要加以放大。保证断层图像的均匀性不仅要把 γ 照相机探头本身的均匀性调节好，还要加大计数，加准直器和散射媒质。对 64×64 矩阵，校正总计数 32M；对 128×128 矩阵，校正总计数 128M。校正后的均匀性应高于 1%。

对比度的定义为计数与本底计数的差的相对百分比。测量时用一圆柱形模型，内有不同直径的圆柱棒若干个，直径从 7.5~30mm。计算每个圆柱棒的计数与本底计数的差的相对百分比。圆柱棒为靶区、冷区，本底区为充满 ^{99m}Tc 的活性区。对比度与散射线、单道分析器窗宽等因素有关。

（1）测试条件及设备：20% 光电峰对称窗，使用仪器所提供的各种探头校正技术，装上低能通用型或低能高分辨型准直器。ECT 模型或 SPECT/PET 模型及插件，模型内注入 20mCi 充分均匀的 ^{99m}Tc 液体，放入插件。

（2）测试步骤

1）模型固定在检查床，置于断层视野中心位置。模型长轴平行旋转轴。

2）探头置于断层起始位置，旋转半径 25cm，128×128 矩阵，ZOOM=1。

3）进行 360° 断层采集，64° 投影角度，每投影采集 200M 计数。

4）使用 RAMP 滤波器重建整个模型的横断切面，重建厚度为 1 个像素。对横断切面做线性衰减校正，衰减系数 μ=0.12。

（3）计算和分析：横断切面包括 4 个测试部分：冷区分辨率、热区分辨率、均匀性以及线性（仅 SPECT/PET 模型）。在分辨率部分仔细观察能够较为清晰分辨的最小冷热区，在均匀性部分观察是否存在环形伪影，线性部分观察是否存在非线性失真。

【实验学时】 2 学时。

【实验总结】 SPECT 的质量控制项目主要包括空间分辨力、均匀性、平面灵敏度、断层灵敏度、分辨率、空间线性、旋转中心等。质量控制使用的放射源和模型有多种，如点源、泛源、线源、面源等。其中应用广泛的是点源，一般由 ^{99m}Tc 制成，直径要求在 2mm 内，主要用于测试探头的固有均匀性、空间分辨力、空间线性，能量分辨率、最大计数率。

【实验报告】 描述旋转中心漂移情况，注明所使用的准直器。描述断层横断切面的分辨率、均匀性和线性，注明所使用的准直器，记录采集和重建条件。

【实验思考】 常见的质量控制项目有哪些？如何判别旋转中心有漂移？

第十七章 核医学影像检查技术

实验一 脑血流灌注显像实验

【临床概述】 静脉注射小分子、零电荷且脂溶性高的显像剂,它们能通过正常血脑屏障被脑细胞摄取,在水解酶或脂解酶等作用下转变为水溶性、带电荷的产物,从而滞留在脑细胞内;显像剂进入脑细胞的量与局部脑血流量呈正相关。通过断层显像设备所获得的脑组织的放射性分布即可反映局部脑血流和功能状态。本实验主要介绍 SPECT/CT 脑血流灌注显像的图像采集方法和图像处理过程。

【诊断要求】 掌握脑血流灌注显像的检查流程、图像采集方法和图像处理过程。

【检查注意事项】

1. 用胶带固定受检者头部防止移动。对神经或精神症状明显的小儿和不能合作的受检者,预先给予镇静剂。采集时受检者头部位置变动,会严重影响影像质量。

2. 封闭不够,使用 ^{99m}Tc-标记化合物时即便放化纯度＞90%,但若未使用过氯酸钾封闭脉络丛、鼻黏膜或封闭不够时,有时可见静脉窦轻度显影,特别是鼻黏膜内放射性浓集明显,影响影像的清晰度。有条件者可应用 PET 行脑血流灌注显像。

【实验目的】 通过见习或实际操作,加强同学对课堂讲授脑血流灌注显像原理、脑血流灌注显像的显像方法和检查流程的理解,多看实物或示教片。

【实验内容】 掌握脑血流灌注显像的显像方法和影像学分析。

【实验器材】 SPECT、活度计、显像剂。

【实验方法与步骤】

1. 显像剂 常用的脑血流灌注单光子显像剂分为以下几类,参见表 17-1。

表 17-1 常用的几种脑血流灌注显像单光子显像剂

名称	特征
^{99m}Tc-ECD（双半胱乙酯）、^{99m}Tc-HMPAO（六甲基丙烯胺肟）	^{99m}Tc-ECD：体内外稳定性好,体内清除快,脑/非脑组织比值较高,图像质量好。但脑内分布随时间有轻微变化。用量 740～1110MBq（20～30 mCi）/1～2 ml,弹丸式静脉注射或静脉注射
	^{99m}Tc-HMPAO：最常用的脑血流灌注显像剂,脑内分布相对稳定。用量 740～1110MBq（20～30 mCi）/1～2 ml,弹丸式静脉注射或静脉注射
^{123}I-IMP（安非他明）	脑细胞摄取率最高,肺组织摄取 ^{123}I-IMP,不断释放入血使脑组织再摄取,出现再分布现象。加速器生产,价格昂贵,国内应用少。用量 111～222 MBq（3～6 mCi）,弹丸式静脉注射或静脉注射
^{133}Xe（氙脂溶性惰性气体）	进入血液循环后自由穿越血脑屏障,通过弥散方式被脑细胞摄取,迅速从脑组织清除,最后经肺排出。脑内滞留时间短,图像质量不高,临床应用受限。使用方法,多为吸入,用量 185～370 MBq（5～10 mCi）/1～2ml

2. 显像剂的质量控制 要求使用 ^{99m}Tc 标记化合物时，放射性化学纯度 ^{99m}Tc-ECD 应 > 90%，^{99m}Tc-HMPAO > 80%，若低于此比例，则因游离 ^{99m}Tc 和其他杂质相对较多，使得头皮、颅骨、静脉窦、鼻腔及软组织内放射性浓度增高，易造成脑内放射性分布紊乱，甚至产生伪影。使用 ^{99m}Tc-HMPAO 时，应在标记后 30min 内使用。

3. 显像前准备 无菌条件下，在静脉注射 ^{99m}Tc-ECD 前 30min 至 1h，口服过氯酸钾 400mg 封闭脉络丛、甲状腺、鼻黏膜；注射前 5min 受检者处于安静状态下，戴眼罩及耳塞封闭视听。

4. 实验方法

（1）药物注射：用 ^{99m}Tc 标记双半胱乙酯（ECD）即 ^{99m}Tc-ECD。1 瓶 ECD 用 5ml ^{99m}Tc 标记，即将 5ml ^{99m}Tc 注入 1 瓶 ECD 中，充分震荡摇匀后，静止 5min 至 10min 后，才可以使用。严格无菌操作，将 740～1110 MBq（20～30mCi）^{99m}Tc-ECD 静脉注入患者体内。

（2）操作程序：调节探头的旋转半径和检查床的高度，使其适用于脑显像的要求。令受检者平卧于检查床上，头部枕于头托中，用胶带固定体位，保持体位不变直至检查完毕。若采用体外眦耳线显像时，调节头托使眼外眦和外耳道的连线与地面垂直。显像期间需把房内的灯光调暗，保持室内安静。

（3）图像采集和处理：采集条件为静脉注射显像剂 15～30 min 后分别进行断层采集。SPECT 探头配置低能高分辨型、通用型或扇型准直器。探头旋转半径为 12～14cm。采集矩阵 128×128，探头旋转 360°，5.6°～6.0°/帧，共采集 64 帧影像。采集时间 15～20s/帧。放大倍数，矩型探头（500mm×370mm），Zoom 1.6～1.78。能峰 140keV，窗宽 20%。脑组织的净计数率 40～80 k/帧或 3～5k/s。

重建条件：前滤波，先用 Butterworth 低通滤波器滤波，^{99m}Tc 标记物推荐使用截止频率（cut-off frequency，fc）0.35～4.0，陡度因子（n）12～20。各医疗机构应参照所用厂家仪器说明书或本实验参考数据。方向投影重建，用 Ramp 函数滤波反投影重建原始横断层图像，层厚 2～6mm。衰减校正，Sorenson 法和 Chang 法是常用的衰减校正法，^{99m}Tc 标记物推荐使用 $\mu 0.12\text{cm}^{-1}$，采集数据经滤波处理、衰减校正，计算机重建出横断面、冠状面、矢状面等三维图像。

5. 正常影像 左右两侧大脑皮质、基底节、丘脑、小脑和脑干等灰质结构由于血流量高于白质，表现为放射性浓聚区，呈对称性分布，白质和脑室部位放射性摄取明显低下，脑灰、白质对比度好。

6. 异常影像的类型

（1）局限性放射性分布减低或缺损：脑皮质和脑内灰质核团有单处或多处局限性放射性分布减低或缺损区，呈类圆形、椭圆形和不规则形等。常见原因如缺血性脑血管病、脑出血、癫痫发作间期和偏头痛等功能性和占位性脑病等。

（2）局限性放射性浓集或增高：脑皮质和脑内灰质核团有单处或几处局限性放射性浓集或增高，多数呈点灶状、团块状、环形或新月形等。常见原因如癫痫发作期致痫灶、TIA、脑梗死亚急性期和慢性期的病灶周围可出现放射性浓集。

（3）大小脑失联络现象：一侧大脑皮质有局限性放射性分布减低或缺损，同时对侧小脑放射性分布亦见明显减低，这种现象称为大小脑交叉失联络（crossed cerebellar diaschisis）。多见于慢性脑血管病。

（4）脑结构紊乱：表现为脑内放射性分布紊乱，无法识别原有结构。有时可见脑皮质周围有环形放射性分布，呈花边状，多见于脑挫伤。这些所见是由于外力撞击使脑内部分组织挫伤、水肿、缺血、功能不全和血脑屏障受损等原因所致。

（5）脑萎缩：表现为皮质变薄，放射性分布呈弥漫性稀疏、减低，脑室和白质相对扩大，脑内容量减少，伴脑裂增宽，脑内灰质核团变小，核团间距离加宽。常见于脑萎缩症、抑郁症晚期、Alzheimer病和各型痴呆等。

【实验学时】 2学时。

【实验总结】 脑血流灌注显像反映脑细胞摄取显像剂的能力，反映局部脑血流和功能状态。

【实验报告】 根据实验观察和记录写出实验报告。

【实验思考】 脑血流灌注显像流程、显像前准备，脑血流灌注显像图像异常的临床意义。

实验二　甲状腺显像实验

【临床概述】 甲状腺具有选择性摄取和浓聚碘或 $^{99m}TcO_4^-$ 的能力，甲状腺摄取碘的速度和量与甲状腺的功能有关系。^{131}I 与食物或药物中的碘一样，进入人体后可被有功能的甲状腺组织摄取，被摄取的量和速度与甲状腺功能有关。另外，^{131}I 也能被有功能的甲状腺癌转移灶摄取而使之显影，故用来发现分化较好的甲状腺癌转移灶。$^{99m}TcO_4^-$ 不能被有机化，只能反应甲状腺的摄取功能。在体外利用显像仪器探测 ^{131}I 或 $^{99m}TcO_4^-$ 发射 γ 射线的分布情况，可得到甲状腺影像，以了解甲状腺位置、形态、大小、有无占位性病变以及病变部位的功能状态。

【诊断要求】 掌握甲状腺静态显像的检查流程、图像采集方法和图像处理过程。

【检查注意事项】 长期服用甲状腺激素、碘制剂或用过含碘对比剂等可能影响甲状腺对 ^{123}I 和 ^{131}I 的摄取。受检者完成甲状腺显像图像采集后，技术人员要注意观察图像是否有异常，必要时加做甲状腺断层显像。

【实验内容】 通过实际操作，学习甲状腺静态显像的显像原理、图像采集方法。观察甲状腺静态显像的正常图像和异常图像的特征。

【实验器材】 γ 照相机或SPECT、活度计、显像剂、图像处理及图文报告系统。

【实验方法与步骤】

1. 实验前准备 用 $^{99m}TcO_4^-$ 甲状腺显像时，受检者无需作特殊准备；用 ^{131}I 做显像剂时，检查前根据情况停用含碘食物及影响甲状腺功能的药物如甲状腺制剂和抗甲状腺药物1周以上，停用碘对比剂至少3周。

2. 显像剂 目前临床上常用的甲状腺显像剂参见表17-2。

表17-2 常用甲状腺显像剂

显像剂名称	$T_{1/2}$	射线种类	γ射线能量（keV）	给药剂量（MBq）	显像开始时间
^{131}I	8.02d	β、γ	364	1.85～3.7（50～100μCi） 74～148（2～5 mCi）（寻找甲状腺癌转移灶）	24h 24～48h（寻找甲状腺癌转移灶）
^{123}I	13.27h	γ	159	7.4～14.8（200～400μCi）	6～8h
$^{99m}TcO_4^-$	6.04h	γ	140	74～185（2～5 mCi） 296～370（8～10mCi）（断层显像）	20～30min

3. 实验方法

（1）甲状腺锝显像：静脉注射显像剂20～30min后进行甲状腺显像，受检者取仰卧位，垫一软枕于肩下，充分暴露甲状腺，常规采集前后位，必要时采集斜位或者侧位图像。选用低能通用准直器或针孔准直器，能峰140keV，窗宽20%。矩阵128×128，放大2～4倍。采集计数200～500k或采集150～200s。

（2）^{131}I 显像：空腹口服 ^{131}I 24h后行甲状腺显像，若行异位甲状腺显像时，行可疑部位显像；如寻找分化较好的甲状腺癌转移灶，空腹口服 ^{131}I 后24～48 h后行局部或全身显像，必要时加做72 h显像。受检者取仰卧位，探头移动速度5～10 cm/min。选用高能平行孔准直器，能峰364 keV，窗宽20%。采集矩阵128×128，放大2～4倍。采集计数200～500k。

（3）^{123}I 显像：空腹口服 ^{123}I 后6～8h显像，应用低能准直器，能峰159keV。

（4）甲状腺断层显像：静脉注射 $^{99m}TcO_4^-$ 296～370MBq（8～10mCi）后20min行断层显像。采用低能高分辨平行孔准直器，采集矩阵64×64或128×128，放大2倍，探头旋转360º共采集64帧，每帧采集15～20s，或每帧采集80～120 k计数，采集结束后进行断层重建，获得横断面、矢状面、冠状面影像。断层显像主要用于临床怀疑甲状腺结节，而平面显像未发现，特别是伴有甲状腺肿大等特殊情况，也可用于估算甲状腺大小或重量。

4. 正常图像 正常甲状腺形态呈蝴蝶形，分左右两叶，居气管两侧，两叶的下1/3处由峡部相连，有时峡部缺如。每叶长约4.5cm，宽约2.5cm，前位面积约20cm²，重量约20～25g。两叶甲状腺放射性分布均匀，边缘基本整齐光滑。正常甲状腺两叶发育可不一致，可形成多种形态变异，少数受检者可见甲状腺锥体叶变异。

5. 异常图像 主要有甲状腺位置、形态、大小、放射性分布异常等。

（1）甲状腺位置异常：通常发生在胸骨后、舌根部、舌骨下、喉前，极少数可发生在卵巢内。典型表现为正常甲状腺部位未见摄 ^{131}I 影像，而在其他部位出现摄取 ^{131}I 影像，或正常部位的甲状腺组织影像延伸至胸骨后即可诊断。

（2）甲状腺形态异常：表现为甲状腺形态不完整、不规则或边缘不光滑，可见于结节性甲状腺肿、手术后或者先天一叶缺如等。

（3）甲状腺大小异常：常表现为甲状腺体积增大，可见于单纯性甲状腺肿大、甲状腺炎、结节性甲状腺肿大等。

（4）甲状腺内放射性不均匀：常见于弥漫性分布增高或降低，如甲状腺功能亢进可表现为整个甲状腺放射性分布异常浓聚；甲状腺功能低下或亚急性甲状腺炎表现为整个甲状腺放射性分布普遍性降低，局灶性放射性分布可增高或降低，如甲状腺的热结节、温结节、凉结节、冷结节等。

【实验学时】 2学时。

【实验总结】 甲状腺显像可以评估甲状腺的功能状态，甲状腺显像剂种类多，要注意各显像剂采集的不同参数和注意事项，甲状腺的功能状态与甲状腺的良恶性有一定的关系，是临床进行甲状腺疾病如甲状腺功能亢进、亚急性甲状腺炎、甲状腺结节的良恶性鉴别和异位甲状腺诊断的有效手段。

【实验报告】 根据实验观察与记录写出实验报告。

【实验思考】 甲状腺显像的显像剂选择依据，显像前的准备是什么？

实验三 唾液腺显像实验

【临床概述】 唾液腺小叶内导管上皮细胞具有从血液中摄取和分泌 $^{99m}TcO_4^-$ 离子的功能，静脉注射的 $^{99m}TcO_4^-$ 随血流到达唾液腺，被小叶细胞从周围毛细血管中摄取并积聚于腺体内，并在一定的刺激下分泌出来，随后逐渐分泌到口腔。因而在体外对唾液腺进行显像，可了解唾液腺位置、大小、形态和功能及有无占位性病变。

【诊断要求】 掌握唾液腺显像的操作流程、采集方法。

【检查注意事项】 腮腺造影可影响唾液腺摄取高锝酸盐的能力，故应在造影之前或在造影后数日再行本项检查。

【实验内容】 唾液显像的采集条件和检查流程、图像处理及分析。

【实验器材】 $^{99m}TcO_4^-$、SPECT、活度计。

【实验方法与步骤】

1. 实验前准备 检查前无需特殊准备。

2. 显像剂 $^{99m}TcO_4^-$：静脉注射 $^{99m}TcO_4^-$ 洗脱液 185～370 MBq（5～10mCi）。

3. 实验方法

（1）静态显像：注射 $^{99m}TcO_4^-$ 后，于5、10、20、40min 后分别行前位和左右侧位显像，视野中应包括整个唾液腺和部分甲状腺。采用低能高分辨型或通用型准直器，能峰140keV，窗宽20%，矩阵128×128或256×256。然后舌下含服维生素C 300～500mg，促使唾液腺分泌，嘱受检者漱口清洗口腔前后分别显像。

（2）动态显像：采用弹丸式静脉注射显像剂，2s/帧，共30帧，以了解唾液腺的血流灌注情况。动态显像取前后位静脉注射显像剂后2s/帧，共采集30帧，矩阵64×64，以了解唾液腺的血流灌注情况。随后以30s/帧，连续采集40min。受检者保持体位不动舌下含服维生素C 300～500mg，继续采集5min 观察分排情况。分别画出各唾腺的ROI得出各自的时间-放射性曲线。

4. 正常影像 腮腺、颌下腺显影清晰，两侧对称，舌下腺较淡。酸刺激引起放射性明显分泌，唾液很快被引流。正常时唾液腺和甲状腺摄取 $^{99m}TcO_4^-$ 的速率相同，甲状腺影像可作为唾液腺影。

5. 异常影像

（1）双侧唾液腺疾病

1）两侧唾液腺摄取亢进见于病毒、细菌感染，放射性治疗后的炎症反应。

2）两侧唾液腺摄取低下见于干燥综合征。严重时双侧唾液腺可不显影。

（2）唾液腺肿瘤：良性唾液腺肿瘤多表现为放射性摄取多，肿块部位有功能。肿瘤放射性摄取降低，表现为"冷区"。

（3）唾液腺导管阻塞：表现为梗阻部位上端放射性滞留，在酸刺激下更明显。

【实验学时】 2 学时。

【实验总结】 唾液腺显像可以用于唾液腺位置形态和排泌功能的判断，对于唾液腺疾病的功能诊断有较大的优势。应注意唾液腺显像的图像处理。

【实验报告】 根据实验观察与记录写出实验报告。

【实验思考】 唾液腺显像的步骤，常见异常影像的临床意义。

实验四 骨显像实验

【临床概述】 骨的组成成分包括骨质、骨髓、骨膜，并含丰富的血管、神经等。骨基质由有机物质和无机盐构成，骨盐主要由羟基磷灰石晶体组成。骨显像剂 ^{99m}Tc 标记的磷酸盐静脉注射后，与骨的羟基磷灰石晶体发生化学吸附、离子交换以及与骨组织中有机成分结合而进入骨组织。应用 γ 相机或 SPECT 可使骨骼显像。骨显像是核医学最常用的显像检查之一，能较为清晰地显示骨骼形态，敏感地反映骨骼的血液供应和代谢状况，对于各种骨骼疾病的诊断、监测和疗效观察具有重要价值。骨显像方法有骨三相、骨四相、局部显像、全身扫描及断层显像。

【诊断要求】 掌握骨显像的检查流程、图像采集方法和图像处理过程。

【检查注意事项】

1. 注射显像剂后 2h 内受检者饮用足够的水。显像前受检者排空小便。对因病不能排空小便者，根据情况可在显像前给受检者导尿。

2. 避免尿液、显像剂对受检者体表的污染。如发现已经污染，应先清除后再显像，或做断层显像予以鉴别。

3. 显像前去除身体上的金属物品以防导致伪影。

4. 近期使用钡剂者，受检者须将钡剂排出后再约检查。

5. 在显像过程中让受检者放松平躺，不得移动躯体。

【实验目的】 以启发式教学为主，通过见习或实际操作，加深同学对课堂讲授的发生器、活度计及配套药盒的操作方法的理解和认识，掌握骨显像原理及流程。

【实验内容】 受检者准备、显像方法、体位摆放、图像处理。

【实验器材】 SPECT、活度计、显像剂。

【实验方法与步骤】

1. **实验前准备** 受检者无需特殊准备。

2. **显像剂** 静脉注射显像剂，骨显像剂 ^{99m}TcO$_4^-$ 标记的磷酸盐化合物的应用最为广泛，主要有 ^{99m}Tc-MDP。成年人使用剂量 555～925 MBq（15～25mCi），体重较重的受检者可酌情加量；儿科受检者剂量按 9.25MBq（250μCi）/kg 计算，最小剂量不应低于 74 MBq（2 mCi）。如因特殊原因所给显像剂的剂量低于上述剂量者，须适当延长采集时间，以弥补由此造成的计数率减低。

3. 实验方法

（1）图像采集

1）三时相骨显像：受检者取平卧位，选择低能通用型准直器，能峰为 140 keV，窗宽 20%，矩阵 128×128 或 256×256，ZOOM 1.0～1.5，探头对准检查部位，包括对侧相应部位，以弹丸式静脉注射 ^{99m}Tc-MDP，启动机器，立即以 3s/帧的速度，连续采集 20 帧，为血流相；然后以 1～2 min/帧的速度采集 5 帧，视为血池相；2～4 h 静态骨显像为延迟相；血流相、血池相、延迟相三者称为三时相骨显像，必要时再加做 24h 静态骨显像，为四时相显像。

通过计算机处理，利用感兴趣区（ROI）绘制时间-放射性曲线，进行定量或者半定量分析，算出局部血流灌注、血池和骨盐摄取比值，以便进行对比。

2）局部骨显像：受检者取仰卧位，选择低能通用型准直器，能峰为 140 keV，窗宽 20%，矩阵为 128×128 或者 256×256，ZOOM1.0～1.5，预置计数为 $4×10^5$～$15×10^5$，根据所需检查部位选择不同体位。

3）全身骨显像：受检者多取仰卧位，选择低能高分辨率准直器，采集矩阵为 256×1024，ZOOM 为 1.0，扫描速度根据放射性活度而定，使准直器尽量接近体表，常规取前后位及后前位，对可疑部位的阳性病变，可用局部显像或选择不同的角度斜位显像，必要时追加断层显像。

4）断层融合骨显像：主要用于骨结构重叠的部位，如头颅、椎体、骨盆、髋关节等，如平面显像显示不清楚，诊断困难时，则应进行断层显像。由技术人员初步判断、医师综合分析骨平面显像结果及临床信息后，决定是否进行 SPECT/CT 检查。技术人员负责向受检者解释进行 SPECT/CT 检查的目的和意义以及检查时长等，并指导受检者签署 SPECT/CT 检查知情同意书。受检者取仰卧位。原则上头颈部断层一律采用双手自然下垂贴于身体两侧。胸、腹盆部及下肢断层均嘱受检者双手上举过头、交叉抱于头上。

（2）采集参数：① CT 定位片：管电压 120 kV，管电流量 20 mAs，采集长度 500 mm，可根据医师要求进行调整。② CT 扫描：采集矩阵 512×512，管电压 120 kV，管电流量 200 mAs 诊断级（100 mAs 定位级），螺距 0.938，扫描层厚 5mm。③ SPECT 扫描：矩阵 64×64，ZOOM 为 1.6，能峰 140 keV，窗宽 20%，5.6°/帧，共采集 60 帧，每帧采集时间 15～25s。④儿童或青少年受检者需尽可能减少辐射剂量，除调整采集参数外，还需使用铅板遮蔽性腺和其他辐射敏感部位。

（3）图像重建与显示

1）CT 重建：层厚为 2mm，Detail 滤波，FOV 为 535mm。

2）选择 SPECT 断层原始数据进行重建（3D-OSEM 滤波，迭代 2 次 6 个子集），按医师要求选取重建范围，有污染或膀胱浓聚点可使用溢出点功能使其过载处理，以突出病灶部位。数据重建过程中，注意受检者移动伪影的影响，如身体移动、呼吸吞咽及膈肌移动、牙齿移动等。

3）选取 SPECT 和 CT 重建数据，导入融合处理程序，程序会显示横断位、矢状位、冠状位三个轴面的融合图像，仔细浏览每幅图像，确定 SPECT 及 CT 图像配准正确，然后分析图像。如因生理性位移引起配准偏差，可微调图像配准位置；如因体位移动引起较大偏差，需由高年资医师评估该图像数据是否可以用于诊断。

4. 正常骨扫描图像

（1）骨动态显像：①血流相：静脉注射显像剂后 8～12 s，局部大血管显影，随后软组织轮廓影逐渐出现。两侧大血管和软组织放射性分布基本对称，显影时间基本相同，骨骼部位放射性分布很少。血流相与局部血管血流灌注流速和灌注量密切相关。②血池相：软组织显影更加清晰，显像剂分布增多，基本均匀、对称；大血管影持续显示，骨骼影像不甚清晰。③延迟相：同骨静态显像，反映骨的代谢状态。

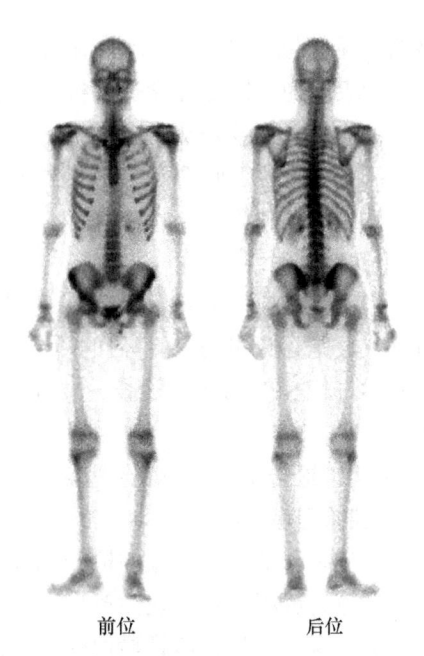

图 17-1　正常静态全身骨显像（前位和后位）

（2）骨静态全身和局部显像：正常静态全身骨显像（图 17-1），正常图像的特征是：骨骼显影清晰，全身骨骼显像剂分布基本左右对称、均匀。正常成人，因中轴骨骼及附肢骨骺端代谢较活跃、血供较丰富，使显像剂分布浓于附肢骨骼。儿童、少年由于处于生长发育期，骨骺代谢活跃，骨显像时骺端显像剂分布明显增多。双肾及膀胱不同程度显影。

5. 异常骨扫描图像

（1）骨动态和多时相显像：①血流相：局部大血管位置、形态或显影时间及顺序改变，骨骼部位或软组织内出现显像剂分布异常浓聚或稀疏缺损等，可提示病变部位血流灌注异常及血管病变。②血池相：局部软组织或骨骼显像剂分布异常浓聚或稀疏缺损改变，可提示局部是否有充血。③延迟相：同骨静态显像。

（2）骨静态全身和局部显像

1）显像剂分布异常浓聚：由于病变骨骼血流灌注增加、代谢和成骨活跃等因素致显像剂浓聚呈"热区"影像，可为全身弥漫性或局灶性。根据"热区"数目多少（单发或多发），病灶形态（点状、团块状、梭形、不规则形），排列（无规律散在、串珠）和累及骨骼（以中轴骨为主还是附肢骨为主）等特点，对疾病性质进行分析和判别。

2）"超级骨显像"：是显像剂异常浓聚的特殊表现。显像剂在中轴骨和附肢骨近端呈均匀、对称性异常浓聚，或广泛多发异常浓聚，组织本底很低，骨骼影像异常清晰，肾影像和膀胱影像常缺失。常见于以成骨为主的恶性肿瘤广泛性骨转移、甲状旁腺功能亢进症等受检者。

（3）显像剂分布异常稀疏和缺损：骨血流灌注减少、破骨活跃、骨坏死等可使显像剂分布稀疏、缺损，影像呈"冷区"改变。

（4）显像剂分布浓聚与稀疏并存：病灶中心部分显像剂分布稀疏缺损，周围显像剂分布异常浓聚，即"冷区"和"热区"混合。原因是破骨细胞活跃导致溶骨性破坏时，周边骨骼成骨细胞活性增加修复骨质破坏。常见于多发性骨髓瘤，多发性骨髓瘤侵及骨骼的常见部位为颅骨、肋骨、椎骨、胸骨、骨盆和股骨等；骨质疏松、溶骨性破坏常使受检者表现为多发肋骨骨折、椎体压缩性骨折。

（5）骨外组织浓聚骨显像剂：局灶性浓聚多见于恶性肿瘤原发灶、骨外组织新鲜坏死性病变、骨化性肌炎等。弥漫性分布增多可发生于迁徙性钙化、骨质疏松、胸腹腔积液、肢体软组织水肿等。

【实验学时】 2学时。

【实验总结】 骨显像显示全身骨骼情况，对发现有无骨骼疾病和隐匿性病灶有重要的意义，是诊断和疗效评估的重要检查方式。骨显像具有敏感性高、特异性差的特征，需要时进行SPECT/CT检查。要注意影响图像质量的一些操作因素、SPECT质量控制等问题。

【实验报告】 根据实验观察和记录写出实验报告。

【实验思考】

1. 静态和动态骨显像的检查流程是什么？
2. 检查过程中有哪些注意事项？
3. 正常和常见异常骨显像的特征是什么？

实验五　心肌血流灌注显像实验

【临床概述】 正常或有功能的心肌细胞可选择性摄取某些显像药物，其摄取量与该区域冠状动脉血流量成正比，与局部心肌细胞的功能或活性密切相关。静脉注入该类显像剂后，正常心肌显影，而局部心肌缺血、损伤或坏死时，摄取显像剂功能降低甚至丧失，则出现局灶性显像剂分布稀疏或缺损。主要用于冠心病的诊断、治疗方案的制定与预后评估。

【诊断要求】 掌握心肌图像采集的程序、检查流程，能评估常见显像伪影，对常见的心肌缺血有一定的认识。

【检查注意事项】

1. 对冠心病心肌缺血的诊断一定要结合负荷（运动或药物）实验及静息心肌。
2. 检查前受检者须停服抗心律失常或减慢心率及硝酸酯类药物。
3. ^{99m}Tc-MIBI作显像剂，其标记率应＞95%，静脉注射后30min进食脂肪餐，以排除胆囊内放射性干扰，如肝区放射性清除慢，可鼓励受检者适当活动。
4. 检查过程中应使受检者保持体位不动，并嘱受检者在检查中保持平稳呼吸，以减少因膈肌运动对心肌显像的影响。
5. 运动负荷必须严格掌握适应证，核医学医师在进行此项工作前，应在心脏内科进行专门培训，熟悉心电图的诊断及可能的急救措施，合格后才能独立实施此项检查，否则一般要求有专业心内科医生在场；在检查室内须配备心电监测仪、除颤器及必要的急救器械和氧气、药物等。
6. 进行早期及延迟显像时受检者体位、数据采集和影像处理的条件必须保持一致，以利比较和定量分析，技术人员在显像采集过程中，应严格观察受检者情况，不可离开岗位，有病情变化及时通知医师。

7. 同一受检者行负荷与静息心肌灌注显像时，对位尽可能一致，图像处理尤其是断层处理中，轴向、色阶、配对要一致，以更好判断有无异常。

8. 心率变化太大或心律不齐频繁者不宜做门控心肌灌注显像。

【**实验目的**】 通过见习或实际操作，加深同学对心肌血流显像检查方法和检查流程的认识，掌握图像处理的过程。了解正常图像和常见异常图像的特征。

【**实验内容**】 受检者检查前准备、显像剂、SPECT/CT、检查流程和采集方法、图像处理等。

【**实验器材**】 活度计、SPECT/CT、显像剂。

【**实验方法与步骤**】

1. 实验前准备

（1）做负荷心肌显像时，停用 β 受体阻滞剂和减慢心率的药物 48h，停用硝酸酯类药物 12～24 h。

（2）^{201}Tl 心肌显像时空腹。

2. 显像剂 心肌血流灌注显像剂主要有三大类，氯化亚^{201}铊（^{201}TlCl）；^{99m}TcO$_4^-$-异腈类化合物，其中以^{99m}TcO$_4^-$-甲氧基异丁基异腈（^{99m}TcO$_4^-$-MIBI）应用最广泛；^{99m}TcO$_4^-$标记的其他化合物，如^{99m}Tc-tetrofosmin，是一种带正电荷的脂溶性二膦络合物。

3. 实验方法 根据所使用的放射性药物不同而有差别，目前较常用的 SPECT 心肌灌注显像方案有以下四种。

（1）^{201}Tl 运动-再分布显像法：运动高峰时静脉注射^{201}Tl 92.5～111 MBq（2.5～3mCi），5 min 行早期显像，3～4 h 后行再分布显像，如需判断心肌细胞活力，可于再分布显像后再次注射 74 MBq，5～10 min 后行静息显像。

（2）^{99m}Tc-MIBI 运动-静息显像隔日法：运动高峰注射 740～925 MBq（20～25mCi），1.0～1.5 h 显像，隔日再注射 740～925 MBq，1～1.5h 行静息显像。

（3）^{99m}Tc-MIBI 运动-静息显像一日法：静息状态下注射 296～333 MBq（8～9mCi），1～1.5h 行静息显像，1～4 h 后行运动实验再注射 814～925 MBq（22～25mCi），1.0～1.5 h 显像。

（4）双核素显像：静息状态下静脉注射^{201}Tl 74～111MBq（2～3 mCi），15min 显像，第 60min 行运动实验，再次注射^{99m}Tc-MIBI 925 MBg（25 mCi），1h 后显像。该方案主要是为克服^{99m}Tc-MIBI 两次注射法用时较长的缺点而设计的，运动及静息显像可以在 2h 内完成。

4. 图像采集

（1）平面显像：常规取前后位、左前斜 30°～45° 和左前斜 70° 体位，必要时加做左侧位和右前斜位 30°。探头配置低能通用型或高分辨率准直器，^{201}Tl 能峰为 80keV，有多能峰装置可加做 167keV 和 135keV 两组能峰，窗宽 25%，^{99m}Tc 能峰为 140keV，窗宽 20%。矩阵 128×128 或 256×256，每个体位采集 10min 或预置计数 5×10^5～6×10^5。采集时探头应尽量贴近体壁，以提高分辨率和灵敏度。

（2）断层显像：受检者取仰卧位，双上臂抱头并固定，探头贴近胸壁，视野包括全心脏。探头从右前斜位 45° 至左后斜位 45° 转 180° 或行 360° 采集，每旋转 3°～6° 采集 1 帧，30～40s/帧，共采集 30～60 帧。^{201}Tl 和 ^{99m}Tc 能窗设置同平面显像，矩阵 64×64。

探头配置低能通用型或高分辨准直器。

（3）门控心肌显像：^{99m}Tc-MIBI 图像较 ^{201}Tl 为好。平面和断层显像采集方法同上。用 ECG 作为门控信号，平面像每个心动周期采集 8～16 帧，R-R 窗宽为 15%，矩阵 128×128，断层像每个心动周期采集 8～12 帧，R-R 窗宽为 20%，矩阵为 64×64，由于每帧包含 8～12 幅图，故采集时间要明显延长，以保证重建图像有足够的计数，减少统计误差对图像的影响。

5. 图像处理

（1）影像重建：目前大多数仪器的处理软件采用滤波反投影法进行断层图像重建，滤波函数类型和截止频率的选择应根据计数等因素来决定，各种机型的滤波器可不同，重建短轴，水平长轴和垂直长轴断面影像，每个切面厚度一般是 6～9mm^2 圆周剖面定量分析法：此法是分别在早期显像及延迟显像上进行。在本底扣除后，对影像进行多点加权平滑。以左心室腔的中心为中点，生成 60 个扇形区（每个扇形区 6°），以这些扇形区的最大计数值的最高值为 100%，求得各个扇形区最大计数值的相对百分数。以此百分数为纵坐标，心脏 360° 圆径为横坐标，绘制成圆周平面曲线，它表示心肌各扇形区的相对放射性分布。将早期显像和延迟显像的周边平面曲线偶联进行对比，计算延迟显像 ^{201}Tl 的洗脱率，确定正常参考值。

（2）极坐标靶心图：在重建心肌短轴断层图像后，形成各个短轴心肌断面的剖面曲线，将心尖至基底部各断面的周边剖面曲线按同心圆方式排列，圆心为心尖部，圆最外层为基底部即靶心图。将原始靶心图上每个扇形区计数的百分值同该区的正常百分值进行逐个比较，凡偏离正常均值 ±2.5 或 3.0 个标准差的部位用黑颜色显示称变黑靶心图，提示该区域的心肌灌注不正常。用靶心图来显示心肌放射性分布可相对客观和形象地评估正常、可逆性灌注缺损和固定性灌注缺损的范围，并可定量测定有病变心肌占左室心肌的百分率。

（3）门控断层显像：重建短轴、垂直长轴和水平长轴三个断层图像，每个轴向断面在每个心动周期可获得 8～12 帧影像。影像重建时一般可将各轴向的舒张末期和收缩末期 1～2 帧影像分别叠加成舒张末期和收缩末期影像，以便于读片。

（4）门控影像定量分析：可分整体左室功能测定与局部室壁运动评估，整体左室功能测定如计算左心室舒张末期容积（EDV）、收缩末期容积（ESV）及左室射血分数（LVEF）等。局部室壁运动可测定局部心肌增厚率与直接观察室壁运动情况。

6. 正常图像

（1）平面图像：静息状态下，一般仅左心室显影，呈马蹄形；右心室及心房心肌较薄，血流量相对较低，故显影不清。心尖部心肌较薄，分布略稀疏，其他各心肌壁分布均匀。平面显像受心脏几何位置、组织重叠和衰减等因素的影响较大，临床应用较少。

（2）断层图像：左心室静息和负荷心肌血流灌注显像正常图像（图 17-2），图像特征是除心尖和左心室基底部稍稀疏外，左心室各壁显影清晰，显像剂分布均匀。室间隔膜部因是纤维组织，呈稀疏、缺损区。右心室心肌较薄，且冠脉灌注量相对较少，静息影像可不显影或隐约显影，负荷实验后可轻度显影。

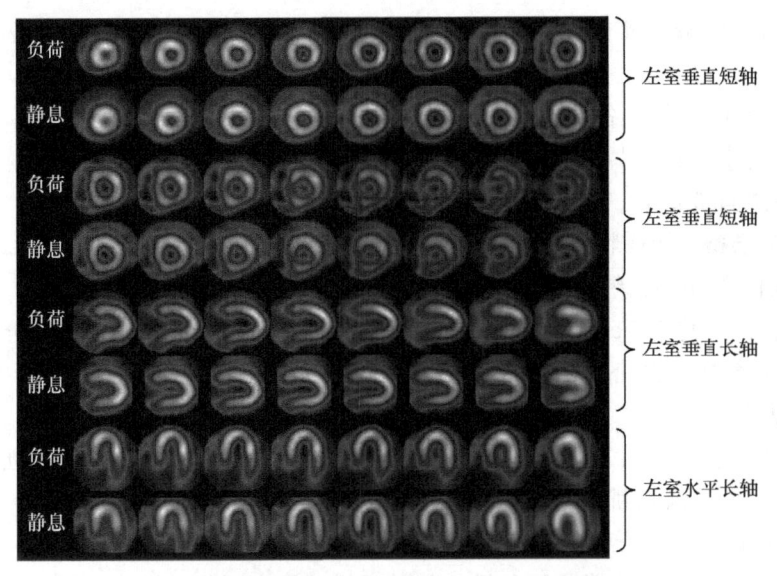

图 17-2 左心室静息和负荷心肌血流灌注显像正常图像
奇数排图像为负荷实验图像，偶数排图像为静息显像图像

7. 异常图像　判断心肌灌注断层显像异常的原则是：同一心肌节段在两个不同方向的断面上连续两个或两个以上层面出现异常。

【实验学时】　2 学时。

【实验总结】　心肌血流灌注显像是无创判断心肌是否缺血的有效方法，通过实验学习深刻理解图像采集流程。要注意在心肌血流灌注显像前受检者和放射性药物的准备及注意事项。

【实验报告】　根据实验观察与记录写出实验报告。

【实验思考】　心肌血流灌注显像前受检者准备、图像采集流程及注意事项，心肌血流灌注显像图像处理方法，异常图像的初步判断。

实验六　心肌淀粉样变显像实验

【临床概述】　淀粉样变性是由于淀粉样蛋白原纤维沉积到不同器官的细胞外间隙，导致进行性器官功能障碍。心肌淀粉样变性被认为是限制型心肌病和充血性心力衰竭的重要原因。有研究指出 80 岁以上尸检的心肌淀粉样变性发生率是 25%。心肌淀粉样变性分为两种类型：AL 型心肌淀粉样变（amyloid light-chain amyloidosis）和 ATTR 型心肌淀粉样变（amyloid transthyretin amyloidosis）。ATTR 心肌病（ATTR cardiomyopathy，ATTR-CM）大多见于老年受检者，严重者会威胁生命，目前对该疾病缺乏认识且诊断不足。传统的核医学骨显像剂 ^{99m}Tc-焦磷酸盐（PYP）可使运动后甲状腺素心肌淀粉样变（ATTR）显影，属于旧放射性示踪剂的新应用，是无创诊断该类疾病的最好手段。

【诊断要求】　掌握心肌淀粉样变的检查方法和流程，掌握异常图像的表现。

【检查注意事项】

1. 显像剂配制的高锝酸钠淋洗液要新鲜淋洗，体积不超过 1ml，现用现配。
2. 该药物的放射性化学纯度要求＞90%，该药物稳定性差，因此应尽快使用。

【实验目的】 通过实践操作加深对心肌淀粉样变检查方法的认知。让学生掌握该项检查技术。

【实验内容】 药物准备、图像采集、图像处理与分析。

【实验器材】 显像剂、活度计、SPECT/CT。

【实验方法与步骤】

1. 实验前准备 无需特定准备；无需禁食。

2. 显像剂 ^{99m}Tc-焦磷酸盐（^{99m}Tc-PYP）

药物准备：新鲜 ^{99m}TcO$_4^-$ 淋洗液 20mCi/1 支 1ml，转移至前体瓶中，充分溶解后静置反应 5min。放射性化学纯度＞90%，药物配制后 30~60min 注射。

3. 实验方法

（1）静脉注射 ^{99m}Tc-PYP 15~20 mCi，1h 后注射行平面显像和 SPECT 断层显像，必要时加做 3h 平面显像和断层显像。

（2）图像采集

1）平面显像：受检者常规取仰卧位行前后位、侧位采集。探头配置低能通用型或高分辨率准直器，^{99m}Tc 能峰为 140 keV，窗宽 15%~20%。矩阵 128×128 或 64×64，每个体位采集 10 min 或预置计数 7×10^6，以提高分辨率。

2）断层显像：受检者取仰卧位，双上臂抱头并固定，探头贴近胸壁，视野包括全心脏。行非门控显像，探头行 180° 或 360° 采集，放大倍数 ZOOM 为 1.45，每旋转 3°~6° 采集 1 帧，20~30s/帧，共采集 30~60 帧。

4. 图像分析

（1）使用软件可以在标准心脏显像平面中查看前位和侧位平面图像以及旋转投影图像和重建 SPECT 图像。心肌 ^{99m}Tc-PYP 摄取模式分为不摄取、局灶性摄取、弥漫性摄取或局灶性与弥漫性摄取并存。

（2）评估心肌对 ^{99m}Tc-PYP 的放射性摄取有三种评估方法：

1）视觉评分法评价心肌摄取 PYP 情况，并与骨（肋）摄取量进行对比，使用目测评分法评估 ^{99m}Tc-PYP 的心肌摄取量，与骨（肋）摄取量对比。根据之前发表的结果，对 1h 平面显像或者断层 SPECT 显像，目测评分心肌摄取 PYP 大于或等于 2 则判断为 ATTR 阳性，评分小于 2 则判断为 ATTR 阴性。

2）半定量法测量平面图像中心肌-对侧肺的放射性摄取量，在心脏上方绘制圆形的感兴趣区（ROI），并镜像到对侧胸部，以反映血液本底和肋骨摄取显像剂的情况。测量每个 ROI 中的总放射性计数和绝对平均计数。计算心脏-对侧肺（H/CL）的比值，计算公式为心脏 ROI 平均计数除以对侧胸部 ROI 平均计数。

3）SPECT 图像上目测观察到心肌摄取时，一小时心脏-对侧肺 H/CL 比≥1.5 则判断为 ATTR 阳性，比值＜1.5 为阴性。对于视觉评分在 1 级和 2 级，或 H/CL 比值在 1.3~1.9 的受检者，需要断层分析法进行诊断。使用断层分析法评估受检者在三小时 SPECT 断层显像上有无弥漫性 ^{99m}Tc-PYP 心肌摄取，而非局灶性心肌摄取或心血池摄取。若三小时断层显像中出现弥漫性心肌示踪剂摄取，则判断为 ATTR 阳性，无弥漫性摄取则判断为 ATTR 阴性。

【实验学时】 2 学时。

【实验总结】 ^{99m}Tc-PYP 心肌淀粉样变显像是无创诊断该类疾病的最好手段，特异性和准确率高，要求学生重点理解药物准备和图像采集流程。

【实验报告】 根据实验观察与记录写出实验报告。

【实验思考】 心肌淀粉样变药物准备流程、图像采集成像和流程、图像的视觉和半定量分析方法。

实验七　肾动态显像实验

【临床概述】 静脉注射经肾小球滤过或肾小管上皮细胞摄取、分泌而不被重吸收的显像剂后，启动 γ 照相机或 SPECT 进行连续动态采集。对感兴趣区（ROI）双肾系列影像进行处理，得到显像剂通过肾脏的时间-放射活性曲线。肾动态显像包括肾血流灌注显像和肾实质功能动态显像两部分。本法既可显示双肾位置、大小与功能性肾组织形态，也能对肾血流、功能及上尿路通畅性进行定性评价和定量测定，尤其在判断肾功能方面具有敏感性高、准确性好的优点，是临床核医学肾脏病学的重要组成部分。

【诊断要求】 掌握肾动态显像的显像方法，图像采集流程及处理方法。了解常见肾动态异常图像的临床意义。

【检查注意事项】 检查过程中受检者须保持体位不动。弹丸注射需高质量。药物标记率应＞96%。

【实验目的】 通过见习或实际操作，加深对肾动态显像检查方法和检查流程的认识，掌握图像处理的过程。

【实验内容】 受检者准备，体位，操作程序，采集条件和图像处理。

【实验器材】 显像剂、SPECT/CT、活度计、肾动态处理软件。

【实验方法与步骤】

1. 实验前准备　检查前 30～60min 饮水 300～500ml 或 8ml/kg 体重，显像前排空膀胱。^{99m}Tc 和 ^{123}I 标记物为显像剂时，一般无特殊准备。

2. 显像剂

（1）^{99m}Tc-DTPA：成人剂量为 185～370 MBq，儿童剂量为 7.4 MBq/kg（最小为 74 MBq，最大为 370 MBq）。

（2）^{99m}Tc-MAG 和 ^{99m}Tc-EC：成人剂量为 296～370MBq，儿童剂量为 3.7MBq/kg（最小为 37 MBq，最大为 185MBq）。

（3）^{99m}Tc-GH：成人剂量为 370～740 MBq，儿童剂量为 7.4 MBq/kg（最小为 74MBq，最大为 370MBq）。

3. 实验方法

（1）体位：常规肾功能显像为坐位、仰卧位或后位采集；移植肾的监测体位为仰卧。

（2）操作程序：肘静脉弹丸样注射显像剂，同时启动采集开关，行连续双肾动态采集，共 20～40 min。采集分为两个时相进行，肾血流相采集时 1～2s/帧，连续采集 60s；肾功能相 15～60s/帧，连续采集 20～40min，可根据病情需要设置。

（3）采集条件：使用 ^{99m}Tc 或 ^{123}I 标记物为显像剂时，探头配置低能通用型准直器，能峰分别为 140 keV 或 159 keV；使用 ^{131}I 标记物为显像剂时，探头配置高能准直器，能峰为 360 keV，窗宽 20%，矩阵 64×64 或 128×128，30～60 s/帧。

（4）图像处理应用感兴趣区（ROI）技术分别勾画出双肾区及腹主动脉区或心影区，获取双肾血流灌注和功能曲线及相关定量参数。

4. 正常图像

（1）血流灌注相：肘静脉"弹丸"式注射显像剂后 9～15s 腹主动脉上段显影，其后 2s 左右双肾显影，4～6s 肾影轮廓显示清楚，并逐渐增浓清晰，此时反映肾内小动脉和毛细血管床的血流灌注，左右肾影出现的时间差＜1～2s。双肾影大小一致，形态完整，放射性分布均匀且对称，双肾峰时差＜1～2s，峰值差＜25%。

（2）功能动态相：静脉注射示踪剂后 1min 双肾显影，并随时间逐渐增强。2～4 min 肾实质影像最清楚，形态完整，呈蚕豆形，核素分布均匀且对称。随着放射性尿液离开肾实质，肾盏、肾盂处放射性聚集逐渐增高，肾皮质影像开始减弱，随后膀胱逐渐显影、增浓、增大。20～25 min 双肾影基本消退，大部分显像剂清除入膀胱。输尿管一般不显影。

5. 异常图像

（1）血流灌注异常：主要表现为肾区无灌注影像；肾灌注显影时间延迟，影像缩小，放射性分布减低；肾内局限性灌注缺损、减低或增强。

（2）功能动态影像异常：包括患侧肾实质不显影；患侧肾皮质影减低，肾实质高峰摄取、清除时间延迟；肾实质持续显影，集尿系统及膀胱无放射性浓聚；皮质功能相——肾盂放射性减低区扩大，皮质影变薄，实质清除相肾盂影持续浓聚，或延迟显像肾盂明显放射性滞留影，可伴输尿管清晰显影和增粗。

【实验学时】 2 学时。

【实验总结】 肾动态显像是评估肾功能、排泄和尿路通畅的有效方法，要注意图像采集检查的注意事项，及时判断及询问医生是否需要进行利尿实验等。

【实验报告】 根据实验观察与记录写出实验报告。

【实验思考】 肾动态显像操作的注意事项是什么？肾动态显像的临床价值是什么？

实验八　肺通气/灌注显像实验

一、肺血流灌注显像实验

【临床概述】 肺是机体与外界进行气体交换的重要器官，肺病变将会对机体的新陈代谢和功能活动产生重要的影响。肺灌注显像目前是非常成熟的无创性肺栓塞诊断方法。是利用放射性颗粒在肺内的分布与肺动脉血流灌注成正比的原理。放射性颗粒在肺毛细血管内暂时嵌顿，得到肺血流灌注平面图像或断层图像。

【诊断要求】 掌握该显像的检查流程和图像处理，常见异常图像的特征。

【检查注意事项】

1. 准备氧气和急救药品。一次检查注射的蛋白颗粒数不宜过大，对一侧肺缺如、肺叶切除或已知肺血管床明显受损害者，注射颗粒数要相应减少。

2. 标记后的 ^{99m}Tc-MAA 一般要在 4h 内使用，否则会降解失效。^{99m}Tc-MAA 为悬浮液，抽取药时和注射前须振荡摇匀，注射时尽量避免回血，以防止血液与 MAA 凝聚成更大颗粒，引起不应有的栓塞，或造成持续不退的肺内大"热点"。

3. 儿童做肺灌注显像时要按 2~3 MBq（0.05~0.08 mCi）/kg 体重。

4. 由于 MAA 入血后受重力的影响，易向肺底部位沉降，故注射时受检者应平卧。在检查是否有肺动脉高压时，采用坐位注射。对慢性肺心病或者肺血管床严重破坏的受检者显像剂注射速度要缓慢，以免引起急性肺动脉高压造成意外。

【实验目的】 通过实际操作，加深对肺血流灌注显像检查方法和检查流程的认识，掌握图像处理的过程。加深对异常肺血流灌注显像图像特征的认识。

【实验内容】 显像剂注射，平面显像，断层显像及图像处理。

【实验器材】 活度计、显像剂、SPECT。

【实验方法与步骤】

1. 实验前准备 受检者于检查前安静平卧，可给予吸氧 10min，以避免因肺血管痉挛所造成的局部肺放射性减低。

2. 显像剂 肺灌注显像剂主要包括核素标记的大颗粒聚合人血清白蛋白（MAA）或人血清白蛋白微球（HAM）等。MAA 目前应用更广泛。

3. 实验方法 分为平面显像和断层显像。

（1）平面显像

1）注射示踪剂：受检者一般取平卧位，注射前将 ^{99m}Tc-MAA 悬浮液振荡摇匀，静脉缓慢注射，成人使用活度一般为 111~185 MBq（3~5 mCi），含蛋白颗粒（2~7）×10^5 个，平均 3.5×10^5 个，注射体积≥1ml，注射后 5min 即可显像。如检查是否有肺动脉高压血流分布图像时，可采用坐位注射。

2）检查体位：根据临床实际需要，一般平面显像常规取 8 个体位，即前后位（ANT）、后位（POST）、左侧位（LL）、右侧位（RL）、左后斜位（LPO）30°和右后斜位（RPO）30°，以及左前斜位（LAO）30°和右前斜位（RAO）30°。

3）仪器条件：将双肺同时包括在探头视野内，选用低能通用型准直器，建议每个体位采集计数为 500k，采集矩阵为 128×128 或 256×256，如采用 256×256 矩阵，计数应增加。能峰 140 keV，窗宽 20%。

肺通气/灌注显像常规进行 SPECT/CT 融合图像采集在通气与灌注显像间进行一次 CT 检查，推荐屏气状态下采集，尽管对于下肺部配准会有影响，但是可以获得具有诊断价值的图像。

（2）SPECT/CT 采集参数：① CT 定位片：定位像扫描长度 400mm，90kV，30mAs。② CT 扫描：矩阵 512×512，电压 120kV，电流量 200mAs，螺距 0.938，扫描长度为整个肺野。③ SPECT 扫描：矩阵 64×64，ZOOM=1.46，12 秒/(肺灌注)，以每帧计数 60~100 k 为标准，根据计数率设定采集时间，5.6°/帧，共采集 64 帧，肺通气计数率如<1 k/s，不推荐进行断层显像。

（3）图像重建与显示。① CT 图像重建：重建层厚为 3mm，层距为 1.5mm，FOV 为 350mm，Lung Enhanced 滤波 Enhancement 选择 0.25。②同时调取肺通气和肺灌注 SPECT 原始数据进行重建处理，采用适当滤波函数（如 3D-OSEM，迭代 3 次 8 个子集），获得肺水平切面、冠状切面及矢状切面断层图像，层厚 3~6 mm。要求图像选取范围轴向、滤波参数保持一致，如出现由于自主呼吸造成的规律性位移、身体体位移动、膈肌运动及吞咽动作等可对数据进行位移校正处理。③所处理图像经医师确认满意后，传输到工作站，供医师诊断使用。

4. 正常图像

（1）平面图像：正常图像（图17-3），图像主要特性如下：

1）前位：可见双肺轮廓完整，右肺影较左肺影大，两肺中间空白区为纵隔及心影，左肺下方几被心影所占据，肺门部纵隔略宽，肺底呈弧形，受呼吸运动的影响而稍欠整齐。双肺内放射性分布，除肺尖、周边和肋膈角处略显稀疏，其余部分放射分布均匀。

2）后位：双肺放射性分布均匀，肺周边略稀疏。双肺轮廓完整清晰，两肺面积大小近似。中间空白区为脊柱及脊柱旁组织所构成，因受肩胛骨及其附近肌群的影响，使肺上方呈现放射性稀疏，应予以注意。

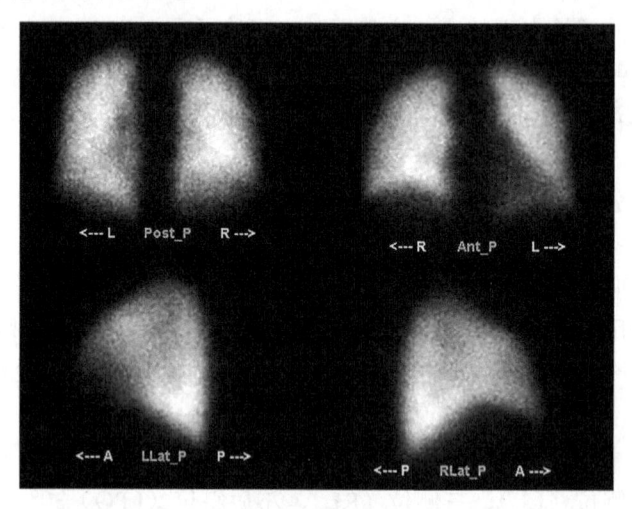

图17-3 正常肺血流灌注显像图像

（2）断层图像：肺脏断层图像是以脊柱为长轴，分为水平断层、冠状断层和矢状断层三个断面。

1）水平断层图像：断层方向由上到下，为了避免遗漏肺尖，上面由颈根部开始断起，各层面解剖结构依次变化如下：自两肺尖沿纵隔脊柱下行，在肺尖显影后肺影逐渐增大的同时，肺门、心影空白区相继出现，在肺门以下心影增大，到基底部由于受横膈膜的影响，肺底只显示其外缘轮廓。

2）冠状断层图像：断层方向由前向后，各断面解剖结构表现为：脊柱前区由两肺、纵隔、心影及肺门等各层次组成。肺影近似于前位平面像，先是肺影由窄变宽，而心影则由大变小，直到脊柱影出现。脊柱后区可见心影消失，两肺影增大且图像与后位像相似。

3）矢状断层图像：断层方向从右到左，各层面解剖结构（依次变化），首先肺右下角开始显影，肺影逐渐增大至与右侧位像相近似，继之肺门、纵隔、心影依次出现，使肺影中心出现空白区，且逐渐扩大，使肺影只能见到淡薄的完整周边轮廓，其后肺影增大，心影明确，且由大变小，随之肺影增大至与左侧位影像相似，其后肺影再次逐渐变小至左肺下叶外侧段消失。

5. 异常图像

（1）肺动脉栓塞时，肺灌注显像剂分布呈肺叶、肺段或亚段性缺损。

（2）肺组织受压或被推移时，例如心脏向左扩大可压迫左下肺动脉，引起局限性肺灌注缺损，肺门肿物压迫大的肺动脉，可引起一侧肺灌注不显影。

（3）双肺呈不均匀显像剂分布，有多发散在的显像剂分布减低或缺损区，常是慢性阻塞性肺部疾病所致广泛肺毛细血管床受损的表现。

（4）肺动脉高压时，肺血流分布发生逆转致使肺上部显像剂分布反而高于肺底部，常见于肺心病和二尖瓣狭窄。

（5）支气管动脉与肺动脉间有侧支循环形成时，肺动脉血倒流入支气管动脉，使原来应该被灌注的部位出现显像剂分布稀疏或缺损区。

【实验学时】 2学时。

【实验总结】 肺血流灌注显像是无创诊断肺血流灌注异常的有效方法。联合肺通气显像诊断肺栓塞的准确性高。要注意检查过程的图像质量控制。

【实验报告】 根据实验观察与记录写出实验报告。

【实验思考】 肺血流灌注显像的实验操作步骤与流程，常见肺血流灌注显像异常的图像特征是什么？

二、肺通气显像实验

【临床概述】 肺通气显像是将放射性气体或气溶胶经呼吸道送入双肺，其在肺内的分布与肺的通气量成正比。通过体外放射性显像装置，显示双肺各部位的放射性分布及动态变化影像，并可应用影像数据处理计算局部通气功能参数，评估肺的局部通气功能、气道通畅及肺泡气体交换功能状况。应用气溶胶显像，还可对支气管黏膜纤毛廓清功能、肺上皮细胞通透性等进行评估。

【诊断要求】 掌握肺通气显像的操作流程、采集方法和肺通气显像正常和异常图像特征。

【检查注意事项】

1. 放射性显像剂应符合放化纯度要求，放射性活度总量不应低于110MBq，体积≤4ml。

2. 受检者吸入气溶胶时平稳呼吸，以免呼吸频率加快，使气溶胶均匀分布于末梢肺组织，减少中央气道沉积。嘱受检者减少吞咽动作，以免放射性气溶胶进入上消化道，影响图像质量，氧气流量应＜7L/min，以保证雾粒质量。

3. 受检者要练习空白吸入。如有痰时，应随时咳出后再行吸入雾粒。对哮喘受检者必要时可在雾化剂中加入少量解痉药。

【实验目的】

1. 通过实际操作，加深对肺通气显像检查方法和检查流程的认识，掌握图像处理的过程。

2. 加深对异常肺通气显像图像特征的认识。

【实验内容】 气体吸入方法，显像准备，图像采集及处理。

【实验器材】 显像剂、活度计、SPECT/CT、气体发生器或雾化器。

【实验方法与步骤】

1. **实验前准备** 向受检者解释检查程序。接通雾化器各管口使其处于工作状态。令受检者用嘴咬住口管，用鼻夹夹住鼻子试吸氧气，使受检者适应此种呼吸。

2. 显像剂

(1) 放射性气溶胶：微粒直径为 1～30μm，是由气溶胶雾化器将 ^{99m}Tc-DTPA（也可用 ^{99m}Tc-硫胶体或 ^{99m}Tc-HAS）溶液雾化而成，雾粒直径大小与气溶胶沉积部位有直接关系。当气溶胶微粒大于 10μm 时，主要沉积于细支气管以上部位，颗粒愈大愈靠近大气管；5～10μm 时沉积于细支气管；3～5μm 的颗粒都沉积于肺泡之中，更小者易经过气道呼出体外。显像时应反复吸入气溶胶。

(2) 锝气体：锝气体（technegas）直径为 2～20 nm，约为常规气溶胶大小的十分之一。在正常人，technegas 通气显像与 ^{133}Xe 相似，在中央气道无沉积。在吸入后的 60 min 内均可见到 Technegas 的稳定分布，为获得多体位平面显像和断层显像提供了充分的时间。

3. 实验方法

(1) 吸入微粒

1) 气溶胶雾粒吸入：将 ^{99m}Tc-DTPA 740～1480 MBq（20～40 mCi）溶液，体积为 2～4ml，注入雾化器，再注入 2 ml 生理盐水，调整氧气流速为 8～10L/min，使其充分雾化。经过分离过滤，产生雾粒大小合适的气溶胶，平均雾粒产生率 6.7%。使受检者尽可能多地吸入气溶胶雾粒，吸入时间为 5～8 min。

2) 锝气体吸入：将高比活度（>370 MBq/0.1 ml）的 ^{99m}TcO$_4^-$ 注入锝气体发生器的石墨坩埚内，在充满氩气的密闭装置内通电加温，在 2500℃ 的条件下 ^{99m}TcO$_4^-$ 蒸发成锝气体，受检者通过连接管及面罩吸入 3～5 口锝气体即可。

(2) 图像采集

1) 多体位平面采集：探头配以低能高灵敏度或低能通用型准直器。能峰 140 keV，窗宽 20%。常规采集前位、后位、左侧位、右侧位、左后斜位和右后斜位 6 个体位图像，必要时加做左前斜位和右前斜位，矩阵 128×128，ZOOM 1.5～2.0，采集计数 500 k。

2) 断层采集：受检者取仰卧位，双臂抱头，使探头尽量贴近胸部。探头配以低能通用型准直器，旋转 360°，每 6° 采集一帧，采集 20～30s/帧，共采集 60 帧，采集矩阵 128×128，ZOOM 1.6。采集过程中嘱受检者平稳呼吸，以减少呼吸运动对肺显像的干扰。原始数据经断层图像处理，得到肺水平切面、冠状切面及矢状切面断层图像，层厚 3～6mm。

4. 正常图像 正常肺通气显像（图 17-4），平面及断层像主要特征基本上与肺灌注

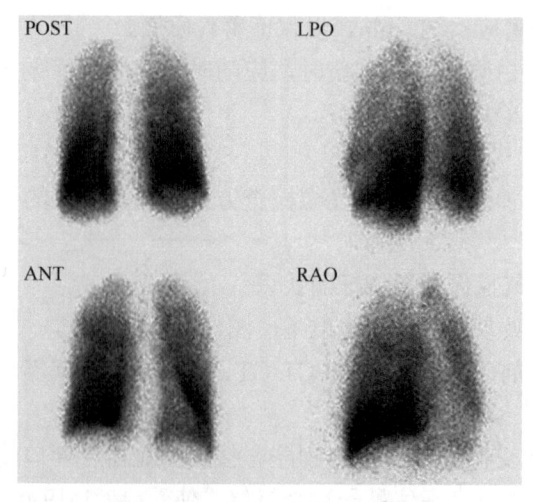

图 17-4 正常肺通气显像图像

像相似。不同之处是可能因吸入颗粒不够均匀及气溶胶受气道内气流影响较大、大气道内混积较多，使喉头、大气道显影；如有放射性颗粒通过食管进入胃，则在胃区可见放射性浓集。注意放射性气溶胶经反复吸入沉积于有通气功能的气道和肺泡内，清除较慢。如采用锝气体显像，则不会出现喉头和大气道等显影，且图像质量要好于气溶胶显像。正常肺通气影像和肺灌注影像所见基本一致，无不匹配显像。

5. 异常图像

（1）气道狭窄不畅：因流体动力学改变使狭窄部位两侧形成涡流，流经该处的气溶胶雾粒部分沉积下来，影像呈现放射性浓聚的"热点"，而狭窄部远端的气溶胶雾粒分布正常。

（2）气道完全性阻塞：气溶胶雾粒不能通过阻塞部位，因而呈放射性缺损区。

（3）气道和肺泡内如有炎性物或液体充盈，或肺泡萎陷，气流减低，致使气溶胶雾粒难以进入，呈现放射性减低区。

【实验学时】 2学时。

【实验总结】 肺通气显像可以了解呼吸道的通畅情况、肺功能变化和活动状态。结合肺血流灌注显像在肺栓塞、肺部疾病疗效评估和预后判断中有重要价值。肺通气显像操作复杂，需要做好质量控制，提供高质量的诊断图像。

【实验报告】 根据实验观察与记录，写出实验报告。

【实验思考】 肺通气显像的放射性气体吸入的操作步骤。肺通气显像的主要临床应用价值。

实验九 异位胃黏膜显像实验

【临床概述】 异位胃黏膜是指发生在胃以外消化道节段的胃黏膜组织，见于Barrett食管、Meckel憩室和小肠重复畸形等多种疾病。正常胃黏膜具有快速摄取高锝酸盐（$^{99m}TcO_4^-$）的特性，异位胃黏膜也具有这种特性，故在静脉注射$^{99m}TcO_4^-$后异位胃黏膜可很快聚集$^{99m}TcO_4^-$形成放射性浓聚灶而被探测。异位胃黏膜显像是诊断该症的特异检查方法。

【诊断要求】 掌握异位胃黏膜显像的操作流程、采集方法、正常和异常图像特征。

【检查注意事项】 严格禁食，停用干扰、阻断胃黏膜摄取及促蠕动、分泌药物。腹内病灶性质难定时，注意侧位显像。

【实验目的】 通过实际操作，加深同学对异位胃黏膜显像检查方法和检查流程的认识，掌握图像处理的过程。加深对异位胃黏膜显像阳性图像特征的认识。

【实验内容】 受检者准备，图像采集及处理。

【实验器材】 显像剂、SPECT/CT、活度计、镇静药品。

【实验方法与步骤】

1. 实验前准备 受检者禁食＞4h，为保证检查效果，检查前禁止使用过氯酸钾、水合氯醛、阿托品等药物。注射后每15min显像1次，历时2h。检查前应用五肽胃泌素、胰高血糖素、西咪替丁等有利于提高阳性率。

2. 显像剂 ^{99m}Tc-高锝酸盐（$^{99m}TcO_4^-$），注射方式为静脉注射。剂量：成人370～555 MBq（10～15mCi），小儿7.4～11.1 MBq（200～300μCi）/kg，用量370MBq（10mCi）。

3. 实验方法

（1）体位：常规采集取前位，在病灶显示不佳时，根据需要加做侧位采集。

（2）探头视野范围：食管显像以剑突为中心；检查肠道病变时视野范围从剑突到耻骨联合。

（3）采集条件：矩阵 128×128 或 256×256，一般可用动态或间隔显像方式检查。例如动态相 5 min/帧、持续 30 min，60 min 时再采集 1 帧。也可分别于 0、5、10、30、60min 显像，总观察时间可为 60~120 min。每帧计数 500~1000k。

SPECT/CT 融合图像：主要用于可疑疾病难以定位的病灶。诊断困难时，则应进行断层显像。一般选择低能通用准直器，能峰为 140keV，窗宽 20%，矩阵为 128×128 或 64×64，ZOOM 为 1.0~1.5，应用圆形或者椭圆形轨迹旋转 360º，6º/帧，6s/帧，共采集 60 帧。

平扫定位，范围＜500mm，管电流量为 30mAs，电压为 120 kV，确定 SPECT 与 CT 扫描范围保持一致，之后行螺旋 CT，层厚 3mm，间距 1.5mm，CT 准直器为 6.0×1.5，矩阵 512×512，能量 140keV，标准分辨率，完成螺旋 CT 断层扫描后，SPECT 探头自动回位，随后行 SPECT 断层采集：矩阵 64×64，放大倍数 1.46，采集 360º，双探头各旋转 180º，每 6º 步进，每帧采集 30s。

（4）食管显像可于病灶显示后，饮水 200~300ml，重复显像。

4. 正常图像 可见胃、膀胱大量浓集放射性，肾脏及膀胱逐渐显影。腹部其他部位无放射性浓集。有时胃液中的放射性流入肠道可致十二指肠及小肠区域呈现形态不固定的放射性分布。

5. 异常图像 异常图像（图 17-5），主要特征是见局限性放射性异常浓集区，多位于右下腹，且和胃影同时显现。多时相动态显像其位置、形态比较固定，有时显影影像可随时间有所增强，提示为憩室影像。

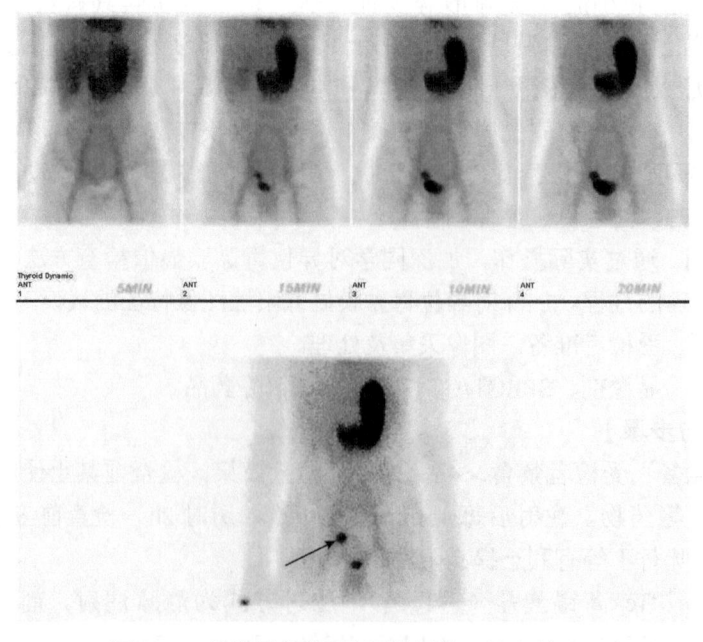

图 17-5 异位胃黏膜显影异常图像（箭头所示）

【**实验学时**】 2 学时。

【**实验总结**】 异位胃黏膜显像是利用胃黏膜摄取 $^{99m}TcO_4^-$ 的特性进行无创异位胃黏膜检查，主要用于梅克尔憩室、小肠重复畸形、小儿腹痛等疾病的诊断和鉴别。

【**实验报告**】 根据实验观察与记录写出实验报告。

【**实验思考**】 异位胃黏膜显像的检查方法和流程，异位胃黏膜显像异常图像的意义。

参考文献

房世保，刘吉华，王志斌，2006. 妇产科超声诊断学 [M]. 北京：人民卫生出版社：1-15.

高俊雪，2013. 妇产科超声 [M]. 北京：化学工业出版社：2-11.

李真林，于兹喜，2022. 医学影像检查技术学 [M]. 北京：人民卫生出版社：2-23.

罗红，杨帆，2018. 超声诊断学：妇科及产科 [M]. 北京：人民卫生出版社：783-809.

罗燕，卢强，李明星，2018. 超声诊断学：腹部及浅表器官 [M]. 北京：人民卫生出版社：13-225.

彭玉兰，文晓蓉，顾鹏，2018. 超声诊断学：血管 [M]. 北京：人民卫生出版社：39-353.

任卫东，常才，2013. 超声诊断学 [M]. 北京：人民卫生出版社：7-24.

王纯正，徐智章，2009. 超声诊断学 [M]. 北京：人民卫生出版社：381-420.

王月香，2017. 肌骨超声必读 [M]. 北京：科学出版社：396-420.

余建明，黄小华，吕发金，2022. 医学影像检查技术学 [M]. 北京：科学出版社．

余建明，曾勇明，2016. 医学影像检查技术学 [M]. 北京：人民卫生出版社：75-76.

中国医师协会超声医师分会，2014. 产前超声和超声造影检查指南 [M]. 北京：人民军医出版社：3-23.

中国医师协会超声医师分会，2017. 中国超声造影临床应用指南 [M]. 北京：人民卫生出版社：38-46.

Pellerito S John，Polak F Joseph，2008. 血管超声经典教程 [M]. 温朝阳，译，北京：人民军医出版社：2-49.

Biswal B，Yetkin FZ，Haughton VM，et al，1995. Functional connectivity in the motor cortex of resting human brain using echo-planar mri[J]. Magn Reson Med, 34: 537-541.

Blankholm AD，Ringgaard S，2012. Non-contrast-enhanced magnetic resonance angiography: Techniques and applications[J]. Expert Rev Cardiovasc Ther, 10: 75-88.

Bley TA，Wieben O，Francois CJ，et al，2010. Fat and water magnetic resonance imaging[J]. J Magn Reson Imaging, 31: 4-18.

Dellegrottaglie S，Scatteia A，Pascale CE，et al，2019. Evaluation of cardiac metabolism by magnetic resonance spectroscopy in heart failure[J]. Heart Fail Clin, 15: 421-433.

Doolittle JD，Downey RJ，Imperatore JP，et al，2021. Evaluating a novel mr-compatible foot pedal device for unipedal and bipedal motion: Test-retest reliability of evoked brain activity[J]. Hum Brain Mapp, 42: 128-138.

Dumoulin CL，Cline HE，Souza SP，et al，1989. Three-dimensional time-of-flight magnetic resonance angiography using spin saturation[J]. Magn Reson Med, 11: 35-46.

Dumoulin CL，Hart HR，Jr Magnetic resonance angiography[J]. Radiology, 1986; 161: 717-720.

Eberhardt K，Ganslandt O，Stadlbauer A，2014. Functional and quantitative magnetic resonance myelography of symptomatic stenoses of the lumbar spine[J]. Neuroradiology, 56: 1069-1078.

Fardanesh R，Marino MA，Avendano D，et al，2019. Proton mr spectroscopy in the breast: Technical innovations and clinical applications[J]. J Magn Reson Imaging, 50: 1033-1046.

Federau C，2021. Measuring perfusion: Intravoxel incoherent motion mr imaging[J]. Magn Reson Imaging Clin N Am, 29: 233-242.

Federau C，O'Brien K，Meuli R，et al，2014. Measuring brain perfusion with intravoxel incoherent motion (ivim): Initial clinical experience[J]. J Magn Reson Imaging, 39: 624-632.

Fujima N，Carlota Andreu-Arasa V，Barest GD，et al，2020. Magnetic resonance spectroscopy of the head and neck: Principles, applications, and challenges[J]. Neuroimaging Clin N Am, 30: 283-293.

Grattan-Smith JD，Chow J，Kurugol S，et al，2022. Quantitative renal magnetic resonance imaging: Magnetic resonance urography[J]. Pediatr Radiol, 52: 228-248.

Haacke EM，Lai S，Reichenbach JR，et al，1997. In vivo measurement of blood oxygen saturation using magnetic resonance imaging: A direct validation of the blood oxygen level-dependent concept in functional brain imaging[J]. Hum Brain Mapp, 5: 341-346.

Haacke EM, Xu Y, Cheng YC, et al, 2004. Susceptibility weighted imaging (swi) [J]. Magn Reson Med, 52: 612-618.

Hugill J, Sala E, Hollingsworth KG, et al, 2008. MR sialography: The effect of a sialogogue and ductal occlusion in volunteers[J]. Br J Radiol, 81: 583-586.

Joshi VM, Navlekar SK, Kishore GR, et al, 2012. Ct and mr imaging of the inner ear and brain in children with congenital sensorineural hearing loss[J]. Radiographics, 32: 683-698.

Kamran M, Hacker CD, Allen MG, et al, 2014. Resting-state blood oxygen level-dependent functional magnetic resonance imaging for presurgical planning[J]. Neuroimaging Clin N Am, 24: 655-669.

Kuang F, Ren J, Zhong Q, et al, 2013. The value of apparent diffusion coefficient in the assessment of cervical cancer[J]. Eur Radiol, 23: 1050-1058.

Lanzman RS, Schmitt P, Kropil P, et al, 2011. Nonenhanced mr angiography techniques[J]. Rofo, 183: 913-924.

Lin M, Yu X, Chen Y, et al, 2017. Contribution of mono-exponential, bi-exponential and stretched exponential model-based diffusion-weighted mr imaging in the diagnosis and differentiation of uterine cervical carcinoma[J]. Eur Radiol, 27: 2400-2410.

Liu C, Li W, Tong KA, et al, 2015. Susceptibility-weighted imaging and quantitative susceptibility mapping in the brain[J]. J Magn Reson Imaging, 42: 23-41.

Liu S, Buch S, Chen Y, et al, 2017. Susceptibility-weighted imaging: Current status and future directions[J]. NMR Biomed, 30.

Maciel C, Bharwani N, Kubik-Huch RA, et al, 2020. Mri of female genital tract congenital anomalies: European society of urogenital radiology (esur) guidelines[J]. Eur Radiol, 30: 4272-4283.

Neubauer S, Krahe T, Schindler R, et al, 1992. 31p magnetic resonance spectroscopy in dilated cardiomyopathy and coronary artery disease. Altered cardiac high-energy phosphate metabolism in heart failure[J]. Circulation, 86: 1810-1818.

Norris CD, Quick SE, Parker JG, et al, 2020. Diffusion mr imaging in the head and neck: Principles and applications[J]. Neuroimaging Clin N Am, 30: 261-282.

Partridge SC, Nissan N, Rahbar H, et al, 2017. Diffusion-weighted breast mri: Clinical applications and emerging techniques[J]. J Magn Reson Imaging, 45: 337-355.

Pokharel SS, Macura KJ, Kamel IR, et al, 2013. Current mr imaging lipid detection techniques for diagnosis of lesions in the abdomen and pelvis[J]. Radiographics, 33: 681-702.

Provenzale JM, Mukundan S, Barboriak DP, 2006. Diffusion-weighted and perfusion mr imaging for brain tumor characterization and assessment of treatment response[J]. Radiology, 239: 632-649.

Pujol J, Martinez-Vilavella G, Llorente-Onaindia J, et al, 2017. Brain imaging of pain sensitization in patients with knee osteoarthritis[J]. Pain, 158: 1831-1838.

Purdon PL, Weisskoff RM, 1998. Effect of temporal autocorrelation due to physiological noise and stimulus paradigm on voxel-level false-positive rates in fmri[J]. Hum Brain Mapp, 6: 239-249.

Rapalino O, Ratai EM, 2016. Multiparametric imaging analysis: Magnetic resonance spectroscopy[J]. Magn Reson Imaging Clin N Am, 24: 671-686.

Rhodes CJ, 2017. Magnetic resonance spectroscopy[J]. Sci Prog, 100: 241-292.

Somford DM, Futterer JJ, Hambrock T, et al, 2008. Diffusion and perfusion mr imaging of the prostate[J]. Magn Reson Imaging Clin N Am, 16: 685-695.

Spitzer M, Kwong KK, Kennedy W, et al, 1995. Category-specific brain activation in fmri during picture naming[J]. Neuroreport, 6: 2109-2112.

Warmuth C, Gunther M, Zimmer C, 2003. Quantification of blood flow in brain tumors: Comparison of arterial spin labeling and dynamic susceptibility-weighted contrast-enhanced mr imaging[J]. Radiology, 228: 523-532.

Woo S, Lee JM, Yoon JH, et al, 2014. Intravoxel incoherent motion diffusion-weighted mr imaging of hepatocellular carcinoma: Correlation with enhancement degree and histologic grade[J]. Radiology, 270: 758-767.

Yoen H, Lee JM, Lee SM, et al, 2021. Comparisons between image quality and diagnostic performance of 2d- and breath-hold 3d magnetic resonance cholangiopancreatography at 3t[J]. Eur Radiol, 31: 8399-8407.

Zeilinger MG, Wiesmuller M, Forman C, et al, 2021. 3d dixon water-fat lge imaging with image navigator and compressed sensing in cardiac mri[J]. Eur Radiol, 31: 3951-3961.

Zhang Z, Fan Z, Kong Q, et al, 2019. Visualization of the lenticulostriate arteries at 3t using black-blood t1-weighted intracranial vessel wall imaging: Comparison with 7t tof-mra[J]. Eur Radiol, 29: 1452-1459.